TRAITEMENT
DU TABES

(Méningomyélite syphilitique postérieure)

PAR

E. LEREDDE

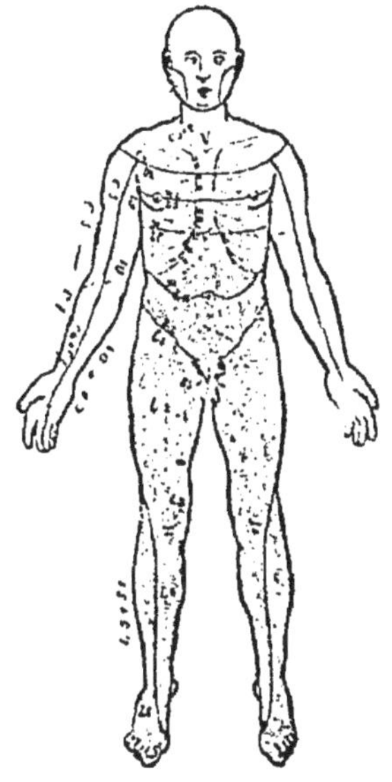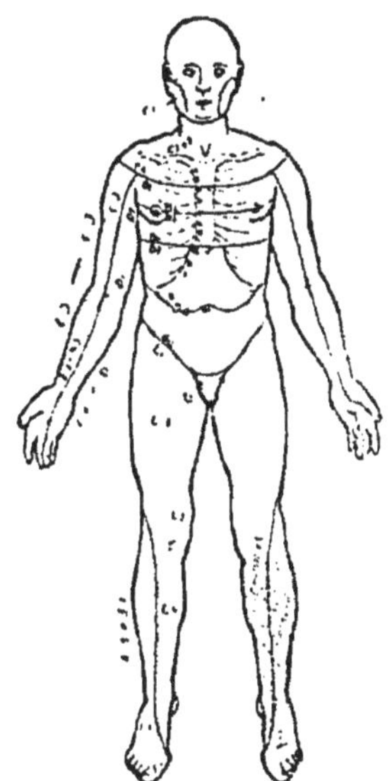

A. MALOINE ET FILS, ÉDITEURS

27, RUE DE L'ÉCOLE-DE-MÉDECINE, 27

===== PARIS, 1918 =====

TRAITEMENT DU TABES

(Méningomyélite syphilitique postérieure)

TRAVAUX DE L'AUTEUR

SUR LES AFFECTIONS PARASYPHILITIQUES

1902-1905

Pathogénie des affections dites parasyphilitiques. *Société de Dermatologie*, février 1902.

Guérison d'un cas de tabes par les injections de Calomel. *Société de Dermatologie*, mars 1902.

Sur les affections dites parasyphilitiques. *Société de Dermatologie*, avril 1902.

La question des affections parasyphilitiques. Curabilité du tabes et de la paralysie générale par le traitement mercuriel intensif. *Revue pratique des maladies cutanées*, janvier-mars 1903.

La nature syphilitique et la curabilité du tabes et de la paralysie générale. Paris, Masson, 1903.

Un mot sur la question de la curabilité du tabes. *Revue pratique des maladies cutanées*, novembre 1904.

Discussion du Congrès de Médecine de Paris, 1904.

La question des injections mercurielles, en particulier dans le tabes et la paralysie générale. *Revue pratique des maladies cutanées*, octobre 1905.

1911-1913

« Guérison » d'un cas de tabes par 3 injections de salvarsan. *Société de Dermatologie*, avril 1912.

Guérison du tabes dorsal par le salvarsan et le néosalvarsan. *Société de Dermatologie*, avril 1913.

Un cas de tabes grave traité par le néosalvarsan. *Société de Dermatologie*, juin 1913.

Guérison d'un tabes par le sel d'Ehrlich, *Société de Médecine de Paris*, et Études sur le sérodiagnostic et traitement de la syphilis. Paris, Maloine, 1913.

Premières recherches sur le traitement de la paralysie générale par le néosalvarsan. *Société de Dermatologie*, juillet 1913.

TRAITEMENT
DU TABES

(Méningomyélite syphilitique postérieure)

PAR

E. LEREDDE

———

A. MALOINE ET FILS, ÉDITEURS

27, RUE DE L'ÉCOLE-DE-MÉDECINE, 27

PARIS, 1918

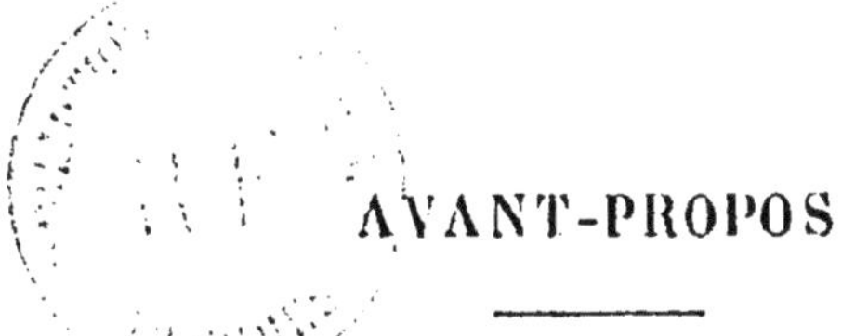

AVANT-PROPOS

L'action curative du traitement antisyphilitique, chez les malades atteints de tabes, est évidente, *mais seulement lorsque ce traitement obéit à des règles précises*. J'exposerai plus loin les résultats que l'on peut atteindre.

Je voudrais, dès maintenant, en faire comprendre la valeur, à un point de vue général.

La question du traitement du tabes ne peut être isolée de celle du traitement de la syphilis ancienne et de ses localisations, viscérales et nerveuses.

Depuis l'ulcère de l'estomac jusqu'à l'emphysème, depuis l'insuffisance aortique jusqu'à la maladie de LITTLE, depuis la cirrhose hypertrophique biliaire jusqu'à l'atrophie musculaire progressive, l'infection syphilitique, acquise ou héréditaire, détermine un nombre immense d'affections *localisées*, que l'école anatomoclinique et les médecins de notre génération considèrent encore comme des maladies *locales*. Par suite, un nombre immense d'affections, que l'on croit encore incurables, relevant d'un traitement symptomatique ou même, dans certains cas, d'un traitement chirurgical, relèvent aujourd'hui du traitement antisyphilitique.

Le tabes, que l'on peut prendre pour type des affections rebelles du système nerveux, n'est pas la seule qui puisse être modifiée, arrêtée dans son évolution, améliorée par un traitement d'une manière considérable et prolongée, pouvant aller jusqu'à la *guérison clinique*. Les documents que je possède établissent qu'il en est de même pour certains cas — peut-être pour la plupart des

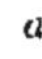

a

cas de paraplégie spasmodique et d'atrophie musculaire progressive. L'évolution de la paralysie générale, la plus grave et la plus rebelle de toutes les formes de la syphilis nerveuse, est modifiée elle-même de la manière la plus nette[1].

Sur l'action du traitement antisyphilitique, mené suivant des règles précises, avec la patience et l'énergie nécessaires, dans les affections viscérales, dues au spirochète, de structure spécifique ou non spécifique, nos documents sont encore peu nombreux. Il est certain qu'on peut obtenir de beaux résultats, dans les affections cardiaques en particulier, dont le traitement est plus difficile que celui des autres.

En peu d'années, si nous travaillons d'une manière méthodique, nous saurons, *a posteriori*, ce qu'on peut obtenir d'un traitement énergique et persévérant, dans des néphrites, des cirrhoses, des affections pulmonaires, contre lesquelles le médecin se croit encore à peu près désarmé.

Le traitement des formes localisées de la syphilis ancienne, et en particulier des formes de structure non spécifique, peut amener des résultats admirables, *quand il est bien fait*, mais il reste toujours difficile et toujours long. D'autres progrès sont à prévoir. Ces formes elles-mêmes deviendront rares lorsque tous les médecins sauront établir le diagnostic précoce et poursuivront la stérilisation de la syphilis à sa période initiale, lorsqu'ils pourront par suite en prévenir les complications tardives...

En attendant, le nombre des syphilitiques qui sont victimes d'affections, dont la cause est ignorée, ou qui sont considérées comme incurables, est illimité : le tabes représente un exemple du bien que le médecin peut apporter à ses malades.

II

J'ai écrit que la doctrine des affections parasyphilitiques n'est encore ruinée ni dans ses bases, qui se trouvent dans les théories

____

1. LEREDDE. Domaine, traitement et prophylaxie de la syphilis. Paris, A. Maloine et fils, 1917. — V. aussi la note à la fin de ce volume.

de l'école anatomoclinique, ni dans ses conséquences, qui so..t d'ordre pratique.

La nature syphilitique du tabes est aujourd'hui démontrée, elle est démontrée par les faits. Elle aurait paru évidente avant d'être démontrée, si l'on avait négligé, comme le demandait FOURNIER, lors de ses premières recherches[1], les « principes » pour s'en tenir à l'observation, si l'on avait admis, après les travaux que j'ai publiés en 1902 et 1903, que la curabilité dépend de la technique du traitement[2].

Je ne m'étendrai pas sur l'histoire de la théorie des affections parasyphilitiques, que j'ai exposée dans un livre récent[3]. Elle serait du plus haut intérêt philosophique, si nous savions tirer les leçons qu'elle comporte.

L'esprit humain, et même, j'ai le regret de le dire, l'esprit médical, est plus capable de généralisations brillantes que d'observation méthodique, patiente et précise. Or, l'esprit formule trop souvent des idées générales en sacrifiant les faits ; de plus, les idées générales une fois formulées entravent l'observation des faits. La métaphysique est l'ennemie naturelle de la physique et de l'esprit scientifique.

Au début du XXe siècle, les programmes universitaires veulent d'ailleurs que l'étudiant soit instruit de la pathologie générale avant de savoir et de comprendre par une expérience et par un effort personnels ce qu'est un symptôme, ce qu'est un malade, et ce qu'est une maladie…

*

Tous les tabétiques ne sont pas condamnés à l'incoordination motrice ; tous sont victimes d'une absence de méthode, d'une véritable ataxie dans l'action médicale.

De même que les autres affections syphilitiques de structure non spécifique le tabes est, en effet, peu curable ou incurable par le

---

1. FOURNIER. De l'ataxie locomotrice d'origine syphilitique. Paris, Masson, 1882.

2. LEREDDE. La nature syphilitique et la curabilité du tabes et de la paralysie générale. Paris, Masson, 1903.

3. LEREDDE. Domaine, traitement et prophylaxie de la syphilis. *Loco citato*.

traitement antisyphilitique, sous les formes appliquées d'une manière banale aux malades qui en sont atteints. *Sous ces formes, les échecs du traitement sont incessants.*

Ces échecs ne démontrent pas l'incurabilité du tabes par les agents antisyphilitiques. Ils démontrent simplement l'importance qu'il faut accorder à la technique, et qu'un petit nombre de malades sont traités, dans la voie que j'ai indiquée, avec énergie, avec persévérance et par les moyens les plus énergiques.

La guérison du tabes dépend :
1° *De l'activité spirillicide de l'agent thérapeutique ;*
2° *Des doses auxquelles cet agent est employé ;*
3° *De la durée du traitement ;*
4° *De la régularité de celui-ci ;*
Bref, de la technique, de la « tactique », de la « stratégie », de la direction générale du traitement antisyphilitique.

Toutes choses égales d'ailleurs, la curabilité est d'autant plus grande que le traitement est plus précoce.

Les aggravations dont on a parlé sont des aggravations apparentes, puisqu'elles sont passagères; elles dépendent de la réaction des tissus syphilitiques, sous l'influence des agents antisyphilitiques.

Quant aux dangers du traitement, ils n'existent pas, lorsque la technique est correcte.

III

Ce livre n'a pas un caractère dogmatique. C'est un recueil de FAITS, de DOCUMENTS, de PIÈCES JUSTIFICATIVES, où j'ai réuni, *sans aucune exception*, les observations de tous les tabétiques que j'ai observés et traités de 1910 à 1916.

Tous ont été soumis aux injections d'arsénobenzol, à doses normales ou à doses plus fortes. Les effets du traitement auraient été meilleurs, si celui-ci avait été prolongé et régulier, et non seulement énergique chez tous les malades. Malheureusement la technique, de laquelle les résultats dépendent, n'a pris que peu à peu, et sous l'action de l'expérience, la précision nécessaire.

Je n'ai parlé qu'en passant du traitement mercuriel. On peut en attendre de bons résultats, quand il est manié avec vigueur, mais qui ne paraissent pas comparables à ceux de l'arsénobenzol.

Ce dernier devra être abandonné à son tour, lorsque nous connaîtrons des agents plus énergiques, dont l'action sur le sérum sanguin et le liquide céphalorachidien aura été étudiée d'une manière rigoureuse, et la non toxicité aux doses thérapeutiques, maniées pendant un temps prolongé, démontrée d'une façon certaine.

En fait, le progrès qu'il faut amener dans le traitement du tabes n'est pas, d'abord, un progrès dans les moyens, mais bien dans les méthodes d'application de ceux-ci. Et la recherche indéfinie d'agents antisyphilitiques nouveaux restera illusoire et même nuisible, si nous ne persuadons pas le médecin qu'il faut les employer autrement qu'il ne fait tous les jours.

IV

Le tabes est fréquent, des erreurs de diagnostic sont communes au début : elles empêchent le médecin d'appliquer le traitement à l'heure où son action serait la plus efficace.

Certaines sont dues aux praticiens. Dans les cas où les douleurs constituent le phénomène initial, elles sont fréquemment attribuées au « rhumatisme », de même que tous les phénomènes douloureux dont l'origine est inconnue. Pendant deux, trois, cinq ans, un tabétique est considéré comme un « rhumatisant », un « arthritique », ou un « goutteux ». Il suffirait, chez tout malade qui se plaint de douleurs des membres, d'étudier l'état des pupilles et des réflexes tendineux pour éviter de pareilles fautes.

D'autres erreurs, dont l'origine est différente, sont dues aux ophtalmologistes. Aucun n'ignore qu'une paralysie oculomotrice représente souvent le premier signe clinique du tabes, mais quelques-uns se bornent à un traitement dirigé contre les symptômes et n'informent pas le malade qu'il est atteint de syphilis cérébrale ou de tabes au début : la *direction morale* qui doit être donnée à tout syphilitique reste donc insuffisante.

Le tabes n'est pas une maladie, mais un syndrome dont l'existence démontre, à elle seule, l'existence d'une infection agissante, d'une maladie, qui est la syphilis.

De même que la fréquence du tabes, le médecin ignore celle de la syphilis ignorée. Le dogme de l'autonomie des maladies locales, l'ignorance où il se trouve encore de la nécessité du diagnostic étiologique et des moyens précis qui permettent de l'établir, l'empêchent en pratique, chez tout malade qui n'est pas atteint d'une infection aiguë, de penser dès le début aux grandes maladies mortelles, tuberculose et syphilis, celle-ci pouvant être à l'origine aussi insidieuse et aussi obscure que la première. Par suite la tuberculose n'est pas reconnue ni traitée à son début, à l'époque où elle est curable — la syphilis elle-même, dissimulée sous des masques innombrables, reste souvent ignorée jusqu'à la mort.

Plus curable que les autres infections chroniques, curable dans des formes que tout le monde croit encore incurables, la syphilis doit être reconnue sous toutes ses formes, le malade qui en est atteint doit en connaître l'existence et toutes les conséquences. A cette condition, et s'il informe, au début, d'une manière précise, les malades de la méthode qui devra être suivie, de la durée du traitement, etc., le médecin connaîtra des succès qu'un autre ne saurait obtenir[1].

Le diagnostic du tabes implique le diagnostic de syphilis. Son traitement est celui de l'infection qui la détermine. A vrai dire, son pronostic ne peut être isolé du pronostic de la syphilis elle-même.

Au point de vue clinique, le « tabes » comprend des formes bénignes et des formes graves. Mais une forme, bénigne pendant des années, peut devenir grave. Il est même de règle qu'une

---

1. V. *Direction morale*, Chap. v.

forme grave ait un caractère bénin, au début et souvent au cours
de la période préataxique.

Bien plus : une forme bénigne, et qui cède rapidement au traitement antisyphilitique, peut être l'effet d'une syphilis grave. J'en ai
vu un exemple remarquable chez un de mes malades, dont l'affection spinale céda rapidement à l'arsénobenzol, et qui mourut
brusquement d'angine de poitrine, trois ans après les dernières
injections.

Il existe des syphilis bénignes : aucun signe ne permet de les
reconnaître, tout malade pouvant être atteint de lésions profondes
qui ne se révèlent *par aucun symptôme.*

On ne peut traiter la syphilis d'une manière correcte sans considérer, *en pratique,* tout malade comme atteint d'une affection
grave, sans agir, *dans tous les cas,* à toutes les époques, contre
l'infection et non contre les symptômes, sans avoir pour but,
dans tous les cas, de faire disparaître la séroréaction et les altérations du liquide céphalorachidien et, *dans tous les cas,* de les
empêcher de reparaître.

Ces principes, auxquels je n'ai pas obéi chez la plupart de mes
malades, parce que je ne les ai pas formulés dès le début de mes
recherches, dominent le traitement du tabes. Après une expérience
prolongée, l'observation de nombreux malades chez lesquels j'ai
recherché, d'une manière systématique, les causes des échecs du
traitement, leur vérité me paraît certaine.

TRAITEMENT DU TABES

PREMIÈRE PARTIE

CHAPITRE PREMIER

TECHNIQUE
DU TRAITEMENT ANTISYPHILITIQUE

A. *Traitement mercuriel.* Pourquoi l'emploi du mercure doit être abandonné chez les tabétiques.

B. *Traitement par l'arsénobenzol.*
    I. Le traitement doit être précoce. Succès possibles dans le tabes
ancien.
    II. Contrôle des résultats du traitement. Examen du sérum sanguin.
Examen du liquide céphalorachidien.
    III. Energie du traitement. Dose normale. Progression dans l'emplo-
des doses. Doses initiales.
    IV. Continuité du traitement. Intervalles des injections. Intervalles
des séries. Elimination arsenicale.
    V. Technique suivie de 1911 à 1914.

A

TRAITEMENT MERCURIEL

Le tabes est curable par le traitement mercuriel : *je n'écris pas
curable dans tous les cas.* La rapidité, la netteté, la fréquence, la
durée des résultats dépendent de la technique suivie, en premier
lieu de l'énergie et de la durée de l'action thérapeutique.

Sous ses formes banales, aux doses habituelles, ce traitement
peut amener — *je n'écris pas qu'il amène toujours* — une atténuation clinique et la négativité de la séroréaction (v. chap. ii,
p. 84).

Il existe des formes où la guérison clinique peut être amenée par un traitement mercuriel, sous ses formes banales, quand il a été régulier et prolongé. Ces formes sont certainement exceptionnelles ; j'en ai rencontré un exemple chez une de mes malades, Mad. Fr. (8), chez laquelle l'évolution du tabes s'arrêta sous l'influence d'injections d'huile grise, répétées pendant trois ans. Les douleurs cédèrent d'une façon presque complète. Quelques séances de rééducation permirent à cette malade de sortir de sa chambre[1].

Aux doses de deux centigrammes de MERCURE par jour (benzoate ou biiodure : 0 gr. 04, sublimé : 0 gr. 035) ou à doses plus fortes, le traitement intensif paraît susceptible d'amener la guérison clinique dans des cas nombreux. Trois de mes observations sont concluantes à cet égard, celles de M. Len. (15), M. Math. (51), M. Pl. (55). Le premier de ces tabétiques, atteint d'une forme des plus graves, fut traité avec plus d'énergie que les autres; et le résultat fut plus complet que chez ceux-ci.

*.
* *

Cependant nous devons substituer l'arsénobenzol au mercure dans le traitement du tabes.

J'ai déjà dit qu'une forme, de caractère bénin, peut devenir grave. De plus, une forme, d'allure bénigne au point de vue clinique, peut être rebelle ; dans tous les cas sans exception, l'infection agissante peut l'être également.

J'ai écrit[2] que le traitement des maladies doit se fonder sur celui de leurs formes les plus graves : les règles du traitement de tout tabes sont celles du traitement du tabes le plus grave et le plus rebelle; l'agent thérapeutique qui doit être employé dans tous les cas sera celui dont le pouvoir spirillicide est le plus élevé.

Rien ne permet, au début d'un traitement, de prévoir la résis-

1. On trouvera à la fin de cet ouvrage (p. 470) une note où j'ai résumé les modes de traitement auxquels ont été soumis les malades que j'ai soignés.

2. LENELME. Des causes d'erreur et de la méthode en thérapeutique. *Revue pratique des maladies cutanées, syphilitiques et vénériennes*, 1905.

lance que l'affection opposera à celui-ci, dans les cas même ou elle est récente et ne se révèle que par le signe de WESTPHAL et quelques douleurs : *il est de mauvaise méthode d'employer des moyens qui peuvent échouer, et d'attendre un échec pour recourir à des moyens plus énergiques.*

Tout ce que nous savons de l'action de l'arsénobenzol sur l'état du sérum sanguin, sur les altérations du liquide céphalorachidien, sur l'évolution de l'infection au début de la période primaire — je ne parle pas même de son action sur les lésions externes, visibles de la syphilis — démontre, aux doses actives, une action spirillicide plus élevée que celle du mercure. Rien ne peut faire supposer que le tabes constitue une exception parmi les autres manifestations de l'infection spirillaire.

Le traitement mercuriel intensif, quand il est prolongé — et la durée du traitement doit être *considérable,* — est toujours des plus pénibles ; de nombreux auteurs ont vu, j'ai vu moi-même qu'il est mal supporté à la longue.

Enfin les résultats que donne le mercure chez les tabétiques, même à doses élevées, sont encore mal étudiés, puisque nous ne possédons pas, sur ce sujet, d'observations *en série.* Les inconvénients (réaction de HERXHEIMER, etc.), aux doses fortes qui sont nécessaires, sont certainement analogues à ceux de l'arsénobenzol (v. chap. II).

Les effets des agents arsenicaux autres que l'arsénobenzol sont à peine connus chez les tabétiques. Il ne suffit pas de quelques observations *isolées,* signalant l'effet sédatif de tel ou tel composé arsenical, hectine ou autre, dans des formes douloureuses, pour qu'il soit permis de l'employer chez des malades qui doivent être traités dans tous les cas, comme atteints de formes graves et rebelles. Les composés arsenicaux dérivés du chlorhydrate d'arsénobenzol connus en France, en dehors du néoarsénobenzol : *phosphate d'arsénobenzol* (galyl), *arsénobenzol stibioargentique* (luargol), disodoluargol, ne sont employés par leurs partisans qu'à

doses faibles. Seuls des faits, *nombreux*, *précis*, démontrant une
activité spirillicide égale ou supérieure à celle de l'arsénobenzol,
pourront permettre d'employer dans le tabes un agent antisyphilitique autre que celui-ci.

B

TRAITEMENT PAR L'ARSÉNOBENZOL

Les règles générales du traitement du tabes par l'arsénobenzol
sont celles du traitement de la syphilis nerveuse et même de la
syphilis ancienne. Je renvoie, pour leur étude complète, à un livre
que j'ai publié récemment[1].

Il faut poursuivre, dans tous les cas, le traitement avec toute
l'énergie compatible avec la résistance intégrale de l'organisme.
Non seulement on emploiera l'agent spirillicide le plus actif,
mais il faut l'employer aux doses les plus fortes. D'autre part,
l'action thérapeutique sera régulière et aussi continue que possible, les périodes de repos devant permettre l'élimination totale
de l'agent thérapeutique, et non la repullulation du spirochète.

En outre, le traitement doit être précoce, et ses résultats con-
trôlés par les méthodes de laboratoire, grâce auxquelles nous pouvons juger de l'atténuation de l'infection, et déterminer le moment
où le traitement pourra être suspendu.

I

LE TRAITEMENT DOIT ÊTRE PRÉCOCE

Les lésions spinales, dues à la présence du spirochète, évoluent vers l'état fibreux et la sclérose cicatricielle.

Mais les résultats thérapeutiques qu'on peut obtenir dans les
formes anciennes du tabes démontrent à quel point cette évolution
est lente. Les descriptions des anatomopathologistes s'appuient sur

---

1. LEREDDE. Domaine, traitement et prophylaxie de la syphilis. Maloine et fils,
Paris, 1917.

des autopsies de malades atteints de très longue date, sur des cas
où l'évolution lésionnelle est le plus avancée, sur un état *terminal*.

On doit, en principe, traiter tout tabétique, s'il existe des phénomènes indiquant l'activité persistante de la syphilis, séroréaction sanguine, altérations du liquide céphalorachidien, ceci même en l'absence de symptômes de date récente. En tout état de cause, on atténuera l'infection — qui peut déterminer des accidents nouveaux : on amènera peut-être une amélioration clinique, et au pis-aller l'arrêt du processus tabétique — qui peut se poursuivre chez tout malade sans que ses progrès se révèlent cliniquement.

J'ai suspendu le traitement, après quelques injections, chez un de mes malades atteint de date ancienne, M. Cha. (2) : *les premiers symptômes de l'affection remontaient à* 1886. La séroréaction sanguine était *négative ;* une ponction lombaire fut faite : en l'absence d'altérations du liquide céphalorachidien, je conseillai de ne pas aller plus loin. Le malade était déjà âgé et l'évolution du tabes semblait arrêtée à la suite de traitements mercuriels irréguliers et sans énergie, mais réitérés. J'ai peut-être eu tort de ne pas poursuivre la cure, dans un cas où il existait des douleurs abominables ; j'ai hésité à engager ma responsabilité, n'ayant pas confiance dans un résultat favorable, et parce que la syphilis elle-même ne se révélait plus par aucun signe positif.

Chez des malades atteints depuis de longues années, j'ai été quelquefois surpris de résultats que je n'aurais pas osé attendre aussi favorables.

On peut attribuer surtout ou exclusivement à la rééducation l'amélioration des troubles moteurs survenus chez M. Mor. (66) : le début du tabes remontait à 1889. Mais la disparition de la séroréaction sanguine (W = +++ au début), les modifications profondes du liquide céphalorachidien, après traitement, le retour partiel des fonctions génésiques observé chez ce malade ne peuvent être dus qu'au traitement étiologique.

Une observation remarquable et dont je reparlerai à plusieurs reprises, concerne un malade atteint de douleurs fulgurantes depuis

dix-sept ans [M. V. (57] : l'atténuation, après traitement par l'arsénobenzol, fut complète et persistante.

．＊

Il n'en est pas moins vrai que l'ancienneté du tabes représente,
dans tous les cas, une difficulté au point de vue thérapeutique. Les
plus beaux résultats, parmi les malades que j'ai soignés, ont été
obtenus dans des cas où le début remontait à moins de cinq ou
six ans.

*Toutes choses égales d'ailleurs, la curabilité de l'affection est
d'autant plus marquée qu'elle est de date plus récente.*

Ce fait conduit encore à appliquer le traitement, *dans toute sa
rigueur*, aux malades qui présentent les symptômes les plus
légers. Le seul fait de la suppression des réflexes rotuliens, ou de
la présence du signe d'ARGYLL, chez un individu quelconque,
oblige à considérer celui-ci comme atteint *a priori* de syphilis
ignorée, s'il ne se sait pas syphilitique, à rechercher l'infection
par les moyens de laboratoire et, la preuve faite, à AGIR.

II

CONTROLE DES RÉSULTATS DU TRAITEMENT

Si le but du traitement est d'amener la stérilisation ou la
répression de l'infection, on comprend que l'usage des moyens de
laboratoire est nécessaire et que l'étude de la séroréaction, s'impose en particulier : on la fera par exemple au début de chaque
série d'injections. Cette étude doit être qualitative et même quantitative. Elle renseigne sur l'intensité de l'infection générale, sur
l'atténuation, plus ou moins rapide de celle-ci au cours du traitement,
etc. (v. *Effets du traitement sur la séroréaction*, chap. II, p. 54).

L'étude du liquide céphalorachidien, au début du traitement, est
également nécessaire. Elle renseigne sur l'intensité des lésions
méningées, et permet, dans une certaine mesure, d'établir le pro-

nostic dans chaque cas particulier. Les formes les plus difficiles sont celles où la séroréaction du liquide céphalorachidien est fortement positive, où le liquide contient des globulines en grand excès[1], où les caractères se rapprochent de ceux qu'on rencontre dans la paralysie générale (v. par exemple l'obs. de M. Fab. (77).

La ponction, dans les cas surtout où on ne retire qu'une quantité modérée de liquide[1], est en général bien tolérée ; tout au plus constate-t-on, *surtout dans les cas où les altérations sont intenses*, des phénomènes réactionnels qui durent quelques jours (céphalée, rachialgie, vertiges, état nauséeux ; les vomissements sont rares). Il n'y a jamais d'accidents graves ; on sait que ceux-ci surviennent *exclusivement* chez des malades atteints de tumeurs cérébrales, avec hypertension excessive[2].

Les résultats, donnés par le second examen du liquide céphalorachidien, permettront de juger de l'atténuation de la méningite et des lésions du système nerveux.

En principe ce second examen aura lieu, soit au moment où la séroréaction sanguine est devenue négative, soit un an après le début du traitement.

Celui-ci doit être poursuivi, en principe, chez tout malade, jusqu'au moment où le liquide céphalorachidien, dont les altéra-

---

1. Au point de vue pratique, il peut suffire de retirer 2 centimètres cubes de liquide céphalorachidien, la recherche de la séroréaction n'étant pas indispensable au début du traitement. Dans tous les cas où la quantité de globulines est *faible*, la séroréaction paraît être négative ; on peut prendre comme règle de la rechercher (ce qui exige un examen portant sur 8 ou 10 centimètres cubes) au moment de la 2e ponction lorsque le premier examen a révélé la présence de globulines en grande quantité. V. LEREDDE. Domaine, traitement et prophylaxie de la syphilis, chap. 1.

2. Chez un malade atteint de paralysie générale, amélioré d'une manière considérable par l'arsénobenzol, j'ai observé cependant, à la fin de 1916, une évolution progressive de la méningo-encéphalite consécutive à une ponction lombaire, *non suivie de traitement pendant un mois*. Ce fait exceptionnel ne prouve pas que des phénomènes pareils soient à redouter chez des tabétiques ni d'autres malades atteints de méningite syphilitique ; on les évitera en prenant pour règle de ne jamais faire une ponction à la fin d'une série, mais quelques jours avant de recommencer le traitement, lorsque le liquide céphalorachidien présente encore des altérations importantes.

tions sont toujours plus rebelles que la séroréaction sanguine, est devenu normal.

III

ÉNERGIE DU TRAITEMENT

L'arsénobenzol doit être manié dans tous les cas à doses *normales*. Mais, dans tous les cas, le traitement sera commencé à doses faibles.

On applique le nom de dose normale (Leredde) à la dose nécessaire pour détruire *en série* le spirochète dans les lésions de la syphilis expérimentale du lapin. Cette dose est de 0 gr. 01 par kilogramme pour l'arsénobenzol, qui contient 31 p. 100 d'arsenic, de 0 gr. 015 pour le néoarsénobenzol, qui contient seulement 21 p. 100. C'est-à-dire que chez un homme ou une femme de 60 kilogrammes, la dose normale sera de 0 gr. 60 (arsénobenzol), 0 gr. 90 (néoarsénobenzol).

Cette dose peut du reste être facilement dépassée et je l'ai dépassée chez la plupart de mes malades. C'est ainsi qu'une femme du poids de 40 kilogrammes, Mad. Dir. (82), a reçu plusieurs injections à 1 gr. 05.

Chez des paralytiques généraux du poids de 60 à 70 kilogrammes, j'ai du reste injecté fréquemment le néoarsénobenzol à la dose de 1 gr. 50 et répété les injections à cette même dose, sans avoir jamais à le regretter.

La plupart de mes malades ont été cependant traités à doses trop fortes au début : je n'ai jamais eu d'accident, mais je sais aujourd'hui que la technique que j'ai suivie jusqu'en 1914 était *dangereuse*[1].

L'étude des accidents mortels, dus à l'arsénobenzol, a montré que ceux-ci surviennent exclusivement après les premières injec-

---

1. Leredde et Jamin. Les dangers du salvarsan disparaissent après les premières injections. *Société française de Dermatologie*, 1914.

Leredde. Domaine, traitement, prophylaxie de la syphilis. *Loco citato*.

tions (Leredde et Jamin), et s'expliquent, dans les cas où il n'y a pas de faute de technique opératoire, et où l'élimination arsenicale n'est pas entravée du fait de lésions organiques préalables, par la réaction de Herxheimer.

Dans la plupart des observations, peu nombreuses, relatives à des tabétiques morts à la suite du traitement, la mort s'explique par une réaction méningée suraiguë, due elle-même à des injections faites à doses élevées au début. Parfois la mort s'explique par des phénomènes cardiaques (v. chap. II, Accidents mortels).

Il n'existe pas chez les tabétiques de cas de mort dû à une réaction méningée provoquée par une dose très faible, le cœur et le rein étant en état normal. Mais on en connaît des exemples chez des paralytiques généraux : le plus remarquable est celui qui a été publié par Leredde et Jamin, la mort étant survenue après une *première* injection à la dose de 0 gr. 15 seulement (néoarsénobenzol).

Il sera prudent, chez les tabétiques comme chez les paralytiques généraux, de commencer à la dose de 0 gr. 10 (néoarsénobenzol). La seconde injection peut être faite à 0 gr. 15, la troisième à 0 gr. 20; on peut atteindre ensuite 0 gr. 30, 0 gr. 45, 0 gr. 60 (ou 0 gr. 75) ; enfin la dose normale de 0 gr. 90 chez un malade de 60 kilogrammes.

La progression sera plus lente, s'il se produit des réactions anormales. Je ne comprends pas parmi celles-ci les réactions thermiques, ni les réactions méningées banales, céphalée, nausées, vomissements, sauf dans des cas où leur intensité est exceptionnelle. Mais des réactions douloureuses violentes, des réactions gastriques intenses et prolongées, et surtout des réactions bulbaires, des réactions cardiaques, qu'il faut souvent rechercher, doivent amener, lors de la première série ou des suivantes, à réitérer

1. Leredde et Jamin. Sur un cas de mort après convulsions épileptiformes chez un paralytique général traité par le néosalvarsan, *Société française de Dermatologie*, Janvier 1914.

les injections à une même dose et à n'élever celle-ci qu'au moment où les phénomènes réactionnels sont atténués. Je reviendrai sur cette question d'importance fondamentale (v. chap. II, Phénomènes réactionnels).

La seconde série et les suivantes, lorsqu'elles ne sont pas faites à des intervalles trop éloignés des précédentes, n'exposent pas à des accidents graves. On peut agir plus franchement et plus rapidement, en ayant toujours soin de faire la première injection de chaque série à doses plus faibles que la dernière de la série précédente.

Cette dose initiale peut être élevée de série en série : par exemple la première injection de la 2ᵉ série étant de 0 gr. 30 (N. A.) (0 gr. 20 lorsque des phénomènes réactionnels anormaux sont survenus au cours de la première), la première injection de la 3ᵉ sera de 0 gr. 45, la première de la 4ᵉ de 0 gr. 60, ou même 0 gr. 75.

Les séries, même en dehors de la première, nécessairement longue, si l'on veut atteindre la dose normale avec la prudence requise, pourront comprendre sans inconvénient 5, 6 injections ou même plus. Je n'ai osé faire, pendant longtemps, que trois injections par série; peu à peu j'ai essayé d'accroître l'énergie du traitement en dépassant ce nombre.

On regrettera souvent, chez un tabétique, d'avoir fait le traitement (je laisse toujours de côté le début de la première série) à doses faibles : seules des formes bénignes, qui sont rares, peuvent obéir à une action peu énergique. Les cas ou on aura à regretter d'avoir traité les masades avec une énergie trop grande, en dépassant les doses normales, en faisant des séries de 6 ou 8 injections sont rares et même exceptionnels; *on peut les prévoir à l'avance.* Il ne faut pas croire que les phénomènes réactionnels parfois pénibles, et qui donnent parfois l'impression d'une aggravation (v. p. 127), puissent être absolument évités sans compromettre le succès thérapeutique.

Chez les tabétiques atteints de lésions cardiovasculaires ou rénales, le traitement sera dirigé suivant les règles qui doivent être appliquées aux malades atteints d'affections syphilitiques du cœur ou du rein. Ces règles, encore à l'étude, sont cependant fixées dans leurs lignes générales. La plus importante est celle-ci : la dose de chaque injection doit être déterminée par l'étude des phénomènes réactionnels qui ont suivi la précédente. On ne peut traiter un malade atteint de troubles cardiaques ou rénaux, sans relever, d'injection en injection, jour par jour, les modifications de ceux-ci sous l'influence de l'agent spirillicide[1].

IV

CONTINUITÉ DU TRAITEMENT. INTERVALLES DES INJECTIONS INTERVALLES DES SÉRIES

Les injections d'arsénobenzol sont faites à huit jours d'intervalle. Sans parler des lésions rénales latentes, que peuvent présenter quelques malades, on sait en effet que des accidents toxiques vrais (paralysies arsenicales) ont été observés, et observés *exclusivement* chez des malades traités à deux ou trois jours de distance.

L'intervalle entre les séries sera de trois semaines, et ne devra pas dépasser un mois.

Il existe en effet des preuves de la repullulation du spirochète chez des malades qui subissent des périodes de repos longues.

Ces preuves se trouvent :

a. Dans les réactions thérapeutiques vives qu'on observe chez des malades restés sans traitement pendant un temps prolongé. En voici deux exemples :

Obs. Dio. (71). 24 injections sont faites en 4 séries, à intervalles normaux de trois semaines. Le traitement est interrompu de février à juillet 1916 pour raisons d'affaires, le malade allant bien du reste. La première injection de la 5º série, à 0,30 (N. A.), faite le 8 juillet, détermine une réaction thermique intense (38º 9) et de violentes douleurs fulgurantes.

1. LEREDDE. Domaine, traitement et prophylaxie de la syphilis, chap. VI, *loco citato.*

Obs. Hér. (49). Grande crise fulgurante, qui se prolonge pendant plusieurs jours, au début d'une série faite après un repos de cinq mois.

b. Dans le fait qu'une incoordination, atténuée par le traitement, peut s'exaspérer de nouveau au cours d'une période de repos, *même courte* [obs. Mes. (42).

c. Dans l'irrégularité des courbes sérologiques. Chez les premiers malades que j'ai traités, les séries étant courtes (3 injections) et les périodes de repos longues (2 mois), j'ai observé, de même que chez les malades qui ont fait un traitement discontinu pour d'autres raisons, des oscillations ascendantes dans les courbes ·érologiques (je ne parle pas en ce moment d'oscillations ascendantes, *par réactivation*, qu'on peut observer au début du traitement).

Par contre, je n'ai vu d'oscillations ascendantes, en cours de traitement fait sans interruptions supérieures à un mois, que dans un cas [Mad. Dir. (82).

Lorsque, pour une raison ou une autre, une période de repos a été longue, et surtout quand elle a été très longue, il est dangereux de ne pas recommencer la cure à doses faibles. La méningite, les lésions artérielles ont pu reprendre leur activité; une dose trop forte expose le malade aux dangers de la réaction de HERXHEIMER.

Ceci n'est pas une vue théorique : dans un cas de mort chez un tabétique publié par KROLL, les injections, aux doses de 0 gr. 40 et 0 gr. 60 (606), furent faites à 19, 30, 28, 135, 70, 33 jours d'intervalle ! Le danger est évidemment moindre chez des malades qui reçoivent des séries longues, et chez lesquels le tabes a été effectivement réprimé; mais il suffit que ce danger existe, dans quelques cas rares, pour que le traitement ne soit jamais repris d'une manière brutale, après une période longue où l'affection a été abandonnée à elle-même.

Si l'on impose aux malades des périodes de traitement longues et des périodes de repos courtes, et même dans des cas où l'énergie des cures est moins grande, il faut s'assurer que l'élimination arsenicale se fait suivant le type physiologique.

La méthode d'ABELIN peut être employée de la manière suivante : un peu d'urine est recueillie (dans des tubes numérotés, où on a mis un peu de thymol ou de chloroforme) 1/2 heure, 2 heures, 4 heures après l'injection, puis tous les matins jusqu'au 5° jour.

A 5 ou 7 centimètres cubes d'urine froide, on ajoute III ou IV gouttes d'acide chlorhydrique à 10 p. 100 et III gouttes d'une solution de nitrite de soude à 0,5 p. 100. Dans ces conditions l'arsénobenzol forme un composé diazoïque (une goutte du mélange ne doit pas donner de tache bleue sur un papier amyloiodopotassique).

On verse le contenu du tube dans un autre où on a dissous 0 gr. 30 de résorcine (absolument pure) dans 3 centimètres cubes d'eau distillée et ajouté 2 à 3 centimètres cubes de carbonate de soude. Dans ces conditions, la résorcine se combine au composé diazoïque pour donner une belle couleur rouge.

A l'état normal, l'élimination est déjà intense vingt minutes après l'injection et se poursuit pendant 24 à 48 heures, quand la dose de néoarsénobenzol dépasse 50 centigrammes.

L'élimination peut être retardée, irrégulière, ou même nulle. J'ai vu chez un tabétique (v. obs. de M. Cro. (5) un cas d'élimination nulle en même temps que des accidents d'origine cérébrale ; le traitement fut suspendu.

Il est donc nécessaire, non seulement comme je l'ai dit plus haut d'étudier l'élimination arsenicale de temps à autre chez les tabétiques, mais de l'étudier, dans tous les cas, au début du traitement, d'une manière réitérée et jusqu'au moment où on aura atteint les doses normales.

Il peut être utile, chez des malades qui ont subi une cure prolongée, d'un an ou plus, et sont atteints de formes difficiles ou rebelles, d'accorder une période de repos prolongée, de trois ou quatre mois, au moins dans les cas où il existe des phénomènes permanents pouvant faire croire à une aggravation. Les observations de M. Fab. (77), de M. Rich. (87) donnent des exemples de ces cas.

V

Les règles que je viens d'indiquer ne sont pas celles qui ont été suivies chez la plupart de mes malades, soignés à partir de 1911 : la technique du traitement s'est modifiée et perfectionnée en effet d'une année à l'autre.

Chez les premiers tabétiques que j'ai traités [M. Bru. (69); M. Vig. (29) ; M. Pen. (53), etc.], la règle était de faire successivement trois injections aux doses de 0 gr. 60 (606) à huit jours d'intervalle, et de répéter, en laissant des périodes de repos de deux mois, des séries semblables, jusqu'à disparition de la séroréaction sanguine. A cette époque (1911), je n'accordais pas encore, à l'examen du liquide céphalorachidien, l'importance qu'elle mérite.

Cette technique était correcte à certains égards, incorrecte et dangereuse à d'autres.

Dès les premières discussions qui ont eu lieu sur l'emploi de l'arsénobenzol dans le traitement de la syphilis, j'ai insisté sur la nécessité d'employer cet agent thérapeutique à la dose normale de 0 gr. 01 par kilogramme.

Cette dose n'est pas toxique du reste, l'arsénobenzol déterminant la mort, chez les animaux de laboratoire, à des doses dix fois plus fortes seulement (0 gr. 1 par kilogramme).

Au moment où l'attention des syphiligraphes, en France et à l'étranger, fut attirée sur les accidents mortels consécutifs aux injections d'arsénobenzol, les partisans du nouveau traitement renoncèrent universellement à l'emploi de doses, considérées comme trop fortes. Je crois avoir été le seul, au moins en France, à résister à ce mouvement d'opinion et à affirmer qu'il est véritablement inutile de substituer l'arsénobenzol au mercure, dans le traitement de la syphilis, en raison d'une activité plus grande, si on le manie à des doses où son activité reste faible. Je soutenais, d'autre part, en m'appuyant sur les expériences fondamentales d'EHRLICH, que l'arsénobenzol n'est pas plus toxique chez l'homme que chez l'animal et que les accidents mortels sont dus normalement non à l'intoxication, mais, dans les cas où il n'y a pas de fautes de technique opératoire, à la réaction de HERXHEIMER.

Ce point de vue était exact ; les documents que j'ai réunis peu à peu ne permettent plus de discussion, à moins de négliger purement et simplement les faits. Quelques syphiligraphes, partisans irréductibles du mercure, déclarent encore que l'arsénobenzol est un agent toxique, mais dans des articles qui n'ont pas de contrepartie, et non dans des Sociétés ou d'autres syphiligraphes pourraient répondre.

L'étude, de plus en plus minutieuse, des accidents de l'arsénobenzol et de leurs causes, m'a conduit à abaisser de plus en plus les doses initiales. On verra, dans mes observations, que chez les malades dont le traitement a été commencé en 1913, la dose initiale est souvent de 0 gr. 20 (néoarsénobenzol), dose correspondant à 0 gr. 12 (606) suivie d'une injection de 0 gr. 30 huit jours après [M. Liéb. (40) ; M. Mor. (66) ; M. Pal. (74)].

Chez des malades atteints de formes graves [M. Mar. (41) tabes gastrique], j'ai commencé à 0 gr. 15 (N. A.) [= 0 gr. 10 : 606] et injecté 0 gr. 25 huit jours après ; j'ai été conduit enfin à suivre, *dans tous les cas, sans exception*, une technique encore plus prudente.

Je suis arrivé ainsi, peu à peu, à la technique actuelle, dont les règles n'ont plus rien de mécanique. Pour mieux guider le lecteur, j'indique, sous forme de tableau, la marche qui pourrait être suivie, chez un tabétique imaginaire du poids de 58 kilogrammes, sans troubles cardiaques, gastriques ou bulbaires, ne présentant pas d'albuminurie, chez lequel l'élimination arsenicale étudiée de temps à autre se fait suivant le type physiologique, ce qui permet de faire des séries longues Les périodes de repos sont, bien entendu, de 3 semaines.

TRAITEMENT. — INCIDENTS. — CONTROLE DES RÉSULTATS

DATES	DOSE	CÉPHALÉE	DOULEURS DES MEMBRES	DIARRHÉE	NAUSÉES	VOMISSEMENTS	MAXIM. THERMIQUE	INCIDENTS DE LA SEMAINE	ALBUMINE	ÉLIMIN. ARSENIC.	PRESS. ART.	POIDS	W	RW	J
	010	±+	0	0	0	0	37·8	0	0	N	N	58			
	015	0	0	0	0	0	37 2	0		N					
	020	±	0	0	0	0	38	0		N					
	030	‡+	++	0	0	0	38 2	0		N					
	045	++	+ 0	0	+	0	37 7	0		N					
	060	+	0	0	++	0	37 2	0		N					
	090	+	+++	0	++	+	38 3	0		N					
	090	±	0 0	0	0	0	37 9	0		N					
	105	0	0	0	+ 0	0	37 8	0		N					
	105	0	0	0	0	0	37 6	0							
	030	‡±	0	0	0	0	38	0	0	N	N	57			
	045	‡‡	0	0	+	0	38 2	0		N					
	075	‡±	+++	0	++	++	38 4	0		N					
	075	±	++	0	+++	+	37 5	0		N					
	090	0	++	0	+++	0	38 3	0		·					
	090	0	+	+	+++	0	38	0							
	105	0	0	0	0	0	38 2	0							
	120	0	0	0	0	0	38 4	0		N					

DATES	DOSE	CÉPHALÉE	DOULEURS DES MEMBRES	DIARRHÉE	NAUSÉES	VOMISSEMENTS	MAXIM. THERMIQUE	INCIDENTS DE LA SEMAINE	ALBUMINE	ÉLIMIN. ARSENIC.	PRESS. ART.	POIDS	W	BW	3
	060	±	+	+	+	+	38°6	0	0	N		57.500			
	060	0	0	0	0	0	38 5	0							
	090	0	0	0	0	0	38 2	0							
	090	0	+	+	+	0	37 7	0							
	105	0	+++	+	0	0	37 9	0							
	105	0	+	0	0	0	37 6	0		N					
	120	0	++	0	0	0	38 4	0		N					
	120	0	0	0	0	0	38 3	0							
	090	±	0	0	+	0	38 2	0	0	N		58.500			
	090	0	0	0	0	0	37 6	0							
	105	0	0	0	+	0	37 9	0		N					
	120	+	++	0	++	+	38 4	0							
	120	0	+	0	0	0	38 2	0							
	120	0	0	0	0	0	37 9	0							

Ce malade présente des réactions thermiques; j'ai dit plus haut qu'il ne faut pas attacher d'importance à celles-ci, et qu'elles ne gênent pas la progression des doses quand elles ne sont pas trop intenses.

La progression suivie au cours de la 1re série est la progression habituelle. La première injection à 0 gr. 90 provoque une réaction douloureuse vive, mais passagère, des nausées et quelques vomissements. Par suite une seconde injection est faite à la même dose. Les réactions étant légères (céphalée), la dose de 1 gr. 05 est atteinte à la fin de la série.

Au cours de la 2ᵉ série, les injections à 0 gr. 75 et 0 gr. 90 sont doublées, en raison des phénomènes réactionnels. A la fin de la série, la dose de 1 gr. 20 est atteinte.

Au début de la 3ᵉ série la dose de 0 gr. 60, un peu élevée après 3 semaines de repos, provoque quelques réactions : une seconde injection est faite à la même dose. Deux injections à 0 gr. 90, puis deux à 1 gr. 05 ont lieu ensuite, pour ne pas monter d'une manière trop brusque.

La seconde injection à 1 gr. 05 ayant été bien supportée, la dose de 1 gr. 20 est atteinte à la fin de la série, et renouvelée en raison de douleurs ayant suivi la première injection à cette dose.

Enfin la 4ᵉ série est faite tout entière à doses normales et à doses fortes. La troisième injection, à 1 gr. 05, est parfaitement tolérée; la quatrième est faite à 1 gr. 20; au cours de cette série, qui sera plus courte que les autres, le malade reçoit 6 gr. 45 de néo-arsénobenzol.

CHAPITRE II

PHÉNOMÈNES CONSÉCUTIFS AUX INJECTIONS
INCIDENTS ET ACCIDENTS DE L'ARSÉNOBENZOL

I. Les incidents et les accidents qui suivent les injections sont dus normalement à la réaction de Herxheimer.

II. Réactions thermiques.

III. Réactions banales : céphalée, nausées, vomissements, diarrhée.

IV. Réactions radiculaires et cérébrospinales.
    a. Réactions douloureuses.
    b. Réactions motrices.
    c. Réactions gastriques.
    d. Réactions auriculaires, sensorielles, bulbaires, etc.

V. Accidents d'intolérance.
    Accidents graves et accidents mortels. Leur mécanisme et leur pro-
phylaxie.

I

Le traitement par l'arsénobenzol, comme le traitement mercuriel, peut être la cause d'incidents, et même, quand il n'obéit pas
à certaines règles, d'accidents. Nous étudierons les uns et les
autres, avant d'aborder l'étude des résultats thérapeutiques.

J'ai montré et démontré dans des travaux successifs publiés de
1911 à 1914, que les phénomènes consécutifs aux injections d'arsénobenzol sont dus normalement à la réaction de Herxheimer[1].

Il faut exclure, bien entendu, ceux qui se rattachent à des fautes
de technique opératoire : erreurs d'asepsie, emploi de solutions

1. Legende. Domaine, traitement et prophylaxie de la syphilis. *Loco citato.*
Ch. IV. Effets du traitement sur l'organisme.

altérées par oxydation au contact de l'air, d'une eau distillée non stérilisée de suite après distillation.

Les incidents, les petits accidents, les accidents graves, qui suivent les injections, ne s'expliquent, dans l'immense majorité des cas, ni par l'intoxication, ni par l'intolérance. *L'arsénobenzol n'est pas toxique aux doses thérapeutiques; l'intolérance est exceptionnelle.* La formation de précipités dans le milieu sanguin explique tout au plus les « crises nitritoïdes » dont nous parlerons plus loin[1].

∴

Ayant la découverte de l'arsénobenzol, en 1906, HERXHEIMER, après JARISCH et JADASSOHN, a observé, soit au début, soit même au cours du traitement mercuriel, l'exagération passagère des lésions externes de la syphilis : l'exemple le plus remarquable se trouve dans l'exagération et la congestion aiguë des taches de roséole.

La congestion, ou la congestion et l'œdème qui caractérisent les phénomènes réactionnels, sont la conséquence de la destruction des spirochètes, de l'irritation locale qu'elle provoque, et ne peuvent s'expliquer d'une autre manière.

Il existe des phénomènes réactionnels se produisant au niveau

1. Cette théorie, soutenue par un chimiste distingué (FLEIG) et reprise récemment par DANYSZ (Annales de l'Institut Pasteur, mars 1917) attribue tous les incidents et accidents consécutifs aux injections à des précipités se formant soit immédiatement après celles-ci soit même dans les jours qui suivent.

La théorie de FLEIG-DANYSZ néglige simplement les faits qui dominent la question. Lorsqu'on prend des observations *précises,* on constate que les incidents de l'arsénobenzol ne surviennent pas chez des syphilitiques *quelconques,* mais chez des syphilitiques *déterminés,* et dépendent des localisations antérieures de la syphilis (LEREDDE et KUENEMANN, LEREDDE et JAMIN). Les accidents graves et mortels s'observent, en dehors des cas où existent des lésions cardiovasculaires ou rénales chez des malades atteints de syphilis nerveuse, de méningite initiale (fin de la période primaire ou début de la période secondaire) ou ancienne (syphilis cérébrale, tabes, paralysie générale).

Le seul fait que sur 211 accidents mortels consécutifs aux injections d'arsénobenzol réunis par JAMIN (le salvarsan et ses accidents, *Thèse,* Paris, 1913) une vingtaine concernent des tabétiques démontre l'importance des lésions préalables de l'organisme dans le mécanisme des accidents. On ne peut croire en effet que parmi les syphilitiques soignés par l'arsénobenzol, de 1910 à 1913, 5 p. 100 aient été atteints de tabes.

des lésions profondes, et déjà HERXHEIMER en a signalé quelques uns.

Nous savons, aujourd'hui, que tous les agents antisyphilitiques peuvent amener des réactions semblables à celles que détermine le mercure, et le terme *réaction de* HERXHEIMER s'applique naturellement à tous les phénomènes dûs à la destruction des spirochètes sous l'influence d'un agent antisyphilitique quelconque. L'iodure de potassium peut les provoquer; l'arsénobenzol, le plus puissant des agents spirillicides actuellement connus, les détermine plus souvent encore que le mercure.

Les phénomènes ne surviennent pas toujours au début du traitement. Le cas est rare dans la syphilis externe, où les réactions sont presque toujours immédiates, mais il en est autrement dans la syphilis profonde, en particulier dans des formes telles que le tabes, où les lésions n'ont pas une structure spécifique, et ne sont pénétrées que peu à peu, lentement, par les agents thérapeutiques et à partir du moment où les doses sont suffisantes.

Dans la syphilis nerveuse, on peut observer, au début, des réactions méningées diffuses, parfois des plus graves ; plus tard, ce seront des réactions limitées, de foyer, dues à l'action des agents antisyphilitiques sur des lésions qui n'ont pas été attaquées, ou ne l'ont été que d'une façon superficielle à une date antérieure.

Les réactions, dans la syphilis externe, sont passagères ; elles sont souvent prolongées dans la syphilis profonde. Parfois, quand le traitement est interrompu trop tôt, une prolifération locale du spirochète peut se produire. De là un danger des traitements courts, sur lequel on n'a pas attiré l'attention, mais qui me parait de plus en plus certain[1].

---

1. Ce danger, surtout redoutable dans la syphilis nerveuse ou viscérale, peut existér dans la syphilis externe. Dans mon livre *Domaine, traitement et prophylaxie de la Syphilis*, j'ai mentionné l'exemple d'une jeune femme, atteinte d'une gomme du palais, paraissant guérie à la suite d'un traitement mercuriel et chez laquelle une injection de réactivation de 0 gr. 45 (néoarsénobenzol) fut suivie d'une récidive à évolution progressive rapide. Cette récidive

La fièvre est un phénomène d'ordre général, qui se rattache également à la réaction de HERXHEIMER, étant due à la destruction de spirochètes.

Les autres phénomènes sont locaux : leur caractère fondamental, qui les distingue des accidents toxiques ou d'intolérance, se trouve dans leur localisation même, laquelle dépend des localisations de la syphilis. Ainsi, dans la syphilis nerveuse, on observe des symptômes nerveux — des symptômes cardiaques, dans la syphilis cardiaque — et des symptômes rénaux dans la syphilis rénale.

Dans certaines conditions, la découverte, après les injections d'arsénobenzol, de réactions thermiques ou de réactions banales d'origine méningée — céphalée, nausées, vomissements — peut être appliquée au diagnostic de la syphilis méconnue[1]; parfois, chez des syphilitiques connus, la découverte de réactions locales permettra de découvrir des localisations insoupçonnées de l'infection.

Une de mes observations, celle de M. Rev. (86), concerne, par exemple, un malade chez lequel des palpitations et de la tachycardie après les injections permirent de reconnaître des troubles cardiaques ignorés; je dois avouer que l'examen de l'appareil cardiovasculaire n'avait pas été fait d'une manière assez minutieuse avant le traitement.

Les phénomènes dus à la réaction de HERXHEIMER chez les tabétiques soumis à l'arsénobenzol surviennent au début et au cours de la cure ; on peut observer parfois, trois, quatre mois après le début, des symptômes réactionnels plus intenses qu'à l'origine, même des

qui aurait pu amener des accidents locaux graves, céda de suite à de nouvelles injections.

Ce sont là des faits de *réactivation clinique* qu'on peut rapprocher des faits bien connus et fréquents de *réactivation sérologique*. EMERY, sous le nom de *phénomènes de réchauffement*, a vu des faits comparables.

1. LEREDDE. Domaine, traitement et prophylaxie de la syphilis, chap. II. *Diagnostic de la Syphilis*.

symptômes qui n'existaient pas à l'origine (v. obs. de M. Rich (87). En général, ils surviennent quelques heures après l'injection, *mais cette règle n'est pas absolue*. Enfin leur durée peut être prolongée.

On peut classer les phénomènes réactionnels de la manière suivante :

a. *Réactions thermiques.*

b. *Réactions banales.*

c. *Réactions d'origine radiculaire et spinale.*

II

RÉACTIONS THERMIQUES

La destruction des spirochètes est la cause normale de la fièvre qui suit les injections d'arsénobenzol. Tantôt la destruction s'accompl. dans tout l'organisme, et la réaction est forte : il en est ainsi à la veille ou au cours de la roséole, ou chez des syphilitiques anciens, mais largement infectés, et présentant souvent une séro-réaction hyperpositive. Tantôt, la syphilis a atteint le système nerveux d'une manière élective : la fièvre, due à la destruction des spirochètes, doit être attribuée en outre à l'irritation des centres thermiques qui en est la conséquence. La fréquence des réactions fébriles, et leur caractère rebelle, chez les malades atteints de syphilis nerveuse, sont tels qu'on ne peut les attribuer simplement à une bactériolyse, nécessairement partielle et limitée à la suite de chaque injection.

Chez les tabétiques, les réactions thermiques obéissent à une loi que j'ai établie et qui s'applique à tous les malades atteints de syphilis nerveuse.

Elles suivent rarement la première injection, quand on fait le traitement à doses progressives ; elles apparaissent en cours de route. Règle générale, quand une injection détermine une élévation thermique, la suivante, si elle est faite à la même dose, n'en provoque pas, ou ne provoque qu'une réaction moindre ; mais les réactions reparaissent dès qu'on fait les injections à dose plus forte.

J'ai donné dans plusieurs travaux antérieurs une courbe relevée chez un malade atteint de paralysie générale : je la reproduis encore parce qu'elle est le plus bel exemple de réactions thermiques, dans un cas de syphilis nerveuse, que l'on puisse observer. Je n'ai du

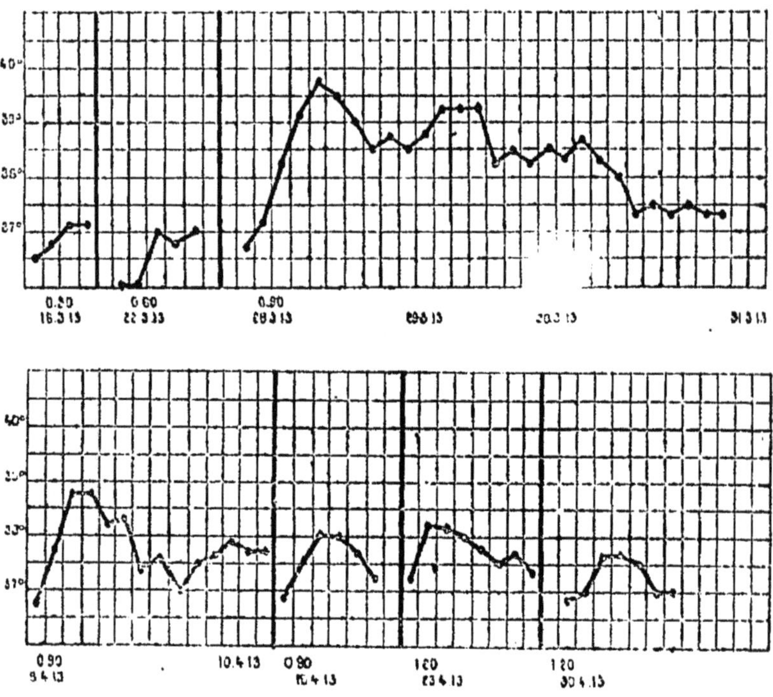

reste jamais rencontré chez un tabétique de réactions aussi longues et aussi intenses.

*
* *

Chez les tabétiques, et il en est de même dans toutes les formes de syphilis nerveuse, les réactions thermiques ne s'observent pas toujours au cours de la première série, mais péuvent s'établir au cours des suivantes.

Pour juger de ces réactions, la température sera prise toutes les deux heures après l'injection, le malade restant à jeun. Le thermomètre monte rarement au-delà de 39°. La température oscille assez souvent entre 38° et 39°; plus souvent les réactions sont très légères, on relève après l'injection 37°6, 37°8, et les jours qui suivent, aux heures correspondantes, 36°8, 37°, 37°2.

Chez des malades soigneux et méticuleux, on peut constater, parfois, après une réaction vive, à la suite de l'injection, que la température reste un peu plus élevée qu'à l'état normal pendant deux ou trois jours.

Le *frisson* accompagne souvent les réactions thermiques : il peut être intense et prolongé : certains malades y sont particulièrement exposés [M. Dio. (71) ; M. Arb. (31)].

Dans quelques cas de tabes grave, difficile [M. Abb., (30), il n'y a pas de réactions ou bien les réactions sont insignifiantes ; par contre j'ai observé des réactions vives et réitérées dans des cas où l'amélioration déterminée par le traitement a été rapide et progressive (M. Dio. (71).

Les réactions thermiques s'associent assez souvent aux autres phénomènes de HERXHEIMER, en particulier aux crises fulgurantes. Chez le malade dont je viens de parler, une injection de 0 gr. 30, faite après une période de repos de six mois, fut suivie d'une grande crise douloureuse : la température s'éleva à 38°9 L'injection suivante (0 gr. 45) provoqua peu de douleurs, la température ne dépassa pas 37°9.

(Cf. l'observation de M. Pal. (74) : élévation thermique (39°) et grande crise fulgurante après la 3e injection (0 gr. 75 N. A.) d'une série faite après une interruption de cinq mois).

La réaction fébrile s'associe parfois à des nausées et des vomissements intenses ; on peut voir cependant des malades qui présentent des crises gastriques bien caractérisées après l'injection, ceci sans réaction thermique.

Il n'est pas utile d'insister plus longuement sur la fièvre qui suit les injections d'arsénobenzol ; il importe de la rechercher, de prendre la température après celles-ci. Mais il ne faut pas attacher aux élévations thermiques une importance pratique considérable; *on peut augmenter graduellement l'énergie du traitement, dans des cas même où la température dépasse 38°, 38°5, après chaque injection.*

J'allais oublier de dire qu'on peut observer, chez les malades qui présentent des « crises nitritoïdes », des réactions thermiques vives après les injections et à partir du moment où s'établissent ces crises [v. l'observation de M. Bat. (69)].

III

RÉACTIONS BANALES

Chez les syphilitiques traités par l'arsénobenzol, certains phénomènes, céphalée, nausées, vomissements, diarrhée, sont d'observation fréquente. On les rencontre chez des malades atteints de date récente, aussi bien que chez des syphilitiques anciens, mais plus souvent chez ceux-ci : peu nombreux sont ceux qui présentent, quand ils sont soumis à des cures longues et énergiques, et quand on apporte à l'observation l'attention nécessaire, une « tolérance » parfaite, je veux dire chez lesquels on ne peut constater aucun incident par réaction de HERXHEIMER à la suite des injections.

Les incidents qui suivent les injections, les réactions thermiques, etc., seront notés sur une fiche spéciale[1].

Céphalée, nausées et vomissements sont d'origine méningée, et révèlent des réactions inflammatoires diffuses, mais légères et sans gravité[2].

La *céphalée* n'est pas commune; quelques malades s'en plaignent d'une manière habituelle. On la relève surtout chez des tabétiques qui en ont souffert avant le traitement. Elle a été intense dans un

---

1. On ne tiendra compte que des réactions survenues chez les malades qui sont absolument à jeun avant l'injection.

2. LEREDDE. Les petits accidents du salvarsan et leurs causes. *Sérodiagnostic et traitement de la syphilis*, Paris, Maloine et fils, 1913.

TRAITEMENT. — INCIDENTS. — CONTROLE DES RÉSULTATS

DATES	DOSE	CÉPHALÉE	DOULEURS DES MEMBRES	DIARRHÉE	NAUSÉES	VOMISSEMENTS	MAXIM. THERMIQUE	INCIDENTS DE LA SEMAINE	ALBUMINE	ÉLIMIN. ARSENIC.	PRESS. ART.	POIDS	SÉRORÉACTION W	WR	S
								I⁰ série du 26 2 13 au 19 3 13 (4 injections). Aucune réaction gastrique.							
								II° série du 9 4 13 au 23 4 13 (3 injections). Aucune réaction gastrique.							
								III° série du 16 5 13 au 29 5 13 (3 injections). Nausées. Vomissements après les deux dernières.							
19 6 13	90	0	0	0	+	+		IV° série.							
23 6 13	120	0	0	0	+	+									
6 7 13	120	0	0	0	+	+									
12 7 13	120	0	0	0	+	+									
23 9 13	90	0	0	0	++	+++		V° série.							
30 9 13	120	0	0	0	++	+									
7 10 13	135	0	0	0	+	++									
14 10 13	135	0	0	0	+	++									
11 11 13	90	0	0	0	+	++		VI° série.							
18 11 13	120	0	0	0	+	+									
25 11 13	135	0	0	0	+++	+++									
8 12 13	135	0	0	0	++	+									

Les nausées et les vomissements tendent à disparaître au cours de la VII° série.

Fiche de M. Fed. (obs. 62).

cas où celui-ci fut commencé au cours d'une poussée méningitique subaiguë révélée par des douleurs craniennes intenses [Mad. S. (75].

La céphalée peut être isolée ou s'associer aux *nausées* et aux *vomissements*.

Ces derniers accidents sont des plus fréquents : on les relève surtout chez certains malades [Mad. S. (75) ; M. Rich. (87)]. On observe souvent des nausées sans vomissements, quelquefois des vomissements sans nausées [M. Rich. (87)].

De même que la fièvre, on voit souvent les nausées et les vomissements s'établir, non au début, mais au cours du traitement.

La fiche d'un malade [M. Fed. (62), en donne un bel exemple (v. tableau p. 27).

Un autre fait intéressant se trouve dans la fréquence des nausées et des vomissements chez des malades atteints de tabes gastrique : ils représentent alors des crises gastriques avortées [M. Dew. (70) ; M. Gr. (37) ; M. Mar. (41) ; M. Pan. (85) et même Mad. Dir. (82)].

Les nausées, les vomissements, à la suite des injections, constituent des incidents désagréables, mais ne peuvent empêcher, à moins d'intensité excessive ou de durée anormale, d'élever graduellement les doses, d'injection en injection.

Le mécanisme de la *diarrhée*, qui s'observe fréquemment au cours du traitement par l'arsénobenzol, et peut prendre une grande importance chez les tabétiques soumis à celui-ci, est encore obscur. A première vue on est tenté de l'attribuer à une élimination arsenicale, d'abord biliaire, puis intestinale : OBREGIA et CARNIOL l'ont constatée expérimentalement [1].

Mais l'élimination de l'arsénobenzol, par voie biliaire, se produit chez tous les malades : il n'en est pas de même de la diarrhée, constante chez les uns après les injections, fréquente chez d'autres, et qui ne survient jamais chez un certain nombre. Parler d' « intolérance » n'est pas donner une interprétation, mais cacher, sous

1. Réunion biologique de Bucarest, 20 mai 1915.

un mot, la difficulté où nous sommes d'en donner une plausible.

Je crois aujourd'hui que la diarrhée est souvent due elle-même à une réaction de Herxheimer, et s'explique par des troubles intestinaux antérieurs au traitement; peut-être dans quelques cas, chez les syphilitiques anciens, ces troubles sont-ils dus à des lésions syphilitiques, superficielles et diffuses; il ne faut pas oublier qu'une entérite, du caractère le plus banal, est due parfois à l'hérédosyphilis chez le nouveau-né, et cède au traitement antisyphilitique (Fournier).

Syphilitiques ou non syphilitiques, des troubles intestinaux antérieurs au traitement existaient chez plusieurs de mes malades, en particulier chez M. Arb. (31). Chez deux d'entre eux des réactions importantes, prolongées, sont survenues au cours de la cure, et ont obligé à suspendre celle-ci; dans un troisième cas, il n'existait pas de troubles intestinaux apparents avant traitement, mais bien des troubles gastriques.

Ces observations sont les suivantes :

M. Fab. (77). Avant traitement *atonie intestinale ancienne et complète*; au cours du traitement, peut-être trop énergique, troubles prolongés, diarrhée importante avec vomissements: le malade est obligé de garder le lit pendant quinze jours.
Les troubles intestinaux ont disparu après une période de repos.
Mad. Bl. (81). Avant traitement alternatives de diarrhée et de constipation, périodes d'anorexie complète, avec ténesme intestinal, parfois vomissements. En cours de traitement, réactions douloureuses abdominales, diarrhée fréquente après les injections, périodes de diarrhée prolongée, etc.
M. Anx. (58). État diarrhéique de dix jours après la dernière injection de la 4e série, état fébrile, fatigue extrême.

Chez les autres malades que j'ai traités, les réactions intestinales ont toujours été passagères et n'ont jamais pu gêner le traitement. Dans deux des cas dont je viens de parler, je me suis borné à interrompre celui-ci d'une manière un peu plus longue qu'à l'habitude, et n'ai pas eu à le regretter.

Chez les malades atteints de *tabes gastrique*, et qui, comme nous le verrons, présentent souvent des crises gastriques après les injections, la diarrhée peut suivre les injections, mais est souvent absente [v. l'obs. de M. Mar. (41) : crises gastriques violentes et fréquentes, ne s'accompagnant *jamais* de diarrhée].

IV

RÉACTIONS RADICULAIRES ET CÉRÉBROSPINALES

En dehors de la fièvre, de la céphalée, des nausées, des vomissements et de la diarrhée, on constate, chez tous les tabétiques, au cours du traitement, des phénomènes dus à l'exagération de symptômes, anciens ou récents, parfois au réveil de symptômes disparus, les uns et les autres d'origine radiculaire, spinale, cérébrale ou bulbaire. Parmi les formes de syphilis, viscérale ou nerveuse, le tabes est assurément, en raison de sa richesse séméiologique, celle où les phénomènes, dus à la réaction de HERXHEIMER, sont le plus communs.

A. De tous, les phénomènes douloureux sont les plus fréquents ; *on les observe, au moins, dans les trois quarts des cas.*

Les observations dans lesquelles on ne relève pas de réactions douloureuses sont celles où le malade n'a pas présenté, avant traitement, de phénomènes d'origine radiculaire ou n'a présenté que des troubles sensitifs légers : M. de B. (60); Mad. Chau. (33) : méningite avec signes de tabes fruste ; M. Rev. (86) : tabes incipiens sans douleurs ; tabes moteur (M. Bat. (59), M. Bru. (32), M. Fed. (62). M. D. (36) est un malade atteint de tabes douloureux qui n'a pas présenté de réactions sensitives, mais n'a reçu que dix injections, et peut être des réactions seraient-elles apparues au cours d'un traitement plus prolongé.

Même chez des tabétiques à peu près guéris, des injections d'arsénobenzol peuvent réveiller des phénomènes douloureux [M. Math. (51].

D'une manière générale, ces douleurs, *qui présentent le type le plus parfait des douleurs tabétiques,* surviennent le jour même de l'injection, quelques heures après celle-ci et se prolongent souvent dans la nuit. Elles peuvent être d'une intensité excessive, le fait s'observe surtout dans les formes les plus douloureuses. [v. quelques observations : M. Sch. (56), Mad. S. (75)]. Parfois on voit reparaître non au début, mais en cours de traitement des douleurs qui avaient disparu depuis plusieurs années [M. Val. (46), M. Math. (51)]. Un malade (M. V. (57) m'a dit avoir ressenti à la suite de certaines injections, toutes les douleurs qui avaient existé depuis le début de son tabes, et celui-ci remontait à dix-sept ans !

Chez certains tabétiques, les douleurs apparaissent le lendemain de l'injection (M. Lec. (72). Il est surtout important de noter que parfois elles se prolongent pendant plusieurs jours, pendant la durée presque complète de la semaine qui va d'une injection à une autre et ceci peut rendre le traitement très pénible (Mad. S. (75), M. Lec. (72), Mad. Dir. (82), etc...) et donne une impression d'aggravation (v. Chap. iv, p. 127).

Il est assez curieux et frappant de constater que, dans certains cas, les douleurs sont intenses après la première injection d'une série, atténuées après les injections suivantes, ou ne se réveillent pas. J'ai vu le fait chez des malades en voie d'amélioration franche, après une période de repos prolongée, par exemple chez M. Hér. (49) qui ne souffrait plus depuis quatre mois, et avait interrompu la cure depuis cinq. Une injection à dose moyenne, peut être un peu trop forte (0 gr. 45 N. A.), fut suivie d'une crise violente. Les injections suivantes, à doses plus élevées, n'amenèrent pas de douleurs.

Mêmes accidents chez M. Dio. (71) après une période de repos de six mois, et une injection à 0 gr. 30.

Parfois les douleurs provoquées par les injections sont plus intenses au cours de la deuxième série que de la première et de la troisième que de la seconde. Parfois enfin, l'exagération des douleurs se prolonge et se manifeste dans l'intervalle des séries d'injections, en augmentant de l'une à l'autre : ce sont là des faits rares, sur lesquels je reviendrai longuement (v. Aggravations, p. 127).

D'une manière générale, les réactions douloureuses s'atténuent au cours du traitement, mais elles sont souvent rebelles et on les observe chez des malades traités de longue date. Ainsi chez M. B. (47), on les rencontre au cours de la 4° série, de même que chez Mad. S. (75) ; au cours de la 5° chez M. Fab. (77), M. Spe. (68) ; de la 6° chez M. Mer. (73) ; de la 9° chez Mad. Bl. (81) ; de la 11° chez Mad. Dir. (82).

Dans quelques cas, les réactions sensitives atteignent leur plus grande intensité au moment où elles vont cesser et où les douleurs tabétiques elles-mêmes vont à peu près disparaître.

M. Mac (83) a présenté des phénomènes radiculaires surtout au cours des 3° et 4° séries d'injections ; il en a reçu ensuite 26, sans réactions sensitives.

Cf. le cas de M. V. (57).

Les phénomènes paresthésiques qui existent avant traitement peuvent s'exagérer sous l'influence de celui-ci : ainsi dans l'observation de M. M. (65) on constate après la 5° série l'augmentation d'une sensation de raideur, de poids dans les membres inférieurs, surtout à gauche.

Chez M. Mac. (83), l'hypoesthésie plantaire s'exagère après la première série. Chez M. Def. (35), les phénomènes d'anesthésie s'aggravent après la seconde.

En dehors des crises douloureuses, quelques malades accusent une sensation de fatigue après les injections, fatigue qui s'atténue au cours du traitement. Ce symptôme paraît appartenir encore à la réaction de HERXHEIMER : il paraît moins fréquent chez les tabétiques que dans les cas de paraplégie spasmodique traités par l'arsénobenzol.

Un malade chez lequel les sensations de fatigue ont été très intenses après les injections est plutôt atteint de méningite chronique que de tabes proprement dit (de B. (60).

B. Réactions motrices. — Un de mes malades a présenté, pendant huit jours, après la 2° injection de la 1re série, une accentuation des troubles de la stabilité, avec dérobement fréquent des jambes (M. Lec. (72).

Chez un autre (M. Bat. (59), l'incoordination des mains s'est exagérée au cours de la 1re série.

Chez M. Val. (46), j'ai observé une exagération de l'incoordination des membres supérieurs, au cours de la période de repos intermédiaire aux 2e et 3e séries.

Chez M. Def. (35), l'incoordination s'aggrave après la 1re série, le malade frotte davantage du pied en marchant, et se sert moins facilement des mains au début de la seconde série qu'avant le traitement.

Chez Mad. Rou. (45), les troubles moteurs augmentent au cours de la 1re série.

Chez M. B. (47), l'incoordination des membres inférieurs s'exagère passagèrement après la 1re série. Le même malade a présenté plus tard des phénomènes d'incoordination aiguë, sur lesquels je reviendrai.

Chez M. Gro. (37), j'ai noté que le dérobement des jambes devenait plus fréquent après la 1re série.

Un de mes malades, M. Rich. (87), a présenté au cours du traitement une exagération des troubles moteurs, que j'ai attribuée d'abord à un mauvais état moral, et que j'ai expliquée franchement par une réaction de Herxheimer lorsque j'ai constaté qu'elle se produisait uniquement au cours des séries et cessait dans les périodes de repos prolongées. Je n'ai rien vu de semblable dans les autres cas que j'ai soignés, où l'exagération des troubles moteurs est survenue au début du traitement ou peu après, et a été passagère.

En fait, l'exagération des troubles moteurs est rare et n'a d'importance que dans des faits exceptionnels, tandis que celle des troubles sensitifs est de règle. Remarquons toutefois que si l'apparition de douleurs nouvelles, même légères, attire nécessairement l'attention des malades, même dans les cas où elles sont passagères, il n'en est pas de même des phénomènes d'incoordination ; le malade les signale dans les cas seulement où leur exagération est manifeste, et surtout quand elle est durable. Peut-être, en interrogeant et surtout en examinant de près les malades vingt-quatre heures après chaque injection, constaterait-on des troubles moteurs aussi fréquemment que des troubles sensitifs. L'étude de l'écriture serait des plus intéressantes, lorsqu'il existe de l'incoordination des membres supérieurs.

C. Les *réactions vésicales* m'ont semblé plus rares encore que les réactions motrices, peut-être parce qu'elles n'ont pas été recherchées, comme celles-ci, avec assez d'attention. J'ai observé de la dysurie après la 3ᵉ injection de la 1ʳᵉ série chez M. V. (46). Dans un cas, celui de M. Dew. (70), une injection fut suivie de rétention d'urine, il fallut sonder le malade (une cystite fut la suite du cathétérisme).

D. Les *réactions génitales* sont rares. Des phénomènes d'*excitation*, avec érections et éjaculations spontanées après certaines injections, sont survenues au début du traitement chez M. Sch. (56) ; chez M. Lef. (39) j'ai noté l'exagération des érections après la 1ʳᵉ injection de la 1ʳᵉ série.

Il est intéressant de rapprocher ces phénomènes des symptômes présentés par les malades avant traitement.

Chez le premier, érections et éjaculations spontanées, fréquentes, sans cause connue, avant même le début du tabes (le malade est peut-être simultanément syphilitique et hérédosyphilitique).

Le second malade a présenté à partir de 1909 des phénomènes d'excitation génitale intense, avec érections, parfois pollutions nocturnes, troublant le sommeil, accompagnées de céphalées.

M. Ric. (87), a présenté de l'impuissance, au cours du traitement ; cette impuissance disparaît plus tard, mais tend à reparaître pendant les séries d'injections.

E. Les réactions les plus intenses, parmi celles que j'ai observées chez des malades, sont survenues dans des cas de *tabes gastrique*.

Je résume ici les faits qui seront rapportés en détail dans les observations.

M. Mar. (16). Tabes de forme cachectique, avec ataxie absolue et généralisée, crises gastriques, etc.

Trois heures après une 1re injection à 0,10 (606 IV), crise gastrique d'une intensité excessive, qui dure six jours, état nauséeux, expulsion de quelques mucosités.

Deux heures et demie après la 2e injection à 0,25 (914), nouvelle crise qui dure jusqu'au lendemain matin.

Pas de crises à proprement parler après la 3e injection (0,45), mais intolérance à peu près absolue et nausées.

Une nouvelle injection à la même dose est suivie, dans la nuit, de douleurs gastriques « épouvantables » ; des nausées, des vomissements surviennent à la suite, enfin de l'incontinence d'urine et des matières fécales.

Au cours d'une 2e série, les réactions gastriques paraissent plus tardives et acquièrent une grande intensité 3 jours après l'injection de néoarsénobenzol.

Ce malade, *traité d'une manière trop énergique*, est mort un mois après la fin de la 2e série.

Sans être comparable, l'intensité des phénomènes réactionnels a été très marquée dans le fait suivant :

M. Mar. (41). Tabes récent, de forme gastrique. État nauséeux habituel le matin, crises avec douleurs violentes, d'intensité progressive, puis intolérance, durant un ou deux jours à la suite, état nauséeux prolongé.

La 1re injection (0,15 N. A.) est suivie de 3 ou 4 vomissements ; après la 2e (0,25) il n'y en a aucun ; la 3e injection (0,45) détermine des sensations douloureuses de constriction ; la 4e (0,75) une crise gastrique semblable aux crises habituelles, qui dure 8 jours.

Après la 5e injection, *faite à la même dose*, crise avortée. Après la 6e (0,90), quelques nausées et vomissements.

2e série : après la 1re injection (0,30) pas d'incident, après la 2e (0,60) grande crise des plus violentes, qui oblige le malade à un repos au lit de 10 jours; après la 3e faite à la même dose, nausées, vomissements sans crise ; après la 4e (0,75), crise gastrique prolongée.

Deux injections à 0,60, faites en mars 1914, sont suivies chacune de crise gastrique.

En avril, crise après une injection à 0,45 ; crise légère après la 2e à 0,75 ; nausées et vomissements seulement après la 3e (0,90).

Deux injections à 0,30 seulement, faites en mai, sont suivies de crises gastriques.

M. Pan. (obs. 85).

Nausées après la 1re injection (0,30), crise gastrique après la 2e (0,60). Crise après la 3e (0,90) ; la 4e, à la même dose, est bien supportée.

Nausées sans crises après les injections de la 2e série (0.60, 0,90, 1,20) de même qu'au cours de la 3e (0,90 + 0,90 + 1,20) et de la 4e (0,00 + 1,20 + 1,20).

Le malade reste quatre mois sans traitement. La première injection de la série détermine une crise gastrique, mais non les suivantes (cf. le cas Her. (obs. 49) et le cas Dio. (obs. 71) : douleurs fulgurantes après 1re injection, à la suite d'un repos prolongé.

Pas de crises gastriques au cours de la 6e série.

M. Gro. (37) est un malade alcoolique, qui paraît atteint de cirrhose veineuse au début ; il ne présente pas de crises gastriques avant le traitement, mais un état nauséeux habituel le matin et des vomissements aqueux ; les injections, d'une manière générale, provoquent des nausées et quelques vomissements.

Par contre M. Dew. (70) présente avant traitement des crises gastriques : la 3e injection de la 1re série (0,30 + 0,60 + 0,60 + 0,00) détermine une crise violente de 3 jours. Au cours de la 2e série, grande crise (5 jours) ; au cours de la 3e série, de la 4e vomissements après les injections, pas de crises.

Chez M. Dam. (34) des crises gastriques ont existé *dès* 1892 ; elles se sont atténuées depuis, peut-être sous l'action du mercure.

La 1re injection de la 1re série provoque une crise gastrique, il est vrai que le malade a commis la faute de manger ; puis la tolérance semble s'établir, cependant une nouvelle crise survient après la 4e injection (0,75). Pas de crises au cours de la 2e série.

Une malade (Mad. S. (75) qui présente des réactions gastriques particulièrement importantes (nausées et vomissements) sans véritables crises, a eu en 1911, avant traitement, des crises gastriques légères ; ce qui confirme l'opinion que nous avons exposée plus haut. Même remarque pour M. Mil. (84). Un malade (M. Hél. (38), qui a eu des crises gastriques avant traitement, n'en a plus depuis et n'a pas fait de réactions de ce genre après ses injections.

F. Il faut rapprocher des cas précédents le réveil de crises rectales après une 3e injection (0 gr. 45) chez M. Hér. (49) qui avait eu des crises en 1908, disparues depuis.

G. L'observation de M. Leg. (13) semble prouver que des réactions articulaires intenses sont possibles dans quelques cas. Elle concerne un malade atteint d'une forme fruste qui présenta en 1909, sans traumatisme violent, une fracture de la rotule droite. L'extrémité supérieure du tibia est tuméfiée depuis cette époque. Au cours du traitement, des douleurs vives surviennent au niveau de cet os, ainsi qu'une tuméfaction considérable du genou.

II. Mes documents sont encore peu étendus au sujet des réactions sensorielles. Une de mes malades, chez laquelle les troubles auriculaires (tintements d'oreilles) se sont manifestés dès 1908 et ont persisté depuis, présente une exagération manifeste de ces symptômes après un grand nombre d'injections (sifflements au cours de la 3° série, surdité passagère à droite au cours de la 5° série. (Mad. S. (75). Chez M. Br. (32), la dernière injection de la 2° série est suivie d'étourdissements, d'éblouissements, de sensations d'ébriété sans vertiges. Après la 5° injection de la 1re série, M. Gr. (37) signale des « troubles de la vue » sans autres détails.

I. Chez deux malades, des phénomènes d'origine bulbaire se produisent au cours du traitement : M. Hél. (38), quinte de toux coqueluchoïde au cours de la 4° série (3° injection). Des accidents semblables existaient depuis 1908 ou 1909. M. Br. (47), sept ou huit jours après la 4° injection de la 4° série, est atteint de crise laryngée avec picotements au niveau du larynx, impossibilité d'inspirer, etc., de parler, puis quinte de toux prolongée avec régurgitation ; la 1re respiration qui suit a un caractère coqueluchoïde : ces phénomènes se reproduisent pendant quatre ou cinq jours (le malade a eu des quintes de toux pénibles à plusieurs reprises au cours de son tabes, avant le traitement par l'arsénobenzol).

Un chapitre intéressant pourra être consacré dans des travaux ultérieurs à toutes les réactions viscérales qu'on peut constater chez les tabétiques, de même que chez les autres syphilitiques. Les documents que je possède sont encore sommaires, et je mentionne les faits surtout à titre d'indication. Si je recommande aux médecins qui soumettront des tabétiques au traitement antisyphilitique de les considérer et de les traiter comme des syphilitiques, plus encore que comme des tabétiques, ce n'est pas parce que je n'ai pas commis de fautes à cet égard, mais bien parce que j'en ai commis moi-même. Je m'en rends compte actuellement, et je conseille de les éviter.

La présence ou l'absence d'albumine a été recherchée dans tous les cas au début du traitement. Mais il faut, quand on n'a pas trouvé d'albumine au début, la rechercher de nouveau de temps en temps dans la suite, et en particulier *après*, et non avant la 1re injection de chaque série, et d'autre part faire l'examen de l'urine à plusieurs reprises pour s'assurer de l'intégrité rénale.

La recherche du sucre prendra certainement de plus en plus d'importance chez les syphilitiques de tout ordre. Elle n'a pas été faite régulièrement chez mes malades, sauf dans un cas. Il s'agissait d'un malade : M. Rou. (67) qui avait eu à plusieurs reprises de la glycosurie avant son traitement. Au début de celui-ci, il n'y avait pas de sucre dans l'urine. Après la dernière injection de la 1re série, la présence du sucre fut constatée pendant deux jours [1].

L'étude, que je n'ai pas faite d'une manière systématique, des réactions cardiaques consécutives aux injections serait des plus intéressantes. J'ai déjà mentionné une observation (M. Rev. (86), dans laquelle de nombreuses injections furent l'origine de palpitations et d'une accélération marquée du pouls.

Chez un autre malade (M. Mar. (44), la tachycardie, après les injections, s'associe à des crises gastriques, chez M. B. (47) à des crises laryngées.

*_**

Nous savons que les phénomènes dus à la réaction de HERXHEIMER s'observent chez les malades traités par le mercure, et ne sont pas uniquement des phénomènes cutanés. L'exagération des douleurs,

---

1. Cf. un fait que j'ai publié dans mon livre (*Domaine, traitement et prophylaxie de la syphilis*), concernant un malade, ancien diabétique, chez lequel je constatai une glycosurie importante (54 gr.) le lendemain d'une injection.

L'existence de glycosurie par réaction de HERXHEIMER est donc démontrée. Je tiens de M. ALBERT ROBIN que le traitement mercuriel détermine fréquemment l'augmentation de sucre chez les diabétiques.

chez les tabétiques mercurialisés, est un fait connu : on le relève dans quelques unes de mes observations (M. Fich. (7), Mad. Dir. (82), M. Mil. (84), M. Anx. (58), Mad. S. (75).

* *
*

Un fait important doit enfin être mis en relief. Les phénomènes dus à la réaction de HERXHEIMER se rencontrent chez tous les tabétiques, que l'affection ait un caractère bénin ou un caractère grave, qu'elle soit de date récente ou ancienne, que la séroréaction soit positive, forte ou faible, ou négative. Mais dans les cas où la séroréaction est négative, et où elle redevient positive, sous l'action du traitement, par réactivation, les phénomènes de HERXHEIMER prennent une importance particulière par leur intensité et surtout par leur durée.

Les exemples abondent.

Les plus beaux sont ceux de M. B. (47) : à la fin du traitement la séroréaction est encore plus forte qu'au début ; au cours du traitement, troubles ataxiques à début brusque avec vertiges ; plus tard crises laryngées avec tachycardie ; de M. Vall, (46) : exagération prolongée des troubles sensitifs et moteurs au cours du traitement ; de Mad. S. (75) : phénomènes d'aggravation à deux reprises. Il y eut également des réactions douloureuses vives au cours de la 1re série d'injections, avec augmentation des troubles moteurs chez M. Lec. (72) : la séroréaction s'éleva de $W = 0$ $HW = +$ à $W = ++++$.

V

ACCIDENTS D'INTOLÉRANCE
ACCIDENTS GRAVES ET ACCIDENTS MORTELS

La question de l' « intolérance », au cours du traitement par l'arsénobenzol, chez les tabétiques comme chez les autres syphilitiques, reste encore des plus obscures.

A côté des phénomènes, qui peuvent s'exagérer d'injection en injection, quand on élève les doses, mais ne s'exagèrent plus et diminuent lorsqu'une même dose est injectée à plusieurs reprises, nous savons maintenant qu'il existe des phénomènes identiques, des symptômes semblables, *liés à la localisation du spirochète sur des régions déterminées*, qui peuvent s'exagérer pendant un certain temps au cours du traitement, à partir même du moment où les doses fortes ont été atteintes, nous les verrons dans quelques cas persister dans les périodes de repos (v. Aggravations, chap. IV). Ces phénomènes sont d'ordre spécifique, dus à la réaction de HERXHEIMER, non seulement du fait de leur séméiologie, mais parce qu'ils finissent par disparaître, au cours d'un traitement prolongé[1].

On ne peut rattacher à l'intolérance, *en principe*, que des symptômes qui s'exagèrent, et persisteront indéfiniment au cours du traitement, et ne s'expliquent pas par une réaction inflammatoire survenant au niveau d'une région malade.

Chez aucun des tabétiques que j'ai soignés, je n'ai été obligé de suspendre le traitement du fait d'accidents semblables, et je suis amené à conclure, contre l'opinion des syphiligraphes, de M. MILIAN, en particulier, qui rattachent la grande majorité des incidents et accidents de l'arsénobenzol à l'intolérance, que celle-ci est exceptionnelle.

On peut parler, cependant, d'intolérance durable ou passagère, chez des malades qui présentent à la suite des injections des symptômes sans rapport avec les localisations du tabes.

On peut attribuer à l'intolérance ou, ce qui est plus précis, à la formation de précipités (FLEIG, DANYSZ) les *crises nitritoïdes* qui surviennent chez les malades traités par le néoarsénobenzol et sont analogues à celles qu'on observe chez les malades traités par l'arsénobenzol en solution hypoalcaline : j'ai observé ces dernières au moment où je traitais des tabétiques par le 606, par exemple chez

---

1. Le D' JEAN LÉPINE a publié récemment (5 mars 1917) dans le *Bulletin de l'Académie de médecine* une note sur les dangers des arsénobenzènes dans la « parasyphilis » nerveuse ; les opinions qui y sont énoncées ne peuvent malheureusement être discutées, en l'absence d'éléments de discussion, c'est-à-dire de documents. L'auteur lui-même met en garde contre le danger qu'il y a à présenter une impression générale comme une vérité clinique. C'est, je crois, la seule conclusion précise que l'on puisse tirer de ce travail.

M. Br. (69), elles ont disparu à partir du moment où la quantité de soude ajoutée aux solutions d'arsénobenzol a été normale.

Chez les tabétiques traités par le néoarsénobenzol, les crises nitritoïdes sont rares, je les ai observées chez 2 malades seulement.

Chez l'un et l'autre, M. Bat. (59), M. Moi. (65), elles ne sont apparues qu'en cours de traitement.

Une fois apparues, ces crises se sont renouvelées sans augmentation d'intensité au cours de chaque injection successive.

Le tableau est à peu près le même dans les deux cas : rougeur de la face, sensation d'angoisse et d'oppression. Chez M. Bat. (59), j'ai observé, à la fin de la 3e injection (0 gr. 90), une phase syncopale passagère, avec pâleur, état convulsif, ébauche de stertor.

Chez le premier malade, les crises nitritoïdes se sont accompagnées d'élévation thermique importante (38°7, 39°2) ce malade a d'ailleurs eu des réactions thermiques dès les premières injections. Chez le second, au contraire, il n'y a pas eu de réaction thermique.

Ces phénomènes sont les seuls que j'aie pu rattacher à une intolérance permanente chez les malades que j'ai soignés. On peut, en principe, penser que les phénomènes éruptifs sont dûs à des intolérances passagères, puisqu'ils représentent des phénomènes tout à fait épisodiques.

Parmi les tabétiques que j'ai soignés, trois ont présenté des phénomènes éruptifs :

Mad. S. (75). Grande éruption sous forme de placards composés d'éléments d'aspect miliaire, avec prurit.

Mad. Chan. (33). Éruption de type ortié, prurigineuse.

Dans ces deux cas, les phénomènes éruptifs ont été passagers et ne se sont pas reproduits au cours du traitement.

Mad. Rou (45). Eruption eczématiforme des cuisses et des bras, état d'érythème persistant de la muqueuse buccale. Les accidents ont été plus rebelles que chez les malades précédents [1].

Il n'est du reste pas douteux que la pathogénie des éruptions

1. Le fait que ces trois malades sont du sexe féminin, quoique sur 87 tabétiques dont je publie l'observation, 10 seulement appartiennent à celui-ci, mérite d'attirer l'attention.

de l'arsénobenzol mérite de nouvelles études : on admet générale-
lement, quand il s'agit d'autres agents médicamenteux, que l'intolérance, par laquelle on prétend expliquer les phénomènes
éruptifs dont ils sont l'origine, est permanente : il en serait ainsi
pour l'antipyrine, l'iodure de potassium, etc. En fait d'arsénobenzol, d'après une expérience déjà longue, je puis conclure qu'il
n'exi-te peut-être pas d'éruptions par intolérance permanente ou
au moins qu'elles sont exceptionnelles : on peut se demander du
reste pourquoi certaines éruptions qui n'ont rien de spécifique (ce qui
les différencie de la réaction de HERXHEIMER cutanée) disparaissent
au cours du traitement, tout comme si elles étaient spécifiques [1].

En dehors des phénomènes éruptifs d'apparence banale (urticaire, lésions eczématiformes) qu'on peut observer au cours du traitement par l'arsénobenzol, il faut signaler chez les tabétiques des
éruptions de zona parfaitement caractérisées, consécutives aux
injections et qu'on doit comprendre dans la série des phénomènes
de HERXHEIMER [2].

---

1. Je possède, par exemple, l'observation d'un malade syphilitique depuis
deux ans et demi, traité assez régulièrement par le mercure, qui présenta au
début de 1914, une séroréaction fortement positive (++++). Une 1ʳᵉ injection à
0,20 (914) provoque une éruption sur la face interne des bras et des cuisses, qui
dure deux jours, une seconde injection (0,20) faite huit jours après provoque
une éruption semblable. La température n'ayant pas dépassé 36°7, l'état général
étant bon, on fait, huit jours après une injection à 0,30. Il se fait alors une réaction thermique importante avec vertiges et sueurs : le malade se plaint de prurit
au niveau des jambes, mais n'a pas d'éruption. Nouvelle injection à 0,30, huit
jours après : maximum thermique 38°5, pas de prurit, pas d'éruption — huit
jours après 0,30, max. therm. 37°2, aucun incident — huit jours après on injecte
0,45, sans fièvre, ni incident quelconque, huit jours après 0,60 sans fièvre, ni
autre incident.

Des phénomènes de cet ordre sont encore aujourd'hui peu compréhensibles.
J'ai vu des malades, l'un paralytique général, l'autre syphilitique récent avec
méningite initiale, chez lesquels les vomissements réitérés ne peuvent guère être
attribués à la réaction de HERXHEIMER, ces vomissements survenant à la fin de
chaque injection. Chez un des malades dont nous avons parlé plus haut, la crise
nitritoïde légère s'accompagne de vomissements du même type. Chez aucun de
ces trois malades, l'adrénaline n'a prévenu les vomissements.

2. Plusieurs demes malades, M. Thil. (28), M. Hél. (38), M. Sch. (56) ont été
atteints de zona, en dehors de toute action thérapeutique

Chez M. de B. (60) le zona semble avoir suivi d'assez près le début de l'infection.

Il n'est pas douteux aujourd'hui que la syphilis doive être cherchée aujour-
d'hui chez tout malade atteint d'*herpès zoster*, aussi bien que chez tout malade
atteint de *vitiligo*.

J'ai rencontré le zona chez d'autres malades atteints de syphilis nerveuse et traités par l'arsénobenzol. Il est fréquent chez les paralytiques généraux. Je l'ai observé chez un malade atteint d'atrophie musculaire progressive. Le zona est plus rare, quand il n'existe pas de syphilis du système nerveux : je veux dire au point de vue clinique, puisque l'immense majorité des syphilitiques présentent une infection méningée latente.

Au point de vue pratique, remarquons que ni les accidents éruptifs, ni les accidents nitritoïdes n'empêchent de poursuivre le traitement. Chez un seul de mes malades, j'ai suspendu celui-ci à la suite d'accidents dont l'interprétation est des plus intéressantes.

Il s'agissait d'un homme, M. Cr. (5) atteint d'un grand tabes, avec troubles moteurs intenses, alcoolique ancien, et très légèrement albuminurique.

Malgré cette albuminurie, qui n'augmenta pas à la suite des injections, je fis une série à 0 gr. 10, 0 gr. 15, 0 gr. 20, 0 gr. 30.

Après celle-ci, survint de l'œdème des jambes. Une injection de 0 gr. 40 eut lieu 8 jours après la précédente (22.10.15) elle fut suivie, le 24, d'un léger ictus. L'élimination arsenicale, recherchée par la méthode d'Abelin était absolument nulle.

Deux injections nouvelles à 0 gr. 40 eurent lieu le 29 octobre et le 5 novembre, la première fut suivie d'un nouvel ictus, plus intense que le précédent. L'élimination arsenicale étant toujours nulle, et l'œdème des jambes en voie d'aggravation, je conseillai au malade d'abandonner le traitement.

Il est probable que les accidents cérébraux, constatés dans ce cas, ont été eux-mêmes de nature spécifique. Les phénomènes de HERXHEIMER sont plus intenses et plus redoutables lorsqu'il y a, pour une raison ou une autre, accumulation de l'arsénobenzol dans l'organisme que dans le cas contraire.

Ce fait clinique est à retenir, il montre que l'étude de l'élimination arsenicale chez les syphilitiques, et surtout chez ceux qui présentent des altérations rénales ou cardiovasculaires, présente un réel intérêt pratique.

L'interprétation n'est pas difficile, à la lumière de tout ce que nous savons aujourd'hui. Il existe, *au début du traitement par l'arsénobenzol*, des accidents cérébraux, chez des malades atteints de syphilis, récente ou ancienne, présentant ou non des accidents nerveux antérieurs.

J'ai publié pour ma part, deux observations de ce type. L'une concerne une femme syphilitique secondaire traitée à doses trop fortes d'emblée atteinte d'une hémiplégie passagère[1].

L'autre observation concerne un homme atteint de syphilis ancienne, chez lequel des céphalées représentaient le seul symptôme de syphilis nerveuse et qui fut atteint de convulsions épileptiformes *après la troisième injection*[2].

Dans ce cas les doses, plus faibles que dans la première, furent encore trop élevées : le fait est des plus importants en raison de sa portée générale et démontre que des accidents inattendus peuvent survenir, si on ne prend pas pour règle d'injecter seulement 0 gr, 15, 0 gr. 20, 0 gr. 30 chez les syphilitiques atteints de date récente ou ancienne, même quand ils ne présentent aucun symptôme d'origine viscérale ou nerveuse et 0 gr. 10, 0 gr. 15, 0 gr. 20 lorsque ces symptômes existent.

D'autre part, il est évident que des altérations rénales, l'absence d'élimination arsenicale réalisent des conditions favorables à la réaction de HERXHEIMER[3]. Et je répète qu'il faut prendre pour règle, non seulement de commencer chez les tabétiques le traitement à doses très faibles, mais, chez tous les syphilitiques d'étudier, au début, les urines à plusieurs reprises, de manière à s'assurer de l'absence d'albumine *et des conditions dans lesquelles se fait l'élimination de l'arsénobenzol.*

⁎

Un de mes malades atteint d'un tabes mortel, est mort, non du fait du traitement, mais malgré le traitement, un mois après la fin de celui-ci (M. Mar. obs. 16).

1. LEREDDE et KUENEMANN. *Société française de Dermatologie*, 1911.

2. LEREDDE. Domaine, traitement et prophylaxie de la syphilis, Chap. IV. *Loco citato*, p. 270.

3. LEREDDE. Domaine, traitement et prophylaxie de la syphilis. Chap. IV.

*
* *

Accidents mortels. — Une vingtaine de cas de mort ont été signalés chez des tabétiques. *Tous auraient pu être évités si les règles de la technique avaient pu être posées dès le moment où on a commencé à se servir de l'arsénobenzol.* Dans ceux sur lesquels nous possédons des renseignements précis, l'explication est facile. Il s'agit en général, de malades atteints de lésions cardiaques, ou rénales, parfois cachectiques ou tuberculeux avancés.

De ces malades, les uns n'auraient pas dû être traités; chez les autres, le traitement aurait dû être commencé à doses faibles, et en particulier chez ceux qui présentaient des altérations cardiovasculaires.

Les faits que l'on trouve dans les travaux de Miskdjian, Jamin, Mentberger, sont les suivants :

Spiethoff, 1911. — Crises gastriques. Insuffisance aortique. W = +.
Inj. (606) à 0,30, sous-cutanée.
Huit jours après, mort avec signes d'insuffisance cardiaque.
A l'autopsie, *aortite, sclérose des coronaires, myocardite.*

A. de K. (Martius), 1911. — Tabes. Crises gastriques. Aortite avec dilatation de la crosse.
Inj. à 0,60 (606), intra-musculaire.
Quinze jours après pemphigus hémorrhagique. Mort le 21° jour.
A l'autopsie, *dilatation de la crosse, aortite, dégénérescence graisseuse du foie, dégénérescence parenchymateuse des reins.*

Martius, 1911. — Tabes.
Inj. à 0,60 (606), intramusculaire.
Mort subite le 6° jour.
A l'autopsie, *aortite avec sclérose des coronaires, myocardite, adhérences pleurales.*

Dans ces trois cas, il existe des lésions cardiovasculaires, et le traitement a été fait à doses fortes.

Wolbarst, 1911. — Tabes avec mauvais état général.
Inj. à 0,50 (306), intramusculaire.
Mort 12 jours après avec symptômes cérébraux.
A l'autopsie, *néphrite interstitielle.*

Léri, 1911. — Tabes. Cachexie. *Pyélonéphrite.*
Injection sous-cutanée (dose?)
Mort 3 semaines après.

Markus, 1911. — Tabes avancé avec *pyélonéphrite et cystite.*
Mort 3 semaines après une injection dose   .

Schiele, 1911. — Tabes. *Pyélite grave.*
Mort peu de temps après une injection.

Dans ces quatre cas, il existait des lésions rénales.

Chez deux tabétiques atteints de tuberculose la mort est survenue dans un cas, quatre semaines, dans l'autre trois mois après l'injection. La mort ne peut être attribuée à l'arsénobenzol.

Dind, 1912. — Tabes ancien. Alcoolisme. Tuberculose pulmonaire.
Mort 3 mois après une injection.

Vörner, 1911. — Tabes.
Inj. 0,60 (606) intraveineuse.
Réaction violente, frissons, élévation thermique 38°9, céphalée, vomissements, état général mauvais pendant 2 semaines, puis le malade peut se lever.
Quatre semaines après, vomissements, diarrhée, mort.
A l'autopsie, *tuberculose péritonéale et pleurale.*

Un cas de Orth (1910) concerne un tabétique *considéré comme perdu.* Mort 12 jours après une injection forte (0 gr. 30 [606]) intramusculaire. Pas d'examen des viscères à l'autopsie.
Un cas de Léri (1911) a été observé chez un tabétique cachectique.
Un cas a été observé à *l'hôpital allemand de Londres* en 1911 ou 1912 dans des conditions analogues.
Sur deux cas, observé l'un par Pick (1910), l'autre par Schmidt (1911), il n'y a pas de renseignements précis, les doses injectées sont inconnues, il n'y a pas d'autopsie.

Réaction de Herxheimer. — Six cas forment un groupe naturel, la mort ayant été précédée par des phénomènes cérébraux et s'expliquent par une réaction méningée consécutive à l'emploi de doses trop fortes au début du traitement.
Ce sont ceux de Neisser (2 inj. (606) 0 gr. 50 + 0 gr. 60) : mort dans le coma après convulsions épileptiformes — (leptoméningite à l'autopsie) ; de Ravaut et Cain [deux injections 606 (0 gr. 60)] :

mort dans les mêmes conditions — pachyméningite, lésions du foie, du rein, des surrénales); de DESCOS ET FORNAZ (3 inj. 0 gr. 30 (914) mêmes symptômes); de WESTPHAL (inj. 606 (0 gr. 40) mort après trente-six heures par paralysie phrénique : à l'autopsie méningite récente prédominant à l'émergence des racines du phrénique); de TREUPEL (deux injections 606 (0 gr. 60 + 0 gr. 40) : mort après deux jours avec signes d'excitation cérébrale, à l'autopsie pachyméningite hémorrhagique ancienne et grande hémorrhagie récente); de CIMBAL (0 gr. 60 (606) × 2 inj. de Ioha (40 p. 100 de salvarsan) : coma, signe de BABINSKI à gauche, mort le cinquième jour ; à l'autopsie, ramollissement du lobe frontal.

La plupart de ces cas de mort sont survenus après la première injection, quelques-uns après la deuxième, un seul (CIMBAL) après la troisième. Un cas de KROLL, où la mort suivit la septième injection paraît aussi devoir être attribué à la réaction de HERXHEIMER, (injection de 0 gr. 40 à 0 gr. 60 (606) faites à 19, 50, 28, 135, 110, 45 jours d'intervalle). Dans le tabes, comme dans la syphilis en général, seules les premières injections sont dangereuses (LE-REDDE et JAMIN[1]). Ce fait domine, nous le savons déjà, la question de la prophylaxie des accidents graves.

D'autre part, *dans tous les cas*, les doses initiales ont été fortes.

J'ai eu connaissance d'un cas de tabes récent, où la mort survint après une injection de néoarsénobenzol à la dose de 0 gr. 30, (la première injection faite huit jours avant (0 gr. 20) avait été bien tolérée). Les symptômes furent ceux de la réaction de HERXHEIMER méningo-encéphalique : convulsions épileptiformes suivies de coma, mort le cinquième jour. Ce fait exceptionnel démontre qu'il faut commencer le traitement, non à doses faibles, mais à doses très faibles, et agir chez les tabétiques avec autant de prudence que chez les paralytiques généraux.

⁎

En dehors d'un état asystolique ou urémique, d'une insuffi-

1. LEREDDE et JAMIN. Les dangers du salvarsan disparaissent après les premières injections. *Société française de Dermatologie*, février 1914.

sance hépatique considérable, *il n'y a pas de contre-indication*, les lésions graves du myocarde, du foie et du rein pouvant être dues à la syphilis et relevant de ce fait même du traitement antisyphilitique. Lorsque l'état viscéral crée une contre-indication *relative*, on ne peut traiter le tabes d'une manière active, c'est-à-dire à doses fortes, qu'après un traitement parfois fort long, à doses faibles, puis moyennes, qui aura levé toutes difficultés. *A priori*, on peut admettre que chez certains tabétiques âgés, atteints de date ancienne, présentant des lésions viscérales importantes, ces difficultés pourront être insurmontables. En cours de traitement, l'étude *régulière*, *patiente*, *persistante* du pouls, des éliminations urinaires, la recherche et le dosage de l'albumine, l'étude de l'élimination arsenicale, permettront de juger de l'amélioration ou de la non-amélioration des lésions viscérales.

Le nombre d'injections que j'ai faites chez 87 tabétiques dépasse actuellement le chiffre de 1.600. Aucun accident mortel n'est survenu, et même aucun accident sérieux, en dehors d'un cas où survinrent à deux reprises, *au début du traitement*, des ictus légers, où il existait une albuminurie, et, *fait plus important*, puisque l'albuminurie était légère, *où l'élimination arsenicale, était nulle.*

CHAPITRE III

ACTION THÉRAPEUTIQUE

1. La curabilité du tabes varie d'un cas à l'autre.
2. Etat clinique et séroréaction.
3. Action du traitement sur la séroréaction.
4. Action du traitement sur le liquide céphalorachidien.

I

Avant d'étudier les effets du traitement sur l'infection causale, la méningite qui accompagne le tabes et les symptômes qui en manifestent l'existence, je dois attirer l'attention sur un fait sans la connaissance duquel on ne peut interpréter exactement les résultats obtenus dans les cas particuliers.

Le syndrome auquel nous donnons le nom de tabes comprend les cas les plus différents au point de vue de l'intensité, de la profondeur des lésions et de leur résistance aux agents thérapeutiques.

Une de mes malades, Mad. Dh. (26), est atteinte en 1911 d'une forme extrêmement pénible. Les douleurs arrachent des cris, l'hyperesthésie est telle qu'elle ne peut supporter le contact des draps du lit, l'insomnie est absolue. Amaigrissement considérable.

Une 1re série d'injections (0 gr. 60 [606] × 3) est suivie d'une amélioration immédiate. Les douleurs et l'hyperesthésie disparaissent, la malade dort, le poids augmente de 3 kg. 750. Après la 2e série (0 gr. 60 [606] × 3) la séroréaction, positive avant traitement, (W = ++ IIW = +) tombe à 0. Le poids augmente encore de 3 kilogrammes. Trois injections ont été faites peu après.

L'amélioration clinique, si rapide et consécutive à un traitement si court, s'est maintenue jusqu'à la fin de 1916, *c'est-à-dire pendant près de cinq ans* En novembre 1916, Mad. Dh. m'a demandé de la traiter de nouveau, quelques douleurs étant réapparues.

Une ponction lombaire, faite en avril 1916, avait montré un liquide céphalorachidien normal : pas d'hypertension ; $L = 1$ par mm^3 ; albumine $= 0,30$ p. 1.000 ; globulines $= 0$.

Remarquons, en passant, que tous les moyens de traitement antisyphilitique, mercure, hectine, auraient pu, sans doute, amener un résultat favorable dans ce cas.

Voici par contre un malade, M. Mer. (73), chez lequel le tabes est encore récent, puisqu'il ne date que de 5 ans. Les phénomènes cliniques ne présentent pas une intensité excessive, il existe cependant des troubles moteurs et vésicaux qu'on ne trouve pas dans l'observation précédente.

Vingt-huit injections sont faites, dont plusieurs à 1 gr. 50 (N. A.), sans grande régularité il est vrai. A la fin du traitement, l'amélioration est certaine, mais n'est pas encore considérable, la séroréaction sanguine, hyperpositive au début (W $= +\!+\!+\!+$ dil. 15) s'est abaissée, avec une extrême lenteur, à W $= +\!+\!+$.

Un autre malade (M. Fab., obs. 77) est atteint de tabes depuis 1905 ou 1906. Troubles moteurs, sensitifs, vésicaux, etc. En 1912, mon ami le Dr PLANQUE, d'Arras, fait une quarantaine d'injections de néoarsénobenzol (sans dépasser la dose de 0 gr. 60). Amélioration franche, mais, à la fin de 1914, aggravation. Ce malade a subi, dans ma maison de santé, 31 injections, de juin 1915 à mai 1916, il a présenté dés phénomènes d'aggravation passagère qui ont conduit à interrompre le traitement. L'amélioration clinique est certaine, mais les altérations du liquide céphalorachidien restent considérables.

Ces exemples, et je pourrais en citer beaucoup d'autres, démontrent en fait qu'on ne peut jamais juger de l'effet d'une méthode thérapeutique *dans le tabes* par son effet *chez un tabétique.*

II

ÉTAT CLINIQUE ET SÉRORÉACTION

L'étude du sérum permet d'apprécier, au début du traitement, le degré de l'infection générale ; en cours de traitement, l'atténuation apportée à celle-ci.

L'intensité, la gravité du tabes sont en rapport ÉVIDENT avec l'intensité de l'infection syphilitique.

Les réactions positives fortes appartiennent en effet aux malades atteints de formes graves, en évolution progressive; les troubles moteurs sont de règle, et parfois considérables, l'intensité des phénomènes douloureux peut être excessive, ils s'étendent au tronc et aux membres supérieurs; les troubles gastrointestinaux sont fréquents, des crises gastriques assez communes. L'état général est atteint, l'amaigrissement, habituel, est parfois excessif (M. Mar. (16), Mad. Dir. (82). L'affection évolue d'une manière progressive.

Par contre, les tabétiques chez lesquels la réaction de WASSERMANN est négative, les réactions de HECHT et de JACOBSTHAL étant seules positives, ou qui présentent une séroréaction négative, par toutes les méthodes, sont généralement en bon point, ont conservé leurs forces et leur poids. Les crises gastriques sont inconnues, les troubles intestinaux rares. Les troubles moteurs sont légers, il faut les chercher pour les découvrir. En général, les douleurs sont moins vives que chez les malades de la série précédente, ou bien, très intenses, elles restent limitées. L'affection n'évolue pas ou évolue lentement.

Dans les cas où la séroréaction est négative, et où le tabes parait évoluer, l'évolution est de date récente, la séroréaction peut devenir positive *par réactivation*.

Ainsi chez M. Mes. (42), atteint de troubles sensitifs *anciens* et d'une incoordination *récente*. La séroréaction est négative au début (W = 0 HW (HECHT-WEINBERG) = 0). En cours de traitement, la réaction de HECHT devient positive.

Même cas chez Mad. S. (75). La séroréaction, négative au début, devient positive avant la 3e série (W = ++ HW = +).

J'ai essayé de grouper en deux tableaux les malades que j'ai vus, présentant une séroréaction forte et une séroréaction négative. Les notations par lesquelles j'ai indiqué l'intensité des symptômes n'ont, bien entendu, qu'une valeur relative.

NOMS ET NUMÉROS D'ORDRE	AMAIGRISSEMENT	TROUBLES moteurs.	TROUBLES sensitifs.	TROUBLES gastriques et intestinaux.	OBSERVATIONS
Séroréactions hyperpositives ou fortes (W = ++++).					
M. Mar. (16).	++++	++++	++++	++++	
Mᵐᵉ Dir. (82).	++++	++++	++++	0	Ténesme rectal.
Mˡˡᵉ Bl. (81).	++++	++++	++++	++	
M. Thill. (28).	+++	++++	+	0	
M. Leb. (12).	+++	++	±	0	
M. Alb. (1).	+	+++	++	0	
M. Pas. (22).	++	+++	++	0	P. générale associée.
Mᵐᵉ Cla. (3).	++	+++	++	0	
M. Bru. (32).	+	++	++	±	
M. Mar. (41).	+	+	++	++++	
M. Bru. (69).	++	+++	++	0	
M. Mil. (84).	+++	++	+	++	
M. Bat. (59).	0	+++	0	0	
M. Gro. (37).	+	++	±	++++	
M. Par. (23).	?	+++	++	0	
M. Vig. (29).	+	++	++	++	
M. Fern. (6).	0	+++	++	+	
M. Chat. (48).	0	0	±	0	
M. Abb. (30).	0	±	±	0	
M. Pen. (53).	0	0	++	0	Troubles gastriques antérieurs.
M. Per. (44).	0	++	±	0	
M. Fed. (62).	0	±	±	±	
M. Car. (61).	0	±	+	0	P. générale associée.
M. Mer. (73).	+	+++	++	±	
M. Pal. (74).	++	+++	++	0	
M. Fic. (7).	++	0	+	0	
M. Lho (64).	0	±	++	0	
M. Arb. (31).	±	+	+	+	
Mᵐᵉ Rou. (45).	++	++	++	0	
Séroréactions négatives (W = 0).					
M. Mat. (51).	0	0	+	0	
M. Mor. (20).	±	0	+	0	
M. Legr. (13).	0	0	++	0	
M. Cha. (2).	0	0	++++	0	Troubles sensitifs intenses, mais limités.
M. Hér. (49).	0	+	±+	0	
M. Mes. (42).	±	++++	++	±	Troubles moteurs récents. Réactivation pendant le traitement.
M. Lef. (39).	0	++	0	+	Bromure de potassium.
M. Dou. (36).	0	0	++	±	
M. de B. (60).	0	0	++	0	
M. Len. (15).	0	0	0	0	Tabes grave atténué par le traitement.
M. Con. (4).	0	0	0	±	
M. B. (47).	+	+	++	0	Réactivation pendant le traitement.
Mᵐᵉ S. (75).	+++	0	++	0	—
M. Pic. (54).	0	+	+	0	—
M. Pla. (55).	0	0	+	0	Tabes atténué par le traitement mercuriel.

Vingt-neuf malades figurent dans le premier tableau (W = +-+-+-+-). Sur ces malades, neuf n'ont pas maigri d'une manière sensible. Sur l'un d'eux, (M. Par. (23), je ne trouve pas de renseignements à ce point de vue dans l'observation.

Chez quatre malades l'amaigrissement a été excessif :

M. Mar. (16).

Mad. Dir. (82).

Mad. Bl. (81).

M. Thil. (28).

Chez les autres, amaigrissement notable.

Trois malades seulement n'ont pas de troubles moteurs. Chez Mad. Bl. (81). Mad. Dir. (82) et surtout chez M. Mar. (16), l'intensité des troubles de la motilité est considérable.

Les formes les plus douloureuses et surtout celles où les douleurs sont le plus étendues se rencontrent également dans cette série.

Onze malades présentent des troubles gastriques sous forme de crises, ou des troubles gastrointestinaux.

Quinze malades figurent dans le second tableau :

Quatre seulement ont maigri, avant l'époque où je les ai vus. Chez l'un, M. Mor. (20) poussée récente.

De même chez M. Mes. (42).

M. B. (47), est atteint d'une forme grave atténuée peu à peu (réactivation en cours de traitement par le néoarsénobenzol comme chez le précédent).

Cinq malades seulement présentent des troubles moteurs, anciens chez l'un, M. B. (47), intenses chez un seul, atteint depuis trois semaines quand je l'ai vu, (M. Mes. (42).

Les troubles sensitifs existent chez tous, sauf chez M. Len. (18), en état de guérison clinique.

Deux seulement (M. Mes. (42), M. Dou. (36), présentent des

troubles digestifs assez légers, M. Lef. (39), prend du bromure de potassium.

III

ACTION DU TRAITEMENT SUR LA SÉRORÉACTION

> *La science n'a pu progresser qu'à partir du moment où les phénomènes ont été traduits par des relations numériques dégagées de toute appréciation personnelle.*
>
> Gust. Le Bon.

1° ACTION DU MERCURE

Comparons, au point de vue des traitements qui ont été faits avant le commencement des injections d'arsénobenzol, les tabétiques dont la séroréaction est forte et ceux dont la séroréaction est négative. La plupart des malades qui présentent un tabes *atténué*, une séroréaction négative, ont été soumis à des cures mercurielles nombreuses, prolongées, parfois intensives. *Par contre on ne trouve pas, parmi les malades atteints de tabes grave, de cas dans lesquels le mercure ait été manié sous forme intensive, et très peu qui aient été traités avec quelque persévérance.*

Le fait confirme ce que j'ai écrit dans un travail antérieur[1].

Parmi les malades dont la séroréaction est forte, huit n'ont fait aucun traitement antisyphilitique ou ont fait un traitement insignifiant depuis le début du tabes (M. Mar. (16), Mad. Bl. (81), M. Br. (69), M. Bat. (59), M. Gr. (37), M. Fed. (62), M. Car. (61), M. Mer. (73).

Seuls M. Pal. (74), M. Pen. (53), Mad. Cl. (3), ont été traités d'une manière assez prolongée, sans énergie du reste.

Sur les 15 malades dont la séroréaction est négative, 4 ont fait des traitements intensifs, sous ma direction, de 1902 à 1910, M. Pla. (55), M. Len. (15), M. Mat. (51), M. B. (47).

M. Cha. (2), M. Her. (49), M. Dou. (36), Mad. S. (75), M. Pic. (54), M. M. (20), ont fait des traitements prolongés et réitérés.

---

1. Leredde. Guérison du tabes par le sel d'Ehrlich. *Sérodiagnostic et traitement de la syphilis*, Paris, Maloine, 1913.

M. Con. (4), M. Leg. (13), M. Lef. (39), M. de B. (60) ont été traités avec une certaine persévérance.

Seul M. Mes. (42), n'a subi aucun traitement régulier.

Il existe *peut-être* des tabes graves, rebelles à un traitement mercuriel prolongé, peut-être même en existe-t-il qui sont rebelles à un traitement prolongé et intensif. Il existe certainement des tabes bénins, en l'absence de tout traitement antisyphilitique, tabes parfois dus, ajoutons-le, à une syphilis grave, ou susceptible de devenir grave.

Mais la cause essentielle, normale, de la gravité du tabes se trouve dans l'absence de traitement antisyphilitique ; cette notion est tellement importante qu'elle doit être vulgarisée dans l'intérêt immédiat des malades.

Je viens de faire des réserves relatives à la gravité de la syphilis, dans des cas même où le tabes, qui en est la conséquence, présente un caractère bénin, au point de vue clinique. La gravité de la syphilis peut être due à sa virulence, à la prolifération active du spirochète. Mais elle peut être due également à ses localisations : la syphilis peut être mortelle dans des cas où la séroréaction est négative.

Il est vrai, également, qu'un tabes grave, par son évolution progressive, par l'intensité et la multiplicité des symptômes cliniques est normalement la conséquence d'une syphilis active, virulente, avec séroréaction positive et même forte. Mais il existe aussi des tabes graves avec séroréaction négative, du fait de leurs localisations, et j'en ai observé récemment un remarquable exemple chez un malade soigné par moi en 1912 (M. Rey. (24). Ce malade, atteint d'une ataxie marquée avec séroréaction d'intensité moyenne (W = + +) a reçu 10 injections dans ma maison de santé, et de 1913 à la fin de 1914, 17 injections en province, c'est-à-dire que le traitement a été très irrégulier. Je l'ai revu en décembre 1916, atteint d'un tabes optique. La *séroréaction*, faite dans mon laboratoire, *était négative par toutes les méthodes.*

2° ACTION DE L'ARSÉNOBENZOL

Groupons, suivant le nombre total d'injections, les malades traités par l'arsénobenzol. De l'examen des tableaux qui vont suivre, il résulte que ce traitement atténue ou fait disparaître la séroréaction d'une manière habituelle. L'énergie ayant été à peu près égale dans tous les cas, la rapidité des modifications de sérum sanguin dépend évidemment des conditions individuelles, du caractère plus ou moins rebelle de l'infection.

On peut résumer en quelques lignes les faits qui se dégagent de l'étude du premier tableau [1].

L'action du traitement sur la séroréaction, *c'est-à-dire sur l'infection syphilitique*, peut se manifester, même dans des cas traités d'une manière brève ; elle est même, d'après mon expérience, plus rapide chez certains tabétiques que chez quelques malades atteints d'une syphilis ancienne de forme banale.

En général, l'atténuation de la séroréaction s'observe dans les cas où il existe une atténuation clinique franche [Mad. Dho. (26), M. Que. (27), M. Vig. (29), M. Lem. (14)]. La séroréaction est cependant restée forte chez M. Par. (23), chez lequel l'amélioration clinique a été nette et immédiate au point de vue moteur.

---

1. Une seule notation indique que la séroréaction a été faite seulement par la méthode de WASSERMANN, deux notations verticales indiquent une réaction de WASSERMANN et une de HECHT WEINBERG. Trois notations, une réaction de WASSERMANN, une de HECHT WEINBERG et une de JACOBSTHAL.

Je rappelle que la réaction de HECHT, avec détermination de l'index hémolytique (WEINBERG) est plus sensible que la RW ; la notation $W = 0$ HW $= +$, qui est fréquente, correspond à une infection faible. Parfois la réaction de HW est négative, que la réaction de WASSERMANN soit ou non positive, du fait de l'absence de sensibilisatrice hémolytique dans le sérum humain.

La réaction de JACOBSTHAL, isolée, appartient essentiellement aux syphilis anciennes. Normalement, elle disparaît seulement après la RW et la RHW, mais disparaît rapidement après celle-ci quand on poursuit le traitement après négativité des deux premières réactions.

TABLEAU I (Observations 1 à 29).

NOM N° d'ordre.	S. R. avant traitement.	S. R. après traitement.	NOMBRE d'injections de la première à la dernière S. R.	OBSERVATIONS
M. Cha. (2)	0 0	0 0	4	
M. Fern. (6)	++++ +	++ +	7	
M. Fic. (7)	++++ (10) +	++++ (0) +	10	
M. de Gal. (9)	0 +	+++ +	5	
M. Lag. (11)	++ +	0 0	4	
M. Leg. (13)	0 0	0 0	7	
M. Lem. (14)	+++ +	0 0	8	
M. Mic. (17)	0 +	0 +	3	
M. Mill. (19)	++ +	++ +	4	
M. Mor. (20)	0 0	0 0	4	
M. New. (21)	+ + ++++	0 0 0 0	6	
M. Pasch. (22)	++++ +	++++ +	5	
M. Por. (23)	++++ +	++++ +	3	
M. Rey. (24)	++ +	+ +	7	
M. Bla. (25)	+ 0	+ 0	6	
Mᵐᵉ Dho. (26)	+++ +	0 0	6	
M. Qur. (27)	++ +	0 0	3	
M. Thi. (29)	++++ +	+ +	6	

TABLEAU II (Observations 30 à 57).

NOM N° d'ordre.	S. R. avant traitement.	S. R. après traite- ment.	NOMBRE d'injections entre la première et la dernière S. R.	OBSERVATIONS
M. Abb. (30)	++++ (30) +	+++++ (10) 10	10	S. R. hyperpositive oscillant au cours du traitement.
M. Arb. (31)	++++ +	+++ +	9	
M. Bru. (32)	+++ + +	+++ +	8	
Mᵐᵉ Cha. (33)	0 0	0 0	9	
M. Dam. (34)	+++ +	++ +	9	
M. Def. (35)	0 +	0 0	9	
M. Dou. (36)	0 0 ++++	0 0 ++++	8	
M. Gro. (37)	++++ +	+++ +	10	
M. Hél. (38)	+++ +	+++ +	18	La S. R. est devenue hyperpositive en cours de traitement.
M. Lef. (39)	0 0	0 0	13	
M. Lié. (40)	+ +	0 0	5	
M. Mar. (41)	++++ +	++ +	15	
M. Mes. (42)	0 0	0 0	14	Réactivation prolongée en cours de traitement.
M. Mor. (43)	+++ +	0 0	11	
M. Per. (44)	++++(dil. 20)	++++ (9)	9	
Mᵐᵉ Rou. (45)	++++	+ +	15	
M. Vall. (46)	0 +	+ 0 +	12	Réactivation (W = ++) après la 1ʳᵉ série. Il y a eu dans ce cas une exagération des phénomènes cliniques.

NOM N° d'ordre.	S. R. avant traitement.	S. R. après traitement.	NOMBRE d'injections entre la première et la dernière S. R.	OBSERVATIONS
M. B. (47) . . .	0 0	0 +	10	Réactivation (W = ++) après la 1re série. Même observation que dans le cas précédent.
M. Chat. (48). .	++++ +	0 0	9	
M. Hér. (49) . .	0 0	0 0	9	
Mme Lam. (50) .	++ 0	++++ 0	5	
M. Math. (51) .	0 0	0 0	»	
M. Mol. (52) . .	‡	0 0	16	
M. Pen. (53) . .	++++ +	0 0	11	
M. Pic. (54) . .	0 0	0 +	15	
M. Pla. (55) . .	0 0	0 0	18 (?)	
M. Schl. (56). .	+++ +	0 0	5	
M. Ver. (57) . .	0 +	0 0	11	

Dans deux cas la séroréaction est plus forte au moment du dernier examen qu'au moment du premier. L'observation de M. B. (47), concerne un cas de date ancienne dans lequel des phénomènes d'aggravation clinique sont survenus en cours de route, ainsi qu'une réactivation sérologique. Le traitement a été évidemment trop court.

Chez Mad. Lam. (50), atteinte d'un grand tabes, le deuxième examen du sérum a été fait près d'un an après un traitement court (5 injections). La malade a été traitée ensuite en province; l'amélioration clinique a été considérable; le sang n'a pas été examiné de nouveau.

L'atténuation de la séroréaction est ici de règle. Le nombre des cas où elle est rebelle est restreint [M. Val. (46), M. Hél. (38), M. Dou. (36)]. Dans les deux premiers cas il y eut réactivation sérologique en cours de traitement ; la séroréaction serait sans doute devenue peu à peu négative, si celui-ci avait été continué, comme il est de règle dans les cas où il y a réactivation [M. Pic. (54), Mad. S. (75), M. Mes. (42), M. de B. (60)].

TABLEAU III (Observations 50 à 87).

NOM N° d'ordre.	S. R. avant traitement.	S. R. après traitement.	NOMBRE d'injections entre la première et la dernière S. R.	OBSERVATIONS
M. Anx. (58)	0 +	0 0	20	
M. Bat. (59)	++++ +	+++ +	14	La S. R. devient hyperpositive au début du traitement.
M. de B. (60)	0 0	0 0	18	S. R. positive au cours du traitement par réactivation.
M. Car. (61)	++++ (dil. 5)	++++	27	Paralysie générale associée.
M. Fed. (62)	++++ +	+ +	22	
M. Gos. (63)	+++ +	+++ +	18	
M. Lho. (64)	++++ +	++++ +	12	La S. R. n'a été étudiée qu'avant la IIIᵉ série, l'existence d'une S. R. hyperpositive n'a pas été recherchée.
M. Mol. (65)	0 +	0 +	17	Réactivation prolongée en cours de traitement (W = +++).
M. Mor. (66)	+++ +	0 0	17	
M. Roug. (67)	+++ +	+	20	
M. Spe. (68)	+++ +	+++ +	25	
M. Bru. (69)	++++ +	0 0	18	S. R. oscillante (traitement discontinu).

NOM N° d'ordre.	S. R. avant traitement.	S. R. après traitement.	NOMBRE d'injections de la première à la dernière S. R.	OBSERVATIONS
M. Dio. (71) . .	+ + + +	0 0	24	
M. Lec. (72) . .	0 +	+ + + +	26	Tabes hérédosyphilitique. S. R. oscillante par réactivation et discontinuité du traitement.
M. Mer. (73) . .	+ + + + (dil. 15) +	+ + + +	23	
M. Pal. (74) . .	+ + + + +	0 +	18	
Mme S. (75) . . .	0 0	0 0	15	Réactivation en cours de traitement.
M. Char. (76). .	+ + + +	+ +	21	
M. Fab. (77) . .	0 +	0 0	»	
M. St P. (78) . .	+ + +	0 +	39	
M. Soul. (80). .	+ + + + +	0 +	20	
Mlle Bl. (81) . .	+ + + + +	+ + + + +	71	
Mme Dir. (82) . .	+ + + + (dil. 9) +	0 0	?	La S. R. est tombée à 0 (W = 0 HW = 0 J = 0) après 40 injections.
M. Mac. (83) . .	+ 0 (dil. = 0) + + + +	0 0 + +	12	
M. Mil. (84) . .	+ + +	+ + + +	22	La S. R. n'a été étudiée qu'avant la IIIe série. Oscillations marquées (trait. discontinu).
M. Pan. (85) . .	+ + +	0 0	27	Oscillations (trait. discontinu).
M. Rev. (86) . .	+ + +	0 0	11	Tabes incipiens. La S. R. tombe à 0 après la IIIe série.
M. Rich. (87) . .	+ + + +	+ + + +	37	

L'atténuation de la séroréaction coïncide en général avec une amélioration clinique franche. Mais il y a des exceptions : l'observation de M. Sch. (86) figure parmi les cas d'aggravation.

Ces deux groupes comprennent des cas où l'atténuation de la séroréaction a été très lente, ou même nulle, malgré la durée du traitement. Certains méritent une mention spéciale.

Chez M. Car. (61), après 27 injections, la séroréaction n'a baissé que d'une manière insignifiante. Le fait s'explique par une paralysie générale associée.

Chez les autres malades, il n'existait aucun signe de méningo-encéphalite diffuse. Mad. Bl. (81), après 71 injections (!) présente une séroréaction forte ($W = ++++$). Le traitement a été discontinu.

Cependant l'amélioration clinique est considérable.

Chez M. Spe. (68), la réaction reste forte ($+++$) après 25 injections. Ce malade est atteint d'un tabès optique.

M. Rich. (87), M. Lho. (64), ont conservé également une réaction forte, chez le second, l'amélioration a été régulière au point de vue clinique.

Chez M. Mil. (84), l'intensité de la séroréaction, après 37 injections, s'explique dans une certaine mesure par l'irrégularité du traitement, depuis 1914. Mais elle indique ausssi une forme difficile, à rechutes. La séroréaction était tombée à 0 après injections.

Le cas le plus curieux est celui de M. Lec. (72), chez lequel la séroréaction, faible au début ($W = 0$ H$W = +$), monte à $W = +++++$ après la 1re série et toute à 0 après la 4e. *Après quatre mois de repos*, elle remonte à $++++$ et devient même hyperpositive après la 6e série [1].

Le fait s'explique peut être par l'origine hérédo-syphilitique du tabès chez ce malade.

Conclusions générales. — Le traitement par l'arsénobenzol agit d'une manière normale sur la séroréaction chez les tabétiques. La rapidité de cette action est des plus variables. Elle

1. La réaction est également remontée chez M. Pan (85), après une période de repos prolongée.

dépend, mais non exclusivement, de l'énergie et de la régularité du traitement.

Les cas où la séroréaction est rebelle peuvent s'expliquer :

1° Par un traitement incorrect ;

2° Par l'association d'une paralysie générale ;

3° Parfois la cause est ignorée. Un malade dont la séroréaction est rebelle peut toutefois, et souvent même, retirer du traitement un large bénéfice, au point de vue clinique [1] ;

4° Il existe des cas où la séroréaction, après avoir cédé au traitement, s'élève de nouveau, et même d'une manière rapide. Je reviendrai sur ce point (v. *Durée des résultats* p. 135). On ne peut donc arrêter la cure chez un tabétique, au moment ou la séroréaction est devenue négative ; il faut, *dans tous les cas*, chercher à faire disparaître les lésions du liquide céphalorachidien ; cette raison, à elle seule, démontre la nécessité de la ponction lombaire chez tous les tabétiques.

IV

ACTION DU TRAITEMENT SUR LE LIQUIDE CÉPHALORACHIDIEN

Le nombre des malades ponctionnés s'élève à 41 ; tous, malheureusement, ne l'ont pas été au début ou près du début du traitement, et le nombre de ceux qui ont été ponctionnés, à deux reprises, avant la cure et après, est encore peu élevé.

Le tableau ci-dessous résume tous les examens que j'ai faits, et contient des indications relatives :

1. Le terme *séroréaction rebelle* doit être substitué à celui de *syphilis irréductible*, proposé par MM. Milian et Sicard. Une séroréaction rebelle peut s'abaisser à la longue sous l'influence du traitement, l'observation de M. Lho. (64) en offre un exemple. Le terme syphilis irréductible est dangereux, parce qu'il amène le médecin à interpréter les échecs du traitement par un état inexpliqué de la syphilis, par une « idiosyncrasie », au lieu de les attribuer d'abord, comme il convient, à une technique insuffisante.

Les faits de *séroréaction rebelle* sont des plus rares dans la syphilis, et surtout dans la syphilis acquise. Chez les paralytiques généraux même, la séroréaction sanguine obéit au traitement d'une manière normale, quand le traitement est bien fait.

M. Abb. (30).	Hyp. = + L=14,9 W=++++ (0,2) Alb. =++++ Glob. = ++++. Hyp. = + L=0,4 W=++++ (0,3) Alb. = 0,6 Glob. = +++.	1re P.L. après 1re série, 2e P. L. après IIIe série.
M. Alb. (1) .	Hyp. = + L=4,4 W=++++ (0,4) Alb. = 0,5 Glob. = ++++.	P. L. avant trait.
M. Bat. (59).	Hyp.=++ L=55,2 W=++++(0,05) Alb. = posit. Glob. = ++++. Hyp.=± L=4 W=++++(0,4) Alb.=0,5 Glob.=0,2	P. L. avant et apr. trait.
M. de B.(60).	Hyp.=0 L=10,3 W=++++ Alb. et glob.=posit. Hyp.=0 L=1,2 W=0 Alb.=pos. faible, Nonne=0, Noguchi = pos. faible.	P. L. avant et apr. trait. (22 injections).
M. Bla. (25).	Hyp. = 0 L=14 W = + Alb. = + Glob. = +.	P.L. 2 ans 1/2 après 3 inj. d'arsénobenzol.
Mlle Bla. (81)	Hyp.= 0 L=14 W = ++++ (0,05) Alb. et glob. ?	P. L. avant trait.
M. B. (47). .	Hyp. = 0 L=32,5 W = ++++ Alb. ? Glob. ? Hyp.=0 L=19,6 W=++++ Alb. et glob.=pos. faible.	P. L. avant et apr. traitement (14 injections + Hg).
M. Br. (69) .	Hyp.=0 L=1 W=++++ Alb. et glob.=excès.	P. L. apr. VIe série.
M. Car. (61).	Hyp.=0 L=3,8 W=++++(0,4) Alb.=++++, Nonne = +++.	P. L. apr. IVe série.
M. Cha. (2).	Hyp. = 0 Pas de lymphocytose. W = 0.	P. L. après 6 inject.
Mme Cha.(33)	Hyp. = + L = 2,62 W = 0 Alb. et glob. = 0.	P. L. avant trait.
M. Def. (35).	Hyp.=+ L=1,2 W=0 Alb. et glob.=positifs faibles.	P. L. apr. IIIe série.
Mme Dir. (82)	Hyp.=+++ L=4,2 W=0 Alb.=0 Glob. = 0.	P. L. apr. 38 inject.
Mme Dho.(26)	Hyp. = + L = 2,4 Alb. = 0,30-0,40 Glob. = 0.	P. L. en 1916. Pas de traitement depuis 1912.

M. Fab. (77).	Hyp. $= ++$ L$=5,2$ W$=?$ Alb.$=0,8$ Glob.$=++++$. Hyp. $= +$ L$=16,2$ W $= ++++$ (0,3) Alb. $=0,4$ Glob. $= ++++$.	P. L. après IIe et après IIIe séries.
M. Fed. (62).	Hyp.$=0$ L$=20,5$ W$=++++$ (0,2) Alb.$=++++$, Nonne, Noguchi $= ++++$.	P. L. apr. Ve série.
M. Hér. (49).	Hyp. $= +$ L$=2,5$ W $= 0$ Alb. $= 0$ Nonne $= 0$	P. L. avant trait.
M. Leb. (12).	Hyp.$=+$ L$=27,4$ W$=?$ Alb.$=0,5$ Glob. $=++$	P. L. avant trait.
M. Lef. (39).	Hyp.$=0$ L$=0,7$ W$=0$ Alb.$=++$ Nonne, Noguchi$+$	P. L apr. IIIe série.
M. Leg. (13).	Hyp. $= +$ L $= 1,1$ W $= 0$ Alb. $= ?$ Glob. $= ?$	P. L. apr. IIe série.
M. Mac. (83)	Hyp.$=0$ L$=53,2$ W$=++++$ (1 cc.) Nonne$=++$. Hyp. $= 0$ L $= 1,7$ W $= 0$ Nonne $= +$.	P. L. avant traitement et après IVe série.
M. Mar. (16).	Hyp. $= 0$ L $= 119$.	P. L. avant trait.
M. Mar. (11).	Hyp.$=+$ L$=38,4$ W$=++++$ (0,1) Alb. $=$ positive, Nonne, Noguchi $= ++++$.	P. L. avant traitement.
M. Math. (51)	Hyp. $= ++$ L $= 2$ W $= 0$ Alb. $=0,20$, Nonne $= 0$, Noguchi $= +$.	P. L. apr. 9 inject.
M. Mol. (65).	Hyp. $= 0$ L $= 69$ W$=++++$ Alb.$=+$ Glob. $=?$ Hyp. $= 0$ L $= 2,6$ W $= 0$ Alb. $= ++$ Nonne $= 0$, Noguchi $=$ limite).	P. L. avant traitement et après VIe série.
M. Mor. (66).	Hyp. $= 0$ L $= 76$ W $= ++++$ (0,1) Alb. $= ++++$ Glob. $= ++++$. Hyp. $= +$ L $= 3,7$ W $= +++$ (0,5) Alb. $= 0,50$ Glob. $= ++$.	P. L. avant traitement et après IVe série.
M. Mor. (43).	Hyp.$=0$ L$=1,3$ W$=++++$ (0,1) Alb. $=++++$, Nonne, Noguchi $= +++$.	P. L. avant traitement.
M. New. (21).	Hyp. $= ?$ L $= 11$ W $= ++++$ (0,15).	P. L. faite après 9 inject. par le Dr Fordyce (New-York).

M. Pen. (53).	Hyp. = + L = 1,2 W = ++++ (0,9) Alb. = 0, Nogrcui = ++. Hyp. = 0 L = 1,4 W = 0 Alb. = 0 Glob. = 0.	P. L. après IIe et V[e] séries.
M. Pic. (54) .	Hyp. = 0 L = 28 W = pos. maxima. Alb. et glob. = ?	P. L. avant trait.
M. Que. (27).	Hyp. = 0 L = 17 W = ++++ (0,8) Alb. = positive, Nonne = ++.	P. L. avant IIe série.
M. Rev. (86).	Hyp. = + L = 1 W = ? Alb. = 0,4, Nonne. Nogrcui = 0,3.	P. L. apr. VIIe série.
M. R h. (87)	Hyp. = + L = 53 W = ++++ (0,5) Alb. = 0,5 Glob. = ++.	P. L. avant traitement.
M. Roug. (67)	Hyp. = 0 L = 48,1 W = ++++ (0,2) Alb. = 0,4 Glob. = ++++.	P. L. avant trait.
M. Sch. (56).	Hyp. = 0 L = 3,5 W = 0 Alb. = ? Glob. = ?	P. L. apr. Ire série.
M. Sen. (79).	Hyp. = 0 L = 3,4 W = ++++ Alb. = 0,50 Glob. = +++ Hyp. = 0 L = 3 W = ++++ (0,9) Alb. = 0,5, Nonne = ++	P. L. avant et apr. traitement (31 injections).
M. Soul. (80).	Hyp. = + L = 2,2 W = 0 Alb. = 0,5 Glob. = ++.	Ponction avant la VIe série d'inject.
M. St-P. (78)	Hyp. = + L = 20,6 W = ++++ (0,3) Alb. = 0,40 Glob. = ++++. Hyp. = + L = 16,2 W = ++++ (0,3) Alb. = 0,40 Glob. = ++++.	P. L. avant et après traitement.
Mme S. (75) .	Hyp. = 0 L = 1,4 W = 0 Alb. = traces. Nonne = opalescence.	P. L. au cours de la IVe série.
M. Pan. (85)	Hyp. = 0 L = 7,7 W = ++++ (0,8) Alb. et glob. = traces.	P. L. après la IVe série.
M. Pal. (74).	Hyp. = 0 L = 7,02 W = ++++ (0,4) Alb. = pos. faible, Nogrcui = ++.	P. L. apr. IIIe série.

1° A la présence ou à l'absence d'hypertension du liquide céphalorachidien ;

2° Au nombre de leucocytes par mm³ ;

3° A la séroréaction (les chiffres placés après la mention W = +++++ indiquent la quantité de liquide nécessaire pour amener la fixation du complément) ;

4° A la présence ou à l'absence d'albumine et de globulines (réactions de NONNE et de NOGUCHI). Les indications, sur ce sujet, ne sont pas très précises dans la plupart des examens faits avant 1914.

Ces documents permettent de constater les faits suivants :

1° *L'hypertension du liquide céphalorachidien est assez fréquente,* toujours assez modérée (je n'ai constaté d'issue de liquide en jet que chez une malade, Mad. Dir. (82), après 38 injections).

L'hypertension existe dans les cas suivants :

M. Alb. (1), M. Bat. (59), Mad. Chan. (33), M. Her. (49), M. Rich. (87), M. Mar. (41), M. S¹ P. (78), M. Leb. (12).

Elle est absente chez :

M. B. (47), Mad. Bl. (81), M. de Bea. (60), M. Mor. (16), M. Mac. (83), M. Moi. (65), M. Mor. (66), M. Mor. (43), M. Pic. (54), Mad. Sen. (79), M. Roug. (67).

On trouve dans les deux groupes des formes graves ; dans le cas le plus grave que j'aie vu [M. Mar. (16)], il n'y avait pas d'hypertension ;

2° *La leucocytose est de règle, son intensité très variable du reste.* — Dans les cas où la ponction a été faite avant traitement on trouve les chiffres suivants par mm³.

M. Mar. (16), 119 ; M. Mor. (66), 76 ; M. Mor. (43), 69 ; M. Bat. (59), 55,2 ; M. Mac. (83), 53,2 ; M. Rich. (87), 53 ; M. Roug. (67), 48,1 ; M. Mar. (41), 38,1 ; M. B. (47), 32,5 ; M. Pic. (54), 28 ; M. Leb. (12), 27,4 ; M. S¹ P. (78), 20,6 ; Mad. Bl. (81), 14 ; M. de B. (60), 10,3 ; M. Alb. (1), 4,1 ;

Mad. Sen. (79), 3,4 ; Mad. Cha. (33), 2,6 ; M. Hér. (49), 2,5 ;
M. Mor. (43), 1,3.

Un malade, atteint d'une forme gastrique (M. Mor. (43),
ne présente pas de leucocytose ; les cas ou celle-ci est très
faible, voisine du chiffre physiologique, sont rares ; le fait ne
s'explique pas toujours par des traitements antisyphilitiques
antérieurs. *Le leucocytose peut être faible dans des cas graves*
(Mad. Bl. (81), et même dans des cas de tabes associé à une
paralysie générale en pleine évolution [M. Alb. (1)].

*3° La séroréaction du liquide céphalorachidien est positive
dans un nombre élevé de cas.* — Elle ne manque que chez
Mad. Chan. (33) (tabes *incipiens*) et M. Hér. (49) (malade traité
par le mercure).

Elle n'a pas été recherchée chez quelques malades, en particulier chez M. Mar. (16).

Le degré de la séroréaction, en dehors de toute paralysie générale associée, peut être aussi intense que chez les paralytiques
généraux.

Les cas où elle est forte sont en général plus graves que les
autres.

4° D'une manière générale, la quantité d'albumine et de globulines est proportionnelle à l'intensité de la séroréaction. —
Chez Mad. Chan. (33) et M. Hér. (49), en l'absence de séroréaction, il n'y a pas de globulines ; la quantité d'albumine, indiquée
comme nulle, aurait sans doute été trouvée physiologique par les
techniques actuelles (0,2 p. 1000).

MODIFICATIONS DU LIQUIDE CÉPHALORACHIDIEN
SOUS L'INFLUENCE DU TRAITEMENT

*1° L'action du traitement est certaine, et porte sur toutes les
altérations du liquide.* — La rapidité varie suivant les cas ; mais
la régression de la méningite, et l'atténuation de l'infection locale,

manifestée l'une par la diminution de la leucocytose, l'autre par les modifications de la séroréaction, ne sont JAMAIS rapides : *l'étude du liquide céphalorachidien chez les tabétiques, plus encore que l'étude du sérum sanguin, démontre la nécessité des traitements prolongés.*

2° *En général l'hypertension s'atténue ou disparaît sous l'influence de la cure.* — Chez un seul malade examiné à deux reprises, M. Mor. (66), j'ai vu la tension du liquide céphalorachidien s'exagérer après traitement; (Cf. le cas de Mad. Dir. (82), hypertension forte après 38 injections).

3° *L'atténuation de la leucocytose est de règle, et peut être considérable.* — Ainsi, chez M. Bat. (59), la leucocytose tombe de 55 à 4 après 17 injections; chez M. de Bea. (60), de 10,3 à 1,2 après 22 injections; chez M. Mac. (83), de 53 à 1,7 (16 injections); chez M. Mor. (66), de 76 à 3,7 (21 injections); chez M. Moi. (65), de 69 à 2,6 (23 injections).

D'autre part, les malades qui ont reçu de nombreuses injections, et chez lesquels une ponction a été faite après celle-ci, présentent en général une leucocytose faible ou nulle. Ainsi de M. Br. (69), 5 séries; M. Re. (86), 7 séries; Mad. S. (75), 4 séries; Mad. Dir. (82), 38 injections. Le fait s'observe même chez M. Car. (61) (tabes + P. G.), après 4 séries. Il existe quelques exceptions : celle de M. Fed. (62) : après 5 séries, le nombre des globules blancs par mm³ est encore de 20,5. Chez M. S¹ P. (78), la leucocytose s'est atténuée d'une manière insignifiante après un traitement prolongé, de même chez Mad. Sen. (79); *chez M. Fab. (77), la leucocytose est plus forte après la 7ᵉ série qu'après la 3.ᵉ*

4° *Contrairement à ce qu'on voit chez les paralytiques généraux, la séroréaction du liquide céphalorachidien, chez les tabétiques, obéit nettement à l'action de l'arsénobenzol.* — Elle s'est abaissée de 0,05 à 0,1 chez M. Bat. (59) (17 injections), de + + + + à 0 chez M. de Bea. (60), M. Mac. (83), M. Pen. (53);

de 0,1 à 0,5 chez M. Mor. (66), chez M. Moi. (65). Chez Mad. Sen. (79), la séroréaction paraît rebelle, mais l'intensité de la réaction n'a pas été relevée lors du premier examen.

La séroréaction peut être négative chez des malades qui ont reçu des traitements prolongés (Mad. Dir. (82), tabes grave, 38 injections). Elle reste positive chez M. Br. (69) (tabes grave, amélioration clinique considérable), M. Pal. (74), M. Fed. (62), M. Pan. (85) (tabes gastrique). Les deux derniers malades ont reçu plus de 20 injections, mais chez M. Pan., le traitement a été irrégulier. Le caractère rebelle n'est pas surprenant chez M. Car. (tabes + P. G.) (61).

En tenant compte de ce que nous savons de l'état du liquide céphalorachidien dans la paralysie générale[1], il faut conclure que l'hypothèse de méningoencéphalite diffuse associée doit être posée dans les cas où il existe au début ou au cours du traitement une séroréaction hyperpositive du liquide céphalorachidien, mais surtout dans ceux où cette séroréaction est rebelle. On cherchera à la faire disparaître dans tous les cas *sans exception*. La leucocytose et l'hypertension ont, au point de vue pratique, une importance accessoire.

5° *La diminution de la quantité d'albumine et de globulines paraît normalement s'associer à l'atténuation ou à la disparition de la séroréaction.* — C'est là du reste un fait général, qu'on observe dans toutes les formes de syphilis nerveuse.

Si on réunit dans un seul groupe les faits dans lesquels la séroréaction est négative avant, pendant ou après traitement, il est évident que ce groupe comprend surtout des cas de tabes atténué, ou dont l'évolution est lente. Ainsi chez Mad. Chan. (33), M. Hér.

---

1. LEREDDE. Domaine, traitement et prophylaxie de la syphilis, Paris, Maloine, 1917.

La séroréaction du liquide céphalo-rachidien est normalement hyperpositive chez les paralytiques généraux.

Dans un seul cas, j'ai pu la faire baisser d'une manière insignifiante après un traitement prolongé. Dans les autres cas que j'ai soignés l'intensité n'a pas varié malgré les traitements les plus énergiques (de 40 à 50 injections à doses plus fortes que les doses normales).

(49), M. Math. (51), M. Char. (2) (tabes atténué par le mercure, douleurs violentes, *mais limitées*), M. Leg. (13) (tabes douloureux sans troubles moteurs), M. Def. (35) (3 séries d'injections, traitements mercuriels antérieurs réitérés).

CHAPITRE IV

ACTION THÉRAPEUTIQUE (*Suite.*)
LES RÉSULTATS CLINIQUES

I. Nécessité de l'observation en série.

II. Action du traitement sur les symptômes.

    a. Troubles des réflexes.

    b. Troubles sensitifs.

    c. Troubles moteurs.

    d. Troubles vésicaux et génitaux.

    e. Troubles gastriques et intestinaux.

    f. Tabes et syphilis cérébrale. Neurasthénie. Paralysie générale. Troubles psychiques.

    g. Troubles oculaires, auriculaires et bulbaires.

    h. Troubles trophiques.

    i. État général.

III. La question des « aggravations ».

IV. La durée des résultats.

I

L'atténuation de la séroréaction et des altérations du liquide céphalorachidien, chez les tabétiques traités par l'arsénobenzol, atténuation qui est normale, *lorsque le traitement est correct*, témoigne d'une action sur l'infection générale, d'une part, sur la méningite et l'infection méningée de l'autre. Les faits cliniques démontrent l'action du traitement sur les lésions mêmes du tabes, radiculaires et spinales, que tant de médecins croient encore incurables, tant du fait de leur structure histologique, constatée à l'autopsie, que des échecs, ou des résultats incertains de traitements antisyphilitiques *mal faits*.

.·.

Le tabes est une affection chronique, d'évolution irrégulière, et on peut, sans cause connue, observer chez tout malade des périodes d'amélioration ; on peut également observer des périodes d'aggravation. On est exposé, chez tout malade, à attribuer, à tort, au traitement, des améliorations qui ne sont pas d'origine thérapeutique mais bien spontanées. S'il n'en était pas ainsi, on ne comprendrait même pas qu'un seul des moyens employés dans le traitement du tabes avant l'application du traitement antisyphilitique ait pu rester dans la pratique [1].

Les travaux où sont réunies des observations nombreuses n'échappent pas à cette critique, *lorsqu'elles ont été choisies au gré de l'auteur*. Un travail consacré à l'étude du traitement du tabes doit donc s'appuyer sur des observations *en série*, et sur tous les cas observés, bons et mauvais. C'est ce que j'ai fait dans ce livre ; on trouvera au chapitre : *Documents* les observations, au nombre de 87, de tous les tabétiques sans exception, que j'ai soumis au traitement par l'arsénobenzol, depuis la fin de 1910. J'ai jugé nécessaire de joindre même à ce dossier des observations incomplètes, relatives à des malades sur lesquels je n'ai que quelques notes, à des malades traités d'une manière passagère, etc.

Les résultats que je vais exposer ne sont fondés que sur mon expérience personnelle, mais la résument tout entière.

II

ACTION DU TRAITEMENT SUR LES SYMPTOMES
REMARQUES PRÉLIMINAIRES

Parmi les malades que j'ai soignés, un certain nombre sont atteints de formes légères ou atténuées.

Il s'agit parfois de tabes récent, *incipiens*, dont les symptômes

---

1. Je ne parle, bien entendu, ni des agents sédatifs, ni des moyens physiothérapiques qui s'adressent à tel ou tel symptôme du tabes.

ne sont pas au complet, et qui pourrait devenir grave, en l'absence de traitement [M. Mor. (20), M. Rev. (86)].

Parfois de tabes bénin, spontanément.

Le plus souvent, de tabes atténués par un traitement antisyphilitique antérieur : les malades ont présenté des symptômes graves [M. Len. (15), M. Pl. (55), M. Mal. (51)], lesquels ont cédé à l'action du mercure.

Des faits assez remarquables sont représentés par des cas dans lesquels le tabes, très douloureux, grave, au point de vue sensitif, ne s'est pas accompagné, malgré sa durée, de troubles moteurs; il semble que l'absence de ceux-ci se rattache assez souvent à l'action du traitement mercuriel, fait à de nombreuses reprises, sinon sous forme intensive [M. Sch. (66), Mad. S. (75)].

On admet aujourd'hui que le nombre des tabes *bénins* est plus élevé qu'il n'était autrefois. Le fait s'explique de la manière la plus simple : en premier lieu, le diagnostic est porté dans des formes où il ne l'était pas il y a quelques années ; l'absence de réflexes rotuliens, le signe d'Argyll, suffisent à un médecin instruit pour interpréter d'une manière correcte des douleurs considérées comme « arthritiques » ou « rhumatismales ». Quelques neurologistes avouent, d'autre part, que l'application du traitement mercuriel aux tabétiques peut modifier l'évolution de la maladie, en atténuer la gravité.

Mais on verra, en parcourant mes observations, que j'ai soigné également de nombreux malades atteints de formes graves, les unes en évolution progressive rapide, avec troubles moteurs, sensitifs, bulbaires, etc., les autres extrêmement douloureuses [les obs. de Mlle Bl. (81), Mad. Dir. (82), M. Pasc. (22), M. T.. (28), Mad. S. (75), M. V. (57), etc.].

D'ailleurs, des conclusions d'ordre thérapeutique peuvent être établies aussi bien sur les cas bénins, sur les formes atténuées que sur les formes graves; il suffit, pour leur donner une base solide, de comparer avec précision l'état du malade au début du traitement et à la fin de celui-ci.

Parmi mes observations, un assez grand nombre rapportent

l'histoire des malades avant le début du traitement par l'arsénobenzol, et on pourrait, en se fondant sur des faits précis, étudier
une question qui ne paraît pas avoir attiré l'attention des observa-
teurs, préoccupés trop exclusivement d'analyse anatomo-clinique.
L'évolution du tabes, non traité ou traité d'une manière banale,
n'est certes pas une évolution régulière ; il est exact qu'il existe des
périodes d'amélioration et des périodes d'aggravation. Celles-ci
ont parfois un début brusque : ainsi, chez M. Mes. (42), on voit
en quelques jours s'établir une incoordination considérable et
la marche devenir impossible. Par contre, les rémissions, les
périodes d'amélioration n'ont jamais un caractère semblable, on
constate assez souvent la sédation *lente* des phénomènes douloureux ; je n'ai pas observé de malades chez lesquels, en dehors d'une
action thérapeutique, *antisyphilitique*, des troubles moteurs importants aient disparu, se soient atténués d'une manière évidente.

*Un grand nombre de malades représentent des cas mauvais,
au point de vue thérapeutique, du fait de la durée de la maladie.* — Sur 87 observations, 21 concernent des malades atteints
depuis 10, 12 et 14 ans; chez 17 malades, l'affection datait de 15 à
20 ans, au moment où j'ai commencé à les soigner[1].

Il est parfois difficile d'établir d'une manière exacte le début du
tabes, et peut-être me reprochera-t-on de l'avoir fait remonter, chez
trois ou quatre malades, à des accidents oculaires. Sous cette
réserve sans importance, il résulte des chiffres que les malades,
soumis au traitement par l'arsénobenzol, étaient atteints, EN
MOYENNE, depuis NEUF ANNÉES. Chez trois seulement, les premiers
signes remontaient à un an, chez cinq à deux, chez cinq à trois.

Le nombre des cas dans lesquels le tabétique n'est pas traité
pendant de longues années d'une manière correcte, s'explique

---

1. Dans un cas (Mad. Fr. (8), la date du début du tabes n'a pas été relevée.

par les erreurs de diagnostic, qui sont fréquentes, mais plus encore par l'incertitude où le médecin se trouve, même aujourd'hui, au sujet des résultats du traitement antisyphilitique et de la manière dont il faut l'appliquer. Le médecin ne pense pas au tabes, parce qu'il en ignore la fréquence; il admet encore, avec FOURNIER (1895), que l'affection est parasyphilitique et incurable par définition; souvent il ne traite les malades que pour des raisons morales, c'est-à-dire pour la forme.

Les résultats que l'on obtiendra, lorsque le dogme de l'incurabilité du tabes aura été complètement ruiné, lorsque l'affection sera reconnue à son début, et traitée avec énergie par les agents antisyphilitiques les plus énergiques seront beaucoup plus beaux que les résultats actuels.

Parmi les malades que j'ai soumis à un traitement prolongé, ceux chez lesquels j'ai observé la plus grande amélioration étaient en général atteints depuis moins de sept ans [M. Br. (69), 18 mois, M. Gos. (63), quatre ans, M. Lec. (72), cinq ans, M. Dio. (71), six ans, Mad. Dir. (82), six ans, Mad. Lam. (80), six ans, M. Pal. (74), six ans].

Il existe cependant des formes rebelles chez des malades atteints de date récente.

Il en est ainsi chez M. Rich. (87), M. Fed. (62), M. Fab. (77). Dans ces trois cas, il existe de graves altérations du liquide céphalorachidien.

N'oublions pas du reste que les symptômes qui révèlent le tabes au point de vue clinique n'indiquent pas le début exact des lésions; la méningite remonte à la période secondaire et une observation, que j'ai publiée, semble établir que les lésions radiculaires peuvent remonter à la même époque (v. p. 172).

Nous verrons en outre que d'une manière générale les symptômes les plus récents sont ceux qui disparaissent le plus rapidement chez les tabétiques traités (v. troubles moteurs p. 95).

La plupart de mes malades ont été soignés d'une manière in-

correcte. — J'ai indiqué plus haut les règles d'un traitement correct, et rappelé que je les ai établies peu à peu, à la lumière de l'expérience. La technique a été perfectionnée graduellement, elle est devenue d'année en année plus sévère et surtout plus précise. En fait je considère comme bien soignés les malades seulement qui ont été soumis aux injections d'arsénobenzol depuis 1914 et 1915 (M. Dio. (71), M. Rich. (87), M. S¹ P. (78).

La première condition d'un traitement correct se trouve dans un traitement LONG. *Or, un grand nombre de mes malades ont été soignés d'une manière courte.*

Le traitement d'un tabétique exige en principe, et surtout si l'on veut poursuivre la stérilisation de l'infection causale, 40 ou 50 injections, *aux doses que j'emploie* (doses normales ou plus élevées).

Dans tous les groupes, figurent des tabétiques dont le traitement est encore en cours.

Dans des cas assez nombreux, le traitement a été suspendu, les malades s'étant découragés, soit que le résultat ait paru à peu près nul, soit du fait d'une *aggravation*.

Je reviendrai longuement sur ce sujet, qui est d'une importance capitale. Nous verrons que les « aggravations », chez les tabétiques traités par l'arsénobenzol sont des aggravations *apparentes*. Du fait de l'exagération de certains symptômes, par réaction de HERXHEIMER, les malades croient aller plus mal, lorsqu'ils n'ont pas été prévenus à l'origine, tant de la durée nécessaire du traitement, que des conséquences pénibles qu'il peut avoir au début et même pendant plusieurs mois. Depuis trois ou quatre ans, je n'ai plus vu de malades qui aient renoncé au traitement, parce que j'ai appris la nécessité d'avertir tout tabétique, dès le début, des conditions nécessaires au succès thérapeutique et des inconvénients possibles de la cure.

De même les résultats *nuls* ou *douteux* s'expliquent, sauf des exceptions des plus rares [M. Cha. (2)], par la brièveté de la cure. Trois malades seulement, sur ceux qui rentrent dans cette catégorie, ont été traités d'une manière un peu prolongée : il s'agit de cas *graves* et *anciens* (M. Aux. (58), M. Bru. (32), M. Def. (35).

Deux malades sont morts, l'un du fait du tabes lui-même [M. Mar. (16)], l'autre à la suite d'accidents urinaires sans rapport avec le traitement [M. Lieb. (40)].

Chez un malade, j'ai renoncé à poursuivre la cure, à la suite de deux ictus, l'élimination arsenicale étant nulle, et un œdème des jambes étant apparu (M. Cro. (5).

Huit malades ont renoncé à poursuivre les injections, sans cause connue (M. de B. (60), M. Dam. (34), M. Fed. (62), M. Gro. (37), M. Hél. (38), M. Mer. (73), M. Mes. (42), M. Par. (23).

Chez six (M. Bat. (59), M. B. (47), M. Car. (61), M. Mar. (41), M. Moi. (65), M. Mor. (43), le traitement a été interrompu par la mobilisation.

Onze ont été adressés par moi à d'autres médecins, soit en France, soit à l'étranger.

Enfin vingt-quatre, très améliorés, satisfaits du résultat obtenu, ont suspendu les injections.

b) *Chez un grand nombre de malades, le traitement a été dis-continu.* Jusqu'en 1912, les périodes de repos entre les séries étaient, en principe, de deux mois. Je les ai réduites à trois semaines, parce que j'ai constaté que l'affection peut s'aggraver *sponta-nément*, lorsque l'intervalle entre les périodes de cure est trop long ; on peut constater en particulier des oscillations ascendantes dans les courbes sérologiques [obs. de M. Br. (69), M. Pan. (85)].

Le traitement a été irrégulier, chez des malades assez nombreux, du fait des malades eux-mêmes. En dehors de tout symptôme clinique, on peut constater, nous le savons, des phénomènes réac-tionnels intenses après la première injection qui suit une période de repos prolongée (v. les obs. de M. Dio. (71), M. Hér. (49).

On peut, assurément, observer de fort beaux résultats chez des malades traités d'une manière discontinue, et même très irrégulière (Mad. Lam. (50). *On aurait tort d'y compter*; telle est la difficulté du traitement du tabes, que le médecin doit, dans tous les cas, je le répète encore, chercher à appliquer la technique la plus rigou-reuse.

c. Quelques malades ont été traités d'une manière trop énergique.

α. Je fais allusion d'abord à un malade atteint d'un tabes effroyable [M. Mar. (16)], et que j'ai vu en 1912, à une époque où je ne savais pas ce que j'ai appris depuis. Il suffit de lire l'observation pour se convaincre que ce malade était condamné à mort, du fait de l'affection spinale elle-même. Au cours de la première série d'injections, il reçut successivement 0 gr. 10 (606), 0 gr. 25 (914), puis deux injections à 0 gr. 45. Des réactions extraordinaires en furent la conséquence.

Actuellement, chez un malade pareil, je recommanderais de commencer la cure à 0 gr. 10 (914) (= 0 gr. 06 (606) seulement), et de répéter les injections sans élever les doses, ou en les élevant avec une extrême lenteur tant qu'elles sont suivies de phénomènes réactionnels intenses.

β. Le traitement a été également trop énergique chez quelques malades atteints de *tabes gastrique.*

Mon but, au moment où j'ai commencé à employer l'arsénobenzol chez les tabétiques était d'injecter des doses actives, en laissant des périodes de repos suffisantes pour l'élimination intégrale de l'arsenic introduit dans l'organisme. Peu à peu la technique est devenue de plus en plus souple, de moins en moins mécanique. J'ai reconnu que les séries peuvent être deux fois, trois fois plus longues que je ne les avais faites à l'origine, que les périodes de repos, malgré la prolongation des séries pouvaient être courtes, réduites à trois semaines, mais l'étude des causes des accidents graves et des petits accidents consécutifs aux injections m'a appris la nécessité de commencer le traitement à doses faibles, et, dans les cas où les réactions, en particulier les réactions douloureuses ou les réactions bulbaires sont très vives, de renouveler les injections sans élever la dose jusqu'à ce que les phénomènes réactionnels soient atténués.

En fait, la détermination de la dose à injecter doit se faire au moment de l'injection même, en tenant compte des incidents qui ont suivi les précédentes et en particulier la dernière, ceci sans perdre de vue la nécessité d'atteindre la dose normale, chez tout malade, et de ne pas prolonger indéfiniment la cure d'une affection, dont la guérison clinique est fort longue à atteindre, même quand elle est soignée avec la plus grande énergie [1].

A. — TROUBLES DES RÉFLEXES

Parmi les symptômes du tabes, les troubles des réflexes représentent le plus rebelle ; le fait s'explique d'une manière vraisemblable et dans une certaine mesure par leur ancienneté habituelle.

J'ai observé une modification du signe de WESTPHAL dans un seul cas, où elle a été des plus nettes. Il s'agit d'un tabes *incipiens* (M. Rev. obs. 84). Les premiers signes de l'affection (céphalées) remontaient à l'année 1912. Le traitement fut commencé en avril 1913. A cette époque les réflexes rotuliens étaient *à peu près* nuls. En 1915 et 1916, ces réflexes sont nettement perceptibles : on a même noté en 1915 que le réflexe droit est plus vif qu'à l'état normal.

Le réflexe rotulien aurait reparu du côté gauche chez M. Moi. (65).

Dans plusieurs observations, des modifications du signe d'ARGYLL ont été notées, par exemple dans l'observation de M. Fed. (62), ces faits doivent être retenus à titre d'indication. Des erreurs sont en effet possibles dans l'examen de la contractilité des pupilles à la lumière, quand elle n'est pas tout à fait nulle ou tout à fait normale, et quand l'examen n'est pas fait par un ophtalmologiste dans des conditions précises.

B. — TROUBLES SENSITIFS

Ces troubles représentent, après les troubles des réflexes, le symptôme le plus fréquent du tabes. Les formes motrices pures

1. *Fiches de traitement.* L'observation, à partir du début du traitement peut, avec avantage, être établie sur une fiche. On trouvera le modèle du *verso* de celles dont je me sers, Chap. I, p. 16. Au *recto*, on note le nom du malade, son domicile, son âge, son poids (nu), l'état des urines au début, de la pression artérielle, les résultats des examens successifs du sérum sanguin et du liquide céphalorachidien.

J'ai l'habitude de remettre aux malades, à la fin de chaque injection, un questionnaire imprimé leur permettant de noter, au jour le jour, la température et les incidents du traitement. Ce questionnaire a l'avantage entre autres, de rassurer les malades, lorsque ces incidents surviennent ; ils savent qu'ils sont prévus et ne sont pas surpris.

V. LEREDDE. Domaine, traitement et prophylaxie de la syphilis. *Loco citato.*

sont rares; par contre, de nombreux tabétiques sont atteints de formes exclusivement ou à peu près exclusivement sensitives, dans lesquelles les troubles de la marche et de la station sont nuls, ou se révèlent seulement au cours d'une analyse clinique minutieuse. Il s'agit parfois de formes à évolution lente, les troubles moteurs ne sont pas encore apparus. Parfois l'action d'un traitement antisyphilitique paraît avoir agi d'une manière préventive, et empêché la progression des lésions au niveau de l'axe spinal.

Les douleurs sont en général le premier symptôme perçu par le malade, le nombre des cas qui débutent par des troubles oculaires semble moins élevé. Tout médecin connait l'importance des phénomènes douloureux chez de nombreux malades, la vie misérable à laquelle ils condamnent quelques-uns, leur caractère rebelle. Parmi les tabétiques que j'ai soignés, j'en ai rencontré chez lesquels l'intensité des douleurs était véritablement abominable.

* *
* *

L'action analgésiante du traitement est normale, et quelquefois d'une netteté et d'une rapidité admirables. La sédation, presque immédiate, s'observe dans des cas de tabes récent, parfois même dans des cas où les douleurs sont déjà de date ancienne.

Chez Mad. Dho. (21), les troubles sensitifs sont déjà anciens, les douleurs des membres inférieurs, qui ont marqué le début du tabes, remontant à 1905. En 1911, ces douleurs sont devenues intenses, et presque continues; elles ont un caractère lancinant et s'associent à des sensations de brûlures et à une hyperesthésie cutanée telle que la malade ne peut supporter le contact des draps au lit. Elle se plaint en outre d'une sensation de constriction thoracique récente. *L'insomnie est absolue.*

Après la première série d'injections (0,60 (606) × 3) *les douleurs et l'hyperesthésie disparaissent, la malade dort.* En avril 1912, quatre mois après une seconde série semblable à la première, *les douleurs sont devenues rares, elles durent 1/4 d'heure alors qu'elles duraient parfois 8 jours. La sensation de constriction thoracique a disparu, la malade a engraissé de 3 kilogrammes.*

Les résultats observés chez Mad. Dir. (82) ont été également rapides. Les douleurs remontent à 1906. En 1912, elles sont généralisées, atteignent les membres inférieurs, le tronc et les membres supérieurs.

6

Les crises fulgurantes, violentes, « à crier » sont quotidiennes; elles
surviennent le jour ou la nuit, ou le jour et la nuit et durent plusieurs
heures. Hyperesthésie cutanée et insomnie, comme dans le cas précédent. Après la 1re série d'injections [0,30, 0,50, 0,60, 0,75 (914)], les douleurs se calment. Après la 3e série, la malade reste un mois sans
souffrir, quelques douleurs reparaissent à l'occasion des règles[1].

L'action thérapeutique est souvent plus lente, et peut être précédée, nous le savons, par une période au cours de laquelle les
douleurs s'exagèrent, au moins après les injections.

En dehors des autres renseignements donnés par les malades,
un moyen permet de juger d'une manière précise la diminution des
phénomènes douloureux dus au traitement. Un grand nombre de
tabétiques absorbent des agents sédatifs sous forme de cachets,
et en prennent parfois un nombre considérable. Les douleurs diminuant, le nombre des cachets diminue en même temps. Tous les
faits ne sont pas notés dans mes observations; quelques-uns sont
remarquables :

Mad. S. (75). En 1915 cette malade a pris en tout 36 cachets de pyramidon à 0 gr. 25; en 1913 elle en prenait de un à six *par jour*, la dose
étant parfois de 0 gr. 50.

M. V. (57). Après traitement (17 injections), ce malade, atteint de
tabes sensitif *depuis* 1895, prend un cachet de pyramidon par semaine;
avant traitement, il en prenait de 3 à 4 *par jour*.

Mad. Dir. (82), prend un cachet en 26 jours après la 7e série. Avant
traitement elle en prenait 3 *par jour*.

M. Pal. (74), ne prend plus d'analgésiques après la 5e série pour
calmer les douleurs lombaires dont il était atteint.

Il est noté, en outre, dans plusieurs observations, que l'action des
analgésiques, au cours du traitement par l'arsénobenzol, devient
rapide et franche.

Le tableau ci-joint a pour but de résumer les troubles sensitifs
relevés chez les malades que j'ai soignés, *avant* et *après traite-*
ment. Les détails se trouvent dans les observations.

1. Voir également le cas de M. B. (69) : chez ce malade les douleurs remontent
à 1910, le traitement est commencé en 1911 et le cas de M. Vig. (25).

NOMS	DÉBUT		ÉTAT avant traitement.	NOMBRE d'injections.	ÉTAT après traitement.	REMARQUES
	du tabes.	des troubles sensitifs.				
M. Abb. (30)	1907	1907	Crises fulgurantes, une ou deux fois par mois, au niveau des m. inférieurs, parfois dans la zone cubitale des m. supérieurs. Sensation de constriction thoracique. Engourdissement des mains.	15	Après 2 séries d'injections, le malade n'a plus de douleurs dans les m. supérieurs. Les douleurs dans les m. inférieurs sont moins vives et moins fréquentes.	
M. Alb. (1)	1914	1914	Douleurs fulgurantes.	5	Résultat inconnu.	Paralysie générale associée.
M. Anx. (58)	1898	1900	Tr. sensitifs peu marqués. Crises fulgurantes irrégulières et peu intenses mais assez longues, dans les m. inférieurs. Engourdissement de la main gauche. Anesthésie plantaire. *Prurit inguinal et axillaire.*	24	Atténuation graduelle des douleurs. Disparition de l'engourdissement de la main gauche et du prurit *axillaire.* Quelques phénomènes, en dehors des crises fulgurantes, apparaissent ou s'exagèrent après la 4e série qui a amené des réactions intestinales violentes et prolongées.	Forme ancienne surtout motrice.
M. Arb. (31)	1908	1908	Douleurs fulgurantes, fréquentes et très vives, dans les m. inférieurs.	11	Douleurs rares. Disparition des douleurs fulgurantes.	
M. Bat. (59)	1911	»	Forme motrice, *sans troubles de sensibilité.*			
M. de B. (60)	1902	1903	Forme parestésique. Engourdissement général : sensation de constriction des m. inférieurs.	22	Résultats incertains.	
Mlle Bl. (81)	1903	1903	Douleurs fulgurantes. Douleurs en ceinture. Crises de courbature musculaire. Engourdissement, fourmillement dans les m. inférieurs. Anesthésie à la piqûre, dans la moitié inférieure du corps.	71	Atténuation graduelle des douleurs. En 1916 il n'y a plus que de petits élancements, rares et légers. En 1914, l'anesthésie se limite à la jambe gauche.	
M. Bl. (25)	1901	1901	Douleurs des membres inférieurs.	9	Disparition des douleurs après la 1re série.	Traitement discontinu (observation incomplète).

NOMS	DÉBUT		ÉTAT avant traitement.	NOMBRE d'injections.	ÉTAT après traitement.	REMARQUES
	du tabes.	des troubles sensitifs.				
M. B. (47)	1895	1895	Douleurs fulgurantes dans les m. inférieurs et supérieurs, évoluant par crises (5 à 6 par mois) durant parfois vingt heures). Douleurs en ceinture et en cuirasse.	11 et (trait. mercuriel)	Crises *rares et courtes*.	
M. Br. (69)	1910	1910	Douleurs violentes, de tous les types, réitérées, dans les m. inférieurs. Les crises peuvent durer une semaine.	21	Douleurs *insignifiantes* et relativement rares. Légère constriction des cuisses et lourdeur des jambes.	
M. Bru. (32)	1894	?	Forme motrice. *Prurit* du dos du pied. Fourmillements dans les m. inférieurs.	12	Disparition du prurit.	
M. Car. (61)	1903	1903	Douleurs fulgurantes rares avant la 1re série. *Prurit* au niveau des m. infér. et de la ceinture.	27	Disparition des douleurs et du prurit.	
Mⁿᵉ Cha. (33)	1910	1910	Céphalées. Sensations de fatigue. Douleur de l'épaule gauche.	20	Disparition de la douleur scapulaire. Atténuation des céphalées et surtout de la fatigue.	Méningite chronique avec signe de Westphal.
M. Cha. (2)	1886	1904	Douleurs violentes, continues, avec hyperesthésie cutanée excessive au niveau de la nuque, du cou et de la région scapulaire droite. Sensation de meurtrissure abdominale, etc.	7	Aucun résultat.	
M. Cha. (76)	1915	1915	Douleurs très fréquentes et très pénibles, limitées aux membres inférieurs.	33	Amélioration franche.	
M. Chat. (18)	1904	1904	Douleurs thoraciques et lombaires persistantes. Phénomènes paresthésiques dans les m. inférieurs.	18	Résultats douteux (observation imprécise).	
Mⁿᵉ Cl. (3)	1903	1903	Tabes moteur avec douleurs cubitales et sensation de constriction thoracique.	3	Résultat nul.	

NOMS	DÉBUT		ÉTAT avant traitement.	NOMBRE d'injections.	ÉTAT après traitement.	REMARQUES
	du tabes.	des troubles sensitifs.				
M. Con. (4)	1902	1902	Douleurs erratiques peu violentes dans les membres.	3	Résultat incertain.	Traitement poursuivi en Espagne.
M. Cro. (5)	1909	1909	Douleurs, phénomènes paresthésiques.	7	Résultat nul.	Traitement interrompu (œdème des membres inférieurs).
M. Dam. (34)	1892	1896	Crises fulgurantes rares et peu intenses.	17	Résultat incertain après la 2e série.	
M. Def. (35)	1898	1898	Douleurs fulgurantes rares, phénomènes paresthésiques.	16	Atténuation des phénomènes paresthésiques.	
Mme Dho. (26)	1905	1905	Douleurs lancinantes, profondes et superficielles dans les m. inférieurs, le tronc, la face cubitale des m. supérieurs ; hyperesthésie cutanée. La malade ne peut supporter le contact des draps de lit. Insomnie.	9	Après 3 injections, les douleurs et l'hyperesthésie disparaissent. La malade dort.	
M. Dew. (70)	1905	1907	Crises fulgurantes violentes dans les m. inférieurs, se répétant tous les 8 ou 10 jours.	15 à 25	Diminution des douleurs, signalée au cours du traitement.	
M. Dio. (71)	1909	1909	Crises lancinantes 3 ou 4 fois par semaine, prolongées (6-10 heures) (genoux et coudes).	29	Disparition de toute douleur après la 1e série.	
Mme Dir. (82)	1906	1906	Douleurs incessantes et violentes, amenant l'insomnie, au niveau des membres inférieurs, supérieurs et du tronc, hyperesthésie des pieds, etc.	73	Douleurs légères et rares ; parfois la malade n'en a pas pendant 5 ou 6 jours.	
M. Dou. (36)	1903	1903	Douleurs fulgurantes généralisées, quotidiennes, très vives. Engourdissement des membres.	11	Pas de résultat.	Traitement court.

| NOMS | DÉBUT | | ÉTAT
avant traitement. | NOMBRE d'injections. | ÉTAT
après traitement. | REMARQUES |
	du tabes.	des troubles sensitif.				
M. Fab. (77)	1905	1905	Douleurs térébrantes dans les membres inférieurs et le tronc. Sensations d'engourdissement, de constriction thoracique.	39	Amélioration franche. Douleurs rares.	
M. Fed. (62)	1908	1908	Phénomènes douloureux au début du tabes, devenus rares.	26	Etat à peu près stationnaire. Disparition de l'hyperesthésie.	.
M. Fer. (6)	1902	?	Douleurs fulgurantes des m. inférieurs, douleurs en corset.	10	Légère atténuation des troubles de sensibilité.	
M. Fic. (7)	1910	»	Douleurs fulgurantes d'intensité moyenne, mais prolongées.	10	Après la dernière série, le malade reste 2 mois sans douleurs.	
Mᵐᵉ Fra. (8)	?	?	Tabes sensitif et moteur. Disparition des douleurs à la suite du traitement mercuriel.			
M. de G. (9)	1905	?	Douleurs peu intenses.	5	Pas de résultat.	
M. Goss. (63)	1908	1908	Douleurs fulgurantes dans les m. inférieurs et supérieurs.	21	Douleurs rares et faibles.	
M. Gro. (37)	1903	1904	Douleurs fulgurantes irrégulières (crises de 24 h). Phénomènes d'engourdissement. Zones d'hyperesthésie et d'hypoesthésie.	15	Douleurs plus rares, moins intenses, plus courtes. Diminution de l'hyperesthésie.	
M. Hél. (38)	1899	1910	Douleurs rares et peu intenses au niveau des m. inférieurs.	18	Crises plus courtes. Le sommeil reparaît.	
M. Hér. (49)	1906	1906	Douleurs rhumatoïdes, fulgurantes, crampes dans les m. inférieurs, irrégulières, mais survenant toutes les semaines.	19	Disparition des douleurs fulgurantes, des crampes; restent quelques douleurs rhumatoïdes après la 2ᵉ série.	
M. How. (10)	1898	1898	Douleurs assez rares.	7	Etat stationnaire.	
M. Lag. (11)	1908	1908	Phénomènes paresthésiques, sans douleurs fulgurantes.	8	Pas de résultat.	

| NOMS | DÉBUT | | ÉTAT | NOMBRE | ÉTAT | REMARQUES |
	du tabes.	des troubles sensitifs.	avant traitement.	d'injections.	après traitement.	
M. Lho. (64)	1910	1910	Douleurs fréquentes dans les membres inférieurs.	30	Douleurs rares et peu intenses, ne survenant guère qu'après les injections.	
Mᵐᵉ Lam. (50)	1906	1906	Douleurs fulgurantes (membres et tronc). Cyresthésie.	20	Douleurs insignifiantes.	
M. Leb. (12)	1911	1911	Forme peu douloureuse.	3	Pas de résultat.	Traitement en cours.
M. Lec. (72)	1907	1907	Douleurs fulgurantes.	30	Atténuation des douleurs.	Observation peu précise, au point de vue des phénomènes douloureux avant le traitement.
M. Lel. (39)	1896	1896	Douleurs fulgurantes et en ceinture, atténuées par le traitement mercuriel.	13	État stationnaire.	
M. Leg. (13)	1906	1906	Douleurs en ceinture et en cuirasse, douleurs dans les m. inférieurs et supérieurs de caractère térébrant, etc.	10	Aggravation des douleurs.	Traitement court. L.C.R. normal (sans hypertension).
M. Lem. (11)	1895	1895	Douleurs dans les membres inférieurs.	8	Diminution des douleurs.	
M. Len. (15)	»	»	Tabes grave, atténué par le traitement mercuriel.			
M. Lie. (40)	1907	1908	Douleurs rares dans les m. inférieurs. Douleurs en ceinture plus fréquentes. Sensation d'étau au niveau de la jambe gauche. Hypoesthésie du dos.	19	Les douleurs en ceinture deviennent rares. Disparition de la sensation d'étau. Diminution de l'hypoesthésie.	
M. Mac. (83)	1897	1901	Crises fulgurantes tous les 3 mois dans les membres inférieurs, etc.	42	Disparition des douleurs fulgurantes.	
M. Mar. (16)	1906	1906	Crises fulgurantes, etc.	8	Pas de résultat.	Mort un mois après la dernière injection.

NOMS	DÉBUT		ÉTAT avant traitement.	NOMBRE d'injections.	ÉTAT après traitement.	REMARQUES
	du tabes.	des troubles sensitifs.				
M. Math. (51)	1900	1900	Tabes atténué progressivement par le traitement mercuriel. Le traitement par l'arsénobenzol et le néoarsénobenzol semble atténuer les douleurs récentes.			
M. Mar. (11)	1909	1913	Douleurs fulgurantes, assez rares, dans les m. inférieurs. Engourdissement du pied. Constriction de la ceinture.	17	Atténuation des douleurs fulgurantes. La sensation de corset disparaît.	.
M. Mer. (73)	1908	1908	Douleurs fulgurantes généralisées, surtout fréquentes et intenses aux jambes.	28	Les douleurs deviennent plus rares et plus faibles.	
M. Mes. (42)	1902	1902	Douleurs dans les m. inférieurs.	75	Pas de résultat; exagération des douleurs après les injections.	
M. Mic. (17)	1911	1911	Douleurs fulgurantes rares. Sensation de constriction du genou.	10	Résultat incertain.	
M. Mil. (84)	1902	1910	Crises fulgurantes de 3 à 4 jours dans les m. inférieurs tous les mois. Lourdeur de tête. Douleur en étau, du côté gauche du thorax.	42	Après la 5ᵉ série il n'y a pas de douleurs pendant 6 mois. Disparition des céphalées et de la sensation d'étau.	Forme à rechutes. L'action du traitement est cependant évidente.
M. Mill. (18)	1907	1907	Douleurs lancinantes des m. inférieurs.	6	Disparition des douleurs.	
M. Mil. (19)	1902	1901	Douleurs des m. inférieurs.	8	Résultat nul.	
M. Moi. (65)	1912	1912	Forme paresthésique.	23	Résultat discutable.	
M. Mol. (52)	1910	1910	Douleurs dans les mollets.	12	Disparition des douleurs.	Forme bénigne.
M. Mor. (66)	1889	1889	Douleurs fulgurantes, rares, dans les m. inférieurs et assez intenses.	21	Résultats discutables.	
M. Mor. (20)	1910	1910	Douleurs des m. inférieurs. Douleurs en demi-étau du thorax.	5	Atténuation des douleurs.	Tabes incipiens.
M. Mor. (43)	1908	1908	Forme gastrique avec douleurs fulgurantes très rares.	14	Résultat incertain.	

NOMS	DÉBUT		ÉTAT avant traitement.	NOMBRE d'injections.	ÉTAT après traitement.	REMARQUES
	du tabes.	des troubles sensitifs.				
M. New. (21)	1898	1898	Douleurs fulgurantes et térébrantes dans les m. inférieurs. Douleurs abdominales, thoraciques et des m. supérieurs.	9	Amélioration (?)	
M. Pal. (74)	1907	1907	Douleurs fulgurantes des membres. Douleurs lombaires. Phénomènes d'engourdissement général.	26	Après la 5e série, disparition des douleurs, atténuation des crampes. Disparition presque complète des phénomènes d'engourdissement.	
M. Pan. (85)	1908	1903	Douleurs fulgurantes dans les membres, variables et irrégulières, douleurs en ceinture, céphalée. Phénomènes d'engourdissement, de cryesthésie, etc.	31	Disparition de la céphalée, des douleurs en ceinture, atténuation lente des crises fulgurantes.	Forme rebelle. Traitement irrégulier.
M. Par. (23)	1896	1896	Crises fulgurantes répétées.	6	Pas de résultat précis.	Traitement court.
M. Pasc. (22)	1900	1900	Douleurs fulgurantes dans les m. inférieurs et supérieurs.	8	Pas de résultat précis.	Traitement court.
M. Pen. (53)	1902	1902	Douleurs dans les membres inférieurs.	16	Amélior. franche au cours du traitement.	
M. Pie. (54)	1901	1901	Crises douloureuses tous les 2 ou 3 mois (membres inférieurs).	15	Après la 3e série, douleurs peu intenses et très rares provoquées par grippe ou embarras gastrique.	
M. Pla. (55)	1899	1899	Tabes moteur et sensitif atténué par le mercure. Persistance des phénomènes douloureux et d'engourdissement.	6	Résultats discutables.	
M. Per. (44)	1910	»	Crises douloureuses rares et peu intenses dans les m. inférieurs. Douleurs intercostales.	13	Atténuation des douleurs.	
M. Que. (27)	1903	1903 (?)	Douleurs fulgurantes. Céphalée.	7	Amélioration franche après la 1re série.	
M. Rich. (87)	1913	1913	Douleurs fulgurantes, douleurs en vrille, d'intensité modérée, mais répétées.	44	Douleurs rares, il n'y a plus de douleurs en éclairs.	

NOMS	DÉBUT du tabes.	DÉBUT des troubles sensitifs.	ÉTAT avant traitement.	NOMBRE d'injections.	ÉTAT après traitement.	REMARQUES
M. Rou. (67)	1906	1906	Douleurs fulgurantes dans les membres inférieurs.	28	Amélioration (observation peu précise).	
M. Rev. (86)	1912	1912	Céphalées. Hémihypoes- thésie faciale gauche.	36	Amélioration franche.	Tabes *incipiens*
M⁰⁰ Rou. (45)	1906	1906	Douleurs fulgurantes, lom- baires, en ceinture.	»	Disparition des dou- leurs nocturnes et de l'insomnie.	.
M⁰⁰ Sen. (79)	1913	1903	Crises fulgurantes dans les m. inférieurs.	34	Disparition des crises. Restent des élance- ments passagers.	
M. Schl. (56)	1892	1894	Douleurs en ceinture per- manentes, très violentes. Douleurs dans les mem- bres inférieurs, rares et peu intenses.	19	Disparition des dou- leurs des membres inférieurs, *mais ag- gravation des dou- leurs en ceinture.*	Tabes ancien.
M⁰⁰ S. (75)	1897	1897	Douleurs violentes et fré- quentes dans les m. su- périeurs et inférieurs. Phénomènes d'engour- dissement et de fourmil- lement. Céphalées.	28	Après des périodes *d'aggravation* au cours du traitement, amélioration consi- dérable et prolongée (18 mois).	Tabes ancien.
M. Soui. (80)	?	?	Douleurs peu intenses.	32	Disparition des dou- leurs.	
M. Spe. (68)	1908	1908	Douleurs fulgurantes.	29	Amélioration franche.	
M. St-P. (78)	1906	1913	Douleurs peu intenses et rares.	45	Disparition des dou- leurs.	
M. Thi. (28)	1907	1907	Douleurs irrégulières.	8	Pas de résultat.	
M. Vall. (16)	1910	1910	Douleurs fulgurantes réi- térées dans les membres inférieurs et supérieurs.	16	Aggravation.	
M. Rey. (24)	1899	1899	Douleurs atténuées dans les jambes.	10	Amélioration (observa- tion peu précise).	
M. V. (57)	1895	1895	Douleurs violentes et fré- quentes. Type fulgurant, térébrant, brûlures.	17	Amélioration considé- rable.	Tabes ancien.
M. Vig. (19)	1901	1909	Douleurs fulgurantes répé- tées. Insomnie.	9	Amélioration franche. Douleurs assez rares et faibles.	

L'efficacité du traitement est évidente, dans la plupart des cas. Les faits dans lesquels les résultats ont été *négatifs* et même ceux où il y a eu une aggravation, s'expliquent en général sans difficulté, par une erreur de technique : la cause normale des échecs se trouve en effet dans la brièveté du traitement.

. .

A. Chez les malades qui ont reçu plus de 30 injections, c'est-à-dire un traitement non seulement énergique, mais prolongé, d'un an au moins, le succès est de règle.

Ces malades sont au nombre de douze :

Mad. Bla. (81). 71 injections. Très beau résultat, malgré un traitement discontinu [séroréaction sanguine rebelle].

Mad. Dir. (82). 73 injections. Résultat encore plus beau que dans le cas précédent.

M. St.-P. (78). Douleurs légères et rares avant traitement, qui disparaissent peu à peu au cours de celui-ci.

M. Mac. (83). 42 injections. Disparition des douleurs.

Mad. Sen. (79). 94 injections. Disparition des crises fulgurantes.

Chez M. Mil. (82), les douleurs ont disparu après la 5e série d'injections.

M. Cha. (76). L'atténuation des douleurs, après 33 injections, est considérable.

M. Rich. (87). Douleurs d'intensité modérée, amélioration nette après un traitement long du reste (44 injections).

M. Sou. (80). Disparition de douleurs, peu intenses du reste.

M. Rev. (86). Tabes incipiens. Pas de douleurs fulgurantes. Le traitement fait disparaître des céphalées et une hémihypoesthésie faciale gauche.

Les résultats sont moins nets chez M. Pan. (83).

Tabes gastrique, avec douleurs fulgurantes, en ceinture et céphalées. La céphalée et les douleurs en ceinture disparaissent à peu près complètement après la 4e série. Les douleurs fulgurantes s'atténuent plus tard, mais persistent. *Le traitement, dans ce cas, a été discontinu.*

Par contre, le traitement a été régulier chez M. Fab. (73).

Il s'agit d'un cas extrêmement difficile, chez un malade placé dans les conditions les plus pénibles par la guerre. Après la 2e et la 3e séries d'injections, les douleurs, violentes avant le traitement, sont atténuées, mais de nouveaux troubles sensitifs, rachialgie, secousses dans les membres, apparaissent au cours de la cure : 38 injections ayant été faites, le malade est mis au repos, sur mon conseil. Six mois après je le revois dans un état d'amélioration franche; les douleurs fulgurantes sont devenues rares (v. Aggravations, chap. iv).

B. Les malades qui ont reçu de 11 à 30 injections sont au nombre de 46.

L'amélioration est franche dans les deux tiers des cas[1].

Les résultats sont nuls ou à peu près chez M. de B. (60), M. Chat. (48), M. Del. (35), M. Dou. (36), M. Hel. (38), M. Fed. (62), M. Lef. (39), M. Mes. (42), M. Moi. (65), M. Roug. (67), M. Mor. (66), M. Pl. (55).

J'élimine les cas de M. Bru. (32) ; tabes moteur ; de M. Dam. (36) et M. Mor. (43) chez lesquels les douleurs avaient disparu plusieurs mois avant le traitement.

On peut parler *d'aggravations* chez M. Anx. (58), M. Val. (46) et M. Sch. (56).

Je reviendrai sur la question des aggravations, qui sont des aggravations *apparentes* (v. chap. iv).

Les malades chez lesquels le résultat a été nul ou à peu près nul peuvent se classer de la manière suivante :

1° Formes paresthésiques [M. de Bea. (60), M. Moi. (65)] : on remarquera le caractère rebelle de ce dernier cas, malgré le début récent des symptômes.

2° Cas dans lesquels le traitement a été court ou relativement court, et où les phénomènes sont de date ancienne (M. Dou. (36), M. Lef. (39) M. Del. (35) ; 16 injections, tabes de 15 ans, douleurs rares, atténuation des phénomènes paresthésiques M. Mes. (42) ;

1. M. Abb. (30), M. Br. (17), M. Car (61). Mad. Cha. (33), M. Dew. (70), M. Dio. (71), M. Gos. (63), M. Gr. (37), M. Hér. (49), M. Lho. (64), Mad. Lam. (50), M. Lec. (72), M. Lié. (40), M. Mac. (41), M. Mer. (73), M. Mol. (53), M. Pal. (74), M. Pen. (53), M. Pic (54), M. Per. (14), Mad. Rou. (45), Mad. S. (75), M. Spe. (78), M. V. (57).

troubles sensitifs datant de 1902. Le traitement, court, n'a amené d'amélioration qu'au point de vue des phénomènes moteurs.

3° Cas de tabes très ancien (23 ans), [M. Mor. (66), 21 injections].

L'observation de M. Chat. (48) est peu précise, elle concerne un malade traité assez irrégulièrement en Espagne.

4° Le traitement a été irrégulier et énergique seulement à la fin chez M. Pl. (55).

5° Enfin les résultats sont plutôt *douteux* que *négatifs* dans l'observation de M. Roug. (67) et de M. Fed. (62). Le cas de M. Hél. (38) pourrait être rangé parmi les cas d'amélioration.

Quelques observations, parmi celles où le traitement a amené une amélioration franche, sont des plus remarquables.

Mad. Lam. (50).
Cette malade, atteinte de troubles moteurs graves, chez laquelle le début de l'affection a été marqué, en 1906, par des phénomènes paresthésiques, au niveau des mains, présente une amélioration franche des phénomènes douloureux et des autres troubles de sensibilité après deux séries d'injections faites à un an d'intervalle. Après 5 séries, ces douleurs deviennent *insignifiantes*.

M. Br. (69). En 1911, douleurs violentes dans les membres inférieurs, survenant à peu près tous les jours, durant parfois une semaine. Un an après la 3ᵉ série, les douleurs des membres inférieurs sont insignifiantes, ne surviennent que toutes les trois semaines, cèdent à un cachet d'aspirine. Le malade se plaint encore de phénomènes paresthésiques dans les cuisses et les jambes, et d'hyperesthésie des orteils.

Mad. S. (75). Ce cas, sur lequel je reviendrai longuement, est remarquable par la netteté et la persistance des résultats. Avant le traitement : douleurs aiguës violentes, fréquentes, atteignant surtout les membres inférieurs, parfois le tronc et les membres supérieurs. Les crises peuvent durer huit jours. Céphalées violentes surtout au moment des règles. A la fin du traitement, il n'est plus question de céphalées, la malade est restée quelquefois 3 ou 4 mois sans douleurs.

Je citerai enfin l'observation de M. V (57), remarquable surtout en raison de la durée du tabes (17 ans !). Avant le traitement les douleurs sont violentes, « à hurler », quotidiennes. A la fin de 1915, 18 mois après la fin du traitement (16 injections) les douleurs, *atténuées*, ne reparaissent que tous les 2 ou 3 mois. Il en est de même à la fin de 1916.

⁎

C. Vingt-neuf malades ont reçu moins de 11 injections.

Le résultat a été nul ou à peu près nul chez M. Alb. (1), M. Char. (2), Mad. Cl. (3), M. Con. (4), M. Cro. (5), M. Fer. (9), M. Lag, (11), M. Mar. (16), M. Mic. (17), M. Mil. (19), M. New. (21), M. Par. (23), M. Pas. (22), M. Thil. (28), c'est-à-dire dans plus de la moitié des cas si l'on élimine les formes non douloureuses.

Un malade (M. Leg. (13), a présenté des phénomènes d'aggravation, et le traitement a été interrompu ; je reviendrai sur ce fait comme sur les faits semblables.

L'action thérapeutique est parfois évidente chez des malades traités d'une manière brève (M. Lem. (14), M. Vig. (29), M. Fern. (6), M. Fic. (7), M. Quem. (27) ; dans un cas dont j'ai déjà parlé Mad. Dho. (26), elle a été vraiment admirable.

⁎

L'action de l'arsénobenzol s'exerce d'ailleurs sur tous les troubles de sensibilité subjective, en dehors des douleurs des membres, et objective.

La disparition des *céphalées* est notée dans tous les cas où elles ont été signalées au début de l'observation (Mad. S. (75), M. Pen. (53), etc.

Le *prurit tabétique* cède en général avec facilité (v. obs. de M. Anx. (58), M. Bru. (32), M. Car. (61).

La diminution ou même la disparition de l'*anesthésie plantaire* est assez souvent notée, ainsi chez M. de B. (60), M. Lee. (72), M. Hér. (49), M. Spe (68), M. Mor. (66), de même l'atténuation de *phénomènes d'hyperesthésie*, en dehors de celle qui accompagne les douleurs fulgurantes : (M. Gos. (63), M. Gro. (37), M. Hér. (49), Mad. S. (75).

Chez M. Pal. (74), une zone d'hypoesthésie, au niveau du thorax, diminue peu à peu ; chez M. Lié. (10) l'hypoesthésie diminue au niveau de la région dorsale ; chez M. Gro. (37) et M. Rev. (86), une sensation de masque facial tend à disparaître. Des sensations cryesthésiques cèdent au traitement (M. Def. (35), M. Moi. (65) ; des accès puis des fourmillements (M. Mac. (83) ; des phénomènes d'engourdissement chez M. Mil. (84), M. Anx. (58), même dans des cas où ils sont généralisés (M. Pal. (74), etc.).

L'étude précise des troubles de sensibilité objective, qui serait des plus intéressantes, n'a été faite que dans un cas. Le fait est remarquable.

Mad. Bl. (80) est atteinte d'un grand tabes, moteur et sensitif. Avant traitement, l'anesthésie à la piqûre occupe toute la moitié inférieure du corps, à partir de la taille. Après 18 injections, presque toutes à doses faibles, l'anesthésie se limite au mollet et au pied gauche.
En novembre 1916, après 71 injections, cette anesthésie s'est atténuée, mais n'a pas disparu complètement.

Chez M. Vig. (29), la sensibilité tactile et la sensibilité à la chaleur ont reparu au cours du traitement.

C. — TROUBLES MOTEURS

Chez les tabétiques atteints de grande incoordination de date encore récente on observe, *souvent d'une manière rapide*, une amélioration extraordinaire.

Voici des exemples :

1° Mad. Dir. (82). Syphilis en 1903. Douleurs des membres à partir de 1906.

Début des troubles moteurs en 1911.

Avril 1912. La malade ne peut marcher seule, se tenir debout sans s'effondrer, à moins d'écarter largement les pieds ou de s'appuyer au mur. La marche est complètement ataxique. L'incoordination s'étend aux muscles du tronc, aux mains ; la malade ne peut plus écrire et signe à peine son nom.
Après la 1re série d'injections. Mad. Dir. marche à peu près seule.
Après la 2e, le caractère ataxique de la marche s'est atténué d'une manière considérable. Mad. Dir. peut écrire.
Après la 3e. Mad. Dir. marche en tâtonnant, mais n'oscille plus, tourne au commandement.

Apres la 4°, elle peut marcher 2 heures par jour, prend le métro, traverse le boulevard, porte un seau plein d'eau sans laisser tomber de liquide.

Le 1er janvier 1913, 9 mois après le début du traitement, Mad. Dir., qui a reçu 17 injections de néoarsénobenzol, peut danser et sauter à la corde.

Cette malade, qui ne pouvait écrire, a repris sa profession d'employée de bureau.

2° Mad. Bl. (81).

Début du tabes en 1903. A la fin de 1910, surviennent des troubles moteurs importants.

Octobre 1912. Romberg accentué : la malade ne peut marcher sans point d'appui dans l'obscurité. Elle avance les jambes écartées, avec une canne, projettant parfois les jambes. Hypotonie *excessive* : on peut amener le talon au contact de la fesse, mettre les membres inférieurs au port d'armes ou dans la position du grand écart.

Après un traitement irrégulier, fait à Beaujon et à la Charité (10 injections), la malade peut marcher sans canne.

Après la 16° *injection* elle marche, une heure au besoin, fait des courses, traverse les rues, descend les escaliers; l'hypotonie musculaire a diminué.

3° M. Br. (69).

En 1910, douleurs et troubles moteurs qui augmentent rapidement.

Marche difficile, le malade avance en regardant ses pied s, talonne, projette les jambes, oscille dans la rue, ne peut descendre un escalier sans le secours de la rampe.

Après six *injections*, l'équilibre est satisfaisant, le malade n'oscille plus en avançant en ligne droite, se tient sur un pied.

L'amélioration s'est accentuée sans cesse au cours du traitement, de même que pour les malades précédents.

4° M. Mes. (42).

Tabes sensitif ancien.

A la fin de 1912, incoordination des membres inférieurs et du tronc, à début brusque; la cause immédiate n'a pu être déterminée. Quelques jours après le début, le malade ne peut quitter son lit.

Après 4 *injections*, M. Mes. peut se mettre debout et faire quelques pas, mais les troubles moteurs reparaissent à la fin de la période de repos, et obligent le malade à reprendre le lit.

Après la 2ᵉ série, la marche est possible et même facile, le malade progresse sans canne. Diminution de l'incoordination du tronc.

5° Mad. Lam. (50).

Les troubles moteurs datent de 1907 et sont devenus intenses en 1911.

En 1912, la malade n'avance que soutenue par un aide à droite et un à gauche; la démarche est ataxique; hypotonie marquée.

Deux séries d'injections sont faites à un an d'intervalle. Après la seconde, la malade marche seule avec une canne, l'hypotonie a diminué.

6° M. Par. (23).

Tabes ancien (15 ans). Mais les troubles moteurs ne deviennent importants qu'en juillet 1911.

En novembre 1911, le malade marche les jambes écartées, projette légèrement les membres inférieurs, etc.

Après 3 injections à 0 gr. 60 (606), la marche devient presque normale.

Après 3 injections nouvelles, le malade peut monter trente fois dans la journée une échelle de trois mètres.

L'atténuation des troubles moteurs n'est pas toujours aussi rapide, mais elle est à peu près constante. Elle porte sur les membres inférieurs, le tronc et les membres supérieurs (v. les observations de Mad. Dir. (82), M. Abb. (30), M. Mil. (84), M. New. (21).

Je résume dans le tableau ci-joint l'état de tous les malades atteints de troubles moteurs que j'ai soignés, avant et après traitement.

| NOMS | DÉBUT | | ÉTAT avant traitement. | NOMBRE d'injections. | ÉTAT après traitement. | REMARQUES |
	du tabes.	des troubles moteurs.				
M. Abb. (30)	1907	?	Marche gênée dans la descente rapide des escaliers. Légères oscillations, pieds joints, yeux ouverts.	15	*Amélioration franche :* après 10 inj. la descente des escaliers est facile, diminution du ROMBERG. Le malade retrouve son adresse au golf.	
M. Anx. (68)	1898	1898	Marche, station debout impossibles. Le malade avance en appuyant les bras sur une chaise qu'il déplace, équilibre impossible. Hypotonie excessive.	24	*Résultats discutables ou aggravation :* après 3 séries d'inj. le malade peut rester debout 5 minutes les mains appuyées sur une chaise. L'amélioration disparaît après la 4e série.	
M. Arb. (31)	1908	?	Marche légèrement ataxique, talonnement, etc. ROMBERG accusé.	14	*Amélioration.*	
M. Alb. (1)	»	»	Démarche ataxique.	3	Pas de résultat.	
M. Bat. (59)	1911	1911	Marche festonnée surtout dans l'obscurité, lance les jambes. ROMBERG prononcé. M. sup. : difficultés de préhension.	21	*Amélioration franche :* après 13 inj. marche plus normale, descente des escaliers facile et sans rampe. Diminution du ROMBERG et de l'incoordination des m. supérieurs.	
M. Bla. (25)	1901	?	Légère incoordination.	9	*Résultats inconnus.*	
M. B. (47)	1895	?	Marche légèrement ataxique. Hypotonie.	14 + IIg	*Résultat négatif :* l'état est à peu près le même après qu'avant le traitement.	*Aggravation passagère.* Augmentation passagère de l'incoordination après la 2e série. Période de tr. d'équilibre intense après la 3e.

NOMS	DÉBUT		ÉTAT avant traitement.	NOMBRE d'injections.	ÉTAT après traitement.	REMARQUES
	du tabes.	des troubles moteurs.				
M. Car. (61)	1903	1906 à 1907	Troubles légers, légère titubation dans la marche pied à pied, ou quand le malade s'arrête au commandement.	27	*Amélioration discutable.*	Tabes et paralysie générale associée.
Mlle Bl. (81)	1903	1910	Romberg accentué. Le malade ne peut marcher dans l'obscurité sans point d'appui. Marche ataxique, jambes écartées; hypotonie excessive.	71 (tr. discontinu)	*Amélioration considérable.* Marche bonne, sans canne. légère oscillation. quand la malade tourne au commandement, peut se tenir sur un pied les yeux ouverts. Diminution de l'hypotonie.	
M. Br. (69)	1910	1910	Marche difficile, talonnement. pieds projetés en avant; oscillations latérales.	21	*Amélioration considérable.* Le malade reste debout toute la journée. Marche normale même pied à pied. Reste une gène légère dans les escaliers et de l'oscillation sur un pied les yeux fermés.	Résultats obtenus malgré un traitement discontinu.
M. Bru. (32)	1893	1909	Marche ataxique avec une canne. Gène de direction les yeux fermés. M. sup. : légère incoordination.	12	*Résultat négatif.*	Grand tabes. Traitement court.
M. Cha. (2)	1886	»	Tabes sensitif et vésical. Troubles moteurs insignifiants.	7	*Résultats non indiqués.*	
M. Char. (76)	1915	1915	Romberg léger.	33	Persistance du s. de Romberg.	
M. Cha. (18)	1901	?	Marche normale, mais s. de Romberg.	18	*Résultats non indiqués.*	
Mme Cla. (3)	1903	?	Démarche ataxique.	3	*Résultat négatif.*	
M. Cro. (5)	1909	1911	Démarche ataxique.	7	*Résultat négatif.*	Traitement interrompu (élimination arsenicale nulle. Œdème des m. inférieurs).

NOMS	DÉBUT		ÉTAT avant traitement.	NOMBRE d'injections.	ÉTAT après traitement.	REMARQUES
	du tabes.	des troubles moteurs.				
M. Dam. (34)	1892	»	Tabes sensitif et gastrique : tr. moteurs insignifiants.	17	*Résultats non indiqués.*	
M. Def. (35)	1898	1902 à 1903	Démarche ataxique, le malade ne peut avancer sans appui. Troubles de l'écriture.	16	*Résultat discutable ou aggravation.* Pas d'amélioration dans la marche. Station meilleure. Augmentation des troubles des m. supérieurs.	Troubles moteurs anciens. Traitement court.
M. Dew. (70)	1905	1910	Démarche ataxique. Marche dans l'obscurité impossible. Hypotonie marquée. Incoordination du tronc.	15-25 ?	*Amélioration nette.* Marche meilleure, peut rester debout les yeux fermés avec peu d'oscillations.	Cas important sur lequel je n'ai eu que des renseignements par correspondance.
Mme Dir. (82)	1906	1911	Grande ataxie, s'effondre quand elle n'a pas de point d'appui, etc. Incoordination du tronc, hypotonie, etc. Ne peut plus écrire.	»	*Amélioration considérable.* En mai 1914, fait 6 km. par jour, monte 30 étages, peut danser, sauter à la corde, traverser les rues. Il n'y a plus de dérobement des jambes. Travaille dans un bureau et écrit toute la journée.	La rapidité de l'amélioration au point de vue moteur a été remarquable.
M. Di. (71)	1909	1911	Démarche légèrement ataxique (talonne). Marche avec une canne. Station à peu près impossible, pieds joints, yeux ouverts.	29	*Amélioration franche* Marche sans canne. Ascension et descente des escaliers presque faciles. Tourne au commandement, s'arrête sans difficulté. Peut rester assez longtemps sur un pied les yeux fermés.	
M. Dou. (36)	1903	1911	Fatigue facile. Démarche normale, mais gêne dans la descente des escaliers.	11	*Résultat négatif.*	
M. Fab. (77)	1905	?	Surveille ses jambes dans les escaliers et au bord des trottoirs. Tourne mal au commandement. Grandes oscillations sur un pied les yeux fermés.	31	*Résultats discutables ou aggravation.* Périodes d'amélioration et d'aggravation.	

NOMS	DÉBUT		ÉTAT avant traitement.	NOMBRE d'injections.	ÉTAT après traitement.	REMARQUES
	du tabes.	des troubles moteurs.				
M. Fed. (62)	1908	1911	Lance légèrement les jambes, surtout au commandement et talonne. Dérobement des jambes de temps à autre.	26	*Résultats discutables.* Le dérobement des jambes disparaît.	
M. Fern. (6)	1902	?	Marche avec une canne, de caractère ataxique.	10	*Amélioration :* le malade peut faire 700 ou 800 mètres sans fatigue au lieu de 300.	Traitement court.
M. F. (7)	1910	?	Troubles moteurs peu marqués.	10	*Résultats discutables :* disparition du dérobement des jambes.	Traitement court.
M⁻ᵉ Fr. (8)	?	?	La malade ne peut sortir de son appartement, elle fait quelques pas dans sa chambre.	8	*Amélioration :* la malade sort, marche dans la rue avec une canne.	Amélioration considérable due à la rééducation.
M. de G. (9)	1900	?	Démarche ataxique, etc.	5	*Résultat négatif.*	Traitement très court.
M. Gr. (37)	1903	1904	Marche festonnée; gêne dans la montée des escaliers. ROMBERG dans la station debout, yeux ouverts. Dérobement fréquent des jambes.	15	*Résultats discutables.* Dérobement des jambes plus fréquent après la 2ᵉ série.	
M. Hél. (38)	1899	1908	Projette légèrement les jambes en marchant. ROMBERG très net les yeux ouverts. Dérobement fréquent des jambes. Légère incoordination des m. supérieurs.	18	*Amélioration :* atténuation des troubles moteurs (observation peu précise et peu détaillée à cet égard). Dérobement des jambes rare.	
M. Hér. (49)	1906	1910	Léger talonnement. Marche dans les escaliers pénible. ROMBERG intense (yeux fermés). Fatigue rapide.	19	*Amélioration légère :* après 15 injections, le malade se sent mieux, cependant il n'y a pas d'amélioration nette quand on l'examine avec soin, fatigue moins facile, monte les escaliers sans rampe.	*Rééducation.*
M. How. (10)	1898	1899	Démarche ataxique.	7	Pas de résultat.	Traitement en cours.

NOMS	DÉBUT		ÉTAT avant traitement.	NOMBRE d'injections.	ÉTAT après traitement.	REMARQUES
	du tabes.	des troubles moteurs.				
M. Lag. (11)	1908	?	Troubles moteurs insigni-fiants.	8	*Résultat négatif.*	
Mme Lam. (50)	1906	1907	Marche impossible sans aides, avance en pro-jettant les jambes, hy-potonie très marquée, incoordination du tronc.	20	*Amélioration considé-rable.* Marche seule avec une canne, peut faire 800 m. deux fois par jour. Ne peut encore mon-ter ou descendre les escaliers.	Traitement très irrégulier.
M. Lec. (72)	1907	1907	Marche saccadée. Equi-libre impossible sur un pied. Oscillations les yeux fermés, même les pieds écartés. Hypotonie musculaire.	30	*Amélioration franche.* Marche bonne, sauf dans escaliers et sur parquet ciré. Peut se tenir sur un pied les yeux fermés.	
M. Lef. (39)	1896	?	Marche normale, même dans les escaliers. Rom-berg très léger les yeux fermés.	13	*Résultats négatifs.*	
M. Lho. (64)	1910	1910	Marche gênée dans l'obs-curité.	30	*Amélioration.*	
M. Leg. (13)	1906	?	Marche normale, mais s. de Romberg.	10	*Résultat négatif.*	
M. Lem. (14)	1895	1910	Incoordination marquée.	8	*Amélioration franche :* le malade reste long-temps debout sans s'appuyer, ce qu'il ne pouvait faire avant le traitement.	
M. Liéb. (40)	1907	1908	Marche mauvaise. Projec-tion des jambes. Le ma-lade ne peut faire que quelques pas sans canne. Romberg très net.	19	*Amélioration nette :* peut marcher long-temps sans canne, ne projette plus les jambes, mais talonne encore. Stabilité plus grande. Station sur un pied possible.	
M. Mac. (83)	1897	1912	Troubles de la marche. Le pied accroche sans cesse les aspérités du sol. Pro-jection des jambes, ta-lonnement. Romberg très net.	42	*Amélioration franche :* le malade après une vingtaine d'injections fait de longues pro-menades, sans fati-gue, monte et des-cend les escaliers sans rampe. Romberg encore net à la même époque.	Rééducation après la 3e sé-rie. Gêne per-sistante de la marche à la suite d'une hy-darthrose traumatique du genou.

NOMS	DÉBUT		ÉTAT avant traitement.	NOMBRE d'injections.	ÉTAT après traitement.	REMARQUES
	du tabes.	des troubles moteurs.				
M. Mar. (16)	1906	1910	Ataxie absolue et généra- lisée.	8	*Résultats négatifs.*	Mort un mois après la der- nière injection.
M. Mar. (41)	1909	?	Marche normale sauf pied à pied et au commande- ment. Titubation les yeux fermés.	17	*Amélioration légère :* le malade peut se tenir sur le pied gauche les yeux fermés.	
M. Mer. (73)	1898	1911	Le malade oscille et en outre talonne un peu. Ne peut monter ou descen- dre les escaliers sans rampe. Romberg com- mençant. Hypotonie.	28	*Amélioration :* après 5 séries d'injections, le malade dit mar- cher mieux. Peut monter un escalier sans rampe et des- cendre de même 1 ou 2 étages.	Forme grave et rebelle.
M. Mes. (42)	1902	1912	Incoordination à début brusque, empêchant le malade de quitter son lit.	15	*Amélioration graduelle* au cours du traite- ment ; à la fin, fait 200 mètres à pied.	Le malade a mar- ché après la 1re série d'in- jections.
M. Mic. (17)	1911	?	Troubles moteurs peu mar- qués.	10	*Résultat négatif.*	
M. Mil. (84)	1902	?	Romberg net. Marche in- certaine sans incoordi- nation marquée. Ne peut monter un esca- lier sans rampe. Hypo- tonie marquée. Incoordination des m. su- périeurs. Ne peut plus jouer de piston ni de violon (troubles récents). Écriture tremblée.	42	*Amélioration franche.* Marche excellente, peut courir, il n'y a plus de dérobement des jambes. Reprend son métier (musicien). Écriture non tremblée après la 2e série.	
M. Mil. (19)	1902	1906	Malade de 130 kgs, se traînant sur une canne.	8	*Résultats négatifs.*	
M. Moi. (13)	1912	?	Troubles moteurs légers, marqués seulement au commandement. Oscil- lations sur un pied les yeux fermés.	23	*Amélioration.* Fatigue moins facile, le malade se sent so- lide sur ses jambes. Peut faire 10 mètres sur une poutre à la hau- teur du 2e étage.	
M. Mol. (52)	1910	1910	Gêne de la marche, sur- tout dans les escaliers,	12	*Amélioration franche.* Le malade marche son	

NOMS	DÉBUT		ÉTAT avant traitement.	NOMBRE d'injections.	ÉTAT après traitement.	REMARQUES
	du tabes.	des troubles moteurs.				
			le malade se sert d'une canne. ROMBERG.		parapluie sous le bras. Tourne sans difficulté les yeux fermés, se tient encore difficilement sur un pied les yeux fermés.	
M. Mo. (66)	1889	1897	Tr. graves, ne peut marcher seul. tâtonnement, projection des jambes. le malade est courbé en deux. ROMBERG intense. Incoordination marquée du tronc.	21	*Amélioration.* Le malade peut marcher seul. faire 100 m. avec une canne, se redresse. Incoordination moindre du tronc, etc.	Rééducation irrégulière.
M. Moi. (43)	1908	?	Tr. moteurs à peu près nuls.	14	*Résultats non indiqués.*	
M. New. (21)	1898	? date ancienne.	Marche ataxique. Incoordination du tronc. Incoordination des membres supérieurs.	9	*Amélioration légère.* Le malade marche mieux. L'incoordination des mains a diminué.	Traitement court.
M. Pal. (74)	1907	1911	Projection des jambes dans la marche. Gêne dans la montée et surtout la descente des escaliers. ROMBERG net dans la station debout.	26	*Amélioration franche.* Après 22 injections, marche meilleure, même pied à pied et dans les escaliers. ROMBERG très diminué.	Le malade a fait de la rééducation.
M. Pan. (85)	1910	?	La marche paraît normale, ROMBERG léger. Très légère incoordination des membres supérieurs.	31	*Résultats discutables.* Disparition de l'incoordination des m. supérieurs.	
M. Par. (23)	1896	1911	Stabilité incertaine, ROMBERG net. Dans la marche le malade écarte les jambes et projette les pieds.	6	*Amélioration.* Diminution du ROMBERG après 3 injections à 0.60 (606). Le malade ne projette plus les jambes après 6 injections, monte 30 fois par jour une échelle de 3 mètres.	
M. Pasc. (22)	1900	1907	Démarche ataxique, hypotonie marquée, etc.	8	*Résultats négatifs.*	

NOMS	DÉBUT		ÉTAT avant traitement.	NOMBRE d'injections.	ÉTAT après traitement.	REMARQUES
	du tabes.	des troubles moteurs.				
M. St-P. (78)	1906	1914	Marche ataxique, le malade projette les jambes, talonne, regarde les pieds. Station debout pieds réunis impossible.	33	*Amélioration franche* après 33 injections, peut marcher sans canne (mal). Légères oscillations seulement les pieds joints (yeux ouverts).	
M. Pen. (53)	1902	?	Troubles moteurs minimes. ROMBERG net.	16 et trait. mercuriel.	*Amélioration.* ROMBERG très peu accusé.	
M. Per. (44)	1910	?	Gêne de la marche dans les escaliers et au bord des trottoirs. Gêne dans la marche rapide en terrain plat. Lance un peu les jambes. Station impossible sur un pied (YO).	13	*Amélioration graduelle* à partir de la 1re série.	
M. Pic. (54)	1901	1904	Démarche hésitante, mais ne talonne pas et ne projette pas les jambes. Gêne surtout la nuit. ROMBERG très net.	15	*Amélioration.* Marche meilleure dans l'obscurité après 11 injections.	
M. Que. (29)	1903	?	Troubles de la marche intermittente.	7	*Amélioration franche* après 3 injections.	
M. Rev. (86)	1912	?	ROMBERG très léger.	36	*Amélioration.* Disparition du ROMBERG.	Tabes incipiens.
M. Rey. (24)	1899	1903	Marche ataxique. ROMBERG, hypotonie.	10	*Amélioration légère* mais nette après 10 injections.	
M. Rich. (87)	1913	1913	Gêne de la marche. ROMBERG accusé.	»	*Amélioration franche.*	Période d'aggravation au cours du traitement.
Mme Sen. (79)	1903	?	Tabes sensitif, avec signe de ROMBERG. Gêne de la marche dans les escaliers.	31	*Amélioration.* Atténuation du signe de ROMBERG. Marche même dans les escaliers.	
Mme S. (75)	1897	?	Tabes sensitif avec hypotonie musculaire sans ROMBERG.	28	*Résultats non indiqués.*	

NOMS	DÉBUT		ÉTAT avant traitement.	NOMBRE d'injections.	ÉTAT après traitement.	REMARQUES
	du tabes.	des troubles moteurs.				
M. Sp. (68)	1908	1912	Tabes optique. ROMBERG. Gêne de la marche pied à pied et à reculons.	29	*Amélioration.* Disparition du ROM-BERG. Le malade est plus solide sur ses jambes.	
M. Thi. (28)	1907	1907	Ataxie marquée.	8	*Résultats négatifs.*	Traitement court.
M. Val. (46)	1910	1910	Marche ataxique, le malade talonne et projette les jambes. ROMBERG net. Légère incoordination des membres supérieurs et du tronc.	16	*Aggravation.* Après la 2e série, augmentation de l'incoordination des m. supérieurs.	
M. V. (57)	1895	?	Signe de ROMBERG.	17	*Résultat non indiqué.*	
M. Vig. (29)	1901	?	Marche à peu près normale, mais le malade regarde ses pieds en avançant. ROMBERG.	»	*Amélioration :* atténuation du ROMBERG, le malade ne regarde plus ses pieds.	

J'ai éliminé de ce tableau :

1° Les cas de tabes sans troubles moteurs : M. de B. (60), Mad. Chan. (33), M. Con. (4), Mad. Dho. (26), M. Gro. (63), M. Mill. (18), M. Mor. (20), M. Schl. (56), M. Roug. (67).

2° Les cas de tabes dans lesquels l'atténuation des troubles moteurs s'explique par un traitement mercuriel antérieur à l'emploi de l'arsénobenzol : M. Len. (15), M. Pla. (55), M. Mat. (51). Je pourrais éliminer également le cas de Mad. Fr. (8) où le très beau résultat obtenu doit être attribué uniquement à la rééducation.

Des *résultats négatifs* ont été constatés chez M. B. (47), M. Br. (32), Mad. Cl. (3), M. Cr. (5), M. Dou. (36), M. de G. (9), M. Lag. (11), M. Lef. (39), M. Leg. (13), M. Mar. (16), M. Mic. (17),

M. Mil. (19), M. Pas. (22), M. Thil. (28), M. Alb. (1), M. How. (10).

Des *résultats discutables* chez M. Car. (61), M, Fed. (62), M. Gro. (37), M. Pan. (85), M. Arb. (31).

On peut parler d'*aggravation* chez M. Vall. (46), M. Anx. (58), M. Def. (35).

Il y a eu *amélioration légère, franche* ou *considérable* chez M. Abb. (30), M. Bat. (31), Mad. Bl. (81), M. Br. (69), M. Cha. (76), M. Dew. (70), Mad. Dir. (82), M. Dio. (71), M. Fich. (7), M. Fern. (6), M. Hél. (38), M. Her. (49), Mad. Lam. (50), M. Lee. (72), M. Lho. (64), M. Lem. (14), M. Lié. (40), M. Mac. (83), M. Mar. (41), M. Mer. (73), M. Mes. (42), M. Mil. (84), M. Moi. (65), M. Mol. (52), M. Mor. (66), M. New. (21), M. Pal. (74), M. Par. (23), M. St.-P. (78), M. Pen. (53), M. Per. (44), M. Pic. (54), M. Quem. (27), M. Rev. (86), M. Rey. (24), M. Rich. (87), Mad. Sen. (79), M. Speel. (68), M. Vig. (29), M. Fab. (77), M. Soui. (80), M. Rev. (86).

Les résultats ne sont pas indiqués chez M. Blan. (25), M. Cha. (2), M. Chat. (48), M. Dam. (34), M. Mor. (43), Mad. S. (75), M. Per. (57).

Chez ces malades, au nombre de sept, les troubles moteurs étaient minimes avant le traitement.

Je laisse de côté la question des améliorations : le lecteur est prié de se reporter aux observations dont j'ai donné la liste. Je ferai remarquer seulement le nombre considérable d'améliorations franches, légères ou considérables, malgré un traitement souvent incorrect (v. ce qui a été dit au chap. i). Je ferai remarquer également que parmi les observations dans lesquelles une amélioration des troubles moteurs a été relevée figurent presque toutes celles dans lesquelles le traitement a été prolongé.

Les malades chez lesquels on peut parler de *résultat négatif, d'état stationnaire, d'insuccès,* sont au nombre de 16.

La cause normale de l'insuccès se trouve dans un traitement court. En effet sur ces 16 malades, 12 ont reçu 10 injections au plus : Mad. Cl. (3) trois, M. Cro. (5) sept, M. de G. (9) cinq, M. Lag. (11) huit, M. Leg. (13) dix, M. Mar. (16) huit, M. Méc. (17) dix, M. Mil. (19) huit, M. Pas. (22) huit, M. Thil. (28) huit, M. Alb. (1), M. How. (10).

Dans les quatre autres cas, le nombre d'injections est à peine plus élevé.

M. B. (47). Tabes très ancien (la date du début des troubles moteurs n'est pas indiquée. Périodes d'aggravation (v. p. 127). *Traitement relativement court* : 14 injections et traitement mercuriel.

M. Bru. (32). Tabes très ancien, cependant les troubles moteurs ne datent que de 1909. Ataxie marquée. *Traitement court* (12 injections).

M. Dou. (36). *Traitement court* (11 injections).

M. Lef. (39). *Traitement court* également (13 injections).

Dans ces deux derniers cas, les troubles moteurs sont peu marqués, l'interprétation des résultats cliniques est par suite difficile, une amélioration ou une aggravation légère ont pu passer inaperçues.

Chez 5 malades, les résultats sont discutables.

L'un d'eux, M. Gar. (61), est atteint de tabes avec paralysie générale *incipiens*. Les troubles moteurs sont peu marqués ; l'observation mentionne une amélioration après la 2ᵉ série d'injections ; elle est malheureusement muette sur les résultats ultérieurs.

M. Fed. (62). Les troubles moteurs sont plus marqués que dans le fait précédent, les détails de l'observation, qui n'est pas très précise, paraissent indiquer une amélioration progressive, mais très légère. Traitement long comme dans l'observation précédente.

M. Gro. (37) : 15 injections. Le ROMBERG diminue, mais le dérobement des jambes est plus fréquent.

M. Pan. (85). Traitement long, mais discontinu. Forme grave (tabes gastrique, séroréaction oscillante). Troubles moteurs légers. Les détails de l'observation permettraient de parler d'amélioration, au point de vue moteur.

M. Arb. (31), a reçu un traitement court (14 injections).

La question des aggravations sera traitée plus loin (p. 127). Je répète ce que j'ai dit à l'occasion des troubles sensitifs : l'aggravation des phénomènes cliniques, chez les tabétiques traités par l'arsénobenzol, est une aggravation *apparente*.

D. — Troubles vésicaux et génitaux

Une observation, malheureusement sommaire, concerne un malade traité d'une manière énergique et continue, chez lequel l'incontinence urinaire, complète au début du traitement, ne fut pas modifiée par celui-ci· (M. Soui (80). Dans quelques autres cas, les fonctions vésicales, troublées par le tabes, ne se sont pas améliorées : la plupart des faits que j'ai réunis montrent cependant que l'action du traitement s'exerce sur les troubles vésicaux, aussi bien que sur les phénomènes d'ordre sensitif ou moteur.

Quelques observations sont assez précises et intéressantes.

M. Lee. (72). Avant traitement, le malade éprouve rarement des besoins d'uriner, l'incontinence est fréquente, même le jour. Après traitement, les besoins d'uriner ont reparu, l'incontinence s'est atténuée d'une manière marquée, il existe encore de l'anesthésie uréthrale.

M. Pal. (74). Dysurie marquée avant traitement, le malade est obligé de pousser, il ne peut uriner que goutte à goutte. Au cours du traitement, on note qu'il ne pousse plus qu'à la fin de la miction, l'anesthésie uréthrale disparaît, la dysurie est à peine marquée.

M. Abb. (30). Au début, tendance à la rétention, le malade est obligé de pousser pour uriner. Après 10 injections, il ne pousse plus.

M. Lié. (40). Vessie paresseuse, parfois ténesme vésical. Après traitement, la miction est normale, sauf au début.

Amélioration nette, de même, chez M. Pic. (54), malgré un traitement irrégulier, M. Mac. (83), M. B. (47), M. Mil. (84), M. Roug. (67).

Troubles génitaux. — Quelques malades restent impuissants à la fin du traitement (M. Dio. (71), M. Gro. (37) ; chez d'autres, les fonctions génitales, moins troublées, s'améliorent.

Je citerai comme exemples les observations de M. Bru. (69), M. Chat. (48), M. Lee. (72), M. Mor. (66). Chez M. Rich. (87), une impuissance totale, apparue peu après le traitement, disparaît au cours de celui-ci. Parfois on note la modification de certains symptômes : chez M. de B. (60), il existe avant traitement des pollutions nocturnes douloureuses ; après traitement, ces pollutions ne sont plus pénibles ; chez M. M. (73), les éjaculations, douloureuses avant le traitement, ne le sont plus à la suite ; chez M. Def. (35), disparition de semi-érections pénibles.

Un cas curieux est celui de M. Spe. (68) ; priapisme avant traitement qui disparaît au cours de celui-ci.

Le satyriasis relevé chez M. Car. (61), s'explique par une paralysie générale associée.

E. — TROUBLES GASTRIQUES ET INTESTINAUX

Les troubles gastriques et, plus encore, les troubles intestinaux sont fréquents chez les tabétiques, en l'absence de crises, de phénomènes auxquels on peut appliquer le nom de tabes gastrique ou intestinal. Les derniers sont-ils exclusivement de cause centrale, nerveuse, et ne sont-ils jamais dus à un état syphilitique du tube digestif ? La question est importante et difficile à résoudre dans l'état actuel de nos connaissances. On ne saurait oublier qu'il existe chez le nouveau-né (FOURNIER) et vraisemblablement chez l'adulte des entérites de caractère absolument banal qui cèdent au traitement antisyphilitique. L'étude des troubles intestinaux dus au spirochète est encore à l'état rudimentaire.

L'observation de M. Cha. (76), malgré son caractère sommaire, est intéressante par sa précision. Ce malade a présenté en 1914, au moment où sont apparues les douleurs tabétiques, ou même avant, des troubles intestinaux, météorisme, digestions pénibles, tendance à la diarrhée. Après un traitement long et régulier (33 injections), ces troubles ont presque complétement disparu. Les phénomènes réactionnels ont eu le caractère de nausées et de vomissements, il n'y a eu de diarrhée après les injections qu'au cours de la 1re série.

Mad. Dir. (82), présente de l'atonie intestinale et surtout du ténesme rectal extrèmement pénible et non moins rebelle, qui cède très lentement et très difficilement au traitement. A la fin de celui-ci, les digestions sont normales. Réactions gastriques et intestinales pendant le traitement.

Chez Mad. Bl. (81), troubles gastriques sous forme de crises avec douleurs, de date ancienne, troubles intestinaux, alternatives de diarrhée et de constipation, ténesme. De même que dans le cas précédent on constate d'abord une amélioration franche, les troubles intestinaux s'atténuent Les troubles gastriques disparaissent d'une façon définitive. Mais après un traitement considérable (70 injections) quelques troubles intestinaux, coliques, diarrhée intermittente, persistent encore. Le ténesme a disparu. Cette malade a présenté d'une manière presque constante des réactions intestinales au cours du traitement, réactions qui ont gêné celui-ci.

On peut rapprocher de cette observation celle de M. Fab. (77) atteint également d'un grand tabes, avec atonie intestinale, etc. Au cours du traitement (38 injections) réactions gastriques, réactions intestinales de temps à autre, puis, le traitement étant fait d'une manière un peu trop énergique, surviennent des réactions intestinales intenses et prolongées. Après une période de repos de quelques mois, les fonctions ..testinales sont absolument normales.

M. Anx. (58), présente avant traitement des troubles qui paraissent d'origine gastrique, gêne, pesanteur, renvois, sans troubles intestinaux caractérisés. Au cours de la 4° série d'injections, nausées, puis survient un état diarrhéique prolongé, suivi d'un grand affaiblissement. Le traitement est interrompu peu après par la mobilisation (je n'ai pas de renseignements sur l'état actuel du malade traité d'une manière plus courte que les précédents (24 injections seulement).

Chez d'autres malades, par exemple chez M. Mar. (41), dont il sera question plus loin (v. p. 114), les troubles intestinaux sont au second plan, le tabes gastrique domine la scène.

L'atténuation rapide des troubles intestinaux, relevée chez M. Arb. (31), est des plus intéressantes.

LA QUESTION DU TABES GASTRIQUE. — La gravité et le caractère rebelle du *tabes gastrique* sont bien connus ; depuis quelques années on a cherché à le guérir par des méthodes chirurgicales ; malheureusement les insuccès ne sont pas rares, et les opérations que l'on a proposées peuvent être mortelles.

Mieux vaut assurément chercher la solution du problème thérapeutique dans le traitement antisyphilitique ; le tabes gastrique est peut-être curable, dans tous les cas, par l'arsénobenzol, si j'en juge par les observations des malades que j'ai traités, suivant une technique qui n'a pu être réglée que peu à peu et qui a été, dans un ou deux cas, je ne dis pas dans tous, un peu trop énergique.

Les faits auxquels je fais allusion sont les suivants :

M. Mor. (43). **Crises gastriques**, avec douleurs et vomissements, depuis 1907. En 1913, une en moyenne par mois. Elles s'annoncent vers la fin de l'après-midi par un état nauséeux, puis surviennent des vomissements suivis de douleurs. Les accidents, séparés par des périodes de calme, se répètent pendant 8 jours en moyenne.

De mars à juillet 1914, 3 séries d'injections (0,15 + 0,20 + 0,45 + 0,60 + 0,90 + 1,20 — 0,45 + 0,60 + 0,90 + 1,20 — 0,60 + 0,90 + 0,75).

Il n'y a pas de crises pendant 4 mois ; une crise légère et courte survient en juillet, après la 1re injection à 0,60 ; l'injection suivante détermine un état nauséeux avec douleurs épigastriques pendant 8 jours. Parmi les injections antérieures, très peu ont été suivies de nausées ou même de vomissements.

De mars à juillet 1914, M. Moi engraisse de 2 kg. 240.

M. Hél. (38). Ce malade, atteint d'un tabes ancien (troubles oculaires en 1899), est vu en septembre 1913. Les troubles gastriques remontent à 1907. Au moment du traitement, ce sont des crises, survenant à peu près tous les mois. Elles sont annoncées le matin au réveil par un malaise; puis surviennent des douleurs violentes, qui aboutissent à des vomissements.

Dix-huit injections sont faites, les doses de 1 gr. 05 et 1 gr. 20 sont atteintes à plusieurs reprises. *Elles ne sont suivies d'aucun phénomène réactionnel d'origine stomacale.* A la fin du traitement, en mars 1914, *on note que tous les phénomènes gastriques ont disparu.*

En 3 mois et demi, le malade a gagné 4 kilogrammes.

M. Dam. (34). Le tabes remonte à 1892, c'est-à-dire à 20 années. Les troubles gastriques, qui en ont marqué le début, se sont atténués sous l'action d'un traitement mercuriel.

En 1913 (juillet) ce sont des douleurs, sans vomissements, survenant le matin, précédées par un ténesme rectal; le malade les calme par des injections de morphine.

Le traitement a compris 14 injections en 3 séries (0,20 + 0,30 + 0,45 + 0,75 + 0,90 — 0,45 + 0,75 + 0,90 + 0,90 — 0,60 + 0,60 + 0,75 + 0,90 + 0,90). Il a donc été moins énergique et moins long que chez le malade précédent.

Une crise gastrique violente, provoquée par une alimentation intempestive, suit la 2e injection de la 1re série. La 4e est également suivie d'une crise. Les réactions gastriques sont nulles au cours de la 2e et de la 3e séries; une grande crise, avec vomissements, qui dure 6 jours, se produit dans la période de repos.

L'action thérapeutique a été évidente, dans ce cas comme dans le précédent, et s'est traduite par l'atténuation des douleurs gastriques du ténesme rectal ; le malade a pu réduire les doses de morphine, l'état général est devenu meilleur.

M. Mil. (84). Les crises gastriques, qui ont marqué le début du tabes, remontent à 1902 ; elles se produisent tous les 3 ou 4 mois; elles peuvent durer une dizaine de jours, empêchant toute alimentation. État dyspeptique (brûlures, nausées) dans l'intervalle, constipation. La 1re série (0,30 + 0,60 + 0,90 × 2) ne provoque pas de crise et est suivie d'une amélioration immédiate. Le malade engraisse, il n'a plus de brûlures d'estomac, ni de nausées, la constipation disparaît elle-même.

Les séries suivantes sont faites presque toujours aux doses de 0 gr. 90. Après la 4e on note *que les troubles gastriques ont disparu depuis le début.*

Le traitement est poursuivi, mais d'une façon irrégulière, la dose de 1 gr. 20 est parfois atteinte. Il n'est plus question de troubles gastriques, sauf à la fin de février 1914; une « crise » avec vomissements, durant trois jours, survient après une période de 2 mois sans traitement. Celui-ci est repris, il n'y a pas d'accident nouveau jusqu'en 1916.

Ce cas peut être rapproché du premier, par la netteté de l'action thérapeutique.

M. Pan. (85). Les troubles gastriques, précédés par des douleurs fulgurantes à partir de 1908, datent de 1910. En 1912, le malade présente des crises douloureuses violentes, précédées et accompagnées de nausées, puis de vomissements qui se répètent 25 ou 30 fois dans une journée. Ces accidents s'accompagnent de ténesme rectal. Dans l'intervalle des crises, borborygmes, état nauséeux, sensation de constriction gastrique.

Une 1re série (0,30 + 0,60 + 0,90 × 2) provoque deux crises gastriques, l'une après la 2e, l'autre après la 3e injection. Nausées après les autres.

Au cours de la 2e série (0,60 + 0,90 + 1,20); de la 3e (0,90 × 2 + 1,20) et de la 4e (0,90 + 1,20 × 2) pas de crises, nausées après les injections. En novembre 1913, onze mois après le début du traitement, le malade n'a pas eu de véritable crise, depuis celles qui se sont produites au cours de la 1re série.

Les injections de la 5e série (0,60 + 0,90 × 3), faites après une interruption de traitement de 4 mois, provoquent des nausées, suivies assez souvent de vomissements.

La 1re injection de la 6e, faite en décembre 1913 (0,60) est suivie d'une grande crise gastrique; il n'y en a pas après les autres (0,90 × 3 + 1,20), et les phénomènes réactionnels habituels s'atténuent. En mai 1914, après 2 nouvelles séries on note que le malade n'a pas eu de crise depuis le mois de décembre. La sensation de constriction persiste. Le malade a engraissé de plus de 3 kilogrammes depuis cinq mois.

On peut rapprocher de ce cas, au point de vue des résultats du traitement et des phénomènes réactionnels, l'observation, malheureusement sommaire, de M. Dew. (70).

J'exclus une observation, celle de M. Gr. (37) dans laquelle les troubles gastriques, qui ont cédé au traitement, se rattachent plutôt à un début de cirrhose, éthylique et syphilitique, qu'à un tabes gastrique.

Dans tous les faits qui précèdent, les résultats ont été excellents, les phénomènes réactionnels n'ont rien eu de particulièrement pénible. Cependant la technique a été sévère, dans tous les cas ; les doses normales (0 gr. 90) ont été souvent dépassées chez plusieurs malades. Si l'on se conforme aux règles que j'ai indiquées dans un chapitre précédent, on sera amené à traiter les malades atteints de tabes gastrique d'une manière un peu moins énergique, surtout au début de la cure.

Voici par contre un cas dans lequel les phénomènes réactionnels ont été d'une intensité extrême, et dans lequel le traitement, fait avec moins d'énergie que dans les précédents, aurait dû être mené moins énergiquement encore.

M. Mar. (41). 1re crise gastrique ayant marqué le début du tabes à la fin de 1909, 2 ou 3 crises en 1910, de même en 1911 et 1912. En 1913, elles deviennent plus fréquentes.

Elles commencent par des nausées, puis surviennent des douleurs violentes avec hyperesthésie cutanée et vomissements. L'intolérance gastrique est absolue pendant un jour ou deux. Les vomissements cessent, mais les douleurs et les nausées disparaissent beaucoup plus lentement.

Etat nauséeux habituel le matin. Troubles intestinaux (constipation, coliques).

Une 1re série de 6 injections est faite (0,15 + 0,25 + 0,45 + 0,75 × 2 + 0,90). Vomissements après la 1re, sensations douloureuses gastriques après la 3e, grande crise, qui dure 8 jours après la 4e.

2e série : 0,30 + 0,60 × 2 + 0,75. Grande crise (durée 8 jours) après la 2e. Nouvelle crise (durée 7 jours) après la 4e.

La 3e série ne comprend que 2 injections à 0,60. Chacune est suivie d'une crise. Au cours de la 4e série (0,45 + 0,75 + 0,90) crise après la 1re injection, réactions moindres après la 2e. Deux injections à 0,30 faites le 20.5.14 et le 8.6.14 provoquent des réactions gastriques violentes et prolongées.

Cependant le malade a engraissé légèrement depuis le début du traitement, l'état nauséeux du matin, les douleurs intestinales ont disparu.

Il semble que dans un cas pareil, il aurait mieux valu répéter plusieurs fois les injections à une même dose, quand la première provoquait une crise ; on remarquera en outre que la sensibilité du malade s'est accrue au cours du traitement, puisque des injections à 0 gr. 30 faites en mai 1914 ont amené des réactions violentes que n'avaient pas provoquées des injections faites aux mêmes doses à une date antérieure.

Des réactions gastriques encore plus violentes ont été observées chez M. Mar. (16), mais il s'agit d'un cas absolument exceptionnel et qui ne peut être comparé à aucun autre.

Il me semble qu'il n'y a pas lieu de s'étendre longuement sur les conclusions que l'on peut tirer des faits qui précèdent : les résultats utiles du traitement se passent de commentaires[1].

Troubles rectaux. — J'ai mentionné à plusieurs reprises l'observation de Mad. Dir. (82). Chez cette malade, l'atténuation des troubles sensitifs et moteurs fut rapide et franche, mais le ténesme rectal, qui présentait au début un caractère d'intensité extraordinaire et obligeait la malade à se présenter à la selle 200 ou 300 fois par jour, au dire du mari, fut extrêmement rebelle — et s'aggrava de nouveau après quelques périodes d'amélioration. A la fin du traitement (73 injections), ce symptôme a cédé comme les autres — en 1916, un an après la suspension des injections, le ténesme est parfois nul pendant vingt-quatre heures consécutives, plus souvent la malade sent quelques épreintes, peu pénibles, qui durent une heure ou deux, et disparaissent quand elle a été à la selle.

Des troubles rectaux sont notés dans d'autres observations. Chez M. Pie. (54), la contractilité de l'ampoule rectale tend à redevenir

1. Il existe dans mes documents une observation intéressante au point de vue de l'action du traitement mercuriel dans le tabes gastrique : M. Pen. (53).

normale au cours du traitement. Chez M. Pan. (85), le ténesme, qui accompagne les crises gastriques, disparaît en même temps que celles-ci. V. également l'observation de Mad. Bl. (81).

F. — TABES ET SYPHILIS CÉRÉBRALE
(MÉNINGITE SIMPLE, PARALYSIE GÉNÉRALE, TROUBLES PSYCHIQUES)

Parmi les symptômes d'origine méningée, les plus intéressants, en dehors de la céphalée et de la rachialgie, qui sont fréquentes chez les tabétiques et obéissent au traitement comme les douleurs des membres, sont d'ordre psychique.

On observe souvent des symptômes « neurasthéniques » ; je les ai constatés chez une dizaine de mes malades; ils n'ont pas été recherchés avec attention chez tous les autres. Il s'agit surtout de dépression, de tendance à la tristesse et au découragement, de sensations de fatigue physique et intellectuelle; les facultés de travail diminuent, les malades se plaignent parfois d'une diminution de la mémoire.

Chez un de mes malades soumis au traitement mercuriel intensif, M. Len. (15), j'ai noté le retour de l'activité physique et intellectuelle, de même que chez un autre tabétique traité par l'arsénobenzol, M. Goss. (63). Ces deux malades étaient instituteurs; la carrière du premier, atteint d'une forme des plus graves et rebelle, avait été entravée par le développement du tabes. Actuellement l'un et l'autre exercent leur profession dans des conditions tout à fait normales.

M. Fed. (62) est un « intellectuel », triste, sombre, depuis le début de l'affection spinale. Au cours de l'observation, on note un état de fatigue permanente, la diminution de la mémoire. Après la 5ᵉ série l'activité intellectuelle reparaît, la tristesse diminue.

Chez ce malade l'intensité des phénomènes tabétiques ne justifie pas et n'explique pas l'importance des phénomènes neurasthéniques, une paralysie générale se développera peut-être dans l'avenir (la séroréaction sanguine est *hyperpositive* avant le traitement et s'abaisse lentement au cours de celui-ci; la séroréaction du L. C. R. est *hyperpositive*).

M. Arb. (31), a reçu un traitement court (14 injections). Dès la fin de la 1ʳᵉ série, on note que le malade a retrouvé des forces, de l'appétit, de la gaieté.

De même, chez M. Pen. (53), on constate, après la 4ᵉ série d'injections, une amélioration franche de l'état moral (idées sombres, dégoût du travail, fatigue au réveil avant le traitement).

M. Lec. (72), atteint d'une forme grave, d'origine hérédosyphilitique, retrouve au cours du traitement la gaieté, l'entrain, le goût du travail. La mémoire redevient bonne ; « il peut calculer de tête sans hésitation ».

M. Cha. (76), retrouve de même la mémoire au cours du traitement.

M. Mil. (84), accuse avant le traitement de la tristesse, de vagues idées de suicide : ces symptômes disparaissent après la 1ʳᵉ série.

Le terme « neurasthénie », qu'on applique en général aux symptômes que je viens d'énumérer et à quelques autres qu'on peut relever également chez les tabétiques, par exemple les troubles sexuels, présente un très grave inconvénient : il implique encore pour le médecin une origine inorganique. On attribue trop facilement les phénomènes neurasthéniques, chez les tabétiques, au mauvais état moral que déterminent chez les malades les douleurs dont ils souffrent, à la connaissance qu'ils ont de leur maladie, de l'avenir qu'elle prépare ; on méconnaît ainsi les causes matérielles, organiques, qui sont le point de départ. L'action du traitement sur les troubles neurasthéniques ne doit pas être attribuée simplement à la direction morale qui est donnée aux malades, à la perspective d'une amélioration franche et durable, confirmée par l'atténuation de certains symptômes tels que les douleurs.

Chez tout malade atteint d'une affection nerveuse de nature organique, tout symptôme de dépression physique doit être attribué *a priori* à une altération matérielle. Chez tout malade qui ne présente pas d'altérations organiques certaines, l'existence de ces altérations doit être admise *a priori* et recherchée avec soin par les méthodes de laboratoire les plus sûres et les plus précises. Cette règle s'impose aux médecins et, avant tous, aux aliénistes, depuis que le rôle de la syphilis et d'autres infections, à l'origine de troubles psychiques attribués autrefois à des causes inorganiques, est devenu certain.

La neurasthénie des syphilitiques est connue de longue date, sa fréquence, qui est extrême, reste encore ignorée. Elle obéit au mercure et mieux encore à l'arsénobenzol. Elle s'explique par des lésions matérielles, et non des causes morales qu'on peut invoquer et qu'on a le tort d'invoquer comme cause exclusive, dans chaque cas particulier chez les tabétiques.

Les psychoses, qui peuvent s'associer au tabes ont été étudiées par plusieurs auteurs, récemment par le Dʳ TRUELLE. Elles sont, comme la neurasthénie elle-même, la conséquence de lésions méningées. J'en ai observé un exemple chez un de mes malades, M. Bl. (25). Le traitement ne fut suivi d'aucune amélioration, mais fut fait sans suite et sans une énergie suffisante.

L'état d'optimisme marqué, l'exagération des *réflexes rotuliens* associée à une inégalité pupillaire et au signe d'ARGYLL auraient pu faire penser à une paralysie générale. Mais les troubles de la parole, le tremblement faisaient défaut, et surtout on ne constatait pas dans le sang ni dans le liquide céphalorachidien la séroréaction forte qui est absolument de règle chez les paralytiques généraux.

Comme le tabes, auquel elle s'associe assez souvent, la paralysie générale remonte au début de l'infection spirillaire. Parmi les malades non soignés et mal soignés, c'est-à-dire dans l'immense majorité des cas de syphilis, certains présentent, dès la fin de la période primaire, une infection plus active que les autres au niveau du système nerveux ; trois ou quatre mois après le chancre, l'examen du liquide céphalorachidien révèle une séroréaction positive. Parmi ces malades se trouvent, à n'en pas douter, ceux qui deviendront paralytiques généraux et qui présenteront, normalement, une séroréaction hyperpositive du liquide céphalorachidien, associée à une grande infection syphilitique que révèle l'état du sérum sanguin. Quelques-uns sont atteints simultanément, quelques autres successivement, de tabes et de paralysie générale.

La séroréaction céphalorachidienne n'est pas constante chez les tabétiques, mais elle est fréquente et souvent forte. S'il faut chercher, dans tous les cas, à faire disparaitre les symptômes cliniques, la séroréaction sanguine, il est surtout nécessaire de chercher à supprimer les altérations *les plus rebelles* du liquide céphalorachidien (séroréaction, globulines, excès d'albumine), de manière à prévenir le développement ultérieur d'une méningoencéphalite diffuse.

J'ai soigné deux malades atteints simultanément de tabes et de paralysie générale[1], l'un, M. Car (61) était atteint d'une méningoencéphalite récente, dont le diagnostic aurait pu être discutable s'il avait été fondé sur les troubles psychiques seuls. Le résultat thérapeutique, au point de vue mental, fut des plus nets, le traitement a été interrompu malheureusement par la guerre.

Chez M. Alb. (1), la paralysie générale était plus ancienne et surtout beaucoup plus caractérisée, le malade était déjà dans un état de grande dépression physique et mentale au moment où les injections d'arsénobenzol furent commencées. Celles-ci furent suivies d'une « aggravation » caractérisée par des troubles semi-démentiels avec incontinence d'urine et des matières fécales, etc. aggravation comparable à celle qu'on peut observer chez les tabétiques, et qui reconnaît le même mécanisme[2] (v. p. 127).

G. — Troubles oculaires, auriculaires et bulbaires

Les ophtalmologistes sont mieux préparés que les autres médecins à comprendre l'importance de l'observation précise et méthodique des faits. Cependant, la syphilis oculaire représente, parmi

---

1. Sur la question du traitement de la paralysie générale v. Lereude Domaine, traitement et prophylaxie de la syphilis. Chap. VI, *Loco citato*.

2. Ce malade est mort depuis ; peut-être faut-il accuser de ce dénouement l'insuffisance du traitement à partir du moment où sont survenus des phénomènes d' « aggravation ».

Je n'ai pas vu de fait comparable, chez les paralytiques, déjà assez nombreux, que j'ai traités régulièrement. J'ai observé, chez un de mes malades, l'apparition brusque d'un délire ambitieux, au début du traitement par l'arsenobenzol. Je n'ai pas de renseignements sur les événements ultérieurs, le malade ayant été interné.

Ces accidents délirants graves ont été signalés de côté et d'autre ; ils sont rares, si j'en juge par ma statistique personnelle ; quelques auteurs qui ne paraissent pas avoir traité de nombreux malades et n'ont peut-être pas apporté une énergie suffisante à leur traitement, veulent cependant qu'ils soient fréquents et en prennent texte pour condamner l'emploi du traitement antisyphilitique dans la paralysie générale.

les diverses formes de la syphilis, celle dont le traitement est le plus discuté ; on rencontre à son sujet les opinions les plus opposées et les plus contradictoires. Ce désordre disparaîtrait, si les ophtalmologistes acceptaient la méthode que Monax a exposée en termes excellents au dernier Congrès de la Société française d'ophtalmologie.

Monax, montrant des graphiques établis à l'aide des faits de syphilis oculaire traités par le 606, s'exprime ainsi :

« Les discussions que nous venons d'entendre, les opinions contradictoires au sujet de médicaments identiques, nous prouvent qu'en matière de thérapeutique, les médecins ne peuvent s'affranchir de l'interprétation subjective et qu'il y aurait un intérêt majeur à faire pour la thérapeutique humaine ce que l'on fait dans les recherches expérimentales en thérapeutique ».

Il serait évidemment utile d'apporter des faits nombreux *et recueillis en série* relatifs aux diverses affections oculaires que l'on peut observer chez les tabétiques traités par l'arsénobenzol et de comparer les résultats obtenus chez des malades semblables traités par le mercure, *à la condition que les agents thérapeutiques aient été employés l'un et l'autre d'une manière correcte.*

Le désordre qui règne en thérapeutique, et dont le traitement de la syphilis oculaire ne nous offre qu'un faible exemple, est dû au rôle que joue la personnalité des auteurs dans les débats, et à l'importance que l'esprit médical apporte à des affirmations dont la valeur résulte parfois du prestige qui est accordé à l'homme dont elles émanent, en raison de ses titres et de ses facultés verbales ou littéraires, et non de sa valeur réellement scientifique, c'est-à-dire de ses qualités de méthode et de rigueur.

Des recherches menées dans un esprit nouveau sont partout nécessaires ; elles exigent malheureusement beaucoup de patience et une certaine discipline mentale.

La question du tabes optique. — La question du tabes optique, que la plupart des ophtalmologistes déclarent encore incurable, reste cependant à l'ordre du jour, à en juger par les discussions du dernier Congrès d'ophtalmologie de Paris (1914) [1].

Le D' Don, rapporteur, rappelait que l'atrophie des nerfs optiques est la plus redoutable de toute les manifestations de la syphilis oculaire. Il existe des cas nombreux où elle s'arrête dans son cours, mais on ne peut jamais dire d'avance que tel ou tel cas pourra être arrêté par un traitement.

Frenkel a constaté chez un malade une amélioration nette, à la suite d'un traitement mixte *très prolongé* : l'acuité visuelle passant de 1/30 à 1/8. (Galezowski répétait qu'il faut traiter l'atrophie optique par des frictions pendant deux ou trois ans).

Gorbounow a eu un résultat favorable dans quatre cas. Otshaponski affirme que l'arsénobenzol aggrave l'atrophie. Lacapère déclare avoir enrayé l'atrophie dans deux cas, Fromaget considère l'action thérapeutique comme fort douteuse. Polack a obtenu un beau résultat dans un cas d'atrophie optique. (Mais il n'est pas sûr que le malade ait été syphilitique, ni que l'amélioration n'ait pas été spontanée, l'étude du sérum sanguin et du liquide céphalorachidien n'ayant pas été faite).

Don lui-même, chez une malade atteinte de paralysie générale au début traitée par l'arsénobenzol (2 injections à 0 gr. 45), après atrophie optique gauche, n'a pas vu se produire d'atrophie droite. Par contre, chez un paralytique général, atteint d'atrophie progressive, la cécité devint complète malgré les injections.

Farnabier a vu dans un cas où le diagnostic fut établi *dès le début* l'évolution s'arrêter à la suite d'injections d'arsénobenzol : l'auteur n'indique malheureusement ni le nombre, ni les doses. Dans les autres cas observés par cet auteur, l'affection avait dépassé la période initiale.

Valois et Lemoine n'ont pas eu de résultats favorables chez leurs malades : ils ont fait quelquefois jusqu'à dix injections d'arsénobenzol.

La discussion qui a suivi la lecture du rapport que je viens de résumer a apporté de la lumière sur quelques points.

---

1. G. Steinheil. Paris 1914.

Babinski et Chaillous ne paraissent pas croire à l'arrêt spontané du processus chez les malades atteints d'atrophie optique, et l'attribuent, quand le malade a encore conservé une bonne acuité visuelle, à l'emploi du mercure, (injections intraveineuses de cyanure ou calomel). Lorsque l'acuité visuelle est réduite à quelques dixièmes, par contre, la cécité parait fatale.

Les observations de Rochon Duvigneaud sont plus précises. Cet auteur n'a jamais constaté d'effet nocif qu'on puisse attribuer à l'arsénobenzol, mais, d'autre part, il n'a jamais vu d'effet utile dans l'atrophie optique, *quel que soit le stade auquel on commence le traitement.*

Rochon Duvigneaud a injecté chez quelques malades 4 et 5 grammes et même atteint dans un cas 8 gr. 75 (néoarsénobenzol). Trois malades avaient encore une acuité visuelle de 1/8 à 2/3. L'auteur ne conclut pas à l'abstention thérapeutique, bien au contraire, mais conseille de traiter les malades par le néoarsénobenzol dès l'apparition du signe d'Argyll.

Fromaget admet de même la non nocivité et l'inefficacité.

Abadie a observé un cas d'atrophie double dans laquelle le développement du processus fut arrêté par des injections mercurielles intraveineuses, renouvelées pendant sept ans ; à la fin, des ponctions lombaires répétées donnèrent un bon résultat.

On voit que tous les auteurs ne sont pas d'accord. Seul, Rochon Duvigneaud semble avoir fait des traitements soutenus ; malheureusement il n'indique pas les doses ; l'effet de 2 injections à 0 gr. 45 n'est pas celui d'une injection de 0 gr. 90 et on ne peut conclure à l'incurabilité de l'atrophie optique, même dans ses périodes avancées, sans avoir soumis les malades à des traitements aussi énergiques que des tabétiques graves, ou des paralytiques généraux, pendant un an par exemple et en atteignant ou dépassant les doses de 1 gr. 20 chez des malades de poids moyen (60 kilogrammes), ce qui représente au total 20 ou 30 grammes de néoarsénobenzol.

Les contradictions qui existent entre les opinions émises par Babinski et Chaillous et celles de Rochon Duvigneaud sont explicables. Il est probable que tous les ophtalmologistes n'accordent pas le même sens au mot *période initiale* de l'atrophie optique. On peut constater d'autre part que les uns semblent attribuer au processus une marche progressive et régulière, les autres parlent d'arrêts spontanés ou d'origine thérapeutique.

* *

Aucun fait ne démontre jusqu'ici que le TABES OPTIQUE soit curable par l'arsénobenzol ni même par le mercure.

Mais nous ne pouvons admettre, sans preuve suffisante, l'incurabilité d'une affection syphilitique grave, toute affirmation dogmatique à ce sujet empêchant les médecins d'apporter dans le traitement des malades la confiance et l'énergie sans lesquelles aucun succès ne peut être obtenu — et nous devons ajouter que rien ne démontre l'incurabilité du tabes optique par l'arsénobenzol, *bien manié*, en particulier dans les périodes initiales (au sens de BABINSKI et CHAILLOUS).

L'observation qu'on trouvera dans mon dossier (M. Spe. (68), concerne un malade *bien traité* (29 injections dont 7 à la dose de 1 gr. 20).

Mais il s'agit d'une observation unique ; en outre d'un cas où l'atrophie optique était déjà très avancée au moment où le traitement a été commencé. Les doses de 1 gr. 35 et 1 gr. 50 auraient pu être atteintes comme chez les paralytiques généraux.

L'observation de M. Rey. (24), montre à quel point il importe d'exercer une surveillance rigoureuse sur la vision des tabétiques. (v. Chap. V. Direction morale, p. 143).

* *

On sait qu'à l'opposé des lésions rétiniennes, les paralysies oculomotrices qui précèdent ou accompagnent le tabes sont, dans un grand nombre de cas, facilement curables, et parfois même disparaissent spontanément. Elles appartiennent surtout à la période préataxique, et sont souvent antérieures aux douleurs elles-mêmes. Des malades que j'ai soignés, un certain nombre ont présenté des accidents oculo-paralytiques avant l'époque où ils se sont confiés à mes soins.

Les observations dans lesquelles il est fait mention de troubles oculaires en activité ne sont pas en général très précises au point de vue des résultats du traitement par l'arsénobenzol, en dehors de celles de M. Mor. (20) : disparition de ptosis et de la diplopie après 5 injections (les troubles visuels étaient récents), de M. Gro. (37) : diminution de la diplopie et de la fatigue oculaire après 15 injections. Chez M. Pan. (85), des brouillards visuels disparaissent. Les résultats du traitement sont moins nets ou ne sont pas indiqués chez Mad. S. (75), M. Car. (61), Mad. Chan. (33). État stationnaire chez M. Hél. (38).

Des faits observés par les ophtalmologistes chez des tabétiques *traités d'une manière correcte* auraient assurément plus de valeur parce qu'ils auraient plus de précision.

.˙.

Les troubles auriculaires, dont on connaît la fréquence, paraissent quelquefois rebelles au traitement par l'arsénobenzol, même quand il est prolongé.

Mad. S. (75), atteinte de céphalées persistantes et violentes, présente d'autre part des bourdonnements et des tintements d'oreilles (bruits de sirène, de marteau) depuis 1908. Les céphalées disparaissent dès le début du traitement (1912), pour reparaître passagèrement après une période de repos prolongée. Les bourdonnements persistent au contraire, et sont encore signalés après la 6ᵉ série.

Mais, chez M. Goss. (63), un état de vertige, permanent avant le traitement, associé à des troubles bulbaires, a disparu à la fin de la cure.

De même chez M. Lho. (64).

Chez M. Dio. (71), disparition après la 2ᵉ série d'étourdissements qui existent avant le traitement.

Chez Mad. Sen. (79), un état vertigineux permanent disparaît d'une manière presque complète après un traitement prolongé et régulier (35 injections).

Chez Mad. Dir. (82), l'audition, affaiblie d'un côté avant le traitement redevient rapidement normale.

Chez M. Mac. (83), disparition de bourdonnements d'oreilles après un traitement prolongé (42 injections).

Chez M. Pan. (85), disparition de sensations auditives anormales (bruit de vapeur) : traitement long, mais discontinu (31 injections).

Les troubles bulbaires sont surtout associés aux formes graves du tabes et surtout à celles où la séroréaction est fortement positive.

Ces troubles se sont améliorés dans tous les cas où ils ont été observés, sauf chez M. Mar. (16) : tabes mortel où les accidents étaient d'une intensité excessive et chez M. B. (47) : phénomènes d'aggravation à deux reprises, passagers du reste.

Je reviendrai plus loin sur ce malade (v. p. 130).

Chez M. Mill. (18) : disparition d'accès de toux avec suffocation.

M. Goss. (63) : des ictus laryngés, une toux coqueluchoïde, cèdent au traitement.

Chez M. Fab. (77) : voix cassée, toux sèche avant le traitement ; à la fin, la voix reste un peu voilée, mais la toux a disparu.

Chez Mad. Bl. (81) : crises laryngées avant traitement, qui se sont atténuées d'elles-mêmes dans la période qui a précédé celui-ci ; à la fin la toux est rare et peu intense, l'observation signale la diminution de sensations d'oppression.

Mad. Dir. (82). Crises laryngées frustes, qui disparaissent au cours du traitement.

Enfin M. Mil. (84), est débarrassé de sensations d'oppression qui paraissent d'origine bulbaire[1].

II. — Troubles trophiques

Une de mes observations est intéressante au point de vue de la pathogénie des troubles trophiques chez les tabétiques ; je fais

[1]. Ces faits peuvent être retenus à titre d'indication par les otologistes et permettent de prévoir les résultats qu'on obtiendra dans le traitement de la syphilis auriculaire, quand on la soignera sans se laisser arrêter par l'apparence rebelle des symptômes et dans le même esprit que la syphilis nerveuse en général.

allusion à celle de M. Mil. (84). Après la 4° série, on note une hypertrophie considérable du gros orteil droit avec œdème du pied. Il s'agissait purement et simplement d'une lymphangite, qui disparut grâce au repos complet et à des pansements aseptiques. Mal soignée, elle aurait pu devenir le point de départ de lésions du membre qu'on aurait attribuées purement et simplement à l'action nerveuse.

L'action des traumatismes, de l'infection, à l'origine des troubles « trophiques » a été signalée de longue date par les dermatologistes, en particulier par Jacquet et par moi-même[1] ; il ne semble pas que les neurologistes lui aient accordé toute l'attention qu'elle mérite. Peut-être découvrira-t-on un jour que le « mal perforant » chez les tabétiques n'est autre chose qu'une lésion syphilitique, qui prend des caractères anormaux en raison d'un mauvais état de nutrition locale. Cette hypothèse s'appuie déjà sur les faits qu'on observe au cours du traitement par l'arsénobenzol. Parfois un mal perforant qui semblait guéri reparait [obs. de M. Hél. (38)], ou s'aggrave [obs. de M. Mer. (73)] : les phénomènes peuvent être attribués à la réaction de Herxheimer. Parfois un mal perforant guérit au cours du traitement (obs. de M. Lieb. (40).

Je rappelle que plusieurs auteurs ont déjà signalé des cas de guérison de mal perforant sous l'influence de l'arsénobenzol ; le Dr Montigny m'a communiqué une observation dans laquelle un mal perforant chez un tabétique disparut au bout de 8 injections (0 gr. 10, 0 gr. 15, 0 gr. 20, 0 gr. 30, 0 gr. 45, 0 gr. 60, 0 gr. 75, 0 gr. 90 (911)). Une récidive survint au bout de huit mois et guérit par un nouveau traitement.

I. — ÉTAT GÉNÉRAL

J'ai indiqué que l'amaigrissement est fréquent chez les tabétiques et est à peu près de règle dans les cas où la séroréaction est forte ($W = + + + + +$), c'est-à-dire dans ceux ou l'infection générale est

---

1. Leredde. Le rôle du système nerveux dans les dermatoses. *Archives générales de Médecine*, 1899.

intense, et où les lésions du système nerveux sont en évolution progressive.

La déchéance organique s'arrête sous l'influence du traitement,
les malades cessent de maigrir (M. Charp. (76) ; l'engraissement
est fréquent, mais reste en général modéré (obs. de Mad. Dir. (82).
Parfois il s'explique par la disparition de douleurs violentes,
empêchant le sommeil (Mad. Dho. (26), parfois par la disparition
de troubles gastriques. Chez la plupart des malades atteints de
tabes gastrique, l'augmentation de poids est des plus nettes.

Un fait intéressant, dans lequel il n'existait ni douleurs intenses,
ni troubles gastriques ou intestinaux importants. est celui de
M. St. P. (78). Après le début du traitement, ce malade a maigri. Cet
amaigrissement n'a pas été l'effet du traitement, mais s'est produit malgré celui-ci ; la diminution du poids ayant précédé la cure
ne s'est arrêtée qu'au bout de six mois, et après 22 injections.
Puis le malade, *sous l'influence du traitement,* a retrouvé 5 kilogrammes. Cette observation fournit un bel exemple en faveur de
l'utilité du traitement prolongé.

Chez M. Dio. (71), l'engraissement a été au contraire immédiat.
Le tabes était moins intense que dans le cas précédent, la séroréaction a cédé rapidement à l'arsénobenzol.

Un malade, que j'observe de date récente, M. Leb (12) a augmenté
de 6 kilogrammes du mois de janvier au mois d'avril 1917 (poids
initial, 55 kgr. 150).

Mad. Rou (45) a augmenté de 3 kilogrammes en cinq mois (poids
initial 39 kgr. 900).

La disparition des sensations de fatigue, notée dans quelques
observations, paraît fréquente.

III

LA QUESTION DES AGGRAVATIONS

On parlait, il y a quelques années, quelques auteurs parlent
encore d' « aggravation » du tabes, dans les cas fréquents où des

phénomènes réactionnels provoqués par le traitement suivent les injections et disparaissent en peu de jours. Bénins ou violents, nous savons aujourd'hui qu'ils n'ont rien à faire avec une aggravation véritable.

Lorsque la direction morale, qui doit être donnée au malade (v. chap. vi) a été nulle ou peu précise, celui-ci, non averti ou mal averti des inconvénients du traitement, perd confiance, croit du reste, comme le médecin non prévenu peut le faire, à un mauvais résultat et abandonne la cure.

On peut retenir comme faits d'aggravation ceux dans lesquels l'état du malade peut être considéré comme moins bon à la fin qu'au début du traitement, et où l'exagération de certains symptômes a pris un caractère persistant.

Ces faits sont rares, à en juger par le petit nombre que j'ai relevés, et d'explication facile. L' « aggravation » porte en effet sur des symptômes qui existaient déjà ; *elle n'est pas due à des symptômes nouveaux.* Ceci fait déjà penser à la réaction de HERXHEIMER : l'analyse des observations démontre que ce mécanisme intervient, tout comme dans les faits ou l'exagération des symptômes est passagère.

Reportons-nous à l'observation d'une malade, Mad. S. (75), chez laquelle des périodes d'« aggravation » surviennent à deux reprises au cours du traitement. Ce fait permet à lui seul d'interpréter les autres.

Suivant les phases de la maladie, on peut parler successivement chez Mad. S. d'amélioration ou d'aggravation considérable.

Il s'agit d'un cas de tabes déjà ancien, reconnu en 1901, de forme essentiellement douloureuse, traité par le mercure d'une manière soutenue. A la fin de 1912, la malade présente des maux de tête si violents que l'on pense à une méningite aiguë.

Les céphalées disparaissent au cours d'une 1re série d'injections (0.20 + 0,40 + 0,60 (606) + 0,90 (914). Une 2e série a lieu en janvier 1913 (0,30 + 0,60 × 2 + 0,75 (914). Les douleurs fulgurantes diminuent : la malade prend en un mois 3 cachets de pyramidon au lieu de 30 qu'elle prenait avant traitement. Une crise douloureuse survient cependant à la fin de février.

Au commencement de mars 1913, 3 injections (0,60 × 2 + 0,90 (914).
Survient alors un état grippal : Mad. S. entre dans une période d' « aggravation » ; elle souffre de céphalées intenses, de douleurs, quotidiennes
et violentes, dans les membres inférieurs et supérieurs.

Une série de 4 injections à doses faibles (0,45), n'amène pas de grands
changements, mais les phénomènes d'aggravation sont passagers ; en
juin, la malade se trouve bien et n'a plus guère de douleurs qu'au moment
des règles. En octobre, état général excellent, douleurs très faibles,
Mad. S. ne prend que 3 ou 4 cachets par mois.

En janvier, à la suite d'une nouvelle grippe, nouveaux phénomènes
d' « aggravation », les céphalées sont violentes. Une série d'injections est
faite en mars à doses faibles (0,20 + 0,30 + 0,45 + 0,60 × 2 (914) ; la
dernière provoque une éruption. Les précédentes ont été suivies de
phénomènes réactionnels pénibles.

En mai, Mad. S. est découragée, se plaint de douleurs quotidiennes ;
la céphalée persiste.

Le traitement est repris cependant ; il est de mieux en mieux toléré,
des injections sont faites à 0,90 sans provoquer de réactions importantes, l'état est certainement meilleur qu'au mois de mars.

J'ai revu cette malade en janvier 1916, enchantée du résultat
obtenu. Les douleurs n'apparaissent guère que tous les quatre ou
cinq mois ; elle n'a pris en 1915, que 36 cachets de pyramidon,
alors qu'elle en prenait, en 1913, parfois 6 dans une seule journée.

A la fin de 1916, l'état de santé reste excellent.

Il est évident que l' « aggravation » a été, à deux reprises, une
aggravation *apparente;* elle s'explique par une exagération passagère du processus tabétique, déterminée, dans ce cas particulier,
plus encore par les infections grippales dont la malade a été
atteinte, que par l'action même du traitement.

Si je n'avais été éclairé par des faits antérieurs et tout ce que
je savais de la réaction de HERXHEIMER, j'aurais pu attribuer l'aggravation au traitement même, croire à un mauvais résultat et
interrompre la cure. La malade était découragée, j'ai dû engager
formellement ma responsabilité en reprenant les injections.

Dans les autres cas où j'aurais pu croire de même à une aggravation, il n'est pas question d'état grippal.

Un autre fait embarrassant concerne un malade (M. Sch. (56), dont le tabes semble remonter à plus de 20 ans ; forme douloureuse avec troubles oculaires (ptosis), crises gastriques passagères, troubles génitaux. Les troubles s'étendent au thorax sous forme de douleurs en ceinture, des plus persistantes, des plus intenses.

Une 1re série d'injections est faite en décembre 1912 (0,30 + 0,60 + 0,90 × 2 (914), une 2e série en mars (0,60 + 0,90 × 2), une 3e en avril (0,90 + 1,20 × 2), une 4e en mai et juin (0,90 + 1,20 × 2). Ces injections provoquent des phénomènes réactionnels extrêmement pénibles.

En juin on note la disparition des douleurs fulgurantes, mais les douleurs en ceinture sont extrêmement pénibles et presque constantes : le malade éprouve une sensation d'étau d'une façon à peu près permanente. Au mois de juillet, on essaye de faire une série à doses faibles et on pratique 3 injections à 0,45 : la dernière détermine une réaction douloureuse extrêmement pénible. Jusqu'à la fin de l'année, le malade est resté sans traitement.

Au mois de janvier 1914, il est mieux : les douleurs thoraciques elles-mêmes se sont atténuées. On fait 3 injections à 0,30 (914) qui provoquent des réactions douloureuses. Au mois de mai, je revois le malade, *qui n'a plus de douleurs fulgurantes au niveau des membres inférieurs*, mais chez lequel les douleurs thoraciques sont certainement plus intenses qu'elles n'étaient avant le début du traitement. Celui-ci est suspendu.

L'exagération des douleurs thoraciques s'explique par une réactivation spinale ; il aurait été logique de faire de nouvelles injections, et j'aurais obtenu, sans doute, le consentement du malade, s'il s'était agi de phénomènes non douloureux, et si je les lui avais fait prévoir avant d'entreprendre la cure. L'ancienneté du tabes, qui remontait à 1892, explique dans une large mesure la difficulté de ce cas. Il faut peut-être tenir compte également de modifications anatomiques déterminées par des traitements réitérés, poursuivis sans méthode et sans persévérance.

Des phénomènes de réactivation, de réaction de HERXHEIMER prolongée expliquent aisément un échec survenu chez un malade atteint de tabes sensitif et moteur. Dans ce cas (M. Vall., obs. 46), le début de l'affection spinale remontait à 1910. Après la 2e série (12 injections), les phénomènes douloureux et les troubles moteurs se sont exagérés, le traitement est abandonné après la 3e série.

Ce malade habitant la province, venait à Paris pour son traitement ; je fus ainsi amené à conduire celui-ci avec trop d'énergie peut-être au cours des premières séries.

Chez un quatrième malade atteint de tabes *ancien*, les phénomènes réactionnels furent plus intenses.

M. B. (47) 48 ans, est atteint d'un tabes atténué par le traitement mercuriel intensif, de forme mixte, sensitive et motrice, avec troubles bulbaires. Séroréaction négative, mais lésions importantes du liquide céphalo-rachidien (W positif, 32 globules blancs par millimètre cube). Le malade ne présente, au moment où la ponction lombaire est faite, aucun phénomène récent.

Le traitement est commencé le 13 octobre 1912 : 4 injections (0,30 + 0,60 + 0,90 × 2) sont faites et déterminent des phénomènes douloureux et une augmentation de l'incoordination pendant 8 jours. Une 2ᵉ série (0,60 + 0,90 × 2) est faite en décembre ; à ce moment la séroréaction est devenue positive ; quelques réactions douloureuses suivent les injections : après le traitement, diminution légère des troubles sensitifs et viscéraux avec amélioration de l'état général. Une 3ᵉ série (0,90 × 3) est faite à la fin de janvier.

Le 15 février 1913 surviennent des vomissements et des vertiges ; l'état nauséeux persiste pendant 36 heures, les vertiges s'atténuent plus lentement ; à la suite, le malade présente des troubles d'équilibre extrêmement marqués, au point qu'il chancelle en marchant dans la ligne droite et risque une chute dès qu'il veut tourner ; même quand il est assis, les mouvements brusques de la tête rompent son équilibre.

En mai, le malade est revu, marchant, mais fort mal : l'atténuation des troubles s'est produite sans aucun traitement. Une nouvelle série d'injections est faite à doses plus faibles que la précédente (0.45 + 0,60 + 0,75 × 2). La dernière injection a lieu le 1ᵉʳ juin. Le 8 éclate une crise laryngée : sensation de picotement à la gorge, la parole est impossible, l'inspiration également, la dyspnée est intense, le tout se termine par une quinte de toux prolongée avec reprise coquelucheoïde. Les crises se répètent une vingtaine de fois par jour pendant 4 ou 5 jours, puis s'atténuent peu à peu.

Il est important de noter qu'il s'agit là d'un phénomène de HERXHEIMER, le malade a eu du reste des crises laryngées, avec toux, un an auparavant. »

Un traitement mercuriel est fait au mois d'août, un traitement ioduré au mois d'octobre. Une ponction lombaire faite le 12 janvier 1914 montre une séro-réaction positive et 19 globules blancs par millimètre cube : albumine et globulines en quantité faible.

Au point de vue des douleurs, de l'état général, de la marche, le malade se déclare, en juillet 1914, franchement amélioré, relativement à l'état où il était avant l'emploi du néoarsénobenzol.

Autre cas de tabes ancien (début 1898) : celui de M. Anx. (obs. 58). Grand tabes de forme motrice, qui s'atténue légèrement au cours du traitement, mais l'amélioration disparaît après la 4° série, à la suite de réactions intestinales violentes et prolongées. Il serait plus juste, en comparant l'état en fin du traitement (24 injections) à l'état initial, de parler d'état stationnaire que d'aggravation.

L'observation de M. Leg. (13) concerne un malade atteint de tabes de forme sensitive, depuis 1906 : sensations de constriction au niveau du tronc, douleurs lombaires et abdominales, de caractère térébrant, s'étendant peu à peu aux régions génitales et aux membres inférieurs, et même au bras gauche. Signe de Romberg, sans autres troubles moteurs. Ténesme rectal et vésical.

Il y a eu probablement une fracture de la rotule droite en 1909.

Au cours d'une 1re série d'injections, faites à doses trop fortes au début (0,30 + 0,60 × 2 + 0,90), les douleurs s'exagèrent. Puis survient une période d'amélioration.

La 2° série est faite également à doses trop fortes (0,60 + 0,90 + 1,20) ; d'autant que la 1re injection détermine des réactions douloureuses violentes, en particulier dans le tibia droit. A la suite apparaît une tuméfaction du genou droit, avec hypertrophie de l'extrémité supérieure de l'os. Le traitement fut repris comme il était naturel, mais à doses encore trop fortes (0,90 + 1,20 × 2) et provoqua encore des réactions douloureuses violentes.

Cette observation date de la fin de 1912 ; les fautes de technique me paraissent maintenant évidentes et expliquent un insuccès qui aurait pu être évité. Le mécanisme de l' « aggravation » n'est pas discutable (Cf. le cas de tabes gastrique de M. Mar. obs. 41).

Un autre exemple d' « aggravation », aussi instructif que celui de Mad. S. concerne un malade (M. Fab. obs. 77), atteint de tabes (douleurs dans les mollets, troubles gastriques et intestinaux) en 1905 ou 1906. Les douleurs s'étendent aux membres inférieurs et au tronc, des troubles moteurs, vésicaux, auxquels s'associe une impuissance complète, apparaissent en 1911. Le malade maigrit de 16 kilogrammes (nous savons que l'amaigrissement est un signe de tabes grave).

Le tabes ne fut reconnu qu'en 1912 (!), et traité par mon ami le Dr Planque, qui fit 40 injections de néoarsénobenzol, Amélioration franche : le malade engraisse, les douleurs, les troubles vésicaux et gastriques s'atténuent.

Le tabes s'aggrave spontanément au cours de la guerre ; un traitement est repris sous ma direction à la fin de juin 1915. Après 15 injections faites en deux séries, amélioration, qui se poursuit après la 3e série, mais le malade se plaint de secousses dans les membres, et de sensations d'étourdissement.

En mon absence, de février à juin 1916, trois séries nouvelles (17 injections) furent faites. Le malade se plaint, pendant cette période, de rachialgie extrêmement pénible, de secousses, de tremblements. L'état nerveux est des plus marqués. Après la 5e série faite en mars, réactions gastriques et intestinales prolongées, diarrhée persistante, vomissements pendant quinze jours. Je revois le malade à la fin de juin et conseille une période de repos de plusieurs mois.

M. Fab. revint me voir un peu plus tôt qu'il n'était convenu — se déclarant en bon état et demandant à reprendre le traitement. — Tous les symptômes pénibles survenus en 1916 ont disparu. L'amélioration des troubles moteurs, vésicaux, s'est accentuée, les troubles vésicaux sont minimes, la santé générale est bonne. Fait important, et qui démontre l'origine spécifique des réactions gastriques et intestinales survenues chez ce malade atteint du reste de troubles gastrointestinaux au moment même où est apparu le tabes : les fonctions intestinales sont devenues absolument normales. Dans ce cas, l'importance des lésions du liquide céphalorachidien était considérable.

Dernier cas, dont l'interprétation a été des plus difficiles : celui de M. Rich. (87). L' « aggravation » des troubles moteurs, signalée chez ce malade, *n'apparaît pas au début du traitement;* elle n'est constatée qu'à partir de la 6e ou 7e série. Les troubles s'exagèrent pendant les périodes de cure, et s'atténuent dans l'intervalle.

J'ai cru d'abord qu'il s'agissait d'une exagération d'origine psychique; une analyse plus précise m'a conduit à l'attribuer encore à une réaction de HERXHEIMER.

Ainsi, dans les faits où l'exagération des symptômes est prolongée, aussi bien que dans ceux où elle est transitoire, cette exagération, *qui porte sur les phénomènes tabétiques eux-mêmes*, s'explique par les altérations déterminées dans le système nerveux par le traitement lui-même. *Elle est passagère.* J'ose à peine dire qu'elle peut être évitée dans quelques cas en atténuant l'énergie du traitement, dans la crainte que le lecteur attribue aux phénomènes réactionnels, dont la valeur est accessoire, même quand ils sont pénibles, trop d'importance et perde de vue le but du traitement, qui est la guérison du tabes lui-même et dont l'énergie est la condition nécessaire.

En fait, on peut prendre pour règle d'atteindre, *dans tous les cas*, les doses normales et de chercher, *toujours*, à les dépasser. Mais, dans des cas RARES, où il existe des réactions intenses, pénibles pour le malade (douleurs, troubles gastriques) ou dangereuses (cardiaques, rénales, bulbaires), — de même que dans les cas où il existe des réactions prolongées, les doses normales seront atteintes lentement, et les séries resteront courtes (trois ou quatre injections), tant que les phénomènes réactionnels n'auront pas été maîtrisés.

En terminant, je fais de nouveau remarquer que dans la moitié des cas dont il vient d'être question, la séroréaction est redevenue positive en cours de traitement [M. B. (17), Mad. S. (75), M. Vall. (46), M. Sch. (56)]. Les phénomènes d'aggravation prolongée, apparente, sont donc à prévoir surtout lorsque la séroréaction, négative au début du traitement, redevient positive au cours de celui-ci et, ajoutons-le, surtout dans les cas anciens.

IV

LA DURÉE DES RÉSULTATS

L'atténuation du tabes est donc de règle sous l'influence d'un traitement correct, par l'arsénobenzol; et on peut traiter tout tabétique, sauf dans des cas exceptionnels où la séroréaction est négative, le liquide céphalorachidien normal, où les symptômes sont de date ancienne (v. l'obs. de M. Cha. (2), en annonçant aux malades un résultat utile, l'arrêt de l'évolution et la régression de la plupart des symptômes.

Médecins et malades sont naturellement préoccupés de la durée des résultats qui suivront un traitement toujours pénible, ne fût-ce qu'en raison de sa durée. *Dans la règle,* l'atténuation du tabes, due au traitement, parait avoir un réel caractère de stabilité.

Je ne puis, et je le regrette, donner de renseignements sur l'état actuel de tous les malades que j'ai soignés ; du fait de la guerre surtout je n'ai pu trouver la trace d'un certain nombre — quelques-uns sont partis à l'étranger, etc.

Un très bel exemple d'amélioration prolongée est celui de Mad. Dho. (26), chez laquelle le résultat favorable s'est maintenu *pendant quatre ans et demi.* Ce fait est exceptionnel, non en raison de cette durée des résultats, mais du succès thérapeutique obtenu malgré un traitement court (9 injections à doses normales).

Chez M. Que. (27), la séroréaction tombe à 0 après 3 injections seulement, et se maintient négative, même après réactivation, pendant 10 mois. L'amélioration simultanée au point de vue clinique est évidente.

Chez M. Mol. (92), le traitement a été fait en 1912 et 1913. L'amélioration s'est maintenue jusqu'au début de 1915. A cette époque le malade a succombé à une angine de poitrine. Le traitement a été court et irrégulier (12 injections).

Chez M. Bat. (59), le traitement fait en 1914 a été interrompu par la mobilisation ; ce malade est en excellent état à la fin de 1916.

Chez M. Goss. (63), l'amélioration persiste au bout d'un an et demi. Des cas intéressants sont ceux de M. V. (57): les douleurs deviennent très faibles sous l'influence du traitement (1912-1913) l'état se maintient à la fin de 1916 ; de Mad. S. (75) ; le traitement a été commencé à la fin de 1912; l'amélioration, considérable, se maintient à la fin de

1916 ; de M. Br. (69) : grand tabes traité très irrégulièrement de 1911 à 1913 ; à la fin de 1916, ce malade va bien, la séroréaction est restée négative, de M. Mac (83).

Rapprochons ces faits de ceux qu'on observe chez des malades traités par le mercure, à doses élevées et pendant un temps long : ces résultats paraissent également solides, si j'en juge par quelques observations personnelles, concernant des malades traités de 1902 à 1910 et que j'ai revus depuis.

L'atténuation observée chez M. Math. (51) a été une atténuation progressive qui s'est surtout accentuée à partir du moment où le traitement a été fait aux doses de 0 gr. 02 de mercure par jour (biiodure 0 gr. 04 et 0 gr. 05). Les troubles de la marche disparaissent sous l'action de ce traitement et de la rééducation *et ne reparaissent pas*. Les douleurs diminuent. Le malade est obligé de renoncer au traitement mercuriel qui provoque des accidents intestinaux.

J'ai revu M. Math. en 1911, après deux ans ou deux ans et demi de repos complet. Restaient quelques douleurs assez fréquentes, mais peu intenses.

Une atténuation progressive et prolongée a été observée également chez M. Pla. (53).

Chez ces deux malades et surtout chez le second on ne peut parler que d'atténuation, comparable à celle qu'on observe chez quelques autres malades traités par le mercure avec régularité, mais avec une énergie moindre. Un fait plus remarquable, sur lequel je regrette vivement de ne pouvoir donner de nombreux détails, concerne un malade atteint d'une forme grave avec accidents bulbaires (syncopes) et qui a dû la vie, je crois, au traitement mercuriel énergique auquel je l'ai soumis (M. Len (10).

A priori la durée des résultats thérapeutiques dépend non de l'agent antisyphilitique qui a été employé, mais simplement du degré de la stérilisation qui a été obtenue. Que l'atténuation de la séroréaction, des lésions méningées soit le fait du mercure, de l'arsénobenzol ou de tel ou tel autre agent antisyphilitique, ce qui importe, c'est l'atténuation elle-même ; plus elle sera complète, plus on devra avoir confiance dans sa solidité et sa persistance. De là, entre autres, l'importance des traitements *prolongés ;* nous savons qu'on peut faire sans inconvénients réels pour l'organisme, 40, 50 injections d'arsénobenzol et plus (j'ai fait chez une jeune femme, atteinte de syphilis cérébrale et méningée 85 injections de juillet 1914 à juin 1917. On peut de même soumettre les tabétiques au traitement mercuriel intensif (0 gr. 02 de mercure par jour, et plus), pendant un temps fort long. Mais ce traitement est mal supporté à la longue, et beaucoup plus pénible que le traitement par l'arsénobenzol.

Quelle que soit la durée du traitement, il n'est pas probable, cependant, qu'on puisse jamais, *par les moyens actuels*, parler de guérison du tabes au sens *absolu* du mot. Cette guérison impliquerait la guérison elle même, la stérilisation complète de syphilis anciennes et qui ont déterminé des lésions profondes du système nerveux. Or la stérilisation vraie de la syphilis ne parait possible jusqu'à nouvel ordre, qu'à la période initiale [1] tant que nous n'aurons pas de moyens plus actifs que l'arsénobenzol lui-même.

Mais on peut parler de guérison *clinique*, et ceci est déjà fort beau dans une affection que tant de médecins croient encore incurable, chez des malades dont les douleurs sont devenues insignifiantes, qui ne présentent plus de troubles moteurs, chez lesquels la séro-réaction sanguine devient négative et le liquide céphalorachidien normal ou *à peu près* normal. Le traitement régulier terminé, le malade doit être surveillé, par les moyens cliniques et surtout les moyens de laboratoire. Si l'on fait une ponction lombaire à un tabétique en état de guérison clinique, tous les ans, puis tous les deux ans... des altérations nouvelles du liquide céphalorachidien pourront avertir le médecin de l'existence de *récidives méningées* et indiquer un nouveau traitement, avant que des symptômes cliniques en aient révélé la nécessité.

---

1. LEREDDE. Domaine, traitement et prophylaxie de la syphilis. *Loco citato.*

Quelques malades paraissent néanmoins exposés à des récidives assez rapides, même après des traitements prolongés.

L'observation de M. Lee. (72), concerne un malade atteint d'une forme hérédosyphilitique (pas de syphilis acquise connue, père tabétique ; certains symptômes et peut être même la perte des réflexes remontent à l'enfance). Un traitement par le néoarsénobenzol (16 injections en 3 séries) est suivi d'une amélioration franche portant sur tous les symptômes : la séroréaction faible au début (W = 0, HW = +) puis devenue forte (W = ++++) par réactivation, tombe à 0. Le traitement ayant été suspendu pendant 4 mois, le malade souffre de nouveau. La séroréaction reparaît, et devient forte (W = ++++) ; elle devient même hyperpositive (dil. 10) au cours du nouveau traitement. Ce sont là des faits qu'on rencontre dans la syphilis héréditaire et que je n'ai pas observés jusqu'ici dans la syphilis acquise.

Le cas de M. Mil. (84), est également intéressant par le caractère oscillant de la séroréaction, les ascensions rapides de la courbe sérologique après les périodes de repos un peu longues. Dans ce cas, comme dans le précédent, les symptômes cédèrent au traitement, mais on ne peut parler d'atténuation de la syphilis elle-même, qui représente cependant la condition majeure de l'atténuation du tabes dont elle est la cause.

Ces faits sont rares. Si on ajoute à ceux que j'ai cités plus haut ceux dans lesquels des malades, après avoir subi un traitement sévère et à peu près régulier ne reçoivent plus que quelques injections de temps à autre (Mme Dir. (82) et dans lesquels l'amélioration se maintient, on peut conclure que le résultat thérapeutique, neuf fois sur dix, pourra être considéré comme un résultat, non pas définitif, mais *solide*, et qu'un tabétique, chez lequel on exercera une surveillance par les moyens de laboratoire, qui sera traité de nouveau si la séroréaction sanguine devient positive ou si la méningite reprend quelque activité, pourra être, pendant toute sa vie, à l'abri d'accidents nouveaux, au sens clinique du terme.

CHAPITRE V

DIRECTION MORALE

I

Le tabes est une maladie grave, et qu'on juge généralement incurable. On aurait pu, véritablement, épargner aux malades un reproche fait par quelques médecins, qui les accusent de « mentalité spéciale », et d'accepter difficilement les traitements qu'on leur propose sans y apporter aucune persévérance. Une « mentalité » analogue, et non moins « spéciale », a été découverte, par quelques dermatologistes, dans des affections bien différentes, par exemple chez des malades atteints de lupus ; il est probable qu'on la rencontrerait dans d'autres affections chroniques, chez des malades auxquels on conseille des traitement pénibles et prolongés et qui ont déjà l'expérience de méthodes infructueuses.

Dans le tabes, comme dans toute affection chronique contre laquelle nous disposons de moyens efficaces, le succès du traitement ne dépend pas seulement de la technique ; il dépend aussi de la direction morale qui est donnée au malade, *et qui doit être donnée dès le début.*

Il est impossible de traiter, au sens vrai du mot, un tabétique, qu'il se présente au cabinet du médecin ou qu'il soit un pauvre diable condamné aux consultations hospitalières, sans l'étudier au point de vue clinique, et lui indiquer, *dès la première visite*, le pronostic de l'affection dont il est atteint, la durée du traitement, la régularité nécessaire, et, en outre, tous les inconvénients dus à la réaction de HERXHEIMER.

II

L'étude clinique, qui est nécessaire, doit être précise ; il n'importe pas, d'ailleurs, que l'analyse se perde dans les détails, que tous les réflexes aient été étudiés et les troubles de la sensibilité objective relevés d'une manière minutieuse.

Mais il importe que le médecin note les signes majeurs, au point de vue fonctionnel et organique, et d'autre part ceux dont la découverte importe à la direction du traitement. Les douleurs des membres et du tronc, la céphalée, les phénomènes paresthésiques, les troubles moteurs, les troubles génitourinaires, gastriques, intestinaux, les troubles oculaires, auriculaires, bulbaires, font partie des premiers ; au point de vue thérapeutique la recherche, au début, des troubles bulbaires, rénaux et cardiovasculaires, est indispensable. Il sera bon d'établir une observation, qui servira de point de départ.

L'évolution du tabes, l'évolution, progressive ou régressive, ou l'état stationnaire des principaux symptômes seront également notés sous forme sommaire, mais exacte, ainsi que l'histoire résumée des traitements faits avant et après le début de l'affection spinale. Le malade sera interrogé sur ses antécédents héréditaires et la santé de ses collatéraux, puisqu'il peut être hérédosyphilitique, enfin sur la santé de sa femme et de ses enfants, puisqu'il peut avoir transmis l'infection dont il est atteint.

Nous savons que l'examen du sérum sanguin, sous forme quantitative, et l'étude du liquide céphalorachidien sont nécessaires au début.

J'ai dit qu'il est bon d'adresser le malade à un ophtalmologiste, et de faire renouveler l'examen du fond de l'œil chaque année, même quand le premier a donné un résultat *négatif* ; il convient aussi de rechercher les signes de paralysie générale dans tous les cas où la séroréaction est hyperpositive et surtout dans ceux où le liquide céphalorachidien donne une réaction positive forte, ou contient simplement des globulines en grand excès.

III

Les chapitres de nos traités de pathologie consacrés au pronostic de certaines maladies sont d'une brièveté et d'une banalité singulières, et ne s'attachent guère qu'aux questions de vie ou de mort ; il semble que, dans les maladies chroniques, l'attention du médecin n'ait pas à se préoccuper de problèmes qui ne la sollicitent pas dans les maladies aiguës. D'autre part, les affections localisées qui sont dues à la syphilis — on sait que le nombre de celles-ci s'accroît tous les jours — sont encore considérées, dans nos livres, comme des affections locales, autonomes, des maladies indépendantes. J'ai déjà dit que le pronostic du tabes, comme celui d'une aortite, ou de toute autre localisation syphilitique ne peut être étudié d'une manière isolée ; le malade atteint d'une forme de syphilis quelconque est exposé aux accidents dus à la syphilis elle-même.

Je n'ai pu comprendre dès le début toute l'importance ni les conditions de la direction morale qui doit être donnée aux tabétiques, donnée avant le traitement et avec la précision que je juge actuellement nécessaire. L'absence ou l'insuffisance de direction expliquent des événements qui sont survenus chez quelques-uns de mes malades et qui auraient du être prévenus — si ceux-ci avaient été informés en temps voulu de la rigueur, de la discipline nécessaires dans le traitement, du but réel de celui-ci, qui doit être, dans tous les cas sans exception, d'amener la stérilisation de la syphilis, au sens que l'on peut donner à ce mot quand l'infection est ancienne.

Au moment où j'achève la rédaction de ce livre, je reçois le même jour des nouvelles de deux malades que j'ai soignés.

M. Moll. (52), a été traité en 1912 et 1913 et a reçu 12 injections. Il était atteint, depuis 1910 seulement, d'une forme d'apparence bénigne : douleurs modérées, troubles de la marche, vessie paresseuse, etc.
La séroréaction devient négative après 9 injections. L'amélioration clinique est rapide et franche. Les douleurs s'atténuent, le malade marche

sans canne, la vessie fonctionne d'une manière normale ; de plus l'atténuation des symptômes tabétiques se maintient pendant 2 ans.

*Or, ce malade est mort à 58 ans, brusquement, au début de
1915, d' « angine de poitrine. »*

Sur l'existence, en 1912, de signes prodromiques d'une affection
cardiovasculaire, je ne puis rien dire ; quoique syphiligraphe,
j'avais encore l'habitude, à cette époque, d'étudier les malades
plutôt comme des tabétiques que comme des syphilitiques. Assurément, le malade n'a pas parlé de troubles cardiaques ; il est certain qu'il a été ausculté, et qu'il n'existait ni souffle ni troubles
marqués du rythme cardiaque ; il est certain également que l'appareil cardiovasculaire n'a pas été examiné avec toute l'attention que
je sais aujourd'hui nécessaire chez tout syphilitique ancien.

*Si le but du traitement avait été, non de faire disparaître les
symptômes du tabes, non d'atténuer ou de supprimer des douleurs et des troubles de la marche, mais de réprimer, de maîtri-
ser l'infection agissante, la vie du malade aurait été prolongée
de 10, 15 ans et peut être plus.*

Mais il aurait fallu, dès le début, *dès la première visite,* lui
indiquer qu'un traitement *régulier* et *prolongé* serait nécessaire,
qu'il faudrait le poursuivre, dans le cas même où les symptômes
du tabes disparaîtraient avec rapidité, qu'on ne pouvait se contenter
d'examens du sang, que la ponction lombaire permettrait seule de
constater la disparition de la méningite et l'atténuation suffisante
de l'infection ; bref que l'affection spinale étant une conséquence
de la syphilis elle-même, le traitement devrait être dirigé contre
celle-ci, non seulement dans le but de guérir le tabes, mais aussi
de prévenir les autres affections dont elle pourrait devenir la
cause.

Dans le cas dont je viens de parler, il s'agissait d'une forme d'allure
bénigne ; le résultat clinique a été bon, malgré l'irrégularité du
traitement. Voici par contre l'histoire résumée d'un malade qui a
tiré un profit médiocre d'un traitement peu rigoureux et est atteint
actuellement d'un tabes optique.

Il s'agit d'un homme de 37 ans, M. Rey. (24), que j'ai vu en juin 1912, atteint d'un tabes déjà ancien (douleurs en 1899). Les troubles moteurs sont devenus importants, la démarche est franchement ataxique. Les douleurs se sont atténuées depuis un an.

Après 10 injections, faites de juin à septembre 1912, le malade va mieux, il peut, en particulier, marcher sans fatigue plus longtemps qu'avant le traitement.

Celui-ci a été continué en province, *mais sans régularité, et même sans énergie suffisante*, la plupart des injections ayant été faites aux doses de 0,75 et la dose de 0,90 n'ayant jamais été dépassée, malgré la gravité du tabes. D'octobre 1912 au mois d'avril 1914, M. Rey. n'a reçu que 17 injections de néoarsénobenzol, la plupart à 0,75, de temps en temps ; en outre quelques injections d'hectargyre. Depuis le début de la guerre, aucun traitement.

Or, en 1916, des troubles visuels anciens, mais sur lesquels mon attention n'avait pas été attirée, se sont accentués, la vue a baissé ; le 11 décembre 1916, la vision est de 1/2 à droite sans rétrécissement marqué du champ visuel, de 1/3 à gauche ; le champ visuel est très rétréci de ce côté.

M. Rey. que je n'ai pas vu depuis 1912, marche toujours mal, il ne peut se passer d'une canne ; l'amélioration, au point de vue moteur, est certaine depuis 1912, *mais elle est légère*. Aucune comparaison ne peut être établie entre les résultats qui ont été obtenus chez lui et ceux qui ont été obtenus dans d'autres cas de tabes grave, *mais bien soigné*.

Les fautes de technique ont été accumulées chez ce malade : le traitement a été long, mais des plus irréguliers ; la plupart des injections ont été faites à doses trop faibles. Le traitement n'a pas été contrôlé. Le contrôle sérologique isolé aurait du reste été insuffisant *et aurait pu amener une erreur d'appréciation* puisque la séroréaction est devenue négative. L'examen du liquide céphalo-rachidien n'a pas été fait, de même que chez le malade précédent, et ces deux observations pourraient être utilement rappelées aux médecins qui craignent encore d'exposer leurs malades aux inconvénients de ponctions dont ils ne comprennent pas bien l'utilité au point de vue de la direction thérapeutique.

Je regrette aussi de ne pas avoir conseillé au malade de se rendre chez un ophtalmologiste, d'autant plus que des troubles de la vision existaient avant le traitement.

Quand on parle de pronostic du tabes on ne peut donc oublier

ni les complications d'origine nerveuse qui menacent le malade,
ni les autres manifestations de la syphilis dont il peut être atteint.
*Ceci, quelle que soit la forme de l'affection spinale, quelle qu'en
soit la bénignité apparente.* Nous savons qu'un tabes « bénin »
peut marquer le début d'une paralysie générale, qu'un tabes « bénin » peut se compliquer de névrite optique, dont le pronostic
paraît encore fatal. Nous savons que des malades atteints de tabes
« bénin » peuvent présenter une infection urinaire, du fait des
troubles vésicaux déterminés par le tabes. Je viens de citer
l'exemple d'un malade qui mourut d'angine de poitrine, malgré le
caractère « bénin » du tabes.

L'opinion exprimée en 1903 par MM. MARIE et MOCQUOT[1] au
sujet du pronostic du tabes ne peut être acceptée sans réserves.
Ces auteurs ont admis que la vie des tabétiques, à en juger par
ceux qui sont hospitalisés dans un service de Bicêtre, atteint
une durée normale, mais leur travail ne porte que sur 66 observations, et ils ont reconnu eux-mêmes que les malades atteints de
formes à évolution rapide n'entraient pas dans leur service. La
durée de la vie des tabétiques atteints de formes « bénignes » ou
d'évolution lente ne peut être plus élevée que celle des syphilitiques
sans tabes : or on admet aujourd'hui que celle-ci est inférieure en
moyenne de quatre ou cinq ans à celle des individus non infectés.

Il existe des cas à marche rapide, mortels, on en trouve un
exemple dans mes observations, et peut-être une autre malade,
Mad. Dir. (82) serait-elle morte également si elle n'avait pas été
soignée. Quelques tabétiques meurent de pyélite et de pyélonéphrite, et des lésions cérébrales graves existent sans doute chez
tous plus souvent que chez les syphilitiques vulgaires.

En dehors des cas de paralysie générale, de tabes optique, de
pyélite et de pyélo-néphrite auxquels il s'associe, des localisations
de la syphilis nerveuse ou viscérale qui peuvent évoluer chez tout
malade, le tabes est une maladie grave, par les désordres qu'elle
provoque, l'intensité et la persistance des phénomènes douloureux,

---

1. P. MARIE et MOCQUOT. *Semaine Médicale*, octobre 1903.

les troubles de la marche, l'affaiblissement de la santé générale, chez les malades surtout dont la séroréaction est forte. Un grand nombre de tabétiques mènent une vie misérable, deviennent des infirmes et ceux qui n'ont pas de ressources sont souvent dans l'impossibilité de gagner leur pain.

N'oublions pas cette gravité de la maladie, dans les cas même qui paraissent bénins, qui le sont peut-être au moment où le médecin voit le malade, mais dont l'évolution peut prendre un autre caractère dans la suite. *Tout malade atteint de tabes doit être traité avec une rigueur absolue, quels que soient les caractères cliniques.*

IV

Il en est, au reste, de même, de tout malade atteint de syphilis ancienne.

On nous a dit, on écrit encore que le tabes se développe de préférence chez des sujets atteints de syphilis « bénigne ». Les syphiligraphes et les autres médecins à leur suite appliquent en effet ce terme aux formes dans lesquelles les altérations de la peau sont discrètes et définissent la syphilis comme grave lorsqu'elle détermine des ulcérations nombreuses et étendues de la peau. Ils ont tort : une syphilis cutanée grave, qui guérit du reste avec rapidité, par les moyens modernes, n'est pas une syphilis grave. La syphilis grave est celle qu'on ne voit pas : elle atteint le système nerveux ou les viscères, tels que le cœur ou les reins. Elle se développe, dans l'immense majorité des cas, chez des malades qui ont eu une roséole discrète, peu ou pas de plaques muqueuses, et pas d'autres accidents (v. mes observations). Cette syphilis « bénigne » tue plus souvent ou aussi souvent que la syphilis « grave » des dermatologistes, qui est infiniment plus rare.

La nécessité d'un traitement régulier et *prolongé* dans la syphilis ancienne et plus encore dans toutes ses localisations, nerveuses ou viscérales, est encore ignorée d'une manière universelle. Fournier a établi les règles du traitement systématique, à partir de la

période primaire ou du commencement de là période secondaire,
dans le but de réprimer l'infection et de prévenir les accidents
contagieux ; au bout de quatre ans, il semble au médecin qu'il n'y
a plus lieu de traiter l'infection syphilitique et qu'il suffit d'en traiter les symptômes.

Or les dangers de l'infection, qu'on juge, à tort, par les accidents
visibles de la période secondaire, persistent dix, vingt, trente ans
après son début. *L'infection ne s'atténue pas avec le temps*, contrairement à ce qu'à dit FOURNIER lui-même qui, a, plus que tout
homme au monde, contribué à faire connaître la gravité réelle dé
la syphilis et son importance en pathologie[1].

Des localisations viscérales et nerveuses de la syphilis, les syphiligraphes ont d'abord connu celles qui surviennent dans les premières années. Des affections telles que le tabes et la paralysie
générale apparaissent rarement au cours de celles-ci, on les voit
survenir surtout de la 8ᵉ à la 10ᵉ d'après FOURNIER, de la 5ᵉ à
la 10ᵉ d'après ma statistique personnelle. Elles peuvent être plus
tardives.

Mais, depuis la découverte de la séroréaction de la syphilis, depuis
que nous connaissons la fréquence et les caractères des lésions du
liquide céphalorachidien, depuis que l'erreur des anatomopathologistes, qui ont voulu définir la syphilis par le caractère spécifique
de ses lésions, est devenue évidente, le domaine de la syphilis n'est
plus ce qu'il était autrefois. Nous comprenons qu'elle est dangereuse, qu'elle peut être mortelle à tous les âges, enfin que l'infection
doit être réprimée, maîtrisée, chez un malade atteint de date
ancienne, aussi bien qu'à la période secondaire. L'histoire du traitement du tabes nous apprend à connaître les effets des traitements
prolongés : nous savons qu'ils sont nécessaires, nous savons aussi
qu'ils sont efficaces.

*
* *

Il faut prévenir les malades, dès la première visite, qu'en dehors

---

1. LEREDDE. Domaine, traitement et prophylaxie de la syphilis, chap. II. *Pronostic de la syphilis. Loco citato.*

de quelques cas exceptionnels, le tabes s'atténue lentement, que dix-huit mois, deux ans de traitement, 40, 50 injections, parfois plus sont nécessaires si l'on veut faire disparaître les symptômes et arrêter l'évolution progressive. Encore une période de surveillance s'impose-t-elle dans la suite, comme dans tous les cas de syphilis ancienne[1].

Parmi les malades que j'ai soignés, un certain nombre, atteints de formes peu douloureuses, et chez lesquels les symptômes, moteurs ou autres, ne se modifiaient pas d'une manière rapide, ont abandonné le traitement, parce qu'ils n'étaient pas instruits de sa durée nécessaire, et n'avaient pas prévu la persévérance dont il faudrait faire preuve. Des observations telles que celles de M. Bru. (32), M. Def. (35) en sont des exemples; il s'agit de malades atteints de formes anciennes, que j'ai vus à une époque où je ne connaissais pas toutes les conditions du traitement, où je craignais encore des échecs dans certains cas, où je n'osais pas engager ma responsabilité aussi nettement que je le fais aujourd'hui. L'insuccès est dû, dans des cas pareils, à la brièveté du traitement, qui peut donner des résultats seulement quand il est long.

D'autres malades, qui n'ont pas compris, comme les précédents, la nécessité du traitement dirigé contre l'infection syphilitique elle-même, contre la méningite tabétique, et non contre les symptômes qui les affligent le plus, abandonnent la cure, au bout de quelques mois, satisfaits du résultat, par exemple de l'atténuation des douleurs. Ces malades sont, bien entendu, exposés à des accidents nouveaux, et peuvent perdre confiance dans un mode de traitement dont ils ont attendu la « guérison », alors que les conditions indispensables à cette « guérison » ne leur ont pas été exposées et n'ont pas été respectées.

V

Le malade qui doit être informé, *dès la première visite*, de la

1. Leredde. Domaine, traitement et prophylaxie de la syphilis, chap. vi. *Stérilisation de la syphilis ancienne. Loco citato.*

nécessité du traitement prolongé, du but de ce traitement, qui est de faire disparaître les altérations du sang et du liquide céphalorachidien révélant l'activité du spirochète, sera également informé, *dès la première visite*, des péripéties possibles, et surtout de l'exagération probable des phénomènes douloureux et des troubles gastriques ou intestinaux.

Je n'ai jamais vu de malades, informés avec précision, au début, des incidents liés à la réaction de HERXHEIMER, abandonner le traitement du fait de réactions vives ; ceux qui ont renoncé à le poursuivre sont des malades chez lesquels la direction morale n'a pas été suffisante.

Ces malades se trouvent surtout parmi ceux que j'ai soignés en 1911 et 1912, au moment où j'ignorais encore toutes les conditions nécessaires à la cure du tabès et où l'expérience ne m'avait pas donné une foi suffisante dans les résultats d'un traitement prolongé chez tous les malades.

Parmi ceux qui ont reçu dix injections au plus, le résultat a été favorable dans quelques cas, en raison du caractère bénin du tabès ou de la disparition rapide de symptômes importants, douloureux ou moteurs, de date récente. Rien ne prouve que chez la plupart, ce résultat favorable ait eu un caractère stable et qu'une période d'évolution tabétique n'ait pas succédé à une période d'amélioration, dans des cas tels que celui de M. Par. (23), (forme grave avec séroréaction forte). Le cas de Mad. Dho. (26) dont j'ai déjà parlé, dans lequel l'évolution du tabès fut arrêtée par 9 injections d'arsénobenzol faites en 1911, et ceci jusqu'à la fin de 1916, représente un fait exceptionnel.

La plupart des malades de cette série, en particulier ceux qui étaient atteints de formes graves (Mad. Cla. (3), M. Pas. (22), M. Thil. (28), ont renoncé au traitement parce que je n'avais pas osé affirmer d'une manière catégorique la nécessité d'une action prolongée et ma foi dans le succès de la cure. Il ne faut pas, chez un tabétique, attendre que l'amélioration des symptômes donne confiance au malade, cette amélioration n'étant, dans des cas nombreux, sensible qu'après plusieurs mois, et souvent précédée par des phénomènes qui peuvent donner au malade l'impression d'aggravation lorsqu'il n'est pas prévenu.

M. Legr. (13), a abandonné le traitement, en raison de l'exagération des phénomènes douloureux que je ne lui avais pas fait prévoir. D'autres exemples se rencontrent chez des malades traités d'une manière plus soutenue ; je suis convaincu que M. Vall. (16) a renoncé au traitement, parce qu'il n'avait pas été averti de toutes les conséquences, au moment même où l'amélioration allait devenir manifeste. Je croyais, jusqu'à l'époque où j'ai soigné ce malade, que des réactions douloureuses, consécutives aux injections survenaient quelques heures après celles-ci, et disparaissaient au plus tard le lendemain. Cette règle n'est pas absolue ; il existe dans des cas rares des phénomènes réactionnels prolongés, à la suite des injections, phénomènes qui peuvent même se prolonger dans l'intervalle des séries.

Un malade, chez lequel un résultat magnifique a été obtenu, puisqu'il a recouvré en cours de route l'usage des membres inférieurs (M. Mes. (42), a renoncé au traitement, parce qu'il en ignorait la durée nécessaire. Les troubles sensitifs étaient anciens ; les injections ne les ont pas atténués de suite, et j'aurais dû le lui faire prévoir.

Le fait qui m'a le plus instruit au sujet de la direction morale à donner aux malades est celui de Mad. S. (75), qui a eu à deux reprises des périodes d'aggravation ; le traitement n'a été continué que parce que j'ai été convaincu de leur caractère transitoire ; j'ai engagé ma responsabilité d'une manière complète et n'ai pas eu à le regretter.

En relisant mes observations, je ne trouve vraiment qu'un cas d'une difficulté extrême au point de vue de la décision à prendre, et dans lequel la question de l'opportunité du traitement ait pu se poser, cas dont j'ai déjà parlé du reste. Il s'agit de M. Cha. (2). Les douleurs, qui rendaient la vie intolérable à ce malade, dataient de 26 ans ! Il n'y eut même pas d'exagération à la suite des injections, indiquant la persistance de l'infection spirillaire au niveau des racines malades ; la séroréaction était négative, et le liquide céphalorachidien même normal. Bref il semble s'être agi d'un cas de tabes, *et c'est le seul que j'ai observé*, parvenu à une phase cicatricielle où il n'y a plus rien à espérer d'un traitement antisyphilitique. Il est probable que tout essai de cure prolongée aurait été condamné à un insuccès, d'autant plus pénible que la cure aurait été plus longue.

Dans des cas tels que ceux de M. Dou. (36), M. Def. (35), M. Bru. (32), malgré leur ancienneté, l'indication d'un traitement, nécessairement prolongé, se pose d'une façon formelle ; ces malades auraient été graduellement améliorés si la cure avait eu la durée nécessaire.

Il faut insister, dans tous les cas, sur la régularité que doit avoir le traitement. L'atténuation du tabes peut survenir malgré des périodes de repos prolongées, de même qu'elle peut survenir, rarement, chez des malades traités à doses faibles. Mais toutes les conditions favorables doivent être réunies, et on ne doit négliger aucune règle technique si l'on veut éviter des chances d'insuccès[1].

---

1. *Les méthodes accessoires de traitement du tabes. La rééducation chez les tabétiques.* — Quelques méthodes physiothérapiques sont peut-être utiles, dans quelques cas, chez les tabétiques, ceci à titre accessoire, dans le but de modifier certains résultats, certains symptômes de l'affection spinale. Entre toutes, la rééducation trouve parfois des indications précises.

Les échecs de la rééducation, qui ont limité les applications de cette remarquable méthode, s'expliquent aujourd'hui d'une manière facile. En premier lieu, elle doit être dirigée, appliquée par des médecins compétents, capables de varier les moyens et de surveiller les effets dans chaque cas particulier. D'autre part la rééducation ne peut donner que des résultats passagers, dans les cas où le traitement étiologique est négligé ou mal fait.

L'observation de Mad. Fr. (8) montre les succès que l'on peut obtenir, par la rééducation, dans des cas où le traitement antisyphilitique *seul* n'a pas paru donner de résultats au point de vue moteur.

Assurément, les phénomènes ataxiques, en prenant ce terme au sens le plus large, peuvent disparaître sans rééducation et mes observations sont des plus nettes à cet égard. Mais on peut, chez tous les malades, hâter la régression des troubles moteurs, et chez quelques-uns, faire disparaître des phénomènes dus à l'atrophie musculaire, à des habitudes vicieuses, qui ne disparaîtraient peut-être pas sous l'influence du traitement antisyphilitique seul.

Je n'ai aucune expérience personnelle des effets du traitement hydrominéral.

DEUXIÈME PARTIE

I

DOCUMENTS[1]

I

MALADES AYANT REÇU DE TROIS A DIX INJECTIONS

.1. — TRAITEMENT CONTINU

Obs. 1. — Syphilis (1901). Tabes et paralysie générale. (Traitement inconnu). *Douleurs fulgurantes et troubles de la marche au début de 1914. Troubles de la parole à la fin de la même année. Traitement par le néoarsénobenzol (5 injections). Réactions violentes, radiculaires et cérébrales. Evolution progressive de la paralysie générale.*

M. Alb., 37 ans. — La syphilis remonterait à une quinzaine d'années, au dire de la femme du malade (chancre, éruption exanthématique).

M. A. s'est marié en 1911. A ce moment, un examen du sang fait reconnaître un Wassermann positif. Quelques injections mercurielles ont lieu à cette époque.

En 1912 et 1913, traitement par le sérum de singe.

En mai 1914, le malade présente des douleurs des membres inférieurs et déjà des troubles de la marche. Le professeur Grasset parle de tabes et prescrit des injections d'hectine.

A la fin de l'année, Mad. A. remarque que son mari présente quelques troubles de la parole.

En juin 1915, le malade, réformé, va à Lamalou. A cette époque, attaques de surdité verbale, avec aphasie, qui ne durent que quelques minutes.

En octobre, les troubles de la marche s'aggravent ; les douleurs

---

1. La plupart des 87 observations qui suivent, et les plus détaillées, ont été recueillies par mon chef de clinique, le Dr Henri Jamin. Je lui adresse mes remerciements bien sincères.

fulgurantes sont intenses, (2 séries d'injections d'énésol). Le professeur VEDEL conseillé une injection d'hectargyre tous les 2 jours.

A partir de mai 1916, injections de benzoate de mercure.

20 octobre 1916. Le malade a le regard vague, et répond sans précision aux questions qu'on lui pose. La parole est lente, un peu solennelle, et s'embrouille fréquemment, les mots d'épreuve sont prononcés avec une grande incorrection.

La mémoire n'existe guère que pour les faits anciens, l'attention est à peu près nulle, M. A. semble vivre dans un rêve.

Il n'y a pas de tremblement fibrillaire de la langue, ni de tremblement des mains. Ecriture normale sous la dictée.

Inégalité pupillaire marquée, G > D. Signe d'ARGYLL.

Abolition des réflexes rotulien, achilléen, et tricipital.

Le malade marche en fauchant, et ne peut avancer qu'au bras de sa femme et soutenu par une canne.

Le signe de ROMBERG est des plus marqués.

Depuis longtemps, la vessie est paresseuse, le malade doit pousser pour uriner. Il y a eu l'hiver dernier 2 ou 3 mictions involontaires.

Le sens génésique est complètement aboli depuis 2 ans

L'état physique paraît bon. Appétit conservé.

$$20.10.16.\ W = {+}{+}{+}{+}\ \text{(dil. 20)}\ HW = {+}$$

Ponction lombaire : Légère hypertension.

L = 4,1 par millimètre cube.

Albumine = 0,5 p. 1000.

Globulines (NONNE) = +++++

W = +++++ (dil. 0,1).

Cinq injections à 0,10, 0,15, 0,20, 0,20, 0,15 (N. A.) sont faites les 23, 30 octobre, 6, 13 et 20 novembre.

Elévation thermique forte après la 1re et la 3e (38°8-40°8).

La 1re injection provoque une céphalée et des douleurs fulgurantes violentes.

La 3e est suivie de délire, et d'une céphalée passagère. Incontinence fécale pendant 2 jours, incontinence d'urine qui continue toute la semaine.

La faiblesse des jambes augmente. Toux fréquente, nuits agitées.

La 4e injection ne provoque pas de phénomènes réactionnels marqués.

Après la 5e injection, qui ne détermine pas de réaction thermique (37°5), état nerveux extrème, le malade s'échappe de chez lui et est ramené par un agent. Incontinence persistante d'urine et des matières fécales.

A partir du 26 novembre, le malade refuse de manger et est placé dans une maison de santé. Le traitement est interrompu, repris avec timidité et passagèrement, en décembre.

M. Alb. est mort en mars 1917.

OBS. 2. — SYPHILIS (1874) *à peine traitée.* TABES ANCIEN (début 1886). *Forme douloureuse avec hyperesthésie de la région scapulaire. Douleurs excessives du bas-ventre, de la vessie et du rectum. Rétention d'urine. 7 injections de néoarsénobenzol en 2 séries, sans résultat. Séroréaction sanguine négative. Liquide céphalorachidien normal (W = 0, pas de lymphocytose).*

M. Ch., 57 ans. — Syphilis en 1874. Chancre, roséole, angine.

Traitement dérisoire, dit le malade lui-même : quelques pilules, sirop de Gibert.

En 1866, diplopie. M. FOURNIER prescrit un traitement mercuriel.

M. Ch. prend des pilules toute l'année, et, de temps à autre, de l'iodure. Disparition de la diplopie.

1897. Début des troubles de la miction.

Ces troubles augmentent en 1898. La disparition du réflexe rotulien est constatée à cette époque.

1900. Nouvelle diplopie, qui disparaît puis reparaît, malgré des injections de peptonate de mercure.

Celles-ci sont continuées pendant 2 ans. Les difficultés de la miction augmentent de plus en plus.

En juillet 1904, le malade commence à se plaindre d'une douleur à l'épaule droite qui dure un certain temps, disparaît, puis revient. Peu après violentes douleurs vésicales, survenant par crises tous les 2 ou 3 jours, très vives surtout quand la vessie est vide, durant 7 ou 8 heures. Ces douleurs persistent pendant 3 mois, puis disparaissent en octobre 1904. Le malade urine sans trop de difficultés.

Nouveau traitement mercuriel pendant 6 semaines.

Les douleurs de l'épaule augmentent de plus en plus, elles s'étendent au côté gauche du cou en avant et en arrière, à l'oreille gauche, à la nuque, à l'épaule droite et à la partie postéro-supérieure du bras droit. Elles deviennent « épouvantables » : le malade est dans l'impossibilité absolue, pour éviter les souffrances, de remuer sa tête et son bras droit.

Le 1er décembre 1904 léger ictus, vomissements, selles involontaires. Le surlendemain contracture intense des muscles sacrolombaires et de la nuque, le malade ne peut faire aucun mouvement de flexion du tronc. A cette époque il ne peut uriner sans le secours d'une sonde et on est obligé de lui faire le cathétérisme 3 fois par jour. Cependant il vide spontanément sa vessie quand il va à la garde robe. A partir de juillet 1905, il ne peut uriner sans cathétérisme.

De 1906 à 1910, en plus des douleurs déjà signalées le malade se plaint de très violentes douleurs vésicales, il reste couché 18 heures par jour. Au début de 1908, douleurs rectales, coliques très douloureuses, crises de diarrhée. De 1909 à 1910 légère rémission qui dure un an, l'état général devient meilleur, le poids du malade augmente de 10 kilogrammes (de 60 à 70 kilogs).

En septembre et octobre 1910, M. Ch. se soumet à un traitement à l'hectine : 2 séries d'injections journalières de 10 jours chaque, 10 et 15 centigrammes chacune; ce traitement semble avoir apporté une légère amélioration. En plus de l'hyperesthésie de la nuque, du cou et de l'épaule droite signalée plus haut, et qui est surtout très vive dès qu'il fait un mouvement, le malade se plaint de douleurs abdominales, vésicales, rectales, lombaires et sacrées extrêmement violentes (il a été soigné par l'électricité statique, par les courants continus et par la lumière violette sans aucun résultat).

L'observation de M. Ch. a été rapportée dans les *Annales de Neurologie* de décembre 1906.

15 octobre 1912. M. C. ne présente pas de troubles notables de la marche.

La notion de la position des membres est intacte, de même que la notion de différence de poids. Romberg très léger.

Pas de troubles de préhension, le malade tremble un peu de la main droite, mais ne s'en sert jamais à cause de l'hyperesthésie scapulaire.

Le malade ne souffre pas de douleurs fulgurantes, mais d'une hyperesthésie excessive de la région cervicale et de l'épaule droite.

Douleurs vésicales, rectales et abdominales. Les douleurs persistent pendant 8, 10 et même 14 heures par jour, elles sont calmées par des lavements : (laudanum 60 gouttes, antipyrine 3 grammes).

Ces douleurs sont comparables à des brûlures, il semble qu'on enfonce des fers rouges dans le ventre, elles sont surtout très vives dans le côté gauche du bas-ventre et au niveau de la verge.

Parfois le bas-ventre est « meurtri », comme s'il avait reçu des coups de bâton : c'est une sensation extrêmement pénible de courbature musculaire.

La région n'est pas en général douloureuse à la pression, mais quelquefois elle est le siège d'une hyperesthésie.

Douleurs au niveau de la vessie, hyperesthésie de la partie postérieure de l'urèthre.

Besoins de défécation très fréquents, le malade pousse beaucoup, ténesme rectal.

Réflexes rotuliens complètement abolis.

Les pupilles réagissent à la lumière, mais lentement. Il n'existe pas d'inégalité appréciable.

$$W = 0 \; HW = 0 \; (19.10.12).$$

	20.10.12	0,30	
1re série	26.10.12	0,60	N. A.
	30.10.12	0,90	
	5.11.12	0,90	

12.12.12. Depuis 8 jours, insomnie presque complète, M. C. ne dort que 1 ou 2 heures par nuit.

Disparition de l'odeur amoniacale de l'urine depuis le début du traitement.

Disparition de la diarrhée remplacée actuellement (depuis 3 semaines) par de la constipation.

Augmentation des douleurs abdominales. Les troubles de sensibilité générale ont plutôt augmenté.

$$W = 0 \ HW = 0 \ (6.11.12).$$

$$2^{\text{o}} \text{ série } \left\{ \begin{array}{ll} 5.12.12 & 0,90 \\ 12.12.12 & 0,00 \ \ N. \ A. \\ 19.12.12 & 1,20 \end{array} \right.$$

31.1.13. Ponction lombaire : WASSERMANN négatif.

Pas de lymphocytose.

Le traitement est abandonné, peut-être à tort, sur mon conseil en raison de l'incertitude sur les résultats qu'il pourrait amener à la longue.

Obs. 3. — SYPHILIS (1884) à peine traitée. TABES GRAVE (début 1903). *Pas d'amélioration* après 3 injections d'arsénobenzol.

Mad. Cl., 47 ans. — Syphilis en 1884, à peine soignée.

Début du tabes en 1903 (douleurs).

Janvier 1911. Douleurs fulgurantes. Ptosis, diplopie. Sensation de constriction thoracique.

Perte d'équilibre les yeux fermés.

Sensation de tapis dans la marche, nettement ataxique.

Suppression des réflexes rotuliens.

Douleurs cubitales récentes.

Au dire de la malade, des traitements mercuriels énergiques (injections), qui ont été faits à plusieurs reprises, ont toujours amené une amélioration passagère.

$$W = ++++ \ HW = +$$

Trois injections d'arsénobenzol à 0 gr. 30, 0,45, 0,60 en janvier 1911. Mars 1911. Pas d'amélioration.

Obs. 4. — SYPHILIS (1897) traitée par le professeur FOURNIER. TABES (début 1902). *Forme douloureuse. Paresse vésicale. 3 injections de néoarsénobenzol. Résultats inconnus.*

M. Con., 37 ans. — Syphilis en 1897, soignée pendant 2 ans 1/2 par M. FOURNIER.

En 1902, douleurs dans les jambes, de type erratique, revenant à intervalles éloignés, se rapprochant peu à peu, et survenant depuis 1910 tous les 15 jours. Leur intensité reste modérée.

Paresse vésicale, depuis quelques années.

Dépression, tristesse.

En 1908, 7 injections de biiodure à 0 gr. 02.

En 1910, 7 injections d'huile grise.

En 1912, (mai), 5 injections de calomel. Les résultats n'ont pas été appréciables (sauf modification du WASSERMANN devenu négatif).

20 juin 1912. Réflexes achilléens très faibles, surtout à droite ; réflexes rotuliens très faibles et très vite épuisés.

Réflexe crémastérien très affaibli; réflexes abdominal et tricipital abolis.

Douleurs erratiques dans les jambes, parfois (mais très rarement) dans les mains, qui reviennent tous les 15 jours environ ; elles ne sont pas violentes, n'ont aucun caractère fulgurant. Ce sont plutôt des courbatures, des pesanteurs.

La sensibilité profonde est atteinte : la pression testiculaire, épigastrique, des globes oculaires est très peu douloureuse.

Pas de retard de la sensation.

Sensibilité aux 3 modes normale.

Inégalité pupillaire (pupille gauche en myosis).

Pas d'ARGYLL (cependant la pupille gauche ne réagit que peu à la lumière, sa réaction s'apprécie mal en raison du myosis, mais il n'y a pas d'immobilité totale).

Le réflexe lumineux consensuel existe. L'accommodation est paresseuse. Le malade a eu un peu de diplopie durant 4 ou 5 jours, il y a 2 ans.

L'*ouïe*, le *goût* sont normaux.

La *vessie* est paresseuse, le malade pousse pour uriner (rétrécissement léger).

Aucun trouble génésique.

L'*état général* est bon. Le malade est un nerveux. Il a la phobie des douleurs, plutôt que des phénomènes douloureux bien définis ou importants.

$$W = 0 \ \ IIW = 0$$

1re série. . . . . . {	31.6.12	0,30	
	5.7.12	0,60	N. A.
	10.7.12	0,90	

10 août 1912. Pas de douleurs après les injections.

État plutôt meilleur à ce jour.

M. C. retourne en Espagne où il a dû continuer sa cure. Résultats inconnus.

OBS. 5. — SYPHILIS IGNORÉE. GRAND TABES (début 1909). *Albuminurie légère.*

7 injections de néoarsénobenzol à doses faibles. *2 ictus passagers. Œdème des jambes. Absence d'élimination arsenicale.*

M. Cro., 42 ans. — Syphilis ignorée.

A la fin de 1909, douleurs lancinantes dans les membres inférieurs.

1910. Troubles de la vessie.

1911. Troubles de la marche qui se sont aggravés peu à peu ; par contre les douleurs deviennent moins intenses. Dérobement des jambes.

En janvier 1912, le Dr Claude reconnait un tabes avec arthropathie du pied gauche.

Traitement par l'iodure et 15 injections de benzoate Hg par mois pendant 3 mois, sans résultat.

Strabisme en mai.

25 injections de sérum de singe.

Ethylisme marqué.

21.9.12. M. Cr. peut marcher sans canne dans une chambre.

Il avance en talonnant fortement, regarde ses pieds.

Il descend sans trop de peine mais monte difficilement sans être soutenu par sa femme.

Il ne peut se mettre sur un pied et tombe, les yeux fermés, sur deux pieds.

Douleurs dans la nuque et les reins.

Les douleurs des membres inférieurs sont plus tenaces que les douleurs anciennes qui avaient autrefois un caractère lancinant type, mais sont beaucoup moins fortes.

Mains engourdies. L'écriture est devenue mauvaise.

Incontinence d'urine avec besoins d'uriner fréquents.

Léger strabisme convergent.

Pas de myosis ; D > G. Signe d'Argyll.

Paralysie faciale gauche légère depuis le milieu de 1914.

L'estomac et l'intestin fonctionnent normalement.

M. Cr. a maigri. Il pesait 102 kilogrammes avant d'être malade et ne pèse plus que 93.

Arthropathie au niveau du pied gauche depuis décembre 1911. Signe de Westphal.

Il a perdu la mémoire, sa femme le trouve moins intelligent.

Le *cœur* paraît normal.

Légère albuminurie.

$$W = ++ \quad HW = J = +++$$

	25.9.15	0,10	
	1.10	0,15	
	8.	0,20	
1re série.	15.	0,30	N. A.
	22.	0,40	
	29.	0,40	
	5.11	0,40	

Pas de réactions anormales ; l'albumine mesurée au tube d'Esbach n'augmente pas après les injections.

Après l'injection du 15 octobre, œdème des jambes qui augmente peu à peu, et devient très marqué.

L'élimination arsenicale, recherchée après les injections du 22, du 29 octobre et du 5 novembre est *absolument nulle* (méthode d'Abelin).

D'autre part, le 21 octobre, léger ictus très passager.

Le 6 novembre, ictus plus intense avec déviation de la face à gauche. Le malade perd connaissance pendant quelques minutes.

Le traitement est abandonné, sur mon conseil.

Obs. 6. — Tabes (début 1912 ?) *Forme sensitive et motrice. Troubles vésicaux.* Traitement par le néoarsénobenzol (10 injections en 3 séries). *Légère atténuation des troubles moteurs et des douleurs.*

M. Fer., 50 ans (Dr Farini, Buenos-Ayres). — Grand tabes datant d'une dizaine d'années, avec troubles moteurs très accusés. Le malade ne peut marcher qu'avec une canne. Douleurs fulgurantes dans les membres inférieurs. Douleurs en corset extrêmement pénibles. Troubles de la vessie. Westphal, Argyll, Troubles mercuriels irréguliers.

$$W = +\!+\!+\!+ \quad \text{IIW} = +$$

	25.10.12	0,30	
1re série.	30.10.12	0,60	N. A.
	4.11.12	0,90	
	9.11.12	0,90	

A la fin de cette série, on constate une diminution des douleurs fulgurantes et intercostales. Au bout d'une quinzaine de jours, les phénomènes douloureux reprennent leur intensité.

$$W = +\!+ \quad \text{IIW} = +$$

	7.12.12	0,60	
2e série.	14.12.12	0,90	N. A.
	4. 1.13	0,90	

$$W = +\!+ \quad \text{IIW} = +$$

	11.1.13	0,90	
3e série.	18.1.13	1,20	N. A.
	25.1.13	1,20	

Au cours du traitement, crises douloureuses provoquées par les injections.

A la fin du traitement, il y a une légère diminution des troubles de la sensibilité. Les troubles moteurs ont légèrement diminué, puisque le malade, qui ne pouvait faire plus de 300 mètres au début, pouvait faire alors 7 à 800 mètres sans fatigue.

Le traitement est continué à Buenos-Ayres.

Obs. 7. — SYPHILIS IGNORÉE. TABES RÉCENT (début 1910). *Forme sensitive avec dérobement des jambes. Santé générale excellente (en apparence) malgré une séroréaction hyperpositive, mais amaigrissement. Traitement par le néoarsénobenzol (10 injections en 2 séries) et le mercure. Amélioration : Disparition du dérobement des jambes, des troubles vésicaux, etc.*

M. F., 30 ans (D⁰ BOURGAIN, Boulogne-sur-mer). — Aurait eu à l'âge de 20 ans, des « chancres mous ». Aucun accident secondaire. Il y a 7 ou 8 ans, accidents érosifs de la bouche qualifiés *aphtes;* un an après, crise de céphalée intense, surtout vespérale, qui a duré 15 jours.

Mariage à 25 ans.

A ce moment, à la suite d'une lettre anonyme, l'accusant d'être syphilitique, M. F. provoque lui-même un examen médical, au cours duquel rien n'est relevé pouvant faire penser à la syphilis.

Pas d'enfants, mais sa femme a fait *deux fausses couches :* 3 mois après la dernière, elle aurait eu (il y a 5 ans) des *syphilides anales*. Elle a été traitée irrégulièrement depuis lors par des pilules.

En 1910. Des *douleurs fulgurantes* apparaissent par crises assez supportables, durant parfois 5 jours. Elles reviennent pendant assez longtemps avec une certaine régularité tous les 8 ou 10 jours.

Un médecin examine alors le malade et prescrit un *traitement pilulaire.*

Mais M. F. supporte mal le mercure qui détermine des troubles intestinaux (*diarrhée* surtout, plus rarement constipation).

Perte d'appétit. État nauséeux continuel.

Céphalée.

Amaigrissement (11 kilog. depuis mars 1912).

Le mercure exagère nettement les douleurs.

Le *dérobement des jambes* apparaît à peu près à la même époque et est surtout marqué pendant les périodes de douleurs. Le malade se tient alors à la rampe pour descendre les escaliers.

Il continue cependant la vie normale, n'est pas gêné par l'obscurité.

En mars 1913, traitement électrique sans aucun résultat.

A ce moment, on constate l'abolition des réflexes rotuliens. Le mot d'ARGYLL a été prononcé : on institue un traitement antisyphilitique (hectine et hectargyre).

Comme résultats : diminution des douleurs qui n'ont pas été exagérées (elles l'avaient été par les traitements mercuriels antérieurs).

Sommeil meilleur.

Diminution du dérobement des jambes.

Le malade reprend de l'appétit et du poids.

M. F. s'est soumis aux traitements suivants :

En 1910, les douleurs furent d'abord considérées comme *rhumatismales* (salicylate de soude, bains de vapeur), puis comme *goutteuses* (colchique, gymnastique suédoise).

De 1910 à 1912, traitement mercuriel pilulaire (composé, dose et nombre inconnus).

Mars 1913. Traitement électrique contre les troubles moteurs (à Boulogne-sur-mer), fulguration sur le nerf sciatique, d'arsonvalisation, fulguration le long de la colonne vertébrale.

Hectine A, 15 piqûres très bien supportées. Hectargyre : 1re piqûre parfaitement supportée, mais à la seconde, durant 1 heure et demie état syncopal, coliques, diarrhée, sueurs froides, pas de vomissements, pas de douleurs.

Dix à vingt piqûres « d'iode » très bien supportées (peut-être de biiodure de Hg).

6 août 1913. Le *dérobement des jambes* apparaît encore de temps en temps, mais jamais quand le malade n'a pas de douleurs. M. F. ne s'accroche pas à la rampe depuis quelque temps pour descendre les escaliers.

L'obscurité ne gêne pas le malade (il descend à la cave sans lumière, prend les bouteilles à tâtons).

Vie physique active : monte à cheval tous les matins sans gêne.

Marche normale, pied à pied, bonne au commandement, légère hésitation pour partir et pour s'arrêter.

Aucune incoordination.

Titubation légère sur un pied les yeux fermés.

Pas d'hypotonicité.

Réflexes. — Cutanés (crémastérien, abdominal, plantaire), normaux.

Tendineux : rotuliens, archilléens, tricipitaux abolis, ceux de l'avant-bras sont plutôt vifs.

Les *douleurs fulgurantes* apparaissent 10 fois pour une à la jambe gauche, se localisent surtout à la cheville, puis au mollet. Elles apparaissent environ tous les 8 ou 15 jours et durent 2 ou 3 heures.

Elles sont très diminuées comme intensité. Douleurs « à crier » autrefois, elles sont maintenant plus sourdes et, somme toute, supportables. Aucun autre trouble subjectif, ni objectif, de la sensibilité. En particulier, pas de céphalées.

La sensibilité des organes profonds est conservée.

Odorat, goût, audition normaux.

Troubles sensoriels. — Yeux, pupilles inégales D > G, irrégulières.

La pupille droite réagit normalement à la lumière.

La pupille gauche réagit plus paresseusement.

Accommodation et muscles moteurs normaux.

Vue très bonne : de Boulogne, le malade voit nettement les côtes d'Angleterre.

La langue est dépapillée sur les bords suivant des contours polycycliques et d'un aspect rappelant celui de la glossite exfoliatrice marginale circinée.

$$TA = \frac{TM}{tm} = \frac{19}{10} \ (\text{Pachon}).$$

Miction à peu près normale. Par moments, le malade doit pousser légèrement.

Augmentation de l'appétit sexuel.

La *santé générale* semble parfaite.

Poids 79 kg. 500.

Albumine urinaire $= 0$

Sang $= W = +\!+\!+\!+$ (10) HW $= +$ (29.7.10).

	29.7.13	0,20
	6.8.13	0,30
1re série	13.8.13	0,45 N. A.
	20.8.13	0,75
	27.8.13	1,05

La 1re injection provoque une crise de douleurs fulgurantes et un peu de diarrhée. La 2e, une forte crise de très vives douleurs. La 3e quelques douleurs dans les jambes.

Etat au début de la 2e série (8 octobre 1913).

Aucune modification dans la marche qui est toujours bonne. Le malade a dernièrement sauté debout sur la croupe d'un cheval.

Les *douleurs fulgurantes* : 1° *ont diminué* comme fréquence, le malade n'a eu que 2 crises durant son mois de repos. La 1re a duré 48 heures et a été très supportable. La seconde a duré 4 jours, dont un jour où le malade dut rester couché, ayant à ce moment de l'hyperesthésie cutanée localisée.

2° *Elles sont localisées*. M. F. n'a souffert que de la cheville gauche. Elles sont certainement assujetties aux changements de temps et au froid. Le malade semble plus sensible au froid qu'autrefois.

W $= +\!+\!+\!+$ (dil. 10) HW $= +$

	2.10.13	0,60
	9.10.13	0,90
2e série	16.10.13	1,05 N. A.
	23.10.13	1,05
	30.10.13	1,05

Toujours pas de réaction thermique. La 1re injection a provoqué quelques nausées et vomissements, la seconde quelques douleurs, les autres, rien.

M. F. revient le 29 janvier 1911, ses occupations l'ont empêché de reprendre une série de traitement en temps voulu, et actuellement une grave maladie d'un de ses proches l'empêche de venir à Paris.

Dans l'intervalle, il a subi un traitement mercuriel :

Trois frictions mercurielles (une stomatite empêche de poursuivre la cure).

Soixante pilules de protoiodure qui ont provoqué des nausées d'abord, puis de la diarrhée, mais, au bout de ce temps, les douleurs ne reparaissent pas, la sensibilité au froid disparaît.

Deux injections d'énésol.

Il n'y a pas eu de douleurs depuis 2 mois et les dernières étaient très faibles et n'empêchaient pas le sommeil. Le dérobement des jambes a disparu : le malade est tout à fait alerte et dispos, il fait des exercices physiques violents (boxe de combat, saut à la corde) sans fatigue et sans gêne.

Enfin la miction n'est plus gênée.

$$W = ++++ \text{ (dil. 0) } HW = +$$

Je donne au malade des indications pour suivre le traitement par l'arsénobenzol en province.

Obs. 8. — SYPHILIS IGNORÉE. TABES DE FORME SENSITIVE ET MOTRICE, ATTÉNUÉ PAR LE TRAITEMENT MERCURIEL (*huile grise*) *poursuivi pendant 3 ans. Séroréaction négative. Ponction lombaire négative.* Traitement par le néoarsénobenzol (8 injections) et la rééducation. *La malade marche après le traitement.*

Mad. Fr., 50 ans. — Je ne possède que des notes sommaires sur l'observation de cette malade. Il s'agit d'un cas de tabes datant de 7 ou 8 ans, traité pendant trois années régulièrement par l'huile grise (syphilis ignorée). Les douleurs des membres inférieurs qui avaient été vives, s'étaient atténuées, mais les troubles moteurs étaient des plus marqués ; la malade ne faisait que quelques pas dans la chambre et n'était pas descendue de son appartement depuis 2 ans, quand je la vis (février 1913).

La séroréaction sanguine était négative, le liquide céphalo rachidien absolument normal.

Huit injections de néoarsénobenzol furent faites en 2 séries, elles amenèrent des réactions douloureuses.

La rééducation motrice fut poursuivie d'une manière systématique, au bout de 2 mois, la malade put marcher dans la rue avec une canne et reprendre une existence presque normale.

Obs. 9. — SYPHILIS A PEINE TRAITÉE. TABES (début 1900). *Troubles moteurs et sen-*

sitifs. Traitement par le néoarsénobenzol (5 injections). *Pas de résultat. Réactivation sérologique.*

M. de G., 45 ans. — Syphilis à peine soignée (60 frictions).
Tabes ancien (début 1900 ?) traité irrégulièrement par le mercure.
Ataxie prononcée.
Douleurs fulgurantes peu intenses.
Congestions pulmonaires réitérées. Sommet suspect.
Juin 1913.

$$W = 0 \quad HW = +$$

Cinq injections en août : (0,20 + 0,30 + 0,45 + 0,75 + 0,90 (N. A.).

$$W = +++ \quad HW = +$$

Le traitement est interrompu par une poussée persistante de congestion pulmonaire sans bacilles de Koch. Le malade est envoyé dans le Midi.

Obs. 10. — SYPHILIS (1882) RÉGULIÈREMENT TRAITÉE. TABES ANCIEN (début 1898). *Forme sensitive et motrice. Traitements mercuriels réitérés.* Traitement par le néoarsénobenzol (7 injections).

M. How., 62 ans. — En 1882, chancre, quelques plaques muqueuses. Pas de céphalées.
En 1898, douleurs thoraciques. En 1899, troubles de la marche, diplopie passagère.
Troubles vésicaux depuis 1890.
22 août 1916. Le malade paraît dans un bon état de santé générale, il n'a pas maigri.
Il marche avec une canne, dont il peut se passer du reste, il avance les jambes écartées, talonne et projette légèrement les membres inférieurs.
Pieds joints, les yeux ouverts, oscillation nette. La station, les yeux fermés, est impossible.
Pas d'incoordination des mains ; M. H. est professeur de dessin.
Douleurs assez rares sous forme de crises, durant chaque mois de 1 à 3 jours. Les douleurs prédominent aux membres inférieurs, mais s'étendent au thorax et aux membres supérieurs.
Les mictions sont fréquentes, et parfois douloureuses. Rarement, il existe de l'incontinence, toujours légère.
Suppression des réflexes rotuliens.
Myosis double.
Le cœur et le pouls sont normaux.
Depuis 4 ou 5 ans, il existe des traces d'albumine.
M. H. a fait les traitements suivants :
1° Après le chancre, pilules, sirops mercuriels et iodure de potassium pendant 2 ou 3 ans, sous la direction du Dr LEREBOULLET.

2° Traitements mercuriels réitérés depuis le début du tabes, à peu près chaque année : huile grise pendant 4 ans, frictions pendant 2 ans, injections de biiodure et de benzoate. En outre, le malade a pris de l'iodure de potassium.

En 1912, M. H. a reçu 8 injections de 606 à des doses variant de 0 gr. 15 à 0 gr. 45. (Dr Milian). Il a renoncé à ce traitement, « qui aggravait les troubles de la marche. »

$$W = 0 \quad HW = 0 \quad J = 0$$

26.8.16	0,10	
2.9	0,15	
9	0,20	
1ᵉ série 16	0,30	N. A.
23	0,45	
30	0,60	
7.10	0,60	

Les seuls phénomènes réactionnels sont des douleurs des membres qui suivent même l'injection à 0 gr. 10 et sont très violentes « à crier » après la 1ʳᵉ injection à 0 gr. 60. L'exagération des douleurs se poursuit quelquefois 2 ou 3 jours après l'injection. L'injection du 30.9.16 à 0 gr. 60 amène en outre une réaction thermique (38°4) avec frissons.

4.11.16. État stationnaire, les troubles de la marche n'ont pas augmenté, ni les douleurs des membres.

Le malade se plaint de quelques douleurs vésicales, dans la miction ou sans uriner : ces douleurs, calmées depuis 8 jours, ont été plus vives que celles que M. H. avait avant le traitement.

Le traitement est poursuivi à Sceaux où habite le malade[1].

Obs. 11. — Syphilis (1883). *Traitement régulier, mais sans énergie.* Tabes fruste (début 1908). *Troubles moteurs legers. Troubles vésicaux. Phénomènes paresthésiques. Traitement par le néoarsénobenzol (7 injections en 2 séries). Aucun résultat clinique. La séroréaction devient négative après la 1ʳᵉ série.*

M. Lag., 55 ans. — Syphilis en 1883 : chancre génital, pas de roséole, mais plaques muqueuses, anales, buccales, pendant 1 an environ.

Sirop de Gibert et iodure, pendant 3 ans, avec périodes de repos. Vers 1902, ulcérations de la langue, qui persistent, en s'aggravant peu à peu pendant 3 ou 4 ans. Guérison à la suite d'injections d'huile grise.

En 1908 surviennent des troubles intestinaux intenses, avec douleurs violentes, vomissements qui durent 15 jours et amènent un amaigrissement considérable et une sensation de fatigue prolongée. Au même

---

1. Ce malade est revu en juillet 1917, dans un état stationnaire. Aucun traitement régulier n'a été fait.

moment, paraissent des troubles de sensibilité, sensation de tapis dans la marche, de chaussure trop serrée, crispation dans les orteils, brûlures sur la face externe des cuisses. Période de rétention d'urine, qui oblige à plusieurs cathétérismes.

Ces troubles, sensitifs et vésicaux, s'aggravent peu à peu jusqu'en 1913. Aucun traitement en dehors d'une cure à Lamalou et d'applications électriques au Val-de-Grâce, sans résultat.

Examen le 8 janvier 1913. Démarche bonne, M. L. ne lance pas les jambes, ne fauche pas, ne talonne pas, ne fait pas de faux-pas, descend bien un trottoir ou un escalier. Marche bien dans l'obscurité.

Se fatigue vite en marchant.

Marche bien au commandement, s'arrête et se retourne brusquement sans perdre l'équilibre.

N'a jamais de dérobement des membres inférieurs. A quelquefois la sensation qu'il n'est pas très solide sur ses jambes quand il se met à marcher après être resté quelque temps assis. Oscille un peu.

Debout et les pieds rapprochés, le malade perd l'équilibre très nettement lorsqu'il se met à cloche-pied et ferme les yeux.

Réflexes rotuliens et achilléens normaux, réflexe crémastérien aboli, réflexe abdominal normal.

Les pupilles sont de dimension normale et réagissent bien à la lumière. L'accommodation à la distance se fait normalement.

Pas de douleurs fulgurantes. Quand M. L. est debout, il a souvent la sensation d'avoir de l'ouate sous la plante des pieds.

Sensations bizarres de frigidité ou de chaleur au niveau des pieds, sensation de chaussure trop serrée. Souvent, contracture douloureuse des orteils. Fréquemment sur le côté externe de la cuisse dans la moitié inférieure, hyperesthésie, brûlures superficielles, fourmillements : le contact des draps et des vêtements est souvent fort désagréable dans cette région, parfois même douloureux.

Objectivement : il n'existe aucun trouble de la sensibilité, ni au contact, ni à la douleur. Le malade apprécie bien les différences de température.

Les testicules, le larynx et les différents viscères sont sensibles à la pression.

M. L. se lève toutes les nuits au moins une fois pour uriner (il lui est arrivé de se lever 5 ou 6 fois par nuit).

Assez fréquemment il est obligé de pousser un peu.

Constipation mais pas de coliques, pas de ténesme rectal.

Le travail intellectuel cause assez vite de la fatigue.

$$W = ++ \quad HW = + \ (14.12.12)$$

	8.1.13	0,30
1re série	13.1.13	0,13
	21.1.13	0,60
	29.1.13	0,90

N. A.

6 mars 1913. M. L. a présenté pendant 3 semaines, après la 1re série, une diminution des phénomènes douloureux, une gêne moindre de la marche depuis 10 jours ; les accidents reprennent.

$$W = 0 \quad HW = 0 \quad (6.3.13)$$

2e série. . . . . . . : $\begin{cases} 11.3.13 & 0,60 \\ 18.3.13 & 0,90 \\ 25.3.13 & 0,90 \end{cases}$ N. A.

14 avril. Pas d'amélioration, fatigue depuis la dernière série jusqu'au 10 ou 12 avril. Le traitement est abandonné.

Obs. 12. — Syphilis non traitée. Tabes avec troubles moteurs prédominants. *Amaigrissement. Séroréaction hyperpositive. Altérations importantes du iquide céphalo rachidien.*

M. Leb., 30 ans. — Chancre en 1905. Roséole, quelques plaques. Pas d'autres accidents.

Non traité au début. A été à Saint-Louis, où on lui a donné des pilules qu'il a prises pendant 8 jours.

Avant la guerre, troubles d'estomac : vomit le matin après le repas, sans douleurs. Depuis, les vomissements alimentaires du matin ont continué.

Blessé en septembre 1914 à la jambe, a remarqué ensuite qu'il marchait mal. Les douleurs apparaissent en décembre. Douleurs en ceinture (mai 1915).

En janvier-février 1916, biiodure de Hg (2 mois, 0,02 par jour). Amélioration franche de la marche. Huile grise en avril pendant 2 mois et demi, sans résultat.

29.11.16. A maigri de 15 kilogrammes, croit-il : poids le 2.1.17 : 55 kg. 150.

Il se tient difficilement sur les pieds joints les yeux ouverts.

Marche en talonnant et en projetant les jambes, tourne très difficilement.

Grande difficulté dans les escaliers.

Ne peut marcher qu'au bras de sa femme *et avec une canne.*

Sent mal le sol sous ses pieds.

Maladresse dans les mains, écrit très mal et ne peut exercer son métier (fourreur). Ne peut tenir un couteau.

Atrophie musculaire très marquée au niveau des mains et surtout de l'éminence thénar, plus accentuée à gauche. Atrophie assez apparente des mollets.

Dérobement assez rare des membres inférieurs.

Les mains sont froides et transpirent facilement. Engourdissement dans les mains, parfois dans les jambes.

Souffre peu en général. Il y a 3 mois, douleurs en ceinture vives, à peu près disparues. Depuis 2 mois ne souffre pas dans les membres inférieurs.

Crises convulsives, nocturnes, très fréquentes, signalées par la femme du malade.

Vessie : incontinence facile. Urine fréquemment. Jamais de rétention. Pousse souvent un peu.

Vue normale.

Pupilles égales en mydriase. Signe d'ARGYLL.

Réflexes rotuliens et achilléens supprimés.

Troubles gastriques, sans douleurs (vomissements le matin).

29.11.16. *Ponction lombaire.*

> Hypertension légère.
> L = 27,4 par mm³.
> Albumine = 0,50 p. 1000.
> Globulines (NONNE) = ++
> W = ++++ (dil. 0,3).
Sang : W = ++++ (10).

Trois injections de néoarsénobenzol à 0,10, 0,15, 0,20 ont lieu les 4, 11 et 18 décembre. Elles sont bien supportées[1].

OBS. 13. — *SYPHILIS IGNORÉE. TABES FRUSTE (début 1906). Forme douloureuse et ostéoarticulaire. Séroréaction négative. Lésions insignifiantes du liquide céphalorachidien. Traitement par le néoarsénobenzol (10 injections en 3 séries). Réactions douloureuses violentes. Développement d'une arthropathie au cours du traitement.*

M. Leg., 46 ans. — *Antécédents personnels :* n'aurait jamais eu d'accidents syphilitiques.

Il y a 6 ans, blennorrhagie et à la suite orchite double.

Il y a 3 ans, nouvelle blennorrhagie et orchite droite.

Il y a 6 ans, M. L. aurait commencé à ressentir des phénomènes douloureux : douleurs lombaires et abdominales, sensation d'une ceinture étroitement serrée, de constriction thoracique, douleurs térébrantes au niveau des organes génitaux, douleurs en coups de poignard dans la région stomacale. Ténesme rectal et vésical. Ces douleurs ont progressivement augmenté d'intensité, elles ont atteint les membres, surtout la

1. Le traitement de ce malade a été continué depuis. Il a reçu (juin 1917) 20 injections dont 8 à 1 gr. 05 et 1 gr. 20.

Le poids, de 55 kgs. 150 le 2.1.17, est aujourd'hui de 61.870 (nu).

Traitement bien supporté d'une manière générale. Disparition de l'atrophie musculaire des mains, le malade a repris son métier. Disparition complète des douleurs.

Amélioration nette au point de vue moteur. M. L., qui ne pouvait marcher sans s'appuyer au bras de sa femme a fait seul (avec une canne) 7 kilomètres le 10 juin et 6 le lendemain. Disparition graduelle des crises nocturnes, il n'y en a pas eu depuis 3 semaines, deux sont reparues depuis deux jours à la fin d'une période de repos d'un mois (25.6.17).

jambe et la cuisse gauches, et le bras droit : les crises sont devenues plus fréquentes, mais le ténesme vésical et anal a nettement diminué, surtout ces derniers temps. Il n'y a jamais eu de modification des fonctions génitales. Le malade n'a jamais constaté de troubles de la marche, pourtant à plusieurs reprises il a fait des faux-pas sans que l'état du sol puisse les expliquer. Il y a 3 ans, affaiblissement passager de la vue.

Traitements suivis.

M. L. est allé consulter, il y a 6 ans, un médecin qui ne lui aurait rien trouvé de particulier, sauf une prostatite (qui aurait expliqué les efforts faits par le malade pour uriner) et lui a prescrit des massages de la prostate et des lavements chauds. Plusieurs autres médecins le soignèrent ensuite. toujours pour prostatite. par des instillations et des sondages. Un urologiste consulté déclara que la prostate n'était pas malade, lui fit une injection épidurale et l'envoya chez un syphiligraphe, qui conseilla un traitement mercuriel.

En 1911 et 1912, 2 séries d'injections d'huile grise (une de 4 injections et une de 2) : 2 injections intraveineuses de 606 et enfin une série de 6 injections intramusculaires (faites tous les 4 jours dans la région fessière ; le malade ignore ce qu'on a injecté). Puis il suit un traitement au bromure et à l'iodure de potassium sans aucun résultat.

On fit alors, pendant 2 mois, des séances d'électrisation (haute fréquence) qui ne modifient pas non plus l'état. M. L. alla consulter à nouveau en juin 1911, un syphiligraphe qui l'engagea à nouveau à se faire traiter par le 603. Depuis, le diagnostic de tabes a été porté par M. Babinski; une ponction lombaire a été faite (légère leucocytose : (2 ou 3 lymphocytes par champ) W du liquide céphalorachidien $= 0$ (juin 1912). Séroréaction du sang $= +$

19.10.13. M. L. a la notion exacte de la position des membres, se tient parfaitement en équilibre les yeux ouverts et les pieds joints. Les yeux ouverts, à cloche pied, oscille très nettement. *Signe de Romberg* très manifeste, est dans l'impossibilité absolue de se tenir debout sur un pied en ayant les yeux fermés. La démarche paraît normale, le malade ne lance pas les jambes en avant, ne fauche pas, ne talonne pas. Il marche bien au commandement, s'arrête instantanément, et se retourne brusquement sans perdre l'équilibre. Il descend bien un escalier.

Aucune incoordination des membres supérieurs, aucune maladresse des mains (fait un travail de précision et n'aurait jamais été gêné dans l'exercice de son métier). Pas d'hypotonie musculaire. Il lui est arrivé à plusieurs reprises de faire des faux-pas.

Douleurs en ceinture partant de la région lombaire, suivant à peu près le trajet des nerfs abdomino-génitaux, longeant la crête iliaque et irradiant dans les organes génitaux, douleurs en cuirasse avec sensation de constriction thoracique intense. Enfin, depuis quelque temps, douleurs dans les bras et les jambes, surtout dans la jambe droite et le bras gauche : ces douleurs débutent en général par un engourdissement de tout le membre, ce sont des douleurs térébrantes au bras et des douleurs brûlantes à la jambe, elles évoluent par crises qui durent 3 ou 4 jours, séparées par des repos de 8, 10 ou 15 jours ; elles n'ont jamais eu le caractère de douleurs fulgurantes, elle durent souvent 1/4 d'heure ou 1/2 heure sans arrêt. Le malade accuse des douleurs en coups de poignard dans la région épigastrique.

Un peu d'hyperesthésie à la piqûre du membre inférieur gauche.

La *sensibilité thermique* et *au contact* est intacte.

La *sensibilité profonde* paraît intacte : testicule douloureux à la pression.

Réflexes rotuliens affaiblis, réflexe achilléen lent, crémastérien très paresseux.

Vue normale. La pupille gauche est légèrement déformée, les réflexes à la lumière et à l'accommodation sont lents, le réflexe à la douleur existe.

Pas de *troubles trophiques* apparents. Il y a cependant lieu de signaler qu'il y a 3 ans le malade en tombant dans un petit fossé profond de 30 centimètres environ, et, avec un traumatisme très léger somme toute, s'est fracturé la rotule : on constate en outre, depuis lors, une tuméfaction considérable de l'extrémité supérieure du tibia droit.

Douleurs stomacales (n'ayant pas le caractère de crises gastriques tabétiques).

Coliques assez fréquentes.

Pas de phénomènes de dépression, ni d'excitation génitale.

$$\text{1}^{re} \text{ série}
\begin{cases}
16.10.12 & W = 0 \text{ II } W = 0 \\
19.10.12 & 0,30 \quad \text{N. A.} \\
21.10.12 & 0,60
\end{cases}$$

A la suite de cette injection la température n'a pas été prise, mais le malade a eu des douleurs abdominales, lombaires et stomacales assez intenses.

$$
\begin{array}{lll}
29.10.12 & 0,60 & \text{N. A.} \\
4.11.12 & 0,90 &
\end{array}
$$

Toutes ces injections ont été bien supportées, aucune réaction fébrile, mais des phénomènes douloureux qui sont apparus après la troisième injection se sont exagérés de plus en plus. Ces douleurs siègent dans les régions lombaire, abdominale et thoracique, elles sont presque continues mais s'exagèrent par crises. Elles réveillent le malade la nuit ; le matin les douleurs lombaires sont telles qu'il éprouve des difficultés à se mettre debout. La douleur à la partie antérieure du tibia droit est plus violente qu'autrefois, surtout au toucher.

Diarrhée depuis le début du traitement, 5 ou 6 selles liquides par jour.

3.12.12. Depuis 10 jours le malade, qui a souffert plus qu'à l'habitude après l'injection et ceci pendant 3 semaines, va beaucoup mieux et souffre nettement moins qu'avant le traitement.

$$10.12.12 \quad W = 0 \quad HW = 0$$

Ponction lombaire. — A la cellule de Nageotte, 4 éléments par millimètre cube.

W du liquide céphalorachidien $= 0$

$$2^e \textit{ série : } 13.12.12 \quad 0,60$$

Le jour de l'injection le malade eut comme d'habitude des coliques et de la diarrhée, le lendemain il est fort abattu, très courbaturé. Dans la nuit du 14 au 15 décembre il est pris subitement de douleurs « épouvantables » dans le tibia droit qui durèrent 20 minutes environ ; effrayé et « ne sachant que faire pour les calmer il est obligé de se lever à plusieurs reprises », puis· survinrent des douleurs très violentes dans les reins, le bas-ventre et les organes génitaux. Ces souffrances n'ont pas cessé un seul instant et aujourd'hui (20 décembre) elles sont encore très vives ; le malade a été souvent privé de sommeil et depuis le 15 n'a pu se livrer à aucun travail. On prescrit des cachets de pyramidon, d'aspirine et de véronal.

$$20.12.12 \quad 0,70$$
$$27.12.12 \quad 1,20$$

21.1.13. 2e *Ponction lombaire.*

Légère hypertension.
Liquide clair et transparent.
1,1 élément à la cellule de Nageotte.
W, du liquide $= 0$

Cette ponction est mal tolérée. A la suite. M. L. se plaint d'une céphalée persistante, il vomit tous les aliments, liquides aussi bien que solides. Température 36°4, pouls 66, plein, régulier.

Pas de raideur marquée de la nuque, pas d'inégalité pupillaire, il existe un Kernig net. Pas de rétraction abdominale, pas de constipation. Le malade va à la garde-robe régulièrement tous les matins.

Ces symptômes persistent pendant quelques jours, puis s'atténuent pour disparaître à peu près complètement vers le 8e jour.

Le 17 février 1913, le malade revient à la clinique.

$$W = 0 \quad HW = 0$$

Tuméfaction considérable du genou droit ; M. Leg. se plaint de douleurs violentes et continuelles dans les membres inférieurs ainsi que dans les bras et les organes génitaux.

0,90

Le 25 même état 0,9

4.3.13. Après la dernière injection, exagération considérable de phénomènes douloureux, le malade peut à peine rester debout une demi-heure tous les jours tant les souffrances sont vives dans cette position.

Les douleurs testiculaires sont aussi plus violentes qu'autrefois.

1,20

7.3.13. A la suite de l'injection de 1 gr. 20, M. L. a noté qu'il a eu pour la première fois de la fièvre (38°).

Douleurs dans la jambe droite au niveau du tibia, amenant la gêne de la marche. Depuis 5 ou 6 jours les douleurs testiculaires et rectales ont disparu.

En mars 1913, le traitement est abandonné.

Obs. 14. Syphilis (1890) a peine traitée. Tabes ancien (début 1895). *Troubles sensitifs. Troubles moteurs récents* (1910). *8 injections d'arsénobenzol en 3 séries. Diminution des troubles moteurs.*

M. Lem., 50 ans. — Chancre en 1890. La syphilis est traitée pendant 2 ou 3 mois.

Dès 1895, douleurs dans les membres inférieurs.

En 1901, persistance des douleurs, diplopie, qui disparaît à la suite d'un traitement mercuriel.

En 1909-1911, quelques injections mercurielles. Les douleurs persistent. En juin 1910, surviennent quelques troubles de la marche. Gastralgies légères. Troubles vésicaux (paresse).

Mars 1911. Tabes moteur et sensitif ; incoordination marquée. Les douleurs se limitent aux membres inférieurs.

Signe de Westphal.

Signe d'Argyll. Inégalité pupillaire.

W = + +-+ IIW = +

Du 15 mars au 7 avril 1911. 3 injections de 606 à 0,30, 0,50, 0,60.

Le malade revient en juin, il souffre moins, l'équilibre serait meilleur.

8.6.11. W = +- IIW = +

Du 12 au 28 juin. 3 injections de 606 à 0,60.

31.8.11. W = +-+ IIW = +

Décembre. 2 injections a 0,4 (606).

En mars 1912, l'équilibre est nettement amélioré ; le malade reste longtemps debout sans s'appuyer, ce qu'il ne pouvait faire autrefois.

Les yeux fermés, la chute n'est pas immédiate. Les troubles gastriques ont disparu, la santé générale est devenue meilleure. Les douleurs ont diminué.

Mai 1912. W = 0||W = 0

Obs. 15. Syphilis (1883) traitée irrégulièrement. — Tabes grave (*Accidents syncopaux*). Début vers 1901. Traitement mercuriel intensif. 2 injections d'arsénobenzol. *Guérison clinique.*

M. Len., 50 ans. — Syphilis en 1883. Soigné par pilules et sirop de Gibert pendant 2 ans ; puis traitement irrégulier prolongé.

Aucun accident pendant des années.

1901. Syncope brusque, perte de connaissance, chute et réveil immédiat ; ne se mordait pas la langue, n'urinait pas sous lui, pas de convulsions.

Deuxième syncope en 1903.

1903. Douleurs fulgurantes, perte de mémoire, affaiblissement des facultés cérébrales. Soigné par moi-même dès cette époque (traitement intensif prolongé). Séries de biiodure à 0 gr. 04, 0 gr. 06 par jour.

A ce moment, tabes, caractérisé par myosis, Argyll, suppression des reflexes rotuliens, marche pénible et fatiguant le malade, douleurs fulgurantes.

Sous l'influence du traitement *les douleurs disparaissent, la marche reste toutefois pénible.*

1909. Syncope nouvelle suivie d'un état de fatigue cérébrale durant 1 mois.

Nouveau traitement mercuriel.

Amélioration. Une nouvelle syncope depuis.

Octobre 1910. Pas de douleurs, mais fatigue au moindre effort physique, marche pénible, faiblesse intellectuelle.

Deux injections de 606 intraveineuses (15 *janvier* et 1ᵉʳ *février* 1911, 0,40 + 0,50).

23 novembre 1911. W = 0||W = 0. Grande amélioration de l'état général, M. L. qui « se traînait » autrefois peut faire en montagne 15 à 20 kilomètres par jour. Mais s'il veut faire un effort physique intense (soulever un poids trop lourd, marche trop prolongée, ascensions de montagne) il réagit par un étourdissement. L'énergie cérébrale est redevenue normale, M. L. semble avoir repris toute sa puissance intellectuelle.

Travaille 8 heures par jour (instituteur).

Argyll, myosis intense.

Pas de réflexes, ni rotuliens, ni olécraniens.

Les douleurs fulgurantes ont disparu depuis plusieurs années.

Aucun trouble sphinctérien.

Pas de Romberg.

Troubles de la marche. — Les *yeux ouverts*, marche normale, monte facilement 5 étages, ne se fatigue jamais à marcher.

Les *yeux fermés*, marche indécise et trébuchante, talonne et lance ses jambes un peu, marche les jambes écartées en tâtonnant des mains.

Aucun trouble de la sensibilité objective : M. L. sent également bien la piqûre, le froid et le chaud, localise parfaitement.

Presbytie légère, normale à 51 ans.

Aucun trouble de l'ouïe, de l'odorat, ni du goût.

Poids stationnaire. Appétit parfait, se sent vigoureux et capable d'effort.

M. L. revient le 5 décembre 1913 dans un parfait état de santé : il n'y a plus jamais aucune douleur fulgurante, la marche est excellente : le malade fait facilement 15 kilomètres presque journellement ; cet été il fit dans les Pyrénées une marche de 25 kilomètres sans fatigue.

Abolition persistante des réflexes rotuliens.

ROMBERG.

ARGYLL, myosis toujours très accentué.

Revu le 13 septembre 1915. L'état se maintient, pas de douleurs, jamais de lipothymies.

Pas de troubles vésicaux.

OBS. 16. SYPHILIS (1900) TRAITEMENT HOMEOPATHIQUE. GRAND TABES DE FORME CACHECTIQUE (début 1906). *Incoordination excessive des membres et du tronc obligeant au décubitus. Douleurs fulgurantes. Crises gastriques. Incontinence d'urine, etc. Leucocytose céphalorachidienne considérable (119 leucocytes par mm³). Traitement par le néoarsénobenzol (8 injections en 2 séries, à doses moyennes). Réactions gastriques extrêmement violentes. Phénomènes d'amélioration passagère. Mort un mois après la dernière injection (troubles bulbaires ?).*

M. Mar., 39 ans. — Syphilis en 1900. Chancre de la rainure balano-préputiale, roséole, plaques muqueuses de la cavité buccale.

Traitement au début : 2 injections d'huile grise, stomatite mercurielle. Traité ensuite pendant 4 ans par des médecins homéopathes.

1906. Le malade se réveille un matin avec la jambe gauche complètement engourdie, cette jambe reste pendant 3 jours le siège de fourmillements. M. M. alla consulter à ce moment un médecin qui reconnut un début de tabes et conseilla un traitement mercuriel. Le malade retourna alors chez le médecin homéopathe qui avait traité la syphilis et fut soigné par lui pendant un an.

1907. 18 mois plus tard, douleurs fulgurantes, dans le pied droit, qui évoluent par crises, survenant tous les 3 ou 4 jours et durent 24 ou 48 heures.

En octobre, les membres inférieurs deviennent également le siège de douleurs fulgurantes. Ces douleurs sont précédées en général d'une hyperesthésie de la peau, surtout à la face interne des cuisses, la pression profonde n'est pas douloureuse mais le moindre frôlement est en revanche excessivement douloureux, le malade ne peut supporter à ce niveau aucun contact. Presque à la même époque apparaissent des troubles rectaux et vésicaux.

M. M. n'avait plus envie d'uriner et lorsqu'il urinait « par devoir », émettait des quantités considérables d'urine, il remplissait facilement un vase de nuit. La miction se faisait sans aucune peine. Il avait du ténesme rectal, une envie continuelle d'aller à la selle, qu'il ne pouvait que très rarement satisfaire, se présentant 8 ou 10 fois par jour à la garde-robe, mais en général sans résultat. Il avait en outre des alternatives de constipation et de diarrhée.

Au début de 1909, alternatives d'incontinence et de rétention d'urine, douleurs ardentes au niveau de la vessie durant plusieurs heures et revenant assez régulièrement tous les 4 ou 5 jours. Tous ces phénomènes : douleurs fulgurantes, ardentes, hyperesthésie, ténesme rectal et troubles vésicaux s'exagèrent de plus en plus. Le malade constate en outre, dès ce moment, qu'il existe parfois de l'impuissance, il arrive en général assez facilement à l'éjaculation, mais n'a qu'une demi-érection, il lui est même arrivé d'avoir des éjaculations sans aucune érection, les sensations voluptueuses persistant sans modification.

Tous ces troubles n'empêchaient pas le malade de vaquer à ses occupations; il continuait à se soumettre aux moyens homéopathiques.

1910. Au début de 1910, à Bruxelles, où il joue au théâtre du Vaudeville, M. M. a des crises vésicales plus intenses, l'incontinence et la rétention s'accentuent, il est souvent obligé pour uriner soit d'appliquer des compresses très chaudes sur la région vésicale, soit de se faire sonder ; ou bien il urine par intermittences dans son pantalon; ces besoins d'uriner sont tellement impérieux qu'il n'a bien souvent pas le temps d'aller jusqu'aux W.-C. pour les satisfaire.

A ce moment ont débuté les troubles de la marche ; le malade marche de travers, un peu en titubant quand il est préoccupé ou quand il cause avec quelqu'un. Il marche encore bien dans l'obscurité.

Douleurs en ceinture au moment de la marche rapide, avec engourdissement des jambes. M. M. peut encore courir sans difficultés.

1910. En décembre 1910, le malade voit à Bruxelles un syphiligraphe et demande à être traité par le « 606 ». Il est mis en observation pendant 3 mois, puis on fait *une injection* de 0,30 de « 606 » intraveineux qui est suivie d'une période d'amélioration de 15 jours. Puis survient une crise de douleurs fulgurantes terrible, très violente pendant 3 jours, calmée par une injection de morphine de 0 gr. 05. Après cette crise l'état est meilleur pendant 1 mois.

On conseille à M. M. de ne pas continuer le traitement par le « 606 » ; rentrant à Paris, il s'adresse à un syphiligraphe parisien. Celui-ci fit des injections de calomel. Après la 3ᵉ injection, stomatite, douleurs stomacales, cependant on fait une 4ᵉ injection ; pendant 11 jours le malade souffre horriblement de l'estomac, la stomatite devient intense. Puis une nouvelle amélioration se produit, les troubles vésicaux et rectaux sont peu modifiés, mais les douleurs diminuent et la marche devient meilleure. En novembre 1911 nouvelle injection de 0,30 de « 606 ». Deux mois plus tard, l'état s'aggravait, les douleurs devenaient plus violentes, le ténesme rectal plus intense, les troubles vésicaux s'exagéraient.

On fit, en mars 1912, une série de 10 injections d'énésol (3 par semaine) puis M. M. se reposa pendant 3 semaines et subit une nouvelle série : ce traitement ne modifia pas un état qui paraissait au contraire s'aggraver : les troubles de la marche devenant de plus en plus marqués.

A la fin d'avril 1912, nouvelle injection de 0,30 de « 606 » mais l'injection ne s'effectua pas sans difficultés, on dut dénuder la veine, une partie du liquide pénétra dans le tissu cellulaire sous-cutané.

Au début de mai 1912, à Bruxelles, le malade se réveille un matin avec un engourdissement considérable de la jambe gauche et va consulter un neurologiste qui diagnostique un tabes à marche rapide, et conseille des injections intraveineuses de cyanure de Hg.

Le 1ᵉʳ juin, 25 injections de sérum de singe (1 injection tous les jours) ; après la 23ᵉ, crises gastriques très violentes.

Le 10 juillet, ptosis droit, strabisme de l'œil droit et diplopie. Les troubles de la marche s'accentuent de plus en plus. A la fin de juillet, 10 nouvelles injections de sérum de singe, l'état général s'aggrave, le strabisme et le ptosis diminuent.

Le 30 août le malade marche pour la dernière fois, il est transporté en automobile de Bois-Colombes à Paris mais peut ensuite en s'appuyant au bras du chauffeur regagner à pied son appartement. Le lendemain les troubles de la station et de la marche étaient tels qu'il n'osa pas sortir de chez lui ; depuis ces troubles se sont de plus en plus exagérés ; le malade est confiné au lit.

État au 12.11.1912. M. M. ne se rend pas compte de la situation de ses membres inférieurs dans son lit, les croit souvent pliés quand ils sont étendus, ne sait pas quand ils sont l'un sur l'autre. Le malade a constaté parfois des troubles identiques aux membres supérieurs, surtout la nuit.

La perte de la notion des différences de poids est totale aux membres inférieurs et marquée aux membres supérieurs.

Les troubles de la station sont complets, le malade est dans l'impossibilité absolue de se tenir debout, dès qu'on essaie de le mettre dans cette position, ses jambes partent dans toutes les directions, ses pieds glissent, se tordent... et le malade ne se rend nullement compte de tous ces mouvements.

La marche est impossible ; soutenu par les aisselles, M. M. fait avec ses membres inférieurs des multitudes de mouvements désordonnés.

Les troubles de la préhension sont caractérisés surtout par une grande maladresse des mains. Celles-ci s'ouvrent souvent de façon démesurée, planant sur les objets, puis se referment violemment sur eux. Le malade éprouve de grandes difficultés à boutonner un bouton, à porter ses aliments à sa bouche, à écrire. Il ne peut pas en fermant les yeux porter rapidement le doigt sur le nez, le menton, etc.

Hypotonie musculaire considérable de presque tous les groupes musculaires, M. M. met les membres inférieurs au port d'armes, fait le grand écart, etc.

Troubles oculaires. — La musculature extrinsèque ne paraît pas touchée. Les pupilles ne sont pas déformées, mais elles sont inégales, la gauche étant plus dilatée que la droite. Elles ne réagissent pas à la lumière.

Douleurs fulgurantes, de temps en temps, dans les membres supérieurs et inférieurs.

Réflexes rotuliens et achilléens complètement abolis.

Maigreur extraordinaire. État absolument cachectique.

13 novembre 1912 : Ponction lombaire.

Pas d'hypertension du liquide, on retire environ 12 centimètres cubes.

Cellule de Nageotte : 119 éléments par centimètre cube dont 65 p. 100 mononucléaires.

Sang W = ++++ (dil ?)

15 novembre 1912. A 11 heures du matin, injection de 0 gr. 10, 606 I. V. Après deux heures de l'après-midi, *début d'une crise gastrique très violente.* Le malade se lamente, s'agite, pousse des cris. La douleur gastrique, dit-il, est épouvantable, il lui semble qu'on lui arrache l'estomac et il réclame énergiquement de la morphine. Nausées très fréquentes, il expulse quelques mucosités.

Cette crise dura 6 jours sans interruption, avec seulement quelques périodes de calme relatif. On dut faire d'assez nombreuses injections de morphine. La température atteignit et dépassa 38°.

22 novembre 1912. Les douleurs gastriques ont complètement cessé depuis hier, l'aspect est meilleur qu'avant le traitement, le malade urine avec moins de difficultés, il se sent uriner, ne mouille plus ses draps. A 2 heures on fait une nouvelle injection de 0 gr. 25 (N. A.)

intraveineux. A 4 heures et demie, début d'une crise gastrique très violente, le malade pousse des cris. Cette crise dure jusqu'au lendemain matin. Du 23 au 29 novembre, douleurs fulgurantes surtout dans les pieds et les mains, sensation de torsion dans les doigts. Le malade a souffert beaucoup le 28 novembre, on injecte 0 gr. 03 de morphine par jour.

29.11.12   0,45   N. A.

Le malade revient à la clinique le 8 décembre 1912. La semaine a été moins bonne que la précédente : il a les traits tirés et ne donne pas la même impression d'amélioration que la semaine dernière. Il a beaucoup souffert ; n'a pas eu de crise gastrique comparable à celle qui suivit les deux premières injections, mais une intolérance à peu près absolue, avec nausées extrêmement pénibles. Pas de douleurs fulgurantes, mais sensations douloureuses d'engourdissement dans les membres avec spasmes et contractions.

Le malade prend beaucoup d'éther ; on lui fait presque quotidiennement 3 injections de morphine de (0,01 chaque). Il se plaint en outre d'une céphalée intense et continue, les phénomènes d'incoordination ont été plus marqués que jamais.

Dans ces conditions l'injection qui devait être faite le 6 est remise au 8 décembre.

Le 8 décembre à 11 heures et demie du matin injection de 0,45 « 914 » I. V. Jusqu'à minuit un quart le malade est relativement calme, et ne se plaint que de temps en temps de douleurs dans les membres ainsi que dans les régions épigastrique et abdominales. Vers minuit un quart il s'assoupit un peu pendant une demi-heure. Au réveil il se plaint de douleurs épouvantables au niveau de la région gastrique : il lui semble « qu'on lui tord et qu'on lui arrache l'estomac »; il pousse des cris. Il accuse en outre une céphalalgie extrêmement violente; il lui semble « que sa tête va éclater ». Il se donne des coups de poing sur la tête et dans la région épigastrique ; projette la tête avec violence contre les bois du lit. Est extrêmement agité, introduit ses doigts dans son arrière-gorge pour provoquer des vomissements, espérant calmer ainsi ses souffrances. Aux nausées succèdent des vomissements de liquide glaireux et de bile. A deux reprises, incontinence d'urine et des matières fécales. Le malade accuse en outre des douleurs très vives dans les membres : ce sont au début des fourmillements avec engourdissement, puis une sensation de tension accompagnée d'hyperesthésie cutanée très intense : ce sont, dit-il, des brûlures atroces.

A 6 heures du matin, on fait une injection de morphine qui calme presque aussitôt les douleurs.

Le malade devait venir à la clinique le 15 décembre pour une injection, la dernière de la série, mais il souffre toujours beaucoup, s'ali-

12

mente très peu (liquide par très petites quantités) et vomit presque tout ce qu'il prend. Dans ces conditions, le malade ayant déjà eu 4 injections, dont deux à 0 gr. 45, on décide d'interrompre momentanément le traitement pendant trois semaines.

Le 7 janvier 1913, le malade revient à la clinique, état stationnaire ; les mouvements des membres (supérieurs et inférieurs) ne sont pas meilleurs. Il note une amélioration au point de vue des douleurs fulgurantes. Les troubles gastriques (douleurs et vomissements) se sont dissipés une dizaine de jours après la dernière injection ; depuis cette époque, le malade mange et a même de l'appétit.

Il souffre encore d'une manière intense de phénomènes douloureux intestinaux auxquels s'associent des douleurs vésicales. Quelques phénomènes d'incontinence vésicale, mais pas de rétention.

$$7.1.13 \qquad 0,30$$
$$14.1.13 \qquad 0,50$$

Le malade revient le 24 *janvier* 1913.

Amélioration apparente : la mine est meilleure, le malade donne une impression de force et de vie qu'il n'avait pas donné lors des précédentes visites à la clinique.

L'incoordination des membres inférieurs et des mains a un peu diminué, le malade peut croiser les jambes. L'inégalité pupillaire a diminué, la pupille gauche étant moins dilatée qu'au début du traitement.

Les douleurs fulgurantes ont à peu près disparu ; hier cependant, le malade a eu 2 ou 3 petites secousses douloureuses dans les jambes. L'hyperesthésie cutanée persiste : sensation d'ébouillantement des membres inférieurs. Fourmillements dans les mains.

Les douleurs vésicales et intestinales ont diminué.

Il y a toujours de l'incontinence d'urine.

Les réactions gastriques restent fortes, mais deviennent violentes surtout 3 jours après l'injection, le pouls est alors extrêmement rapide et le malade n'a pas de fièvre.

Le malade prend 0 gr. 05 de morphine par jour, et très fréquemment des inhalations d'éther.

$$24.1.13 \qquad 0,60$$

31.1.13. M. M. peut porter un verre à sa bouche, recommence à pouvoir écrire.

Les réactions douloureuses ont été moins vives cette semaine qu'après les injections précédentes.

$$0,75$$

M. M. est mort 1 mois après cette dernière injection, dans des conditions qui n'ont pu être bien déterminées (paralysie vésicale, météorisme excessif, tachycardie intense).

Obs. 17. — Syphilis bénigne, mal traitée (1897). Tabes (début 1911). *Forme sensitive. Troubles moteurs et vésicaux légers.* Traitement par le néoarséno-benzol (10 *injections en 3 séries*).

M. Mich., 45 ans. — Syphilis il y a 16 ans : chancre sur la verge, roséole, quelques plaques muqueuses et buccales.

Traité par les pilules de protoiodure pendant quelques mois à peine. Aucun autre traitement jusqu'en 1907. A cette époque le malade, qui n'avait présenté aucun accident pendant dix ans, accusa quelque gêne dans les articulations des genoux sans douleurs proprement dites, son médecin lui conseilla de suivre un traitement mercuriel et fit quelques injections d'huile grise (6 ou 8).

Dans le courant de 1911, *quelques douleurs fulgurantes* dans les membres inférieurs, surtout dans les jambes.

Ces douleurs au début ne durèrent que quelques heures à peine, elles revinrent quelques mois plus tard, plus violentes et plus prolongées.

La dernière crise douloureuse (février 1913), dura près de 24 heures et empêcha le malade de dormir pendant toute une nuit.

M. Mich. n'a constaté aucun trouble particulier de la marche, il marche assez bien dans l'obscurité, monte et descend bien un escalier, ne butte pas. A eu à deux ou trois reprises un peu de dérobement des genoux. Un peu de gêne dans l'articulation du genou, sensation de constriction de cette articulation, se fatigue beaucoup plus vite qu'autrefois.

M. Mich. peut courir sans trop de difficultés, mais lorsqu'il s'est livré à cet exercice pendant quelques minutes, il est forcé de s'arrêter « il lui semble qu'il traine un boulet à ses pieds ».

Il existe quelques petits troubles du côté de la vessie remontant à 1910 et auxquels il n'attacha pas, au début, d'importance.

Le matin, lourdeur dans la région sus-pubienne. Est obligé de pousser pour uriner. Lors de la miction quelques petits picotements à la partie supérieure du canal.

Pas de troubles rectaux.

Pas de modifications de la vision.

Céphalées assez fréquentes.

Examen le 5.3.13. M. Mich. n'a pas eu de douleurs fulgurantes depuis un mois.

La sensation de constriction du genou existe toujours, elle est plus violente le matin au réveil.

Légère hypoesthésie testiculaire à la pression.

Se tient parfaitement debout sur deux pieds et sur un pied les yeux fermés.

Le malade marche parfaitement, s'arrête et fait demi-tour au commandement sans aucune hésitation et sans perdre l'équilibre.

Légère inégalité pupillaire.

Les deux pupilles réagissent parfaitement à la lumière.

Réflexes rotuliens, abdominaux et crémastériens normaux.

$$W = 0 \qquad HW = +$$

1re série. . . . . $\left\{\begin{array}{lll} 10.3.13 & 0,30 \\ 17.3.13 & 0,60 \quad \text{N. A.} \\ 25.3.13 & 0,90 \end{array}\right.$

Les céphalées disparaissent dès le début du traitement. Douleurs des membres plus fréquentes mais moins violentes qu'avant le traitement. Le malade supporte parfaitement les injections et se trouve très bien le jour où on l'a injecté.

Après l'injection du 25, pas d'autres accidents que des douleurs dans les jambes qui ont apparu la nuit après l'injection, ont augmenté jusqu'au vendredi, puis ont disparu. Quelques douleurs dans le bras droit.

$$31.3.13 \qquad 0,90$$

$$W = 0 \qquad HW = +$$

2 série . . . . $\left\{\begin{array}{lll} 21.4.13 & 0,60 \\ 28.4.13 & 0,90 \quad \text{N. A.} \\ 5.5.13 & 1,20 \end{array}\right.$

3e série. . . . . $\left\{\begin{array}{lll} 4.6.13 & 0,90 \\ 11.6.13 & 0,90 \quad \text{N. A.} \\ 18.6.13 & 1,20 \end{array}\right.$

Le malade a abandonné le traitement sans raisons connues.

Obs. 18. SYPHILIS MAL TRAITÉE (1891). TABES FRUSTE. *Douleurs des membres. Accidents bulbaires.* Traitement par l'arsénobenzol (6 injections en 2 séries). *Disparition des douleurs et des accidents bulbaires.*

M. Millo..., 45 ans. — Chancre à l'âge de 25 ans.

Traitement irrégulier.

En 1900, accès d'hémoglobinurie paroxystique, guéris par injections de benzoate Hg.

Depuis 1907, douleurs lancinantes dans les membres inférieurs.

Accès de toux de plus en plus violents, avec sentiment de suffocation. Ces accès deviennent quotidiens et sont suivis de vomissements.

Janvier 1911. Suppression des réflexes rotuliens, pas d'incoordination.

Pas de signe d'ARGYLL.

$$W = ++$$

Du 11 janvier au 3 février 1911, 3 injections de 606 (intramusculaires) 0,30, 0,60, 0,60.

Février 1911. Diminution de la toux et des quintes.

Mars 1911. Disparition presque complète des douleurs des membres inférieurs.

Du 10 mars au 5 avril 1911, 3 injections intramusculaires à 0 gr. 60.

Mars 1912. Douleurs disparues.

Accès de toux disparus depuis un an.

Obs. 19. — Tabes (début 1902). *Grande obésité*. Traitement par le néoarsénobenzol (8 injections en 2 séries) suivi d'un traitement en province. *Résultats nuls*.

M. Mill., 56 ans. Chancre à 35 ans. Pas d'accidents secondaires.

Traité pendant 3 mois (sirop ?)

En 1902, troubles de la miction, paresse et crises de rétention qui ne s'expliquent par aucune cause locale. Depuis le malade se sonde régulièrement.

Atonie intestinale.

En 1904 surviennent des douleurs en ceinture, et des douleurs fulgurantes des membres inférieurs.

En 1906, troubles de la marche. Depuis cette époque, le malade a fait, deux fois l'an, des injections d'huile grise.

Malade obèse (130-140 kilogrammes) se traînant péniblement sur deux cannes.

Le cœur paraît sain.

$$W = ++ \quad IIW = + \quad (12.12.12)$$

1re série.	14.12.12	0,15
	21.12.12	0,30
	28.12.12	0,30
	4. 1.13	0,60

$$W = ++ \quad IIW = + \quad (8.2.13)$$

2e série.	8.2.13	0,30
	15.2.13	0,45
	22.2.13	0,90
	1.3.13	0,90

Le traitement, très difficile en raison de l'obésité, est bien supporté. Il ne provoque pas de réactions pénibles, sauf des douleurs en ceinture plus vives, passagères. D'autre part, les douleurs des membres inférieurs s'atténuent pendant quelque temps, et d'une façon éphémère les troubles de la marche.

Quelques injections de néoarsénobenzol sont faites dans la suite en province. Il semble qu'il n'y ait eu aucun résultat sérieux et durable.

Obs. 20. — Syphilis traitée régulièrement (1887). Tabes (début 1910). *Forme sensitive. Paralysie oculomotrice.* Traitement par le néoarséno-benzol (5 injections). *Disparition des troubles oculaires.*

M. Mor., 49 ans. Chancre, roséole, plaques. 1887.

Pilules de protoiodure pendant 4 ou 5 ans. En outre, cures répétées d'iodure. ,

En 1910, surviennent des douleurs fulgurantes dans les jambes, surtout la gauche et la région droite du thorax. Ces douleurs ont augmenté depuis.

Le malade est vu le 10 juillet 1912, il est atteint de ptosis gauche et de diplopie depuis 8 jours.

12 juillet. L'état général est médiocre; perte d'appétit, amaigrissement depuis un mois.

Marche bonne, cependant le malade oscille un peu quand on le fait tourner au commandement.

Il se tient debout sur un pied les yeux ouverts.

Monte et descend les escaliers sans difficulté.

Douleurs fulgurantes dans les membres inférieurs. Sous l'influence d'un cachet de pyramidon, les douleurs cessent durant 2 ou 3 jours.

Douleurs en étau dans la partie droite du thorax.

Le sol est mal perçu du pied gauche, il parait sphérique et non plan.

La sensibilité au tact, à la piqûre, à la chaleur, est amoindrie dans la jambe gauche.

La *sensibilité profonde est très altérée* : la pression des globes oculaires est peu douloureuse, le choc épigastrique *très peu ressenti*.

Anesthésie des testicules à la pression. Le choc des tibias, des tendons d'Achille est très peu senti.

Les *réflexes* rotulien, achilléen, crémastérien et abdominal sont abolis; le tricipital est conservé.

La vessie se vide bien. La puissance génésique est très affaiblie.

Chute de la paupière gauche depuis le 1er juillet. Diplopie. Acuité visuelle normale. Signe d'Argyll.

$$W = 0 \quad HW = 0$$
$$21.7.12 \quad 0,30 \quad N. A.$$

28.7.12. Douleurs au cours de cette semaine dans les jambes, fulgurantes, d'intensité modérée.

$$28.7.12 \quad 0,60$$
$$4.8.12 \quad 0,90 \quad N. A.$$
$$9.8.12 \quad 0,90$$

Amélioration nette de la vision, jambe gauche moins raide, mais phénomènes douloureux persistant la nuit.

25 septembre 1912. Le malade se trouve mieux dans l'ensemble; les

douleurs sont moins vives et moins fréquentes, le pied gauche est moins lourd, l'état général s'est relevé nettement. Du côté de la vision, à gauche, amélioration très nette : il n'y a plus de diplopie, ni de ptosis.

$$W = 0 \quad HW = 0 \ (25.9.12)$$
$$28.9.12 \quad 0,60$$

Le malade a abandonné son traitement sans raison connue.

Obs. 21. — *Syphilis (1881) à peine traitée. Tabes ancien (début 1898) en évolution progressive. Troubles moteurs, sensitifs, vésicaux. Traitement par le néoarsénobenzol (9 injections en 2 séries). Amélioration légère des symptômes. Diminution nette de l'incoordination des mains.*

M. New., 52 ans. — A 20 ans, chancre, quelques accidents cutanés. Frictions pendant 3 mois.

1898. Phénomènes douloureux dans les membres inférieurs. On a cru d'abord à des rhumatismes, cependant, au début, les douleurs ont eu un caractère fulgurant, térébrant. Elles étaient surtout marquées dans les jambes et les pieds, et profondes. D'abord espacées et relativement peu pénibles, elles sont devenues, peu à peu, plus fréquentes et plus intenses. Elles ont été très marquées l'an dernier : cette année, elles paraissent un peu atténuées, sans cause connue.

Douleurs abdominales et thoraciques peu intenses. Le malade parait se plaindre surtout d'une rachialgie intermittente qui serait des plus douloureuses.

Quelques douleurs récentes dans les membres supérieurs, surtout à gauche.

Il existe des troubles oculo-moteurs récents (strabisme) depuis 6 ou 8 mois.

Il existe enfin des troubles moteurs, anciens, au niveau des membres inférieurs, datant de un an à peu près au niveau des membres supérieurs.

Actuellement, la marche est extrêmement troublée : le malade — qui ne peut marcher sans canne depuis plusieurs mois — est complètement ataxique : il projette les jambes, fauche, talonne. L'incoordination varie du reste suivant les jours et augmente notablement quand M. N. n'est pas seul.

Il monte péniblement l'escalier, tombe dès que les yeux sont fermés, etc.

Il semble exister un certain degré d'incoordination du tronc, si on en juge d'après la difficulté avec laquelle M. N. se lève quand il est assis et soulève le tronc dans le lit.

Incoordination des membres supérieurs : l'écriture est devenue très difficile. Les yeux fermés, M. N. ne peut toucher le bout du nez sans tâtonner.

Le cœur paraît sain, la pression artérielle normale.

Pas de crises gastriques. Constipation habituelle; de temps en temps il existerait des douleurs rectales violentes.

Maigreur. Atrophie des membres inférieurs évidente.

Les pieds sont tuméfiés et violacés : le malade aurait eu des fractures (bien consolidées, du reste) des malléoles, tant du côté droit que du côté gauche.

ARGYLL, WESTPHAL.

M. N. a été traité en Amérique par l'opothérapie (sérum de chèvre), l'électricité.

Frictions mercurielles pendant un mois seulement, il y a plusieurs mois.

$$W = + \quad HW = + \quad J = ++++ \quad (24.6.13).$$

	24.6.13	0,20
	30.6.13	0,45
1re série	7.7.13	0,75
	13.7.13	0,75
	22.7.13	0,90
	30.7.13	1,05

N. A.

Les injections sont bien supportées, sauf la 3ᵉ qui donne lieu 3 jours après à une crise très intense de douleurs fulgurantes durant 3 jours.

$$W = 0 \quad HW = 0 \quad J = 0$$

	21.8.13	0,60
2ᵉ série.	29.8.13	0,90
	4.9.13	1,05

N. A.

Après cette série, l'incoordination des mains a diminué. M. N. peut jouer aux cartes et tenir celles-ci dans les mains, ce qui était impossible avant la crise, il peut écrire. Les troubles moteurs des jambes sont peu accentués certains jours, et le malade marche mieux. Les douleurs sont plus rares, la vessie fonctionne mieux, et la santé générale est meilleure.

Le Dʳ FORDYCE, de New-York, écrit le 5 novembre qu'il a pratiqué chez le malade une ponction lombaire. Le liquide contenait 11 lymphocytes par millimètre cube (à la cellule de FUCHS-ROSENTHAL), le WASSERMANN y était fortement positif à 0,15 et faiblement à 0,1. Le WASSERMANN du sang était nettement positif.

OBS. 22. — SYPHILIS EN 1894. GRAND TABES (début 1900). *Forme sensitive, puis sensitive et motrice. Amaigrissement.* Traitement par le néoarsénobenzol (8 injections en 2 séries). *Pas de résultat net. Le traitement est abandonné en raison de réactions douloureuses.*

M. Pasch. 37 ans. Chancre en 1894.

Douleurs lancinantes, de 1900 à 1909, dans les jambes. En 1909 elles s'étendent aux bras. Il existe parfois, à cette époque, des douleurs intercostales, de type fulgurant.

Début de l'incoordination motrice en 1907.

En novembre 1910, une injection de 606 est faite en Amérique.

En août 1911, 4 injections de 606.

Les douleurs diminuent à la suite, mais non les troubles moteurs.

En mars 1912, l'état général est atteint, le malade maigrit malgré un bon appétit.

En juillet 1912, incoordination accentuée de la marche.

Le malade marche péniblement à l'aide d'une canne, talonne, a les genoux en hyperextension légère, etc. ROMBERG.

Hypotonie musculaire (surtout des muscles du bassin, du tronc).

Force musculaire normale (pour le volume des muscles).

Les réflexes achilléens et rotuliens sont abolis. Les réflexes crémastérien et abdominal sont conservés.

Signe d'ARGYLL, l'accommodation est très faible. Il y a un peu d'inégalité pupillaire et une légère diplopie.

Douleurs fulgurantes même aux bras, sensations de brûlure aux jambes (qui revenaient ces temps derniers toutes les nuits, durant 2 heures).

La sensibilité est conservée à la piqûre, au chaud, au contact. La sensibilité profonde est atteinte, mais non abolie (testiculaire, épigastrique, tibiale, achilléenne). Le sol est perçu, mais mal. Le sens des attitudes est à peu près perdu.

M. P. pousse un peu pour uriner. L'appétit sexuel, qui avait disparu, est revenu incomplètement après les injections de 606.

Amaigrissement prononcé, lassitude extrême. Le malade paraît très fatigué.

Poids au 10 juin 1912 : 57 kg. 600.

$$W = ++++ \quad HW = + \quad (10.6.12).$$

	10.6.12	0,30	
	14.6.12	0,60	
1re série.	19.6.12	0,60	N. A.
	24.6.12	0,90	
	1.7.12	0,90	

Les 2e et 4e injections ont déterminé une réaction thermique de 39°. Réactions douloureuses vives.

1er août 1912. Les douleurs ont un peu diminué pendant 15 jours, après les injections précédentes.

$$W = ++++ \quad HW = + \quad (1.8.12).$$

	1.8.12	0,75	
2e série.	6.8.12	0,90	N. A.
	12.8.12	1,20	

Réactions douloureuses vives, le malade abandonne le traitement.

OBS. 23. — SYPHILIS IGNORÉE. TABES A ÉVOLUTION LENTE, PUIS RAPIDE (début 1896).
Troubles moteurs récents. Après 6 injections d'arsénobenzol *amélioration
considérable des troubles de la marche et des troubles vésicaux. Atténuation des douleurs fulgurantes.*

M. Par. — Tabes à marche lente datant de quinze ans. Crises douloureuses, seulement dans les membres inférieurs.

Aggravation rapide depuis juillet 1911. Apparition de troubles de la
marche, de troubles vésicaux.

15 novembre 1911. Crises de douleurs fulgurantes survenant tous les
3 ou 4 jours, durant 5 à 6 heures. Céphalées nocturnes récentes.

Sensation de constriction thoracique. Anesthésie totale cutanée et
musculaire au niveau du flanc gauche.

Anesthésie à la piqûre, des membres inférieurs, du tronc cessant au
niveau d'une ligne horizontale passant à deux travers de doigt au-dessous des clavicules. La sensation de chaleur est ressentie avec un
retard de dix secondes environ.

Sensibilité musculaire complètement disparue aux membres inférieurs, persistant aux membres supérieurs, stabilité mal assurée. Le
malade écarte les jambes en marchant, lance légèrement les pieds en
dehors; marche impossible, les yeux fermés.

Signe de ROMBERG net.

Tous réflexes tendineux abolis.

Signe d'ARGYLL. La vue baisse depuis un an. Incontinence d'urine
depuis juillet. Miction volontaire difficile.

Le malade a, de temps à autre, des étourdissements passagers.

Pas de crises gastriques.

$$W = + + + +\ \ IIW = +$$

Du 18 novembre au 2 décembre 1911. *trois injections d'arsénobenzol à*
0 gr. 20, 0 gr. 40, 0 gr. 50.

Réactions thermiques à la suite.

20 janvier. Augmentation de poids d'un kilogramme.

Douleurs fulgurantes moins pénibles, mais aussi fréquentes.

Céphalées disparues. La constriction thoracique persiste.

La sensibilité objective ne s'est pas modifiée.

ROMBERG presque supprimé. A part quelques oscillations, légères au
début, le malade garde son équilibre, les yeux fermés.

Marche, les yeux fermés, presque correcte.

Marche, les yeux ouverts, presque normale. Le malade ne lance plus
ses jambes. Il écarte seulement un peu les pieds, il tourne au commandement, sans hésitations, ni oscillations.

Il urine encore un peu au lit; mais la sensibilité vésicale a reparu:
il se lève la nuit pour uriner, ce qu'il ne faisait pas auparavant.

$$W = + + + +\ \ IIW = +$$

Du 21 janvier au 10 février 1912, trois injections d'arsénobenzol à doses normales (0,60).

Pas de réactions thermiques.

Mars 1912. L'amélioration persiste : *le malade monte 30 fois dans la journée une échelle de 3 mètres. Il n'y a plus d'étourdissements.*

Obs. 24. — Syphilis ignorée. Tabes (début 1899). *Forme sensitive et motrice.* Traitement par le néoarsénobenzol (10 injections). *Diminution des troubles moteurs et sensitifs. 17 injections faites en province en 1913 et 1914. A la fin de 1916 tabes optique, avec séroréaction négative.*

M. Rey. 37 ans. — Syphilis ignorée.

Vers 1900, incertitude, hésitation dans la marche, difficulté de certains mouvements (sauter sur un banc, tourner brusquement, descendre de train, etc).

Vers 1899, les douleurs fulgurantes avaient débuté dans les jambes, *mais avaient été prises pour des douleurs rhumatismales*, malgré leur caractère typique (douleurs en éclair, suivies d'accalmies absolues) : ces crises douloureuses reviennent tous les 8 ou 15 jours et durent 24, 48 heures et même plus.

En 1902, le diagnostic de tabes est posé par le médecin du paquebot, où naviguait le malade ; ce médecin conseille l'huile grise.

En 1903, l'incoordination apparaît franchement et, sans troubler encore la marche, rend la course impossible, empêche le malade de monter ou de descendre facilement un escalier. Les symptômes s'aggravent lentement, jusqu'au degré actuel.

Traitements suivis.

En 1903 : 50 à 60 piqûres d'énésol.

En 1904 : 10 piqûres d'hermophényl et 2 saisons à Lamalou.

En 1907, 1906, 1908, 1909 : 2 séries d'injections mercurielles par an.

En 1910 : dilatations de l'urèthre par sondes de gros calibre, 2 séances par semaine pendant 9 mois.

En 1911 : un neurologiste ordonne l'hectine : 30 piqûres d'hectine B.

8. 6. 12 : Réflexes rotulien, achilléen, crémastérien, abdominal disparus.

La *motricité* est très atteinte. Le malade marche seul avec une canne, avec beaucoup d'incoordination (fauche, talonne, oscille). Romberg. Hypotonie portant sur les muscles des cuisses et du bassin.

Les douleurs fulgurantes dans les jambes sont très atténuées depuis 1 an. Crises rares et peu fortes.

La sensibilité objective aux 3 modes est conservée.

La sensibilité au choc est très faible et perdue en plusieurs régions : percussion du tibia et de l'épigastre peu sensible, pression du testicule peu douloureuse (était absolument indolore, il y a 4 ou 5 ans). La sensibilité cubitale, des globes oculaires, des masses musculaires, du mollet est diminuée.

Le sens des attitudes est perdu.

Retard à la sensation

Impuissance génésique. Pousse pour uriner (est obligé de s'accroupir).

Atonie intestinale.

Signe d'ARGYLL.

Réflexe accommodateur, disparu.

$$W = ++ \ (11.6.12).$$

$$1^{re}\ \textit{série} \ \ldots\ldots \ \begin{cases} 11.6.12 & 0,30 \\ 16.6.12 & 0,60 \\ 20.6.12 & 0,90 \\ 20.6\ 14 & 0,90 \end{cases} \ \text{N. A.}$$

Ces injections sont bien supportées : pas la moindre réaction thermique, pas de réaction circulatoire, intestinale, etc.

23 juillet 1913. Meilleure stabilité. Le malade reste debout, dans une attitude correcte, au lieu de se pencher en avant; il marche mieux, sans être obligé de regarder constamment ses pieds.

$$W = ++ \quad HW = +$$

$$2^e\ \textit{série.} \ \ldots\ldots \ \begin{cases} 23.7.12 & 0,60 \\ 27.7.12 & 0,90 \\ 1.8.12 & 1,20 \end{cases} \ \text{N. A.}$$

$$W = + \quad HW = +$$

$$3^e\ \textit{série.} \ \ldots\ldots \ \begin{cases} 31.8.12 & 0,90 \\ 4.9.12 & 0,90 \\ 9.9.12 & 0,90 \end{cases} \ \text{N. A.}$$

27 novembre 1912. L'état général du malade, qui n'est pas venu à la clinique depuis le 31 août, est meilleur, il croit avoir engraissé, se sent plus de force, plus de vigueur. On lui trouve meilleure mine. (Poids 60 kilogrammes.)

Il marche un peu mieux, lève moins les pieds, descend mieux les escaliers et les trottoirs. Il ne pouvait pas faire plus de 400 mètres par jour à pied dans la rue (en plusieurs fois), actuellement il peut en faire davantage sans être trop fatigué et sans s'arrêter.

Le ROMBERG est très net les jambes écartées et les pieds joints. A la suite de chaque injection, lors des dernières séries, le malade a eu de l'exagération des douleurs. Actuellement celles-ci sont très atténuées et très supportables : ce sont des douleurs stomacales et des douleurs superficielles qui se produisent sur toute la surface cutanée, aussi bien du tronc que des membres, elles débutent comme des douleurs fulgurantes mais se terminent le plus souvent par une sensation de pincement (durent de 15 à 30 secondes). Constipation. Pousse toujours pour uriner, a parfois des envies très impérieuses d'uriner. Les réflexes rotuliens sont toujours abolis, les pupilles sont en mydriase. ARGYLL.

Juillet 1914. Nous n'avons pas de renseignements précis sur le malade

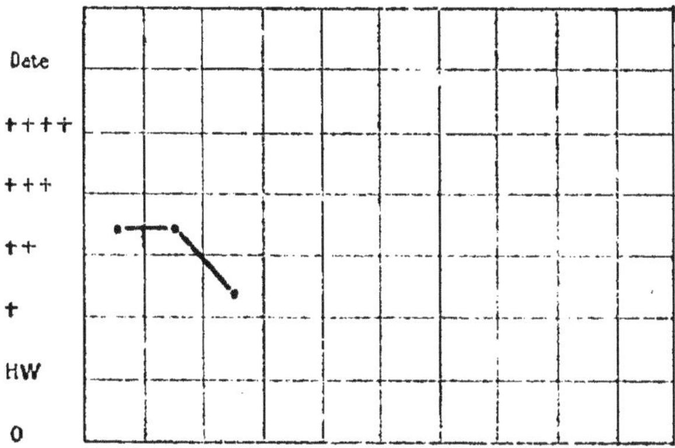

traité en province depuis longtemps; *nous savons seulement que le traitement a été poursuivi et que l'amélioration s'est accentuée.*

En novembre 1916, le Dr DUBARRY, du Havre, constate une atrophie des nerfs optiques au début.

$$O.\ D. = 2,50\ D\ V = 2.3$$
$$O.\ G. = 2,50\ D\ V = 1/2$$

11. 12. 16. Ces résultats sont confirmés par le Dr BELLENCONTRE à Paris.

O. D. = 1/2 avec verre concave. 2
O. D. = 1/3   —   —   2

Vision périphérique à peu près normale à droite, très rétrécie à gauche.

M. Rey. revient me voir. Il a fait en tout de 1912 à 1914, 27 injections de néoarsénobenzol, sans dépasser la dose de 0,90 (celles faites à Paris sont comprises dans ce chiffre). En outre, traitements irréguliers à l'hectargyre.

La *séroréaction est négative* (W = 0 HW = 0 J = 0).

Au moment de la guerre M. R. fait 500 mètres 4 fois par jour sans fatigue. Au début du traitement il faisait à peine 500 mètres par jour en s'arrêtant à plusieurs reprises. Atténuation des douleurs. Aucune modification des phénomènes vésicaux.

Cet état se maintient en 1916.

B. — TRAITEMENT DISCONTINU

Obs. 25. — *Syphilis ignorée. Tabes fruste* (début 1901). *Troubles psychiques à évolution progressive.* Traitement irrégulier par l'arsénobenzol et le néoarsénobenzol.

M. Blan. 50 ans (Dr F. Besançon). — Syphilis ignorée.
Avril 1911. Douleurs dans les membres inférieurs depuis 1901.
Incoordination motrice légère.
Inégalité pupillaire. Signe d'Argyll à droite. Le fond de l'œil est sain.
Réflexes tendineux plutôt exagérés.
Diminution de mémoire. Le malade est bizarre, extrêmement nerveux.
W = +.
En avril 1911, 3 injections d'arsénobenzol à 0 gr. 30, 0 gr. 50, 0 gr. 60. Après ce traitement, diminution des douleurs.
En mars 1912, l'amélioration se maintient.

Ce malade, qui présentait déjà en 1911 quelques bizarreries, est revu en 1914. Les troubles mentaux ont pris une grande importance, ils se caractérisent surtout par une loquacité persistante, une diminution de l'attention. M. B. ne peut soutenir une conversation, il retombe toujours dans les mêmes idées : « je voudrais faire votre portrait », etc.

On ne trouve cependant pas de signes précis de paralysie générale, en dehors des réflexes, qui ne sont pas plus exagérés qu'en 1911. La parole est correcte, les mots d'épreuve sont bien prononcés, il n'y a pas de tremblement, pas d'idées de grandeur, toutefois l'état psychique est celui d'un satisfait et d'un optimiste.

29.1.14. Ponction lombaire.
Pas d'hypertension.
26,4 globules blancs par mm³, dont 13,4 *mononucléaires.*
Augmentation du taux de l'albumine.
Nonne   = +.
Noguchi   = +.
W   = +.
W. du sang = + HW = 0 (Index hémolytique nul).
Deux séries d'injections sont faites successivement :

	3.2.14	0,10	
	10.2.14	0,15	
1re série	17.2.14	0,30	N. A.
	24.2.14	0,60	
	3.3.14	0,90	
	14.3.14	1,20	

$$W = + \quad IIW = 0$$

2ᵉ série . . . . . .
$$\begin{cases} 31.3.14 & 0,60 \\ 7.4.14 & 0,90 \quad \text{N. A.} \\ 14.4.14 & 1,20 \end{cases}$$

Pas de réactions thermiques, les injections ne provoquent ni céphalée, ni nausées (sauf la dernière de la 1ʳᵉ série), ni vomissements.

En avril 1914, M. Bl. retourne en Bourgogne. Les troubles mentaux ne sont pas modifiés.

OBS. 26. — *Syphilis ignorée*. *Tabes* (début 1905). *Forme sensitive. Les douleurs prennent en 1911 une intensité excessive.* Traitement discontinu par l'arsénobenzol (9 injections en 3 séries). *Amélioration rapide, considérable et persistante. Augmentation notable du poids. La séroréaction devient négative. La malade est revue cinq ans après en bon état. Liquide céphalorachidien à peu près normal.*

Mad. Dho. Syphilis ignorée. Une fausse couche il y a 16 ans au 3ᵉ mois.

En 1905, douleurs dans les membres inférieurs. Crises se répétant tous les 3 ou 4 mois.

1907. Les crises durent 8 jours de suite. A ce moment, on pense à la syphilis ; le malade prend pendant plusieurs mois, 20 jours de suite, un sirop mercuriel. Les douleurs se calment sous l'influence du traitement, puis reparaissent peu à peu.

Mai 1911. Douleurs lancinantes. Sensation de brûlure, de piqûre. Il semble que l'on « scie les os ». Ces douleurs siègent dans les jambes et les cuisses. Sensation de constriction thoracique. Depuis peu de temps, apparition de douleurs dans la zone cubitale des avant-bras.

12 août 1911. Hyperesthésie cutanée intense. Le contact des draps est « intolérable ». Insomnie absolue.

Marche normale, même les yeux fermés.

Pas de troubles des sphincters, ni de signe d'ARGYLL.

Réflexes rotuliens et achilléens disparus.

Sensibilité objective normale.

$$W = ++ \quad IIW = +$$

Trois injections intra-veineuses d'arsénobenzol à 0 gr. 60 du 26 août au 7 septembre, réaction thermique (32°,2), *après les deux premières injections.*

Disparition des douleurs et de l'hyperesthésie.

Quelques fourmillements dans les mollets seulement pendant *un jour ou deux*. Retour du sommeil.

Décembre 1911. *Augmentation de poids de 2 kgr. 750.*

$$W = +\!+\!+ \quad HW = + \quad (9.12.11)$$

$$2^o \ serie. \ \ldots \ldots \begin{cases} 12.12.11 & 0,60 \\ 19.12.11 & 0,60 \ \ Arsénobenzol \\ 27.12.11 & 0,60 \end{cases}$$

Douleurs très vives dans les membres inférieurs après les deux premières injections.

$$78.4.12. \quad W = 0 \quad HW = 0$$

Depuis six semaines la malade n'a souffert qu'à cinq ou six reprises dans les genoux et les talons. Les douleurs durent un quart d'heure alors qu'elles duraient autrefois 8 jours. Il n'y a plus de douleurs dans les mollets, les cuisses, ni les avant-bras. Toute sensation de constriction thoracique a disparu.

Du mois de décembre au mois d'avril, Mad. D. a encore augmenté de 3 kilogrammes.

$$3^e \ série. \ \ldots \ldots \begin{cases} 23.4.12 & 0,60 \\ 8.5.12 & 0,60 \ \ Arsénobenzol \\ 10.5.12 & 0,60 \end{cases}$$

Le 28 décembre 1912, la malade écrit : « Veuillez m'excuser de mon

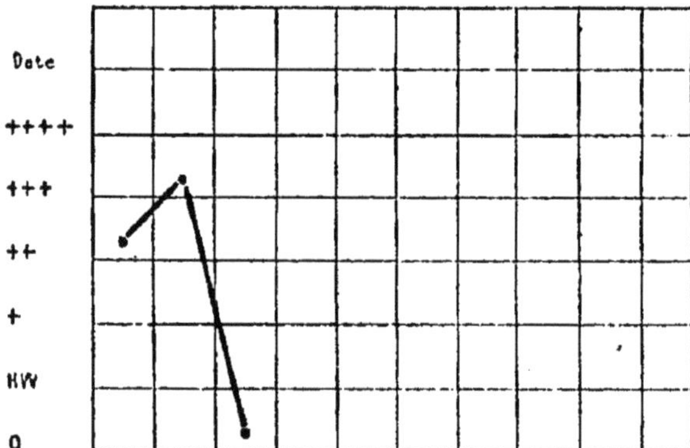

silence et de ce que je ne vous ai point encore rendu visite. Depuis plusieurs mois je me propose d'aller vous voir et cependant je n'arrive pas à trouver un instant.

Je ferai l'impossible pour vous entretenir de vive voix dans le courant de janvier de ma guérison et vous faire part de toute ma satisfaction.

Je dois vous dire en attendant qu'après les derniers soins que vous m'avez donnés, j'ai ressenti durant une huitaine de jours quelques douleurs assez fortes, puis le mal est devenu rare et maintenant je me sens très bien.

Ces quelques renseignements ne doivent pouvoir vous suffire, mais je me promets d'aller vous voir sous peu de jours ».

Avril 1916. La malade est vue en bon état. Les douleurs sont très faibles et très rares.

Ponction lombaire : Légère hypertension.

$$L = 2.4 \text{ par mm}^3$$
$$\text{Albumine} = 0,30, - 0,40 \text{ p. } 100$$
$$\text{Globulines} = 0$$

9.11.16. Mad. Dh. revient, elle n'a pas souffert pendant 5 mois. Légère crise douloureuse hier.

Obs. 27. — Syphilis mal traitée (1893). Tabes bénin (début 1903). « *Guérison clinique » pendant 18 mois après 3 injections d'arsénobenzol. En juin 1913 nouveaux accidents, céphalées, vertiges. Ponction lombaire : lésions importantes du liquide céphalorachidien. Nouveau traitement. Disparition persistante de la séroréaction sanguine (W = ++++ au début du traitement).*

M. Q. — Syphilis en 1893, chancre, roséole, maux de gorge pendant 1 an ou 2[1].

En 1903, consulte à l'hôpital Ricord pour troubles urinaires.

En 1906, voit à l'Hôtel-Dieu le D⁰ Brissaud qui, après ponction lombaire, conclut à l'existence d'un tabes.

Etat au début du traitement (juillet 1911). *Troubles sensitifs :* douleurs fulgurantes dans les jambes.

Céphalée occipitale persistant depuis 8 ans.

Troubles moteurs : Troubles de la marche intermittents. Actuellement M. Q. marche bien les yeux fermés, mais se fatigue facilement ; en outre de temps à autre, la marche est hésitante, surtout dans les escaliers et au bord des trottoirs.

Pas de Romberg net.

Signe de Westphal.

Troubles sensoriels : réflexes pupillaires paresseux à la lumière.

M. Q. a suivi les traitements suivants :

En 1893, pilules pendant 1 an, puis iodure de potassium de temps en temps.

De 1903 à 1908, a reçu de temps à autre des frictions mercurielles (1 mois sur 2) avec iodure de potassium dans l'intervalle (75 grammes par mois) également 1 mois sur 2.

15,7. 11 W = +++ HW == +

1re série . . . . . . { 3.8.11   0,60
                      { 10.8 11   0,60   N. A.
                      { 17.8.11   0,60

---

1. Leredde. « Guérison d'un cas de tabes par trois injections de Salvarsan, *Société de Dermatologie,* avril 1912.

22.10.11. Le malade se sent tout à fait bien depuis les injections. Les troubles de la marche, subjectifs en grande partie, ont disparu. Il est capable de faire sans fatigue et sans trébucher de longues courses. La céphalée et les douleurs fulgurantes sont extrêmement rares.

Les réflexes rotuliens sont toujours complètement abolis. Pas de ROMBERG. Au point de vue oculaire, les réflexes lumineux persistent mais peu étendus. Seuls les troubles urinaires restent les mêmes : le malade a simplement de la peine à commencer la miction, doit pousser, entendre couler de l'eau pour amorcer la miction. Jamais d'incontinence diurne, ni nocturne. Prostate de volume normal.

Pertes séminales fréquentes.

$$17.10.11 \qquad W = 0 \qquad HW = 0$$
$$25.11.11 \qquad W = 0 \qquad HW = 0$$
$$21.\ 4.12 \qquad W = 0 \qquad HW = 0$$

0,30 (N. A.) V. pour réactivation

$$29.4.12 \qquad W = 0 \qquad HW = 0$$
$$3.5.12 \qquad W = 0 \qquad HW = 0$$
$$6.5.12 \qquad W = 0 \qquad HW = 0$$

Le réflexe lumineux paraît plus vif à droite (?) Les troubles urinaires persistent. *Les autres troubles ont disparu.*

$$2.6.12 \qquad W = 0 \qquad HW = 0$$

État au 15 juin 1913. Depuis le traitement et l'amélioration consécutive à ce traitement :

Les réflexes sont toujours abolis aux membres inférieurs.
—   présents   —   supérieurs.

La marche reste bonne.

Mais, depuis un mois, le malade se plaint de céphalée à type névralgique, localisée à la région occipitale droite avec bruits subjectifs dans l'oreille droite et légère douleur à l'œil droit toujours réveillée par le froid ou le courant d'air.

Il existe des vertiges, à type auriculaire, mais fruste. Sensation de courant d'air dans l'oreille, avec bourdonnements légers, vertige n'amenant pas la chute, ni la nausée.

Ces vertiges seraient plus fréquents depuis une quinzaine.

La miction est toujours difficile au début, doit être amorcée par stratagèmes spéciaux (bruit d'eau qui coule, pression ou chatouillement rétro-anal). Continue alors normalement sans que le malade soit obligé de pousser. *Quelques mictions normales ont eu lieu.*

Il y a une quinzaine de jours, après une miction, et pour la 1re fois depuis le traitement, *douleur vésicale* assez bien limitée, très supportable, et ayant duré 20 minutes environ.

Elle est de même type, mais incomparablement moins violente que celles qui accompagnaient les crises vésicales antérieures.

Il existe depuis longtemps des *pertes séminales* très espacées. Elles se *rapprochent* au point que le malade en a eu 2 jours de suite à la fin de cette semaine.

Ponction lombaire, 15 juin 1913.

Pas d'hypertension. Liquide clair et transparent.

WASSERMANN du liquide céphalorachidien : ++++ (dose 0,8 cc).

Cellule de NAGEOTTE 17,0 éléments blancs par mm. cube, quelques hématies.

Lames sèches, 5 lymphocytes par champ.

Albumino-réaction, positive.

Réaction de NONNE : opalescence trouble (2e degré).

WASSERMANN, (sang) 2.6.1913. Négatif.

Le lendemain de la ponction lombaire, la femme du malade vient à la clinique : M. Q. souffrait d'une douleur haut placée, entre les deux épaules, l'empêchant de se tenir debout, de s'asseoir dans son lit. Par contre, ni céphalée marquée, ni vomissement, ni raideur. Le lendemain tout était terminé.

$$2^e\ série\ \ldots\ldots \left\{ \begin{array}{ll} 21.6.73 & 0,45 \\ 29.6.13 & 0,75 \\ 6.7.13 & 0,90 \\ 12.7.13 & 1,20 \end{array} \right. \text{N. A.}$$

La seconde injection a provoqué une crise de douleurs fulgurantes durant 7 heures. Temp. maximum 38°6. Pas d'autre incident.

OBS. 28. — SYPHILIS (1897) *traitement inconnu*. GRAND TABES (début 1907). *Forme motrice et sensitive. Amaigrissement extrême.* Traitement mercuriel prolongé sans résultat précis. Traitement par le néoarsénobenzol (8 injections en 2 séries). *Réactions fortes. Pas de résultat.*

M. Thil, 35 ans. — Syphilis en 1897?

1906. Zona de la cuisse droite.

1907. Diplopie, guérie par injections mercurielles.

Douleurs 6 mois après, crises dans le pied, la cuisse et la jambe, et début d'incertitude dans la marche.

Les douleurs ont toujours continué par intermittences. L'incoordination a toujours progressé légèrement.

A certaines périodes, difficulté pour uriner.

Pertes séminales à différentes époques (depuis octobre, impuissance, état général mauvais.

Mai 1912. Incoordination accentuée, ne peut marcher qu'avec une canne, talonne, etc. ROMBERG.

Force musculaire normale (contraction musculaire saccadée).

La jambe droite est plus incoordonnée que la gauche.

Réflexes rotulien, achilléen, crémastérien abolis, réflexe abdominal vif à droite et aboli à gauche.

Réflexes lumineux et accommodateur abolis.

Les douleurs fulgurantes sont très irrégulières ; de plus sensation de laine au niveau de la jambe.

Sensation du sol normale, sens des attitudes perdu pour la jambe droite, sensibilité articulaire perdue pour le genou droit.

La sensibilité profonde est plus atteinte à la jambe droite.

La sensibilité des globes oculaires, du creux épigastrique est à peu près normale.

Vessie paresseuse à de certains moments seulement. Impuissance sexuelle.

État général. — L'appétit est bon. Maigreur extrême.

Le malade a reçu des injections mercurielles (cyanure 95 à 100 la 1re année, en 1907). Ensuite 40 à 50 par an sans résultat précis.

$$W = +++ + \quad HW = 0 \ (6.5.12)$$

1re série . . . . .
$$\begin{cases} 18.5.12 & 0,30 \\ 25.5.12 & 0,30 \\ 1.6.12 & 0,60 \\ 8.6.12 & 0,70 \end{cases} \quad \text{N. A.}$$

La 1re injection a déterminé une réaction fébrile forte (39°8) et des douleurs durant 6 heures.

La 2° injection fut bien supportée, mais la 3° fut suivie d'une réaction thermique, 38°9.

La 4° injection (0,75) provoque une réaction thermique : 38°6 et une céphalée violente qui dure 2 jours.

État stationnaire.

2° série . . . . .
$$\begin{cases} 14.8.12 & 0,45 \\ 24.8.12 & 0,60 \\ 31.8.12 & 0,60 \\ 7.9.12 & 0,60 \end{cases} \quad \text{N. A.}$$

Juillet 1914. M. Th. a été en 1913 dans un état à peu près semblable à celui où il se trouvait en 1912 ou plus mauvais ; l'absence de résultats s'explique d'elle-même par la gravité du tabes et l'irrégularité du traitement.

Obs. 29. — SYPHILIS (1895) A PEINE TRAITÉE. TABES (début 1901) ; *évolution rapide depuis 1909. Troubles moteurs, sensitifs, vésicaux, gastriques.* Traitement par l'arsénobenzol (9 injections en 3 séries). *Amélioration portant sur la plupart des phénomènes sensitifs, moteurs, gastriques. Disparition de phénomènes de thermoanesthésie et de troubles gastriques. Amélioration d'un mal perforant. Atténuation rapide de la séroréaction.*

M. Vig. — Syphilis, à peine traitée (un peu de mercure et d'iodure). Chancre en 1895, roséole, plaques.

En 1901, ptosis droit qui guérit spontanément en 2 mois.

1909. Apparition des phénomènes douloureux, des troubles de la miction.

Avril 1911. Tabes caractérisé par :

Suppression de tous les réflexes tendineux (membres inférieurs et supérieurs).

Signe de ROMBERG très net.

Marche à peu près normale, mais le dos est voûté, le malade regarde ses pieds pour avancer.

Douleurs fulgurantes dans les jambes, très pénibles, empêchant le sommeil depuis 1 an.

Troubles de sensibilité objective aux pieds et surtout aux mains.

Tact obtus.

Localise bien. Thermohypoesthésie. Le malade se brûle aisément en travaillant (chapelier).

Sensibilité profonde normale.

Signe d'ARGYLL.

Mal perforant de la plante du pied gauche.

Depuis 2 ans, troubles de la miction, ne peut vider sa vessie qu'après des efforts réitérés. Jamais d'incontinence.

Crises gastriques depuis 2 ans, douloureuses, sans vomissements, plutôt le jour que la nuit, sans rapport avec les heures des repas.

$$W = ++++ \quad HW = +$$

Trois injections d'arsénobenzol intraveineuses à 0 gr. 60, à 8 jours d'intervalle.

6 novembre 1911. Douleurs moins fréquentes. Diminution de l'ulcération plantaire.

Pas de modification dans les troubles de la marche ni dans ceux de la miction.

Amélioration considérable de la sensibilité tactile. Le malade ne se brûle presque plus en travaillant. Il reconnaît au toucher la forme des objets, ce qu'il ne pouvait plus faire.

Les troubles gastriques ont disparu depuis les premières injections.

Amélioration de l'état général.

$$W = ++ \quad HW = +$$

Le 7, le 15 et le 22 novembre, 3 injections intraveineuses d'arsénobenzol à 0 gr. 60.

24 décembre. Marche très améliorée. Le malade ne surveille plus ses pieds en avançant, il peut marcher en regardant en l'air. ROMBERG très atténué.

L'ulcération plantaire est réduite au diamètre d'une lentille.

Douleurs aussi fréquentes, mais moins pénibles.

24 janvier. W = limite HW = +.

Trois injections (arsénobenzol) *à 0 gr. 60 en février.*

24 mars 1912. Ulcération plantaire à peine apparente.

Disparition de toutes les douleurs gastriques.

Les phénomènes douloureux des membres inférieurs, qui se produi-

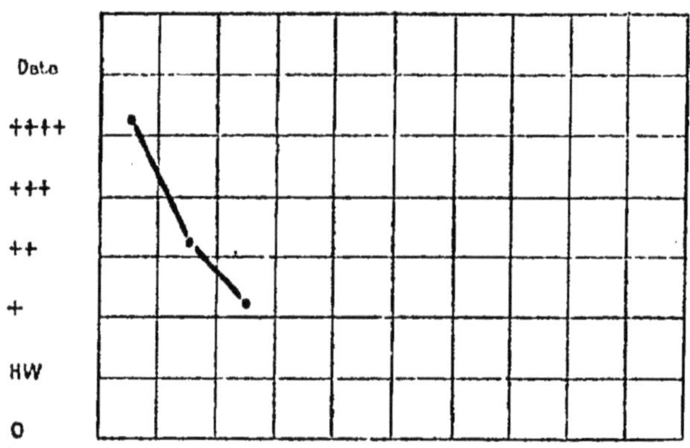

saient tous les jours, ne se produisent plus qu'une fois par hasard, tous les 7 ou 8 jours, et beaucoup plus faibles.

Marche bonne.

II

MALADES AYANT REÇU DE ONZE A VINGT INJECTIONS

A. — TRAITEMENT CONTINU

Obs. 30. — Syphilis en 1893 (*traitement peu régulier*). Tabes (début 1907). *Traitement mercuriel irrégulier. Troubles sensitifs, moteurs, vésicaux, etc. Aortite avec hypertension artérielle marquée. Séroréaction sanguine hyperpositive. Graves altérations du liquide céphalorachidien. Traitement régulier par le néoarsénobenzol (15 injections en 3 séries). Amélioration clinique franche 'roubles moteurs des membres inférieurs et supérieurs, troubles sensitifs, troubles vésicaux). Atténuation des lésions du liquide céphalorachidien de la 1re à 1 3e série.*

M. A., 47 ans. — Syphilis en 1893. Chancre de la verge. Aucun accident secondaire.

A propos de *douleurs* dans les membres survenues en 1910, on reconnaît la perte des réflexes et l'on rattache à la syphilis des phénomènes douloureux que le malade avait eu quelques années auparavant et qui auraient disparu spontanément (1907).

Ce sont, en 1910, des douleurs toujours superficielles, toujours en éclairs, très irrégulières dans leur retour. De temps en temps, crises douloureuses, très pénibles, durant 2 jours, en général elles ne sont pas très intenses.

Incontinence d'urine ayant apparu dès le début, n'ayant duré que quelques mois.

Pas d'autres troubles à ce moment.

Traitements suivis.

De 1893 à 1895, cures de frictions mercurielles en nombre inconnu ; pas d'iodure.

A partir de 1910, le malade reçoit 20 injections de mercure (sel, dose ??) ; les premières amenant une amélioration nette, les suivantes laissant l'état stationnaire. Pendant un séjour à Aix-les-Bains, le malade reçoit encore 30 injections, puis 3 fois 30 injections depuis (dates inconnues).

A plusieurs reprises, on a institué un traitement ioduré, mais le malade ne le supporte pas.

Etat au 11 novembre 1913. *Troubles moteurs.* — M. A. n'accuse pas de troubles de la marche : cependant il ne marche pas si bien les pieds nus que quand il a les pieds chaussés.

Il n'est pas gêné pour monter les escaliers, même la nuit, il se plaint seulement d'une certaine maladresse qui l'empêche de descendre rapidement.

Marche. — Normale. Très légères erreurs de direction.

Yeux fermés, bonne; pied à pied, l'oscillation apparaît nettement et persiste, il y a à ce moment une incoordination peu manifeste.

Station. — 2 P. Yeux ouverts, oscillations rapides et peu étendues.

2 P. Y F, oscillations plus lentes et plus étendues amenant la chute quand l'exercice est prolongé.

1 P. Y O, oscillations très étendues sans chute.

1 P. Y F, chute presque immédiate.

Pas de dérobement des jambes.

Pas d'incoordination des membres supérieurs.

Atrophie
Hypotonie } musculaires nulles.

Les douleurs fulgurantes sont, d'une façon générale, peu intenses et peu fréquentes : cependant, le malade ne passe guère plus de 15 jours sans en avoir; d'autre part, environ tous les mois, il y a une crise de douleurs plus intenses.

Presque toujours, ces douleurs sont localisées aux membres inférieurs, aux jambes et aux cuisses surtout, elles sont assez fréquentes aussi aux membres supérieurs, particulièrement dans la zone cubitale des deux mains.

Pas de douleurs abdominales, ni thoraciques.

Paresthésies: *sensation de constriction* déjà parue en 1905 à la partie antérieure de l'abdomen, sensation de ceinture de pantalon trop serrée.

Engourdissement des doigts amenant aux deux mains un manque de sensibilité assez marqué.

Sensibilité plantaire normale.

Objectivement : *Sensibilité superficielle* normale.

Sensibilité profonde : crête tibiale, abolie.

— larynx, diminuée.

— testicule, cubital, foie, cœur normale.

Troubles réflexes : rotuliens, achilléens abolis.

— tricipitaux, avant-bras normaux.

— crémastériens, abdominaux, plantaires normaux.

Pupilles : inégales, irrégulières.

A la lumière elles se contractent lentement et très peu.

Réflexe d'accommodation normal.

Troubles trophiques nuls.

Pas de *troubles viscéraux*, gastro-intestinaux ni respiratoires.

L'incontinence d'urine initiale a totalement disparu et est remplacée par un certain degré de rétention.

L'envie d'uriner persiste, le malade sent passer l'urine dans l'urèthre, mais doit pousser tout le temps de la miction.

Analyse d'urine (5.11.13) : traces d'albumine, un peu de mucine, quelques globules blancs et très rares globules sanguins, pas de sucre.

Au 11 novembre, ni sucre, ni albumine.

Diminution des désirs génitaux et des érections. Pas de pollutions.

Pas de troubles fonctionnels cardiovasculaires.

Cœur : souffle diastolique doux de la base au foyer aortique.

Pouls : 80.

$$TA = \frac{TM}{tm} = \frac{27}{15} \cdot \quad (\text{PACHON})$$

Poids (nu) 73 K 750.

$$W = +\!+\!+\!+ \text{ (dil. 30) } HW = +$$

	11.11.13	0,20	
	17.11.13	0,30	
1re série	23.11.13	0,60	N. A.
	29.11.13	0,90	
	5.12.13	0,90	

Pas de réactions thermiques, la 2e injection a donné lieu à quelques douleurs, la 3e à des douleurs plus intenses. Aucune autre injection n'a provoqué aucun phénomène réactionnel.

Ponction lombaire (12.1.14).

Gouttes rapides.

Liquide clair et transparent.

Albumine = +\!+\!+\!+.

NONNE = +\!+\!+\!+.

NOGUCHI = +\!+\!+.

Cellule de NAGEOTTE : 14,9 éléments par mm³.

W du liquide : +\!+\!+\!+ (0,2).

$$W \text{ (sang)} = +\!+\!+\!+ \text{ (10) } HW = +.$$

	31.1.14	0,60	
	14.1.14	0,90	
2e série	21.1.14	0,90	N. A.
	28.1.14	0,90	
	4.2.14	1,05	

Aucune réaction d'aucune sorte. Le maximum thermique (2e injection) fut 37°6.

Élimination arsenicale normale le 28.1.14 (R. d'Abelin).

État au 27 janvier 1914.

Les *troubles moteurs* sont déjà en grande amélioration. M. A. descend maintenant les escaliers rapidement et sans gêne, il peut courir aisément. A l'examen. il n'y a plus aucune erreur de direction dans la marche. M. A. dit avoir essayé et avoir réussi facilement à marcher quelques instants dans la rue les yeux fermés.

Il a plus de sûreté dans la station debout et le Romberg qui existe encore, les yeux fermés, est à peine perceptible quand les yeux sont ouverts, M. A. *dit qu'il peut maintenant aisément jouer au golf, qu'il n'oscille plus quand les bras sont levés, avant de frapper la balle et que son coup est plus assuré* : quoiqu'il n'ait présenté aucun phénomène moteur net au niveau des membres supérieurs, il remarque qu'actuellement; quand il joue au golf, il donne l'effort des bras au moment voulu, alors qu'autrefois, il se produisait *sans qu'il pût y remédier*, tantôt en avance et tantôt en retard.

Les douleurs fulgurantes ont diminué, de nombre et d'intensité, ainsi M. A. n'a pas eu de douleurs vives depuis 6 semaines, mais quelques élancements plutôt gênants que véritablement douloureux tous les 15 à 20 jours. Elles ne frappent plus jamais les membres supérieurs, mais toujours les cuisses et les jambes, suivant à peu près le trajet du sciatique. Pas de modifications de l'engourdissement des doigts, ni de la sensation de constriction de la ceinture.

Les pupilles sont toujours inégales et la droite irrégulière. Le signe d'Argyll est plus marqué à droite qu'à gauche.

Troubles réflexes. — Persistent sans modifications.

Les *troubles vésicaux* ont à peu près complètement disparu : M. A. ne pousse plus du tout pour uriner, la miction se fait actuellement d'une manière à peu près normale : elle est cependant un peu ralentie vers la fin, mais n'est pas incomplète.

Quelques symptômes cardiaques sont apparus, qui semblent se rattacher à l'aortite : une sensation vague de dyspnée nocturne (1 heure environ) « il me semble que j'oublie de respirer », cette sensation cesse dès que le malade est debout, elle s'est produite 2 fois la semaine dernière. Aucune douleur, aucune palpitation. Pas de modifications, à l'auscultation du cœur.

$$TA = \frac{29}{17} \cdot \text{(Pachon)}$$

$$W = + + + + \ (25) \quad HW = +$$

	27.2.14	0,90
	6.3.14	1,05
3ᵉ série.	14.3.14	1,05 N. A.
	22.3.14	1,20
	29.3.14	1,20

Au cours de cette série les 2ᵉ et 3ᵉ injections ont provoqué quelques douleurs très supportables. Pas d'autres réactions.

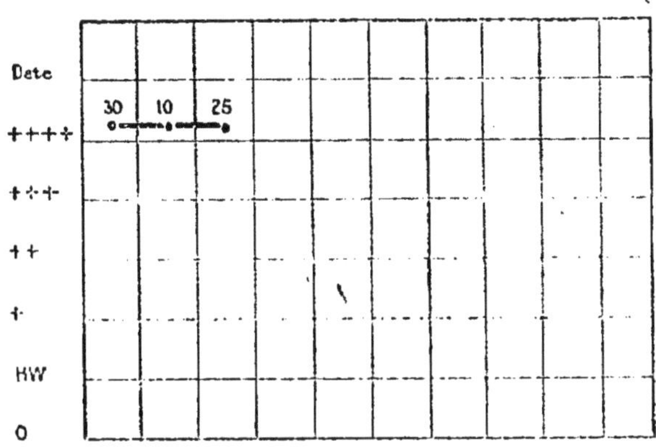

Après la 1ʳᵉ injection, examen des urines :

Albumine   0
Sucre   0
Urée. . . . .   14 gr. 82 p. l.

Réaction d'Abelin : élimination normale.
Ponction lombaire (3.5.14).
  Liquide clair.
  Gouttes rapides.
  Albumine positive forte (0,60 p. 1000).
  Nonne : +++
  Noguchi : +++
  Cellule de Nageotte : 6,4 éléments au millimètre cube.
              4,9 lympho, 1,5 mono.
  Réaction de Wassermann : positive (0,3).
L'état général est bon, certainement meilleur qu'avant le traitement.
M. A. se sent plus vigoureux, plus gai, il se fatigue moins facilement.
Il retourne en Suisse, où le traitement sera poursuivi.

Obs. 31. — Syphilis (1903) mal soignée. Tabes (début en 1908) *atténué par le traitement mercuriel. Aggravation au cours de la guerre. Troubles sensitifs, moteurs, vésicaux, intestinaux. État neurasthénique.* Traitement par le néoarsénobenzol (14 injections en 2 séries). *Amélioration franche et rapide.*

M. Arb., 44 ans. — Marié, la femme n'a pas eu de fausses couches. Chancre en 1903. Roséole, plaques.

Traité 2-3 ans par des « dépuratifs ».

Douleurs céphaliques en 1908, prédominant dans la nuque.

Puis douleurs fulgurantes, dans les membres inférieurs, extrèmement fréquentes, très vives au dire du malade, disparaissant deux ou trois iours au plus. Les crises duraient 10-12 heures.

Peu après douleurs en ceinture. Pas de douleurs dans les membres supérieurs.

Troubles de la marche en 1910.

Impuissance presque complète depuis 1912.

Huile grise de 1909 à 1912, par séries de 6 avec repos de 6 semaines. En 1913, traitement moins régulier. Les céphalées disparaissent peu à peu. Les douleurs des membres inférieurs et les douleurs en ceinture deviennent de plus en plus faibles et moins fréquentes.

1914. Injections intraveineuses pendant 3 mois (doses?) qui ont amené une atténuation des troubles moteurs. Le tabes s'aggrave de nouveau pendant la guerre. M. Arb. est réformé.

5.8.16. Douleurs fréquentes, mais d'intensité moyenne, le malade est parfois obligé de prendre des cachets Faivre. Caractère fulgurant : les pieds, les jambes, parfois les cuisses sont atteintes. Le siège varie du reste d'une crise à une autre. Il existe d'autre part des douleurs fixes, limitées, profondes, disparaissant très lentement. Hyperesthésie cutanée au moment des crises.

Les douleurs en ceinture ont complètement disparu.

La marche en terrain plat est à peu près normale, parfois le malade projette légèrement les jambes. Il talonne d'une manière habituelle. Les troubles s'accusent dans les escaliers et au bord des trottoirs.

Le malade tourne bien au commandement.

Romberg accusé. Oscillations, pieds joints YO ; chute YF.

M. Arb. se tient mal sur un pied les yeux ouverts.

Signe de Westphal.

Pupilles un peu étroites, égales. Signe d'Argyll.

Pas de vertiges. Aucun trouble auditif sauf il y a trois mois, bourdonnements d'oreilles à deux reprises, qui durent 24 heures chaque fois.

La vessie est paresseuse depuis 4 ou 5 ans ; du reste la paresse vésicale s'est atténuée, depuis le début du tabes.

Le cœur, à la percussion et à l'auscultation est normal, mais il existe de la tachycardie.

L'estomac et l'intestin fonctionnent d'une manière normale, cependant depuis un mois, le ventre est très sensible, sans diarrhée ni constipation. Ballonnement. Le ventre est dur, tendu après les repas.

$$W = \text{++++} \quad HW = + \quad J = \text{++++}$$

	9.8.16	0,10
	16	0,15
	23	0,20
	30	0,30
1ʳᵉ série	6.9	0,45 N. A.
	13	0.45
	20	0,60
	27	0,75
	4.10	0,90

Douleurs fulgurantes après la 1ʳᵉ et même la 2ᵉ injection à 0,45, légères douleurs après l'injection de 0,75 et de 0,90. Diarrhée après les 5 dernières injections.

Plusieurs injections provoquent des réactions thermiques 38°,4 le 23 août, 38° le 30, 38°,5 le 6 septembre, 38°,6 le 27 ; l'élévation thermique s'accompagne de frissons.

25.10.16. Depuis le début du traitement le malade a retrouvé des forces, de l'appétit, de la gaieté, souffre un peu moins qu'au mois d'août, et marche un peu mieux, il se sent plus solide sur les jambes.

$$W = \text{+++} \quad HW = + \quad J = \text{++++}$$

	25.10	0,30
	2.11	0,45
2ᵉ série	8	0,60 N. A.
	15	0,75
	22	0,90

Douleurs après les injections, très violentes après la dernière. Pas de nausées ni de vomissements, diarrhée assez fréquente.

20.12.16. Depuis une dizaine de jours, douleurs très violentes au niveau du 5ᵉ orteil gauche.

M. Arb. a eu un rapport sexuel il y a 8 jours, il n'en avait pas eu depuis 6 mois, par absence d'érections.

Vessie moins paresseuse.

Les douleurs des membres inférieurs sont rares et très légères. M. Arb. ne prend plus de cachets. Il n'y a plus de douleurs en éclair depuis un mois.

Marche mieux, se sent plus solide sur les jambes.

Le ventre n'est plus sensible, ni tendu après les repas.

Obs. 32. — SYPHILIS IGNORÉE. HÉRÉDOSYPHILIS POSSIBLE. TABES ANCIEN. *Troubles visuels en 1893. Forme motrice. Séroréaction forte.* Traitement court (12 injections de néoarsénobenzol en 2 séries). *Pas de résultat, sauf disparition d'un prurit limité et légère atténuation de la séroréaction.*

M. Bru., 53 ans. — Syphilis ignorée. Aîné de 10 enfants, dont 6 morts en bas âge. Un frère a des troubles cardiaques depuis l'enfance.

L'interrogatoire le plus minutieux ne permet pas de retrouver la lésion primitive, ni les accidents secondaires.

On note seulement :

1880. *Diarrhée et coliques.*

Le malade ne sait pas exactement comment elles ont débuté. Il sait seulement qu'à ce moment, il n'était guère qu'indisposé par ces symptômes. Il n'a pas consulté de médecin et s'est traité par divers remèdes que les voisins lui ont indiqués.

Le matin au réveil et aussitôt après chaque repas, de plus, de temps à autre dans la journée, le malade ressent des douleurs abdominales, bilatérales, bas situées, sous forme de coliques, accompagnées de borborygmes et durant environ chacune 10 minutes.

Chaque douleur force le malade à aller aux cabinets, et cela 6 *ou* 8 *fois* par jour. Mais il ne rend des matières, et toujours très liquides que 2 *fois* par jour. Il y a donc du ténesme rectal.

La douleur se calme : après l'évacuation alvine, après l'évacuation gazeuse, après l'acte de se présenter à la garde-robe.

La pression abdominale ne la calme, ni ne l'exagère. Aucun renseignement sur les matières rendues. Jamais d'incontinence du sphincter. Depuis cette époque, traité ou non traité, le malade n'a observé *aucun changement dans cet état intestinal.*

1886. *Aphonie* ayant duré 9 mois, sans qu'il soit possible de pouvoir songer à un accident secondaire (ni céphalée, ni plaques muqueuses, ni roséole, ni perte de cheveux).

1893-1894. *Troubles de la vue,* d'abord uniquement localisés à l'*œil gauche :* c'est un brouillard qui s'épaissit et empêche de distinguer la forme des objets. La vision de la lumière et des couleurs reste bonne. Depuis 10 ans la lésion est restée stationnaire malgré des *frictions mercurielles.*

Peu après, l'*œil droit* est atteint de lésions analogues, mais infiniment plus discrètes.

1909. *Apparition des troubles moteurs.* — Au mois de janvier, le malade, camionneur, ramène à la fin de la journée sa voiture chez son patron. En descendant du siège il fait quelques pas, puis *tombe à genoux.* Un de ses camarades lui donne la main pour se relever et tout se termine là. Il semble bien s'agir d'un phénomène de *dérobement des jambes,* sans douleurs et sans faiblesse consécutive. 4 mois plus tard, se rendant à pied à son travail, le même phénomène se reproduit chez le malade : chute à genoux sans douleur ; mais cette fois-ci, M. B. reste *immobilisé pendant plus de 20 minutes,* puis petit à petit la motilité reparaît, mais le malade ne peut rentrer à pied chez lui.

A partir de cet accident, les troubles moteurs deviennent peu à peu permanents :

C'est d'abord une gêne dans les mouvements d'ascension du malade vers le siège de sa voiture : il ne peut guère lever la jambe vers le marche-pied, non pas parce qu'il n'a pas d'équilibre, mais parce qu'il est *faible des jambes*, puis cette faiblesse s'accentue et empêche le malade de transporter de lourds fardeaux, parce qu'il ne se sent pas assez sûr de ses membres.

Enfin, elle gêne la marche et M. B. est obligé d'interrompre tout travail : il y a 3 ans que les accidents ont commencé (1911).

Troubles vésicaux. — A la même époque, M. B. commence à avoir de la peine à uriner : il est obligé de pousser durant tout le temps de la miction. Il urine ainsi 4 fois environ par jour, ne se relève pas la nuit, n'a jamais de douleurs vésicales.

Un *traitement iodo-mercuriel* est institué par le médecin de l'entreprise où il est camionneur.

1911. Le malade va consulter spontanément à la Salpêtrière où on lui conseille un traitement mercuriel.

Un *zona* interrompt le traitement.

C'est un *zona ophtalmique droit* ayant duré un mois boursouflant les paupières *sans atteindre l'œil.*

Le professeur MARIE dans le service duquel le malade était traité aurait dit « n'avoir jamais vu un pareil zona » : en effet, il en persiste encore maintenant sur tout l'hémicrâne droit, des *cicatrices étendues*, blanchâtres, dures, un peu déprimées, en étoiles.

A la suite de ce zona, persistent des *céphalées* dans tout l'hémicrâne, surtout intenses au pourtour orbitaire, à maximum vespéral et durant 2 à 3 heures. Elles s'accompagnent presque toujours de *prurit* du rebord supérieur de l'orbite.

M. B. a suivi les traitements suivants :

En 1894, frictions mercurielles quotidiennes pendant 1 mois, au moment des troubles de la vue. S'étant aperçu, à une bague d'or qu'il portait au doigt que la pommade qu'on lui avait ordonnée contenait du mercure, le malade abandonne ce traitement dont il n'avait retiré aucun bénéfice.

En 1909, pendant 1 mois, au moment des troubles vésicaux, frictions avec une pommade jaunâtre ne semblant pas contenir du mercure, applications de teinture d'iode et de pointes de feu le long de la colonne vertébrale.

Deux mois après, 10 à 12 piqûres hebdomadaires d'huile grise sans résultats.

En 1911, à la Salpêtrière, 5 à 6 piqûres d'huile grise.

En 1912, dans le même service à la Salpêtrière, 5 injections de « 606 » à 15 jours d'intervalle (doses inconnues) toutes très bien supportées sans élévation thermique, sauf la première.

Examen le 1ᵉʳ mai 1915.

Pas de modifications appréciables de la sensibilité objective, sauf un peu d'anesthésie des organes profonds : testicules, etc.

M. B. n'a jamais eu de phénomènes douloureux, pas de troubles paresthésiques.

Réflexes. — Rotuliens complètement abolis. Abdominaux normaux; crémastérien normal (difficile à trouver à cause d'une hernie scrotale droite extrêmement volumineuse).

Pas de troubles apparents de la musculature externe de l'œil.

Coliques fréquentes, gargouillement dans l'abdomen, crises de diarrhée; M. B. se présente parfois à la garde-robe 10 fois par jour, sans succès.

N'a pas de difficultés pour avaler, a perdu presque complètement l'appétit, mais digère bien.

Le caractère s'est modifié, s'est assombri, le malade se met très facilement en colère.

Sa mémoire est toujours bonne, pas de modifications de l'affectivité. Le malade est maigre et a maigri depuis quelques années.

Albumine urinaire = 0 (25.4.13)

$$W = {+}{+}{+}{+} \quad IIW = {+}$$

1re série		
28.4.13	0,20	
5.5.13	0,40	
13.5.13	.0,60	
23.5.13	0,90	N. A.
30.5.13	0,90	
6.6.13	1,20	
13.6.13	1,20	
20.6.13	1,35	

M. B. a généralement de la diarrhée à la suite de ses injections, mais c'est chez lui un symptôme habituel. Les injections ne semblent pas avoir exagéré, même momentanément, celle-ci. Par contre, les réactions thermiques sont fréquentes, 5 injections ont amené un maximum de fièvre au-dessus de 38°, qui atteint à la 7° injection 38°,7.

A la fin de la série, le malade est très fatigué, la marche est devenue plus pénible.

Etat au 18 juin 1913. *Troubles moteurs.*

Marche. — Habituellement M. B. s'aide d'une canne pour marcher, *mais peut cependant faire quelques pas sans son aide.*

Sans canne lance modérément la jambe en avant, le pied en dehors, le laisse retomber sur le sol par le talon. Il marche droit, sans titubation, mais se fatigue assez vite et a alors des sueurs abondantes.

Y F. Mêmes caractéristiques de la marche, mais le sens de la direction semble légèrement atteint, le malade ne paraît pas très nettement savoir où se diriger.

Dans l'ascension des escaliers, il s'aide de la rampe, mais non plus de sa canne.

A reculons, l'incoordination s'exagère très peu. Les deux pieds dans le prolongement l'un de l'autre : le pied qui vient se placer en avant de l'autre est d'abord projeté en dehors, puis en avant, dépassant la pointe de l'autre pied, enfin est ramené au contact de ce dernier, le dépassant toujours un peu en dedans : il y a donc incoordination manifeste avec titubation (il faut soutenir le malade pendant cet exercice). L'incoordination s'exagère quand le malade ne regarde pas ses pieds.

Les yeux fermés, l'exercice est impossible.

Station debout. Y O bonne.

Y F à peine d'oscillations.

Sur un pied. — Il faut soutenir le malade et malgré cet appui, il chancelle et pose le pied à terre.

Accroupissement sans appui. — Assez correctement exécuté pour l'accroupissement proprement dit, mais le malade chancelle et perd l'équilibre quand il faut se relever.

Les troubles moteurs sont donc très marqués aux membres inférieurs.

Membres supérieurs. — Quand on essaye au commandement de faire toucher du doigt un point précis, la main rame un peu, plane autour de ce point, mais sans le dépasser beaucoup.

Dans la vie courante, le malade n'en est pas gêné, il s'habille lui-même.

Sens musculaire normal.

Sensation de fourmis dans les jambes, le matin au lit en se réveillant.

Prurit sur le dos du pied et le cou-de-pied des deux côtés.

Aucun phénomène douloureux.

Sensibilité des *organes profonds* : cubital, crête tibiale, foie, cœur, testicule, absolument abolie.

— Creux épigastrique, rate, larynx, sensibles.

Vision presque perdue à gauche. — Placée à 20 centimètres de l'œil, la main est bien perçue en tant que corps opaque, mais il est impossible de faire dire au malade combien il y a de doigts et même si c'est bien la main. A droite, elle est meilleure, avec des verres convergents, le malade peut lire un journal.

Pupilles. — Myosis, D > G, régulières, se dilatent à la lumière, accommodent bien.

Muscles. — Tous mouvements du globe normaux.

Oreilles, goût, odorat, normaux.

Pas de *troubles trophiques.*

Troubles viscéraux.

Obligé de pousser pendant toute la miction, jamais d'incontinence. Albumine urinaire = 0.

Depuis 3 ans, impuissance absolue et frigidité.

Depuis 3 ans, le malade a engraissé (depuis ce temps il a cessé tout travail). Le sommeil est bon.

Langue scrotale avec plaques de *leucoplasie* dont une semble sur le point de s'ulcérer du côté gauche au bord de la langue (ni indurée, ni saignante, ni ganglions).

Leucoplasie commissurale. — M. B. est grand fumeur.

Cœur et aorte normaux.

$$W = +\!+\!+\ HW + (4.8.13).$$

$$2^{o} \text{ série} \dots \dots \begin{cases} 6.8.13 & 0,60 \\ 13.8.13 & 0,60 \\ 20.8.13 & 0,60 \\ 27.8.13 & 0,60 \end{cases} \text{N. A.}$$

Cette série a été mal supportée. Après chaque injection céphalée d'abord faible 2 heures après l'injection sans nausées, ni vomissements, puis très intense avec diarrhée assez abondante. Ces phénomènes durent 2 jours.

La dernière injection à 0,60 (27.8.13) a donné une réaction encore plus forte et, dans le fiacre qui ramène M. B. chez lui, il a eu un petit étourdissement de 3 à 4 minutes : éblouissements, sensation d'ébriété sans vertige. La céphalée débute à ce moment.

Motricité. — M. B. marche toujours avec une canne, la jambe droite est toujours plus faible que la gauche et il y a du dérobement des jambes fréquent. La tonicité et la force musculaire sont conservées sauf pour la jambe droite. L'incoordination légère des membres supérieurs persiste.

Réflexes. — N'ont pas changé.

Sensibilité. — Il n'y a plus de fourmillements dans les jambes. Le prurit a cessé.

Sensibilité objective. — Sans modifications.

M. Br. n'a pas engraissé. Le traitement est abandonné.

Obs. 33. — Syphilis (1905) traitée régulièrement. Méningite syphilitique avec suppression des réflexes rotuliens. *Céphalées. Troubles gastriques. État neurasthénique avec sensation de fatigue générale. Œdème malléolaire sans albuminurie. Séroréaction sanguine négative. Traitement par le néo-arsénobenzol (20 injections en 5 séries). Disparition des céphalées, des vomissements, de la sensation de fatigue. Atténuation de l'état neurasthénique. Disparition de l'œdème malléolaire.*

Mad. Ch. — Chancre du sein, roséole, plaques muqueuses en 1903. Pas de céphalées.

Traitements successifs pendant 5 ans, sans nouvel accident syphilitique, benzoate, liqueur de Van Swieten, à la fin hectine, butargyre. Les époques et les doses ont été oubliées par la malade.

En 1908, pleurésie gauche, bacilles dans les crachats.

A cette époque, gêne des mouvements de l'épaule gauche, avec douleurs attribuées à une réaction de voisinage des lésions pulmonaires.

En 1910, surviennent des phénomènes d'ordre neurasthénique : fatigue générale, lassitude sans cause, irritabilité, insomnies.

Les mouvements d'élévation du bras sont difficiles, jusqu'à l'horizontale.

Les mouvements passifs sont possibles, mais il existe des craquements articulaires.

Les douleurs s'étendent du moignon de l'épaule au deltoïde, il semble que la malade a été atteinte d'une névralgie du circonflexe.

La sensation de fatigue prédomine dans les membres inférieurs. Céphalées. De tout temps, Mad. Ch. a eu des « migraines », même avant la syphilis. Ces céphalées sont de trois types :

Type *migraine ophtalmique* avec douleur péri-orbitaire cédant dès qu'un vomissement a eu lieu.

Type *neurasthénique*, céphalée diffuse frontale, le matin au réveil.

Type *syphilitique*, plus rare et surtout occipitale, souvent Mad. Ch. se réveille dans la nuit avec des douleurs.

A cette époque (1910) aucun trouble du langage, de l'écriture, du calcul, de la marche, de l'équilibre.

D'autre part, Mad. Ch. a toujours eu mauvais estomac : c'est une dilatée et une hyperchlorhydrique. Elle a eu presque de tout temps des crises stomacales survenant de la façon suivante :

Brusquement, à n'importe quelle heure du jour, apparaît une céphalée localisée aux 2 régions temporales amenant des vertiges oculaires, des nausées, des vomissements sans douleurs à proprement parler. Généralement, la crise survient le soir et dure toute la nuit. Si Mad. Ch. s'endort, tout cesse. En moyenne il y a 8 à 10 crises par an.

Les vomissements sont uniquement bilieux.

En 1911, surviennent des *troubles oculaires*, qualifiés d'hémianopsie. Mad. Ch. dit en effet qu'elle ne voyait que la moitié des doigts qu'elle regardait. En la questionnant de près, on reconnaît que l'étendue de la vision était variable, tantôt dans le sens horizontal, tantôt dans le sens vertical. Il semble plutôt que Mad. Ch. ne voyait vraiment net que le point exact qu'elle regardait et que tous les alentours étaient flous : il semble donc s'être agi en réalité d'un *rétrécissement du champ visuel* intense et momentané. Les troubles survenaient par accès, d'une durée d'une heure au maximum, et s'accompagnaient parfois de vertiges.

Le soir, après la marche, la malade constate depuis plusieurs mois un œdème des malléoles bilatéral, non douloureux. Aucun symptôme de brightisme, pas d'albumine urinaire à ce moment.

5 mai 1913: *Ponction lombaire.*

Liquide clair en *hypertension.*
Ni albumine en excès, ni globulines.
2,62 lymphocytes par millimètre cube.
WASSERMANN du liquide négatif.

La ponction provoque une forte réaction : le jour même, un vomissement et une céphalée légère. Le lendemain soir, douleurs thoraco-abdominales gênant la respiration et céphalée. Le 3ᵉ jour au matin (7 mai) céphalée intense et vomissements incessants (10 à 12 dans la matinée) faciles, à type cérébral, position en chien de fusil, 37°5.

La réaction diminue peu à peu et cesse au 4ᵉ jour.

$$W = 0 \quad HW = 0.$$

Suppression des réflexes tendineux. Pas d'ARGYLL. Il n'existe aucun trouble moteur, ni douleurs de type tabétique.

	21.5.13	0,20	
	27.5.13	0,45	
1ʳᵉ *série*	3.6.13	0,45	N. A.
	10.6.13	0,60	
	19.6.13	0,75	
	26.6.13	0,90	

Toutes les injections sont suivies de quelques nausées.

Les 2 premières provoquent une reprise des céphalées, la seconde une *éruption prurigineuse* ortiée, surtout marquée aux plis de flexion et qui dure 2 jours (38°3), la 5ᵉ une très légère éruption le surlendemain, accompagnée de diarrhée légère (38°). Après les autres injections, la réaction thermique oscilla de 37°7 à 37°8.

$$W = 0 \quad HW = 0.$$

	31.7.13	0,45	
2ᵉ *série*	13.8.13	0,45	N. A.
	20.8.13	0,60	
	27.8.13	0,75	

Ces injections sont bien supportées sauf la dernière qui s'accompagne d'une forte diarrhée, de nausées et de fièvre (37°9).

$$W = 0 \quad HW = 0.$$

	25.9.13	0,45	
3ᵉ *série*	4.10.13	0,75	N. A.
	11.10.13	0,90	
	18.10.13	0,90	

A la suite des injections, il y a eu toutes les fois des nausées, une seule fois des vomissements, 2 fois de la céphalée.

Etat au 4 décembre 1913.

Les *troubles moteurs* sont nuls :

Pas de troubles de la marche.

Pas de Romberg.

L'obscurité n'influe en rien sur cet état.

La fatigue est, d'une façon générale, disparue. Mad. Ch. a de mauvais jours où elle est fatiguée, mais souvent elle marche bien : elle est revenue dernièrement, la nuit, à pied à son domicile, parcourant ainsi environ 7 kilomètres, alors qu'autrefois elle n'aurait pu couvrir quelques centaines de mètres sans fatigue, et pour faire le moindre trajet, prenait une voiture.

Les *céphalées* existent encore, mais deviennent rares et peu intenses. Il s'agit surtout d'une céphalée frontale, gênante, mais n'empêchant nullement la vie courante, et semblant provoquée par des motifs très divers : le froid, le chaud, une odeur, une émotion, une fatigue.

Il n'y a jamais de douleurs fulgurantes.

La *douleur du bras gauche* est très atténuée. Maintenant, Mad. Ch. peut mettre spontanément la main sur la tête, sans s'aider de la main droite.

Le jour de chaque injection, la douleur est plus vive, et le bras semble parésié ; le lendemain, cette exacerbation a disparu et fait place à un mieux sensible.

A l'examen, pas de limitation des mouvements, pas de craquements articulaires, pas d'augmentation du volume des extrémités osseuses.

Troubles réflexes :

Rotuliens, faibles à droite, disparus à gauche ;

Achilléens, disparus à gauche et à droite ;

Tricipitaux, avant-bras, normaux.

Abdominal, normal.

L'œdème des pieds a disparu depuis le traitement.

Troubles sensoriels :

Pupilles égales, régulières ;

Réflexes oculaires ; lumière, accommodation, normaux.

La vue est bonne.

L'ouïe, le *goût*, l'*odorat* sont normaux.

Un peu d'essoufflement, pas de sueurs, pas de toux. A l'auscultation, légère rudesse de l'inspiration au sommet gauche. Expiration prolongée.

Les fonctions gastriques sont toujours un peu troublées : ballonnement après les repas, légère stase, clapotement, pyrosis de temps à autre. *Les vomissements ont disparu depuis le début du traitement.*

Mad. C. dit que, les jours qui suivent l'injection, elle a de l'hypersialorrhée et un goût éthéré dans la bouche.

L'arsénobenzol semble avoir exagéré la constipation.

4ᵉ série	1.12.13	0,60	
	8.12.13	0,90	N. A.
	16.12.13	0,90	

Les nausées persistent toujours, ainsi que la céphalée. La 2° injection donne des nausées répétées, de la céphalée, de la diarrhée et une température à 38°.

$$5° \ série \left\{ \begin{array}{ll} 30.1.14 & 0,45 \\ 7.2.14 & 0,75 \\ 14.2.14 & 0,90 \\ 20.2.14 & 0,90 \end{array} \right. \ N. \ A.$$

Injections bien supportées, sauf la seconde qui donne de la céphalée, une diarrhée vive, des nausées et un vomissement (T° 37°8).

Le traitement est suspendu, en raison d'une amélioration qui paraît suffisante.

Obs. 34. — SYPHILIS (1888) MAL SOIGNÉE. TABES ANCIEN (20 ans) *ayant débuté par des troubles gastriques 4 ans après le début de la syphilis. Disparition des crises gastriques depuis* 1911. *Tuberculose pulmonaire. Traitement par le néoarsénobenzol (14 injections en 3 séries). Crise gastrique au cours de la première série. Amélioration, Atténuation de la séroréaction.*

M. D., 48 ans (Dr LE MAGUET, Nogent-sur-Marne). — Père mort tuberculeux. Lui-même a eu à 18 ans une affection respiratoire (fluxion de poitrine ou pleurésie).

Syphilis en 1888 : l'accident primitif passe complètement inaperçu : ce sont les accidents secondaires qui font porter le diagnostic : roséole, bourdonnements d'oreilles intenses, céphalée vespérale et nocturne. 18 mois après, iritis. Marié en 1891, père de 2 enfants bien portants. La femme du malade n'a jamais fait de fausses-couches.

Dès 1892, *crises gastriques* caractérisées par des vomissements et des douleurs d'abord très espacées (tous les 6 mois). Elles commençaient pendant le repas ou immédiatement après, par une douleur extrêmement vive d'emblée, localisée exactement au creux épigastrique, sans irridiation aucune et s'accompagnant de nausées d'abord, puis de vomissements bilieux « en énorme quantité » qui soulagent momentanément la douleur. En général, la crise dure un jour. Bientôt les crises se rapprochent, leur durée s'accroît, elles s'accompagnent d'intolérance gastrique, d'insomnie absolue, pendant toute leur durée qui tend à se prolonger indéfiniment, si le malade ne fait pas usage de morphine. D'ailleurs, M. D. n'est nullement morphinomane.

En 1896, apparition de *douleurs fulgurantes* presque uniquement localisées aux jambes, rarement apparaissant aux bras ou au thorax. Ce sont des douleurs instantanées, fugitives, revenant par crises durant environ 24 heures.

A ce moment, les crises gastriques et les douleurs fulgurantes forment un véritable système à bascule, et le malade souffre constamment. Quand par hasard il ne souffre pas, il suffit d'un rien : changement de temps, courant d'air, émotion, pour provoquer la crise fulgurante.

1899. Bronchite tuberculeuse du sommet droit avec hémoptysies.

1900. *Troubles urinaires.* — M. D. est obligé de pousser pour amorcer la miction, pas d'incontinence.

Troubles génitaux: diminution des désirs, érections incomplètes, éjaculation précipitée. Pas de pollutions.

En 1908, le malade consulte le Dr MATHIEU qui fait le diagnostic de tabes gastrique et conseille un traitement mercuriel prolongé.

1909. Nouvelles hémoptysies.

1911. Depuis le traitement, les crises gastriques ne s'accompagnent plus de vomissements. Les douleurs diminuent d'intensité et augmentent de durée, si bien que, comme le dit le malade, il « souffre continuellement depuis 3 mois ». Corollairement, M. D. souffrant presque toujours de l'estomac, ne souffre presque plus des jambes : les douleurs fulgurantes deviennent plus rares et moins intenses.

Enfin l'état général est atteint : M. D. a considérablement maigri, il est affaibli, a des sueurs froides.

M. D. a été traité de la façon suivante :

Tout à fait au début, il a pris régulièrement d'abord, irrégulièrement ensuite des pilules (protoiodure probablement) durant 6 mois et de l'iodure de potassium (2 grammes par jour) pendant 18 mois (1888-1889). En 1908, un traitement mercuriel fut institué et fut suivi jusqu'en 1912 : le malade reçut ainsi environ 10 séries de 10 piqûres de benzoate et de biiodure de mercure.

Etat au début du traitement (5.7.13).

Troubles moteurs. — A peu près nuls : la marche est très bonne de quelque façon que l'on exerce le malade, tout au plus note-t-on, dans la marche pied à pied, un' léger chancellement et une légère incoordination. Le signe de ROMBERG classique n'existe pas. On n'obtient la titubation que dans la station debout sur un pied, les yeux fermés.

Troubles réflexes. — Réflexes rotuliens et tricipitaux normaux, un peu vifs peut-être ; réflexes achilléens diminués. Réflexes de l'avant-bras et cutanés normaux.

Troubles sensitifs. — Les douleurs fulgurantes ont à peu près cessé : le malade n'en a plus guère que tous les 2, 3 mois. Elles ne durent que quelques heures et sont peu intenses. Parfois, aux changements de temps, surtont au froid, le malade a un ou deux élancements douloureux dans les jambes.

La sensibilité cutanée est normale partout; celle des organes profonds n'existe par contre, nulle part (testicule, cubital, larynx, foie, épigastre, etc).

Troubles sensoriels. Œil. — Pupilles égales, légèrement irrégulières, totalement immobiles à la lumière, accommodant normalement à la distance. Vision excellente.

Troubles digestifs. — Les crises gastriques sont très atténuées au point de vue de l'intensité des douleurs, mais celles-ci sont presque continues et ne se calment que toutes les 12, 24 heures par la morphine. Dès le matin, la crise commence par une fausse-envie avec ténesme rectal, elle persiste parfois toute la journée et toute la nuit. L'alimentation exagère la douleur. Les vomissements ont absolument cessé. Les selles sont régulières et quotidiennes, mais chacune d'elles, débutant en constipation, finit en diarrhée; quand la selle du matin s'accompagne de ténesme, le malade sait indubitablement qu'il va avoir des douleurs gastriques. L'appétit est excellent, M. D. a toujours faim, mais il se retient de manger de peur de provoquer une crise.

Troubles urinaires. — Sont invariables : le malade doit pousser au début de la miction qui s'effectue ensuite normalement.

Troubles génitaux. — Anaphrodisie et impuissance incomplète.

Troubles cardiovasculaires. — Rien à signaler au point de vue fonctionnel.

Cœur normal à l'auscultation. Pouls 76. T. A. $= \dfrac{15}{8}$ (Pachon).

Troubles respiratoires. — Toux fréquente avec expectoration mousseuse, aérée, contenant quelques filaments verdâtres. Essoufflement facile.

A l'auscultation, grosses lésions.

Poumon droit : sonorité élevée à la percussion, exagération des vibrations à la palpation — souffle caverneux aux 2 temps — bronchophonie — pectoriloquie aphone — pas de bruits surajoutés. Ces signes occupent tout le sommet du poumon : l'impression est qu'il y a là une caverne volumineuse, sèche et superficielle.

Poumon gauche : au sommet, exagération des vibrations, bronchophonie; râles sous-crépitants et crépitants humides nombreux.

Santé générale très atteinte, malade très amaigri, pâle, s'essoufflant au moindre effort. Habillé, pèse 54 kg. 500.

$$W = +++ \quad HW = +.$$

	2.7.13	0,20
	10.7.13	0,30
1ʳᵉ *série.*	17.7.13	0,45 N. A.
	24.7.13	0,75
	31.7.13	0,75

La 1ʳᵉ injection provoque un réveil des douleurs fulgurantes qui avaient cessé depuis 3 mois et une légère céphalée. Le malade ayant fait le soir un repas complet, malgré notre défense, présente une crise gastrique : les nausées s'accompagnent de vomissements (disparus depuis 1911) et de diarrhée avec fausses envies. 2 piqûres de morphine sont nécessaires pour amener le calme. Mais, dès le lendemain, les troubles gastriques sont retardés dans leur apparition et dès la fin de la semaine se calment par de simples frictions épigastriques, *sans morphine.* La seconde injection est mieux supportée ; dans la semaine, le malade

peut faire deux jours de suite un repas complet sans être interrompu par
la crise. Les douleurs gastriques deviennent moins intenses : le nombre
des piqûres de morphine diminue. L'avant-dernière injection de la
série détermine une forte réaction : douleurs fulgurantes intenses,
diarrhée très marquée, crise gastrique prolongée. Pas de réaction à la
dernière injection. Le malade engraisse.

$$W = +++ \; HW = +.$$

2ᵉ série . . . .
$$\begin{cases} 18.9.13 & 0.45 \\ 25.9.13 & 0,75 \\ 2.10.13 & 0,90 \\ 9.10.13 & 0,90 \end{cases} \quad N.\,A.$$

Bien supportées, pas de crises gastriques ni de douleurs fulgurantes
après les injections.

Tout le mois de repos s'est parfaitement passé. M. D. a eu quelques

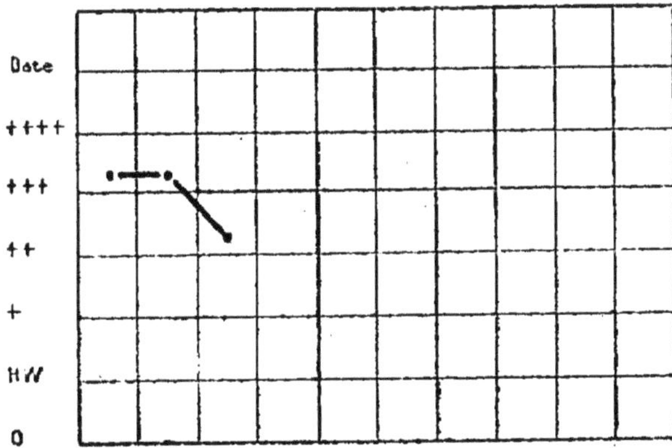

rares douleurs dans les membres ; elles ont cessé d'ailleurs depuis
son retour à Paris. Les douleurs gastriques surviennent le matin,
elles sont moins intenses qu'avant le traitement, une injection de
morphine, dont la dose est diminuée, est encore nécessaire. L'appétit
est excellent, le malade s'alimente, il a bonne mine, le visage moins
creux, il a engraissé. Les troubles rectaux sont en diminution.

Au moment où M. D. devait reprendre son traitement, il a eu une
crise comme il en avait rarement présenté : elle a duré 6 jours, s'est
accompagnés de salivation extrême et de vomissements : c'est la 2ᵉ fois
que ceux-ci réapparaissent depuis 1911.

$$W = ++ \; HW = +.$$

3ᵒ série. . . . .
$$\begin{cases} 20.11.13 & 0,60 \\ 4.12.13 & 0,60 \\ 11.12.13 & 0,75 \\ 18.12.13 & 0,90 \\ 24.12.13 & 0,90 \end{cases} \quad N.\,A.$$

Aucune réaction gastrique. Le traitement est interrompu sans cause connue (crises gastriques violentes non prévues à l'avance) (?)

Obs. 35. — Syphilis (1888) non traitée. Tabes ancien (début 1898). Traitement mercuriel irrégulier. Traitement par le néoarsénobenzol (16 injections en 3 séries). *Augmentation des troubles moteurs et des troubles de la sensibilité pendant la 1re série. Résultats cliniques discutables. La séroréaction devient négative.*

M. D., 48 ans. — Syphilis en 1888. Chancre et roséole, pas de plaques muqueuses. Aucun traitement et aucun accident jusqu'en 1898.

En 1898, diplopie qui dura 15 jours et disparut sans traitement ; quelque temps après « tic » de la bouche, avec insensibilité des lèvres et de certaines parties du visage. Douleurs fulgurantes dans les talons la nuit.

En 1899, va consulter le Dr Gilles de la Tourette, à l'hôpital Saint-Antoine, qui diagnostique un tabes (trouve signes d'Argyll, de Romberg et de Westphal) et conseille de se traiter par l'iodure de potassium à forte dose (traitement fait pendant 6 mois).

En 1900, les douleurs nocturnes persistent, l'incoordination est encore très légère, le malade fait une période de réserve, il prend part aux manœuvres, comme adjudant, passant à travers champs, et courant même au pas de gymnastique sans aucune difficulté.

En 1901, les douleurs persistent toujours, l'équilibre est encore bon, le malade monte à bicyclette. Peu de temps après, douleurs vésicales assez violentes : il semble qu'on lui enfonce des aiguilles dans la vessie. M. D. présente des envies d'uriner tellement urgentes qu'il urine fréquemment dans son pantalon.

En janvier 1902, entre à la maison Dubois où il reste 4 mois. En février va consulter le Dr Babinski qui prescrit des injections de calomel, celles-ci furent tellement douloureuses que le malade refusa de continuer ce traitement.

M. Babinski conseille de revenir au biiodure de Hg.

En septembre, séjour de 4 semaines à Uriage (frictions).

Au retour à Paris, les difficultés de la marche ont augmenté, le malade a des vertiges fréquents.

En 1903 même traitement ; séjour à Uriage d'où il revient très fatigué.

En 1904 continue le traitement mercuriel, mais va à Lamalou.

En novembre 1909, un matin, en se levant, M. D. s'aperçut qu'il était dans l'impossibilité de se tenir sur ses jambes (dès qu'il voulait se tenir debout ses genoux fléchissaient).

Le malade se soumet à la dilatation de l'urèthre, mais n'en retire aucun bénéfice.

De 1908 à 1911, M. D. ne peut guère marcher qu'en s'appuyant au bras de quelqu'un ; encore la marche est-elle fort pénible. Il a des troubles de la sensibilité ; des fourmillements dans les membres ; les mains, les pieds et la verge sont à peu près insensibles. Pas d'impuissance. Parfois sensation de corps étranger dans le rectum, troubles de la miction.

En 1912, quelques crises gastriques, le malade urine de plus en plus mal : on constate qu'il a une prostate très hypertrophiée et on lui conseille des massages de la glande.

Les phénomènes douloureux sont actuellement très supportables (et il en est ainsi depuis quelques années) : à peine quelques petites douleurs fulgurantes de temps en temps dans les genoux et dans les espaces intercostaux.

Parfois sensation de broiement des genoux.

Engourdissements fréquents dans le côté gauche du corps.

Les troubles de la sensibilité objective sont considérables : il existe des phénomènes paresthésiques très marqués et très diffus : un retard très net dans la perception des sensations douloureuses et thermiques. Le contact également n'est pas perçu immédiatement. Il existe des zones assez diffuses où la sensibilité est émoussée. Lorsqu'on applique sur les téguments du malade des objets chauds ou froids, celui-ci sent d'abord le contact et quelques secondes plus tard la différence de température.

Les organes profonds sont à peu près insensibles : les testicules le sont complètement.

Le malade ne se tient debout que les pieds écartés, et est obligé de regarder continuellement ses pieds. Dès qu'il lève les yeux en l'air, la jambe gauche se dérobe et il tomberait si on ne le retenait.

La démarche est automatique et M. D. ne peut marcher qu'en s'appuyant au bras de quelqu'un ; il projette les jambes et talonne.

Il existe une certaine maladresse des membres supérieurs (qui, d'après le malade, serait moins grande qu'autrefois).

Réflexes rotuliens et achilléens complètement abolis. Les réflexes des membres supérieurs paraissent normaux. Le réflexe crémastérien est aboli.

Hypotonie musculaire extrêmement marquée, le malade peut mettre son membre inférieur au port d'armes.

Les pupilles sont en myosis complet, presque punctiformes, elles sont un peu déformées et insensibles à la lumière.

Le malade accuse des picotements très fréquents à la gorge, il a très souvent des accès de toux causés par cette irritation.

Incontinence nocturne d'urine. Le jour, urine tout seul, mais a parfois de l'incontinence par regorgement.

Constipation opiniâtre : doit prendre un lavement tous les matins, n'a pas de coliques, pas de ténesme.

Impuissance presque complète, parfois semi-érections pénibles.

Le caractère est gai, le moral est excellent, pas de perte de la mémoire, pas de troubles de la parole.

$$W = 0 \quad IIW = +$$

1re série. . . . .
6.5.13	0,20	
13.5.13	0,45	
23.5.13	0,75	N. A.
30.5.13	0,90	
4.6.13	0,90	

Le traitement est assez bien supporté, cependant la plupart des injections provoquent quelques vomissements.

Très légère amélioration des troubles moteurs.

$$W = 0 \quad IIW = + \quad (2.7.13)$$

2º série. . . . .
8.7.13	0,45	
15.7.13	0,75	N. A.
22.7.13	0,75	
29.7.13	0,90	

Examinées au début de cette série (2.7.13) les urines de M. D. sont troubles, même après repos qui laisse se former un dépôt abondant.

Elles contiennent une forte proportion d'albumine, mais l'urine par agitation avec l'ammoniaque donne des grumeaux blanchâtres, il s'agit donc de pus.

Après la 2º injection, M. D. se plaint de lourdeur de tête, de fatigue et d'un énervement général tel que le malade, habituellement gai, a eu des idées de suicide.

Au point de vue sensitif, très légère exagération des douleurs fulgurantes ; augmentation nette de l'anesthésie des pieds avec perte de la sensation de position ; augmentation de l'anesthésie des mains : les objets sont saisis plus difficilement ; apparition d'une névralgie faciale (peut-être d'origine dentaire) du côté gauche ; réapparition d'un phénomène ayant apparu pour la 1re fois il y a 8 ou 10 ans (sensation de fourmillements avec hypoesthésie des gencives et des lèvres que le malade dit être « raides »).

Au point de vue moteur, augmentation nette de l'incoordination, le malade frappe davantage du pied en marchant et se sert moins facilement de ses mains.

Cette aggravation est momentanée et cesse à la fin de la série.

$$W = 0 \quad IIW = 0$$

3º série. . . . . .
2.9.13	0,60	
9.9.13	0,90	N. A.
16.9.13	0,90	

Revu le 4 novembre, M. D. se trouve très fatigué par le traitement, sans grosse amélioration ; il est découragé, malgré son fond de gaieté naturelle, il y a des jours où il est tout triste et où tout va mal : il semble qu'il traverse en ce moment une crise noire, l'interrogatoire permet de retrouver quelque amélioration.

Au point de vue moteur :

M. D. dit qu'il rame moins, qu'il fauche moins avec ses jambes et que ses genoux sont plus solides ; mais il a encore la marche d'un grand incoordonné : il talonne violemment, projette les jambes. Sa garde dit que depuis une quinzaine de jours, la marche est plus difficile et surtout qu'il se fatigue beaucoup plus vite ; il appuie davantage sur le bras qu'elle lui donne comme point d'appui. Lui qui, autrefois, profitait toujours d'un rayon de soleil pour aller faire quelques pas dehors, reste maintenant dans sa chambre, fatigué, sans avoir de goût pour la promenade.

Les troubles des mains sont encore très accusés ; quand M. D. prend appui pour se lever, pour faire un effort, il arrive souvent que la main dérape ; cependant il dit lui-même qu'il écrit mieux.

Au point de vue sensitif : Il existe encore des douleurs fulgurantes, surtout aux pieds ; elles sont moins vives qu'autrefois, peut-être un peu plus fréquentes. Les douleurs intercostales ont complètement disparu.

Depuis 2 jours, M. D. se plaint de douleurs localisées au bras gauche. Mais il est surtout gêné par les troubles de sensibilité ; outre l'hypo-esthésie des mains qui joue le rôle principal dans la gêne de l'écriture et la quasi-impossibilité de boutonner seul ses habits, il offre encore une insensibilité très marquée des pieds et ne sait trop sur quoi il marche.

Il a presque perdu aux membres inférieurs la notion de position, il lui arrive d'avoir les jambes croisées, de ne plus les sentir et d'essayer de se lever sans les décroiser.

Quand il se met au lit, il a toujours les jambes absolument glacées ; dans le lit, il perd encore plus facilement la notion de position ; il a grand soin de tenir les ongles des pieds très courts car il a toujours les cou-de-pied et le dos des pieds couverts d'égratignures qu'il se fait avec ses ongles en voulant agiter les jambes sans en connaître l'exacte position.

La miction est toujours pénible ; les urines sont plus claires, mais contiennent encore du pus. M. D. a la sensation d'avoir les idées brouillées, la tête moins libre qu'autrefois. Il dort mal, avec des rêves incessants.

Il lui semble qu'il a un peu engraissé (poids nu 64 kg. 040).

Ponction lombaire (4.11.13).

Liquide clair et transparent en gouttes rapides. Albumine positive faible. NONNE, opalescence, NOGUCHI, négative faible. Cellule de NAGEOTTE 1, 2 lymphocytes. Lames sèches : 1 lymphocyte sur une dizaine de champs. WASSERMANN du liquide, négatif.

4° *série*. . . . . . {	11.11.13	0,60	N. A.
{	18.11.13	0,90	

La 1re injection provoque de la diarrhée le 3e jour. La 2e s'accompagne au bout de quelques heures d'une diarrhée très abondante et de douleurs fulgurantes qui fatiguent le malade. On ne continue pas la série.

Le 19 décembre 1913. M. D. revient se trouvant amélioré.

Il est beaucoup moins fatigué, et la marche et la station debout ne le rompent point comme autrefois ; le matin au réveil, il n'est pas obligé de « se dérouiller » les jambes ; il marche mieux dès le moment du lever.

Les genoux sont plus solides, la jambe et la cuisse ne se mettent plus spontanément en abduction comme autrefois ; même sans qu'il y fasse attention, le genou se tient droit. Les genoux sont aussi plus souples, et le moins de fatigue qu'accuse le malade est en grande partie rapporté à ce fait, par lui.

Aussi M. D. est-il plus solide sur ses jambes ; il peut maintenant ne plus rester courbé en deux, les yeux fixés sur ses pieds pour marcher : *il peut regarder en l'air.*

La marche est cependant toujours aussi défectueuse : projection des jambes, talonnement, incoordination marquée. La station debout est surtout améliorée ; *M. D. peut maintenant rester debout seul, sans point d'appui,* avec un Romberg très léger les yeux ouverts.

Au contraire, les troubles moteurs des mains semblent exagérés : l'écriture est toujours fort mauvaise, sans exagération toutefois. Le malade remarque cependant que maintenant il n'a plus de ces mouvements brusques involontaires qui lui faisaient faire aux 3 des queues démesurées (comme il en a dessiné une).

Les troubles de la sensibilité des mains ont une grande part dans cette mauvaise écriture ; en effet, le malade doit à plusieurs reprises, en écrivant une ligne, assurer à nouveau son porte-plume dans la main. Cependant il présente une forte incoordination des membres supérieurs : quand on lui demande de mettre les yeux fermés le bout de l'index sur le bout du nez, la première fois le doigt touche le menton, la seconde la bouche, la troisième le sourcil.

Aucune modification des *troubles réflexes.*

Durant cette période de repos, M. D. n'a pour ainsi dire pas eu une seule *vraie* douleur fulgurante, mais a eu quelques élancements peu gênants dans la cheville droite. Depuis 3 jours le malade a quelques douleurs plus intenses.

Il y a amélioration de la sensibilité générale, sauf aux mains ; M. D. a maintenant beaucoup plus de sensibilité aux pieds, ce qui permet sans doute un équilibre meilleur.

De plus, le sens stéréognostique tend à redevenir normal ; le malade ne se lève plus les jambes croisées, il ne s'écorche plus les pieds : « Je peux laisser pousser mes ongles ».

Enfin il n'a plus de sensation subjective (et objective) de froid aux jambes quand il se met au lit. Il résume toute cette amélioration sensitivo-motrice en disant que maintenant il sent-bien que le sang recommence à circuler dans ses jambes.

L'incontinence a diminué, mais le malade est toujours obligé à des efforts pour la miction volontaire. Quand ceux-ci sont répétés et intenses, M. D. remarque que la sensation de raideur des mains est très augmentée et qu'il écrit plus mal.

Les urines contiennent encore du pus.

Il croit avoir maigri (63 kg. 506 nu).

$$5^o\ série\ .\ .\ .\ .\ \begin{cases} 23.12.13 & 0,45 \\ 6.\ 1.14 & 0,45 \end{cases} \text{N. A.}$$

Le traitement a été abandonné par le malade, découragé.

OBS. 36. — SYPHILIS MAL TRAITÉE. TABES ANCIEN (début 1903). *Troubles sensitifs. vésicaux. Troubles moteurs frustes.* Traitement antisyphilitique irrégulier. Traitement par le néoarsénobenzol (11 injections en 3 séries) *Résultat négatif.*

M. D., 42 ans (Dr MARIAGE, Valenciennes). — En 1897, chancre de la verge, roséole, pas d'autres accidents.

Traité par le Dr MACHIAC : 2 pilules par jour, pendant 2 ans, assez irrégulièrement, en raison de troubles intestinaux, Iodure de potassium, assez mal toléré aussi.

Depuis ni accidents, ni traitement.

Mariage en 1901. Un enfant bien portant, pas de fausses-couches.

1903. Le malade s'est aperçu par hasard, en regardant dans une longue vue que l'œil droit était moins bon que le gauche. Un oculiste consulté pense à la syphilis nerveuse et dit ne voir aucune lésion du fond de l'œil.

Presque simultanément. parésie de la vessie et douleurs fulgurantes (le tout en 15 jours, 3 semaines).

5 à 6 séries d'injections d'huile grise sont faites à cette époque.

Les douleurs fulgurantes augmentent et se rapprochent. les troubles vésicaux restent stationnaires, de même que les troubles oculaires.

Le malade fait alors 3 saisons à Lamalou, 2 à Néris, 1 à Royat sans aucun résultat; seul la 1re saison à Néris a un peu atténué les douleurs.

Au bout de 2 ou 3 ans, M. D. reprend du mercure.

Le professeur RAYMOND conseille la cessation du mercure et préconise le seigle ergoté, des piqûres de nitrite de sodium, etc..., sans grand résultat.

Injections de calomel, bien supportées: le malade en reçoit 4 à 5 séries de 5 à 6 piqûres (dose?). Aucune amélioration (apparente).

Etat au 14 novembre 1913. — Les *troubles moteurs* datent d'environ 2 ans.

Le malade marche droit, mais se fatigue facilement, il ne butte pas en montant un trottoir, un escalier, il n'accroche pas les pavès. Il monte l'escalier sans se tenir à la rampe, mais est gêné pour descendre : il ne peut d'ailleurs donner une autre explication de cette gêne que celle-ci : « je me méfie de moi-même », et cependant dans ses souvenirs aucun fait ne semble autoriser cette méfiance.

M. D. peut courir, mais a alors la sensation qu'il « lance » les jambes. Pas de troubles nets de la station même dans l'obscurité.

Dérobement des jambes exceptionnel.

Réflexes rotuliens et achilléens, abolis.

— tricipitaux et de l'avant-bras normaux.

— crémastériens, abdominaux, plantaires normaux.

Hypotonicité et *atrophie* musculaires, nulles.

Mal perforant plantaire sous l'articulation métatarso-phalangienne du petit orteil gauche, ayant communiqué avec le dos du pied par une fistule aujourd'hui fermée et dont l'ouverture fut le signal de la guérison.

Cet accident date des toutes premières années du tabes, a guéri spontanément et semble actuellement en état de cicatrisation solide.

Les *troubles sensitifs* sont les plus importants de tous.

Engourdissements, qui apparaissent surtout quand le malade prend de fausses positions : ils persistent alors un jour ou deux. D'ailleurs, M. D. provoque lui-même l'engourdissement de certains segments de membre pour calmer ses douleurs.

Les *douleurs fulgurantes* apparaissent partout (sauf au niveau de la tête) ; plus fréquentes autrefois aux jambes, elles prédominent maintenant aux bras, quoiqu'elles puissent apparaître d'ailleurs sur tout le corps.

Elles n'ont point de lieu de prédilection, changent souvent de place. Une ou deux fois, M. D. a eu des douleurs épigastriques, sans troubles digestifs.

Ces douleurs sont *quotidiennes*, extrèmement aiguës, calmées pour 4 ou 5 heures seulement par une piqûre de 3 centigrammes de morphine ; il est bien rare que M. D. passe un mois entier sans y recourir. L'aspirine, le pyramidon ne le calment pas, les cachets Faivre l'ont calmé au début, puis n'ont maintenant plus d'action ; le malade use surtout de Lamaline et de cachets Gioux : il en fait une consommation effrayante (quand il allait à Lamalou, sa note chez le pharmacien montait à 400 et 500 francs !)

Sensation de ceinture trop serrée a existé autrefois, elle a complètement cessé maintenant.

Hypoesthésie de la face antérieure du tronc et de l'abdomen, remontant en haut jusqu'au 2ᵉ espace intercostal et descendant jusqu'à 3 travers de doigt du pubis; les flancs, le dos, les membres sont normalement sensibles.

Pas de retard à la perception des sensations.

Tous les organes profonds sont sensibles.

Pupilles très irrégulières, surtout à droite.

Réflexes : lumière, aboli ; distance, lent.

Muscles normaux.

Vue parfaite à gauche, troublée à droite, brouillard léger, contours peu nets : le centre de vision est net, la périphérie trouble (Dr Trousseau).

Oreilles, odorat, goût normaux.

Le malade ne sent pas la vessie se remplir ; il urine par raison et sent alors l'urine traverser l'urèthre. Il a surtout de la dysurie quand il est debout (impossible d'uriner dans les vespasiennes) et doit pousser tout le temps de la miction.

Troubles génitaux, à peu près nuls ; il y a plutôt diminution de la puissance génitale.

M. D. a mauvais estomac et souffre quelquefois après les repas, souvent sans heures fixes et indépendamment de toute alimentation ; il a un estomac dilaté, très sonore avec aérophagie ; il tend à expliquer ces troubles par l'abus des cachets analgésiques.

Foie et rate normaux.

Il n'y a rien à noter au point de vue de l'appareil respiratoire, ni de l'arbre cardiovasculaire.

Albumine urinaire = 0 (27.10.13)

$$W = 0 \ \ HW = 0 \ \ J = + + + +$$

	14.11.13	0,20
	21.11.13	0,30
1re série	28.11.13	0,60 N. A.
	5.12.13	0,90
	12.12.13	0,00

Les injections sont bien supportées, le maximum thermique de la série a été de 37°4. Les 2 dernières injections ont provoqué une légère diarrhée.

Poids (nu) 86 kg. 400

$$W = 0 \ \ HW = 0 \ \ J = + + + +$$

	14.1.14	0,60
2e série.	21.1.14	0,00 N. A.
	28.1.14	1,03

La 1re injection amène une légère réaction thermique à 37°9. Pas d'autre réaction.

Examen des urines (le 21.1.14).

Ni sucre, ni albumine.

Urée 20 gr. 69.

Elimination arsenicale normale (R. d'ABELIN).

$$W = 0 \quad HW = 0 \quad J = ++++$$

3° série . . . . $\begin{cases} 23.3.14 & 0,75 \\ 3.3.14 & 1,05 \quad N. A. \\ 11.3.14 & 1,20 \end{cases}$

La 1re injection a amené quelques selles liquides, la seconde une diarrhée intense.

Le traitement n'a amené ni aggravation, passagère ou prolongée, ni amélioration. Il est abandonné par le malade.

Obs. 37. — SYPHILIS A PEINE TRAITÉE. TABES ANCIEN (début 1903). *Troubles sensitifs. Troubles de la marche. Troubles vésicaux et gastro-intestinaux. Ethylisme. Cirrhose hépatique probable.* Traitement par le néoarsénobenzol (15 injections en 3 séries). *Engraissement rapide après la 1re série. Après 2 séries, diminution nette des douleurs, disparition presque complète des troubles gastro-intestinaux.*

M. Gro. 40 ans. — En 1892, chancre de la verge, pas d'accidents secondaires.

1903. Diplopie, brouillards, le tout cède à un traitement mercuriel.

1904. Ces troubles reparaissent et ne cèdent qu'incomplétement à un traitement d'un mois.

Faiblesse dans les jambes. Sensation de fatigue écrasante, d'ankylose.

Apparition des douleurs, qui s'étendent au tronc et aux membres, très irrégulières, comme fréquence et comme intensité, supportables parfois, à crier au moment d'autres crises; chaque crise dure en moyenne 24 heures. Elles sont maintenant moins fréquentes.

1908-1909. *Incontinence d'urine légère.*

Troubles gastriques : Vomissements aqueux le matin sans crises gastriques véritables (éthylisme avoué).

Depuis 10 *jours*, diplopie et troubles de la vue. Quand le malade fait un effort de vision, les phénomènes augmentent d'intensité.

Traitements suivis :

1892. Au moment du chancre, une quinzaine d'injections et environ 2 mois de pilules à 2 par jour. Le malade ne se rappelle pas le nom de ces médicaments.

1903. Quinze frictions mercurielles.

1904. Trois piqûres par semaine pendant un mois à peu près (composé inconnu).

De 1905 à 1910, le malade a reçu à plusieurs reprises de nouvelles injections mercurielles.

Tout traitement est cessé depuis 3 ans.

État au début du traitement (6 novembre 1913).

Troubles moteurs. — Le *dérobement des jambes* est assez fréquent. Le malade se sent les jambes faibles, il festonne légèrement en marchant, et il s'en aperçoit; il ne peut plus courir, « les jambes s'accrochant l'une dans l'autre ».

Dans l'obscurité, la nuit, tous ces phénomènes s'exagèrent. Les escaliers sont mal franchis ; le malade se tient toujours à la rampe ; il descend bien, mais, en montant, il butte contre le bord, ou frappe le fond de la marche.

Dans la *marche normale*, il festonne, se dirige mal, sans présenter d'incoordination manifeste.

La marche *pied à pied* est impossible ; le malade ne lance pas la jambe, ne talonne pas, mais le pied se pose à plat sur le sol ; l'équilibre est très instable et amène la chute.

La titubation est très nette aux commandements de *demi-tour* et de *halte.*

Dans la *station* debout, les yeux ouverts, le ROMBERG est net ; les yeux fermés, le ROMBERG est plus exagéré. Sur un pied les yeux ouverts la chute est presqu'immédiate.

Dans l'accroupissement, la chute est rapide.

L'hypotonie musculaire existe, mais peu marquée.

Il y a de l'*atrophie* des interosseux, de l'éminence hypothénar et de la partie interne de l'éminence thénar. Elle s'explique par une cicatrice d'une coupure ayant dû intéresser le cubital droit à sa sortie de la gouttière piso-pyramidale.

Les réflexes rotuliens, achilléens, tricipitaux sont abolis, ceux de l'avant-bras sont normaux.

Le réflexe crémastérien est diminué, le réflexe abdominal est exagéré, le plantaire est normal.

Il existe une cicatrice d'*un mal perforant plantaire* (début 1913), localisé à la face palmaire du gros orteil du pied gauche.

Les *douleurs fulgurantes* sont inconstantes et jamais simultanées aux pieds, mains, jambes, genoux.

Parfois le malade passe 3 semaines sans en avoir, parfois il en a toutes les semaines, c'est le cas le plus fréquent. La crise toujours dure 24 heures, le malade ne prend aucun anesthésique.

Engourdissement tantôt de tout le corps, tantôt d'un bras, d'une jambe, survenant plus facilement qu'à l'état normal à la suite de fausse position et durant surtout plus longtemps.

Il existe une zone d'*hypoesthésie* à limites diffuses, sur la face antérieure de la cuisse gauche.

Une zone d'*hyperesthésie*, diffuse elle aussi, est localisée à la ceinture. Elle ne gêne aucunement, d'ailleurs, le port des vêtements.

La *sensibilité des organes profonds* est abolie aux testicules, crête tibiale, foie, cœur; elle est diminuée au larynx et normale au cubital, *des deux côtés*.

Les pupilles sont inégales, la droite plus grande que la gauche, en mydriase et irrégulières.

Le réflexe à la lumière est aboli; un peu lent à la distance. Il existe un léger ptosis de la paupière supérieure gauche, sans strabisme.

Diplopie constante.

Il n'y a pas de troubles auriculaires. Odorat et goût normaux.

Troubles respiratoires nuls.

Il y a encore un peu d'*incontinence*, surtout diurne; le malade ne sent pas l'urine passer dans l'urèthre. La pollakiurie existe aussi bien le jour que la nuit.

L'anaphrodisie est à peu complète, les érections sont conservées. Il y a hypoesthésie à l'éjaculation.

Gastro-intestinaux : Vomissements aqueux à jeun le matin. Pas de douleurs à proprement parler; après les repas surtout ballonnement du ventre, plutôt constipation.

A l'examen : ventre légèrement ballonné, un peu tendu, *circulation collatérale accusée surtout au niveau du foie*.

Foie petit. Rate grosse. Ethylisme avoué.

Circulatoires. — Il n'y a pas de palpitations, ni de douleurs.

Signes stéthoscopiques nuls.

Pouls 108 TA $= \dfrac{TM}{tm} = \dfrac{21}{11}$ (Pachon).

Examen d'urine.

Sucre	0
Albumine	0
Urée	11 gr. 72 (p. 1/2 litre d'urine).
Urée dans le sang	0 gr. 38.

Poids (nu) 42 kilogrammes.

$$W = + + + + \quad HW = +$$

	8.11.13	0,15
	15.11.13	0,25
1re série	22.11.13	0,40
	29.11.13	0,75
	6.12.13	0,90
	13.12.13	0,00

N. A.

Toutes ces injections, sauf la dernière, qui fut faite très lentement, se sont accompagnés, à la fin de l'écoulement de la solution, d'un état nauséeux n'amenant pas le vomissement.

La première seule a amené quelques douleurs fulgurantes, un peu de diarrhée et une élévation thermique à 37°0. C'est la plus haute température de la série.

L'élimination arsenicale, vérifiée 2 fois, a été normale.

Le surlendemain de la 4ᵉ injection, céphalée, douleurs fulgurantes, nausées, diarrhée. Le jour de la 5ᵉ, faiblesse dans les jambes, troubles de la vue, insomnie toute la semaine.

Etat au 12 janvier 1914.

D'une façon générale, les troubles de la marche n'ont point varié. Le malade n'est pas plus fort, mais se fatigue beaucoup moins qu'autrefois.

Les escaliers sont toujours mal franchis, l'obscurité est toujours gênante.

Cependant, le malade peut *marcher pied à pied sans tomber* et la *station est meilleure* : il tient quelques instants sur un pied, les yeux ouverts.

Les *douleurs fulgurantes* sont *moins intenses*, mais gardent leur fréquence et leur durée.

L'engourdissement a beaucoup diminué et la zone d'hyperesthésie à hauteur de ceinture est considérablement amoindrie sur la face antérieure de l'abdomen.

Il n'y a aucune modification dans l'état des pupilles. L'entourage du malade lui dit que, par instants, il louche de l'œil droit qui se porterait en strabisme externe. Le malade dit s'en être aperçu de lui-même.

La diplopie habituelle est plutôt diminuée, mais le soir quand il lit à la lumière de la lampe, M. G. a la vue trouble et rapidement fatiguée.

Il a les mêmes verres de lorgnon depuis 1 an et demi.

L'urèthre est toujours insensible. M. G. sent bien le besoin d'uriner, mais ne peut y résister que quelques instants, c'est à ce moment que quelques gouttes s'échappent.

Pas de modification des troubles génitaux.

Amélioration très nette des *troubles gastro-intestinaux* : les pituites sont moins fréquentes et moins abondantes, l'appétit bon : M. G. n'a plus de sensation de pesanteur, de gêne gastrique, ni de renvois pénibles. Le ventre est encore un peu ballonné après les repas. La constipation est beaucoup moindre.

Malgré tout, n'a aucunement changé son mode d'alimentation (il ne boit plus d'alcool cependant).

Les *troubles circulatoires* n'ont pas changé.

$$\text{TA} = \frac{21}{11} \cdot$$

La *santé générale* est bien meilleure : M. G. a engraissé de 3 kg. 800 en un mois. Poids (nu) : 45 kg. 800. Teint rose, embonpoint remarqué par l'entourage.

$$\text{W} = +++ \quad \text{11W} = +$$

	11.1.14	0,30
	17.1.14	0,60
2ᵉ série, ...	24.1.14	0,90 N. A.
	31.1.14	0,90
	7.2.14	0,90

L'état nauséeux, à la fin, tend à diminuer, par contre, toutes les injections de cette série ont réveillé quelques douleurs fulgurantes, pas très vives d'ailleurs.

T° maxima de la série : 37°5.

Etat au 10 mars 1911.

M. G. se dit aussi leste qu'avant le traitement, il n'a pas remarqué grand changement dans l'état de la marche, si ce n'est qu'il descend

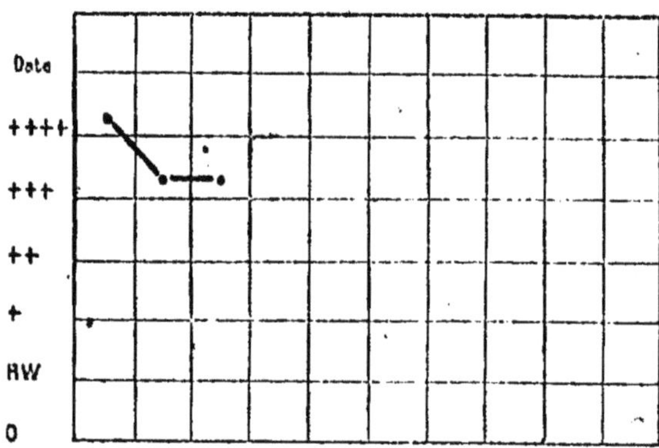

bien les escaliers, alors que la montée est encore un peu pénible surtout dans l'obscurité. Le dérobement des jambes est devenu plus fréquent : le malade ne passe pas une semaine sans en avoir.

Quant à la station, la seule modification qui existe est que M. G. peut tenir quelques instants sur un pied les yeux fermés.

Les *troubles réflexes* persistent sans modifications.

Les douleurs fulgurantes sont moins fréquentes, moins intenses, moins fortes : elles ne surviennent plus que tous les 10 ou 12 jours et ne durent guère que 5 ou 6 heures, alors qu'autrefois la crise durait au minimum 24 heures; certaines d'entre elles ont duré 8 jours.

L'hyperesthésie a diminué, non comme limites, mais comme intensité.

L'état des pupilles est invariable, mais la fatigue oculaire est moins rapide et la diplopie très diminuée, cependant quand M. Gr. se fatigue et lit à la pleine lumière, l'œil droit voit rapidement trouble et les larmes coulent facilement.

Comme troubles viscéraux, au point de vue urinaire et génital, il n'y a pas de changements. La tension artérielle est de $\frac{20}{12}$. Les troubles gastro-intestinaux sont presque nuls. L'appétit est extrêmement vif, la pituite matinale a disparu, la constipation a cessé. Le malade se sent encore un peu gonflé après les repas. La circulation collatérale persiste, mais le ventre n'est plus ballonné, le foie et la rate gardent leurs limites du 1er examen.

$$W = +++ \quad IIW = +$$

3° série. . . . . . . $\begin{cases} 7.3.14 & 0.60 \\ 14.3.14 & 0,90 \\ 21.3.14 & 0,90 \\ 28.3.14 & 1.05 \end{cases}$ N. A.

Les injections sont bien supportées, sauf la 3° qui, avec 38°4 et un léger frisson, a amené quelques douleurs fulgurantes, quelques nausées et vomissements.

Obs. 38. — Syphilis non traitée (1895). *Troubles oculaires* (1891). *Troubles gastriques* (1907). Tabes *de forme sensitive, motrice, gastrique. Mal perforant plantaire. Traitement antisyphilitique anarchique.* Traitement par le néoarsénobenzol (18 injections en 4 séries). *Absence de toute réaction gastrique. Disparition des troubles gastriques. Le malade engraisse de 4 kilogrammes.*

M. H. 39 ans. Décembre 1895. Chancre, au régiment, considéré comme « chancre mou ».

Janvier 1899. M. H. en lisant, remarque que la vue est à peu près impossible d'un côté. Une pupille est plus grande que l'autre. Il est traité par un médecin, qui ne donne pas son diagnostic.

En 1900, mariage. 1901 ; Mad. H. fait une fausse couche.

1905. Nouveaux troubles visuels. Un ophtalmologiste, consulté, ne prescrit pas de traitement antisyphilitique.

Le malade se rend à la policlinique de Rothschild. où on prescrit de la liqueur de Van Swieten.

1906. Les troubles oculaires persistent. Le malade reçoit, à Lariboisière, des injections d'huile grise.

Zona, de courte durée, à cette époque.

1907. Début brusque des troubles gastriques. Le malade se réveille un matin dans un état de malaise général, sans douleur vraie; au bout d'une demi-heure, vomissement de glaires, d'eau et de bile. La crise est alors finie.

2 ou 3 mois plus tard, seconde crise, légèrement douloureuse et provoquée par une contrariété.

1908. Le 1er janvier, nouvelle crise gastrique. Celle-ci fut violente, dura 2 ou 3 jours et s'accompagna de douleurs vives calmées par les vomissements. Dans la suite, les crises ne surviennent guère et cela par périodes, que tous les mois, que tous les ans, tous les 15 mois ; diagnostic : hyperchlorhydrie.

A peu près vers la même époque, le malade remarque une inaptitude à *courir*. Il marche encore bien, mais présente assez fréquemment du *dérobement des jambes*.

Vers 1908-1909, M. H. éprouve une sensation de « grains de poussière » dans la gorge qui amènent une quinte de toux prolongée, avec reprise coquelucheïde : le tout durant de 5 à 10 minutes. Ces troubles servent souvent de début aux crises gastriques.

1910. *Douleurs fulgurantes*, multiples, uniquement localisées aux membres inférieurs, durant environ 1 jour, très intenses et assez fréquentes.

Les troubles gastriqués continuent, ainsi que les troubles respiratoires.

1911. Le malade se rend à Tenon : on lui donne alors de la liqueur de FOWLER et du valérianate d'ammoniaque.

Ce traitement n'ayant pas amené d'amélioration, le chef de service examine M. H. et lui trouve le « côlon mobile », il prescrit un régime sans résultat utile.

1912. Le malade entre à Tenon dans le service du Dr CARNOT. Un WASSERMANN fait alors est négatif.

Quelques mois après (mai) apparition d'un *mal perforant plantaire*, durillon d'abord, qui s'écorche, saigne, puis suppure, à ce moment on reconnait le tabes. Le malade est alors soumis à l'iodure de K et au sirop de GIBERT.

Les crises gastriques persistent malgré ce traitement ; en 1912-1913 elles apparaissent à peu près tous les mois, la dernière date du 6 septembre 1913.

M. H. a reçu les traitements antisyphilitiques suivants :
En 1895, 5 piqûres de biiodure ;
En 1905, liqueur de VAN SWIETEN (temps et doses inconnus) ;
En 1906, 6 piqûres d'huile grise ;
En 1912, iodure de potassium et sirop de GIBERT (quantité et durée inconnues).

État au 15 septembre 1913. — M. H. dit qu'il marche bien quand il est seul : dès qu'on le regarde, il tend à tituber, il s'est aperçu en se promenant au bras de sa femme qu'il la heurtait presque à chaque pas.

Il monte et descend bien l'escalier, tient cependant la rampe, surtout pour descendre « parce qu'il a peur », il n'est pas sûr de ses jambes.

Le dérobement des membres inférieurs est fréquent, le malade ne passe pas de semaine sans en ressentir.

Dans la marche : légère projection des jambes, pas de talonnement, direction bonne, pied à pied : titubation très nette, à reculons : titubation.

L'accroupissement est suivi de chute.

Station : 2 P. Y O ROMBERG très net.
   —   2 P. Y F   —   très exagéré.
   —   1 P. Y O ne reste debout que quelques secondes.
   —   1 P. Y F peut à peine soulever le pied.

Légère incoordination des membres supérieurs; le malade a de la peine à boutonner ses vêtements. Il ne plane pas, mais est inhabile à se servir de ses mains et son écriture s'en ressent.

M. H. a toujours continué son travail, il est commis dans un magasin de nouveautés.

Le mal perforant est cicatrisé.

Douleurs fulgurantes rares actuellement et très atténuées comme intensité : le malade n'en a pas eu depuis 2 ou 3 mois. Elles frappent toujours les membres inférieurs : pied, talon, cuisse.

Diminution de la sensibilité : tibiale, hépatique, cardiaque.

Abolition au niveau du larynx, du nerf cubital, du testicule.

Réflexes rotuliens, achilléens, tricipitaux, abolis.

— de l'avant-bras, normaux.

Cutanés : crémastérien, aboli.

— abdominal, plantaire normaux.

Œil, vue : diplopie inconstante.

— muscles : légère parésie du droit externe.

— pupille : G $<$ D ; irrégularités.

— réflexes lumière : G normale D immobile.

— — distance : G — D normale.

Oreilles : légers bourdonnements à gauche.

Pas de troubles de l'odorat et du goût.

Troubles gastriques. — La dernière crise gastrique est terminée depuis 2 jours : elle a duré une semaine et a eu le type habituel.

Malaise au réveil, puis douleurs gastriques très violentes, vomissements aqueux et bilieux calmant ces douleurs, au point que le malade se force à vomir. Ces crises survenaient environ tous les mois.

Foie, petit. Rate, normale.

(Pas d'éthylisme avoué, pas de stigmates).

Diminution des désirs génésiques, érections conservées, pas d'hypoesthésie, pas de pertes.

Le malade n'a jamais eu besoin de pousser pour uriner. Les symptômes se rapprochent de ceux d'un rétrécissement uréthral (goutte retardée) avec incontinence qui est surtout fréquente la nuit.

A de certains moments, il ne sent ni la vessie, ni l'urèthre.

Cœur : limites normales, claquement aortique net.

$$TA = \frac{TM}{tm} = \frac{17}{10}$$

Il existe encore assez fréquemment des quintes de toux, mais elles ont plus brèves, toujours avec reprise coqueluchoïde.

Santé générale. — Malade très amaigri, pâle, de caractère un peu aigri : amour de la solitude (Poids (nu) 58 kg, 700).

                           Albumine urinaire $= 0$
                16.9.13. W $= ++++$ HW $= +$

	21. 9.13	0,20
	28. 9.13	0,30
1re série.	5.10.13	0,60 N. A.
	12.10.13	0,75
	21.10.13	0,90

Aucune des injections n'a provoqué de réaction quelle qu'elle soit T° maxima 37°8.

                Poids (nu) 59 kg, 700). W $= +++$ HW $= +$

	16.11.13	0,60
	23.11.13	0,90
2e série.	30.11.13	0,90 N. A.
	7.12.13	1,05
	14.12.13	1,05

Poids (nu) 60 kg, 200.

Aucune réaction consécutive aux injections.

7 janvier 1914. La *marche* est améliorée. M. H. peut marcher de compagnie avec quelqu'un, il dit qu'il ne « rentasse plus sa femme ». Il se sent plus solide sur les jambes et n'est plus fatigué au réveil comme autrefois.

Le *dérobement des jambes* est moins fréquent. Mais l'incoordination persiste, le malade fait des erreurs de direction en marchant. Titubation toujours nette dans la marche pied à pied.

La *station* est également meilleure : M. H. peut se tenir quelques secondes sur un pied les yeux fermés.

Pas de modification des troubles moteurs des mains.

Le malade a eu très peu de *douleurs fulgurantes*, du type intercostal cette fois, très supportables, n'empêchant pas le sommeil, et durant chacune 2 à 3 heures seulement.

Aucune modification des réflexes oculaires; il existe de la diplopie par instants, la parésie persiste.

Les bourdonnements d'oreilles ont à peu près disparu.

Troubles réflexes. — Sans changement.

Le mal perforant plantaire, qui était fermé, *s'est rouvert* et donne maintenant une légère suppuration rousse sans aucune douleur.

M. H. *qui avait présenté au début de la seconde série une arthropathie du type hydarthrose au genou gauche*, n'a plus actuellement qu'un très léger épanchement articulaire.

Le malade n'a pas eu de crise gastrique depuis le début du traitement. Les malaises quotidiens du matin ont complètement disparu : une seule fois où il a séjourné dans une atmosphère enfumée et bu un « apéritif », il s'est senti mal à l'aise, mais sans nausées, sans douleurs, sans vomissements.

L'appétit est très bon, les digestions normales.

Les *troubles génitaux* s'aggravent légèrement.

L'incontinence d'urine persiste aussi marquée (goutte retardée, incontinence nocturne). Le malade urine toujours un peu par raison. Il n'a jamais besoin de pousser pour activer la miction.

Rarement, le matin, le malade a quelques quintes de toux, mais jamais avec reprise coqueluchoïde.

$$TA = \frac{17}{11}$$

La *santé générale* est meilleure, le teint est plus coloré, le malade a plus d'énergie. M. H. a nettement engraissé : 62 kg. 400 (nu).

$$W = +++ \quad IIW = + \quad (7.1.14)$$

3° série. . . . . $\begin{cases} 11.1.14 & 0,60 \\ 18.1.14 & 0,90 \\ 25.1.14 & 1,05 \\ 1.2.14 & 1,20 \end{cases}$ N. A.

La 1re injection a provoqué le jour même des douleurs fulgurantes ; la 3e quelques douleurs dans la semaine et une céphalée peu marquée.

$$\text{Poids 62 kg. 600} \quad W = ++++ \quad (10) \quad IIW = +$$

4° série. . . . . $\begin{cases} 1.3.14 & 0,60 \\ 8.3.14 & 0,90 \\ 15.3.14 & 1,20 \\ 21.3.14 & 1,20 \end{cases}$ N. A.

La 1re injection a déterminé quelques douleurs fugaces. La 3e, une crise vive de douleurs fulgurantes pendant la nuit. De plus, dans la semaine, le malade a eu une quinte de toux coqueluchoïde.

11 mars 1914. M. H. marche mieux vite que lentement, et sur un trottoir vide que sur un trottoir encombré. Il fait toujours des « embardées » dont il ne se rend pas compte lui-même ; ce sont ses camarades qui l'en avertissent. Il a ainsi renversé une pile d'objets. Cependant, sensation d'équilibre meilleure.

L'incoordination des mains persiste : il lui est très difficile de ramasser un sou jeté à terre.

Objectivement, il n'y a pas de changements de la marche et de la station.

Le mal perforant n'est pas encore fermé, l'hydarthrose est un peu plus abondante.

Les douleurs fulgurantes sont diminuées en nombre, et surtout en intensité ; actuellement elles n'empêchent plus le malade de dormir et une crise dure de 10 minutes à 1/4 d'heure seulement.

La parésie et la diplopie persistent. Les réflexes pupillaires sont invariables.

Les *troubles gastriques* ont totalement disparu : aucune douleur, aucune nausée. Appétit excellent.

Les *troubles urinaires* paraissent légèrement atténués. M. H. doit cependant pousser maintenant pour avoir une miction complète, c'est-à-dire éviter la goutte retardée.

Depuis la dernière série, le malade a eu 2 ou 3 quintes de toux sans reprise.

$$\text{TA} = \frac{18}{12}$$

22 avril 1914 : il n'y a pas eu de douleurs fulgurantes depuis un mois.

Les troubles gastriques ont disparu, dit le malade, depuis le début de la cure.

Une ou deux quintes de toux depuis un mois.

Le dérobement des jambes est devenu rare.

M. H. monte les escaliers, peut descendre sans rampe, plus aisément qu'autrefois.

(Le malade a fait de la rééducation depuis un mois).

L'état du mal perforant est stationnaire.

$$W = +++ \quad HW = +$$

Le malade n'est pas pesé : du 16.9.13 au 1.3.14 il a gagné 4 kilogrammes.

Obs. 39. — *Syphilis non traitée* (1891). *Tabes* (début 1896). *Troubles sensitifs, moteurs, génitaux, psychiques. Traitement par le néoarsénobenzol : doses hyponormales (13 injections en 3 séries). Réactions douloureuses violentes après les injections. Liquide céphalorachidien à peu près normal. Etat stationnaire.*

M. L. 52 ans (Dr Cambus, Bohain, Aisne). — Syphilis en 1891. Chancre, plaques muqueuses, alopécie. Pas de céphalées.

En 1896, après une grippe, douleurs fulgurantes, d'abord au niveau des jambes, puis généralisées, s'étendant même à l'extrémité céphalique. Les crises durent un ou deux jours et se renouvellent tous les 8 ou 10 jours.

En 1907, troubles intestinaux, sans cause connue, diarrhée, pas abondante, douleurs vives dans la fosse iliaque droite, on croit à une appendicite.

1909. Troubles génitaux sous forme d'érections, précédées par une excitation génitale intense. Puis les érections apparaissent, la nuit, d'abord légères et fugaces, puis intenses s'accompagnant alors de pol-

lutions. Le coït était normal mais était la cause, les nuits suivantes,
d'érections prolongées et répétées empêchant le sommeil.

Jamais ces érections n'ont été douloureuses.

Lorsque l'érection commence, le malade est pris de céphalée intense
gravative, qui cesse avec elle.

Ces érections n'existent que la nuit et troublent le sommeil. Si, pendant le jour, le malade s'endort, il n'a pas d'érections.

Pour calmer ces phénomènes, il prend du bromure ; les érections
diminuent, puis il s'accoutume au médicament et finit par absorber
4 à 6 grammes par jour sous forme de solution polybromurée, sans effet
sédatif.

Les *douleurs fulgurantes* augmentent : pendant un mois entier, M. H.
souffre tous les jours.

Le Dr Raymond conseille un traitement mercuriel, puis M. H. va à
Lamalou. Le séjour qu'il y fit fut plus nuisible que profitable, il revint
chez lui tout désorienté et non amélioré.

1910. Tous les troubles augmentent. Les érections reviennent régulièrement chaque nuit, dès que le malade s'assoupit, et cessent dès qu'il
se lève. Les *douleurs fulgurantes* persistent sans modification.

Le *psychisme* est atteint à son tour, et durant ses insomnies, le malade
ressent une foule de sensations que lui-même a peine à décrire et dont
les plus fréquentes furent :

Sensation de tremblement généralisé ;

—   de craquements dans le cou au moindre mouvement, com-
        parable à des os, qui frottent l'un contre l'autre ;

—   de démangeaisons atroces, cessant par le grattage ;

—   de compression dans un corset trop serré ;

—   de *talons à ressort*, empêchant de marcher convenablement.

Or, le malade a nettement conscience lui-même que ces sensations
étaient purement subjectives.

Parfois, il éprouve des sensations analogues à celles du fumeur
d'opium : il se réveille, ne sentant plus ses jambes, il en est délivré, ce
n'est pas l'anesthésie du tabétique qui trouve dans son lit une jambe
qui ne lui appartient pas.

Le plus mauvais moment de la journée est celui du lever ; M. L. est
extrêmement frileux, souffre de douleurs vagues dans les membres, le
dos, les reins, a de la peine à faire les premiers pas.

Se lève fatigué. Pas de céphalées.

En 1911, il consulte un syphiligraphe qui conseille l'arsénobenzol et
fait au malade 5 injections à doses inconnues.

La 1re est très bien supportée.

La 2e s'accompagne de fièvre.

La 3e de fièvre et de *douleurs fulgurantes* dans tout le corps, que le
malade calme avec du pyramidon.

4e et 5e mêmes réactions.

Ces injections n'ont eu aucune action sur les érections.

1912. Outre ces phénomènes qui persistent, commencent à apparaître des *troubles de la marche.*

Sensation de marche sur du caoutchouc : le malade se dirige bien, monte facilement les escaliers. Mais, depuis 6 mois, est moins solide sur ses jambes dans l'obscurité.

M. L. a été soumis aux traitements suivants :

1891. Pilules (?) pendant 1 mois.

1909. Traitement mixte : 10 piqûres de benzoate de 2 centimètres cubes (dose probable : 2 centigrammes) ; 10 jours de KI (1 gramme p. j.) ; 10 jours de repos. Le malade prend ainsi « des centaines d'injections ». Saison à Lamalou (pas de rééducation).

1911. 5 injections de 606 à doses inconnues.

État au 29 juillet 1913.

Marche normale. — Rien à signaler.

Pied à pied : titubation légère.

    —   à reculons : titubation légère.

    —   yeux fermés : incoordination.

Le malade monte très bien les escaliers et n'est que très peu gêné par l'obscurité.

Pas de dérobement des jambes.

Station, les yeux fermés : ROMBERG très léger.

Réflexes tendineux, rotuliens, achilléens, abolis.

    — tricipital, avant-bras normaux.

Cutanés, crémastérien, abdominal, plantaire, normaux, un peu vifs.

Les *douleurs fulgurantes* ont diminué. M. L. déclare que le traitement mercuriel les a franchement atténuées. Elles surviennent surtout la nuit, principalement dans les membres inférieurs et sont très supportables.

Sensation de *corset* à la hauteur des fausses côtes, beaucoup moins serré qu'autrefois.

Le malade a encore la sensation d'avoir des talons à ressort, de marcher sur du caoutchouc.

Sensibilité cutanée normale.

    — *profonde* normale (diminuée au niveau du larynx seulement).

Pupilles : égales, irrégulières.

Réflexes : lumière, accommodation, bons.

Muscles, normaux.

Vue, bonne.

Oreilles, odorat, goût, normaux.

Tr. urinaires, nuls.

Tr. génitaux. — Le malade a d'abord restreint son appétit sexuel par crainte d'érections, actuellement il est très indifférent au point de vue génital.

Les érections reviennent régulièrement toutes les nuits. Le malade se couche dans un état normal : quand il va s'endormir, l'érection commence, non douloureuse, mais gênante, empêchant le sommeil. Pour la faire cesser, le malade se lève, puis se recouche ; dès qu'il s'assoupit, l'érection reprend. Très souvent, l'érection commençante s'accompagne de céphalée en casque qui cède avec elle. Ce n'est guère que de très grand matin que le malade peut s'endormir vraiment, et encore pas toutes les nuits. Aussi est-il très matinal et très fatigué au lever.

Estomac en mauvais état (bromure), constipé. Foie normal.

Poumons normaux.

Cœur normal. Pouls 60.

Tension artérielle : $\dfrac{TM}{tm} = \dfrac{17}{9}$ Pachon.

Troubles psychiques. — Tous les traitements essayés n'ayant amené aucune amélioration persistante, M. L. est devenu triste, sombre, il pense toujours à son affection. Le caractère est grincheux, il aime la solitude. Sa mémoire faiblit légèrement.

Il a parfois des idées singulières, pensant à des catastrophes où beaucoup de victimes sont frappées, sans qu'il soit jamais lui-même atteint : en voiture il conduit mal son cheval, il a la crainte exagérée de causer un accident. Une voiture passant à vive allure lui fait mal, il lui semble voir le cheval se jetant de côté, écrasant les passants de droite et de gauche, tout le monde tué. Il se détourne des rues fréquentées.

Aucune misanthropie d'ailleurs.

Il se rend parfaitement compte de cet état.

La parole est restée très bonne, il n'accroche pas les mots d'épreuve.

Quant à l'écriture, elle serait changée, les lettres dit-il, ne se forment pas comme il veut, les unes sont grandes, les autres petites. Jamais il ne saute de lettres ni de mots.

Les facultés de calcul restent intactes.

Poids (habillé) 70 kg. 330.

Albumine urinaire = 0

W = 0 HW = 0

	29.7.13	0,20
	5.8.13	0,30
1re série.	12.8.13	0,30 N. A.
	19.8.13	0,60
	26.8.13	0,75

La 1re injection amène une augmentation légère, mais nette des érections. La 2e s'accompagne d'une céphalée intense avec réveil des douleurs fulgurantes ; le soir, étourdissement passager (1/2 minute) en s'asseyant sur son lit. Toutes les autres injections ont provoqué des douleurs fulgurantes tantôt peu intenses (0,60), tantôt très violentes (0,75).

M. L. continue à être soigné en province par son médecin, le Dr Cambus, celui-ci fait 2 séries d'injections.

En octobre :

$$W = 0 \quad HW = 0$$

2e série. . . . . $\left\{\begin{array}{l} 0,45 \\ 0,60 \\ 0,75 \\ 0,75 \end{array}\right.$ N. A.

à 8 jours d'intervalle. La 1re supportée sans aucun accident, la 2e réveillant quelques douleurs fulgurantes, les 2 dernières amenant chacune une crise douloureuse intense.

3e série . . . . $\left\{\begin{array}{l} 0,60 \\ 0,60 \\ 0,60 \\ 0,60 \end{array}\right.$ N. A.

Toutes ces injections ont amené de violentes douleurs fulgurantes.

En janvier 1914, l'état de M. L est resté stationnaire. Les douleurs et les érections persistent. Le malade a maigri, 68 kg. 280 (habillé) le 9.1.14.

13 janvier 1914. *Ponction lombaire.*

> Liquide clair sans hypertension.
> Albumine $= ++$. Nonne $= +$. Noguchi $= +$.
> A la cellule de Nageotte 0,7 éléments au millimètre cube (0,5 lympho, 0,2 mono).
> Wassermann du liquide négatif.

Sang : $W = 0 \quad HW = 0$.

Le traitement est continué en province.

Obs. 40. — Tabes d'origine hérédo-syphilitique (?) (Début en 1907). *Pas de traitement régulier Troubles sensitifs, moteurs, vésicaux, trophiques, bulbaires. Traitement par le néoarsénobenzol (19 injections en 5 séries). Atténuation des troubles moteurs, sensitifs vésicaux. Guérison d'un mal perforant.*

M. Liéb. 43 ans (Dr Bouchot, Le Perreux). — Syphilis ignorée ; le père, médecin, est mort de ramollissement cérébral, syphilis avouée. A signaler dans les antécédents, à l'âge de 3 ans une « carie du calcanéum gauche » ayant été opérée en laissant à sa suite une cicatrice déprimée adhérente à l'os, une ankylose partielle du pied, un léger arrêt de développement de tout le membre inférieur, d'où boiterie.

Marié en 1904 ; en 1905 naissance d'un fils bien constitué ; en 1907 la femme du malade fait une fausse-couche de 6 mois ; frappé de ce fait et connaissant les relations de la syphilis avec les fausses-couches, le malade s'examine et constate de la faiblesse des jambes.

En 1908, cinq ou six mois après, apparaissent des symptômes précis de tabes : ce sont des *douleurs fulgurantes*, intolérables, à crier, en coup de couteau, empêchant non seulement la marche, mais même la station debout ; s'accompagnant d'hyperesthésie cutanée, rendant pénible le contact du pantalon et des draps ; survenant surtout le soir ou la nuit, empêchant absolument tout sommeil ; durant chacune la durée d'un éclair ; revenant en crises de 2, 3 jours à peu près toutes les semaines ; localisées presque exclusivement aux membres inférieurs, partant de la fesse pour descendre jusqu'au talon ; apparaissant aussi, mais rares et légères aux lombes, à la face antérieure de l'hémithorax gauche, jamais aux membres supérieurs. Leur fréquence augmente, mais non leur intensité : le malade ne croit pas qu'on puisse souffrir davantage.

Puis survient *de l'incertitude de la marche* : la faiblesse des jambes augmente et le malade dit lui-même qu'à cette époque « il marchait en vacillant et en lançant les jambes ». Il ne peut plus descendre les escaliers, n'ayant aucune confiance dans sa stabilité. Il présente à ce moment de véritables vertiges, il faut qu'il se cramponne à quelque chose, l'ascension est moins pénible, cependant il butte souvent dans les marches. Même les yeux ouverts, il ne peut se tenir debout immobile, il tomberait s'il ne se retenait pas. Il ne peut marcher sans canne. Tous ces troubles moteurs sont nettement exagérés par l'obscurité. *Troubles vésicaux* : il doit pousser pour uriner, s'y reprendre à plusieurs fois, et, très rarement, a eu quelques phénomènes de ténesme vésical. *Troubles intestinaux* : diarrhée habituelle avec quelques douleurs. *Troubles trophiques* : mal perforant plantaire unique d'abord, sur la face palmaire du gros orteil du pied gauche, puis ulcérations multiples, peu douloureuses et suintant beaucoup. Un médecin consulté à cette époque pense probablement à du rhumatisme chronique et envoie M. L. à Bourbonne. Durant son séjour aux eaux, M. L., un matin, à la table d'hôte est pris brusquement d'une violente *crise laryngée*, sensation de constriction extrême du larynx, gêne extrême de l'inspiration, couleur violacée du visage, cornage, comparé par le malade au cri du coq. Le tout a duré environ 10 minutes. Le malade a eu en tout une dizaine de crises : la dernière date de l'été 1912 et offre le même type dramatique et la même durée.

Chaque saison à Bourbonne amène une guérison passagère des maux perforants : le malade en avait au début 3 : un à la face palmaire de la dernière phalange du gros orteil gauche, un à la face palmaire de l'articulation phalango-phalanginienne de cet orteil, le dernier à la face palmaire de la dernière phalange du second orteil. Pendant la saison thermale, 1 ou 2 de ces maux perforants se fermaient et devenaient indolent, mais quand le malade revient à Paris et reprend ses occupations pourtant sédentaires, les ulcérations reparaissent à d'autres places, toujours sur les 2 premiers orteils : sur les faces latérales par exemple ; un seul n'a jamais guéri ; c'est celui que porte le malade actuellement. Un semble avoir guéri définitivement, celui du second orteil.

En 1910, apparition de douleurs en ceinture survenant par crises plus longues que celles des douleurs fulgurantes et aussi moins intenses : douleurs bien localisées et circonférentielles passant par les fausses-côtes et n'irradiant pas dans la poitrine, les flancs, les lombes. Les troubles de la marche persistent, le malade a maintenant la sensation « d'enfoncer dans la terre ».

En février 1913, il consulte un médecin qui conseille un traitement hydrargyrique : *ce traitement exagère les douleurs fulgurantes et les douleurs en ceinture*, de plus, apparition de douleurs intercostales sous forme de points douloureux dans le dos.

Injections de benzoate de mercure à dose et en nombre indéterminés.

C'est, avec les saisons de Bourbonne, le seul traitement qu'ait suivi le malade.

Etat au début du traitement (juin 1913).

La marche est très défectueuse : le malade projette les jambes talonne nettement, s'aide habituellement d'une canne, mais peut marcher quelques pas sans elle. Pas de troubles de la direction. La marche à reculons exagère tous ces troubles et le malade ne se dirige plus qu'approximativement. La marche pied à pied est absolument impossible, l'incoordination s'affirme dès le premier déplacement du pied et le malade tombe, même s'il s'aide de sa canne. L'accroupissement est impossible. Il faut d'ailleurs noter que l'ankylose partielle du cou-de-pied gauche entre pour une part dans les troubles de la marche.

Romberg des plus nets : dès que les pieds sont joints, l'oscillation commence non seulement dans les membres inférieurs, mais aussi dans le tronc. Les yeux fermés, le malade tombe en quelques secondes. Aucune incoordination des membres supérieurs.

Le malade dit qu'il a été encore plus incoordonné.

Réflexes rotuliens et achilléens abolis. Les tricipitaux, abolis à gauche, sont faibles à droite. Ceux de l'avant-bras sont normaux, de même que les réflexes cutanés.

Un seul mal perforant est en évolution actuelle, sur la face plantaire de la 1re phalange du gros orteil du pied gauche : ouverture irrégulière creusée à pic dans un tissu calleux, à fond rosé insensible, profond, ne permettant pas de sentir un contact osseux au stylet. Toute la face plantaire et la face latérale interne du doigt sont le siège d'un épaississement corné très important, sec, dur, blanchâtre où l'on voit quelques points déprimés qui sont, dit le malade, les cicatrices d'anciens maux perforants guéris.

A la dernière phalange du second doigt, sur sa face palmaire, les mêmes lésions cicatricielles se retrouvent.

Il est à remarquer que c'est sur le pied gauche, siège d'une affection osseuse antérieure que se sont localisés ces troubles trophiques. Il y en a d'autres ; ce sont : un *œdème* très appréciable sur la crête tibiale couvrant toute la moitié inférieure de la jambe gauche et une *atrophie musculaire* de tout le membre (comparé au côté droit).

Les douleurs fulgurantes sont assez rares infiniment moins intenses qu'autrefois et localisées aux membres inférieurs. Les douleurs en ceinture sont beaucoup plus fréquentes; reparaissent souvent aux changements de temps, elles durent peu en général.

Le malade a la sensation d'être, du pied au genou gauche, « serré dans un étau » : ce n'est pas une sensation douloureuse, mais une gêne, un engourdissement très supportable. La sensation d'enfoncer dans la terre en marchant a disparu.

La sensibilité superficielle est normale aux 3 modes partout, sauf à la région dorsale où le malade sent mal et avec un léger retard à la piqûre (région interscapulaire), hypoesthésie qui diminue rapidement de haut en bas : à la région lombaire, elle a disparu.

La sensibilité des organes profonds est intacte.

Pupilles régulières mais inégales, la gauche plus grande que la droite. La contraction est normale à la distance. A la lumière, elle est retardée et amoindrie à droite, absolument abolie à gauche. Le malade est myope.

Ouïe, odorat, goût normaux.

Le malade n'est obligé de pousser pendant la miction que le matin. La miction du reste de la journée est presque normale.

Pas de troubles *génitaux*, ni *gastriques*. Au point de vue intestinal, il y a habituellement de la diarrhée, qui survient avec ou sans coliques.

Les crises laryngées ont disparu : cependant M. L. a souvent des quintes de toux spasmodique empêchant la parole, sans reprise. Rien à l'auscultation ne permet de les expliquer.

Au point de vue cardio-vasculaire, aucun symptôme fonctionnel : le cœur est normal, TA $\dfrac{18}{7}$ (Pachon).

Le malade, malgré les troubles moteurs si importants, est actif, il fait régulièrement son service. Il est sans embonpoint, plutôt maigre.

$$W = +\ IIW = +$$

	Date	Valeur	
	15.6.13	0,20	
	21.6.13	0,30	
1re série	28.6.13	0,45	N. A.
	5.7.13	0,45	
	11.7.13	0,60	

Poids = 51 kg. 350 (habillé).

Les premières injections s'accompagnent d'élévation thermique entre

38° et 38°5, et de douleurs fulgurantes. La 3e injection provoque une crise que calme seule une piqûre de morphine.

$$W = 0 \quad HW = 0$$

2e série . . . . $\begin{cases} 24.8.13 & 0,45 \\ 31.8.13 & 0,60 \end{cases}$ N. A.

Chacune de ces 2 injections provoque des douleurs fulgurantes et une fatigue générale telle que le malade demande que la série soit interrompue.

3e série . . . . $\begin{cases} 11.10.13 & 0,45 \\ 18.10.13 & 0,45 \\ 25.10.13 & 0,75 \\ 31.10.13 & 0,90 \end{cases}$ N. A.

La première et la dernière de ces injections ont été moins bien supportées que les autres ; la première fut suivie de douleurs, de céphalées et de diarrhée. A la dernière, tête lourde, douleurs fulgurantes intenses, pas de diarrhée, mais quelques nausées.

4e série . . . . $\begin{cases} 6.12.13 & 0,60 \\ 13.12.13 & 0,75 \\ 27.12.13 & 0,94 \\ 3.\ 1.14 & 0,90 \end{cases}$ N. A.

13 Décembre 1913. La marche est meilleure et plus assurée. Dans les escaliers, M. L. hésite moins pour monter, pose bien le pied sans accrocher la marche dont il ne heurte plus le fond ; les personnes de son entourage lui en ont fait la remarque ; la descente de l'escalier est toujours difficile et le malade s'aide à la fois de la rampe et de sa canne. M. L. se trouve lui-même amélioré ; il ne projette plus la jambe, mais talonne encore ; il peut marcher plus longtemps sans canne et se sent plus sûr de lui. Dans la marche pied à pied, l'incoordination est nette et l'oscillation réside surtout dans le tronc ; la marche ainsi est maintenant possible et le malade ne tombe pas. Le Romberg existe toujours, mais la stabilité est plus grande ; la station sur un pied est devenue possible.

Le mal perforant du gros orteil est très amélioré : ce n'est plus maintenant une ulcération à pic (on pouvait y entrer le bout du petit doigt) mais une ulcération plane, indolente qui suinte encore, mais beaucoup moins. (*Il est cicatrisé le 13 janvier 1914*). La fissure du pli de flexion, qui était fermée, s'est rouverte, elle suinte un peu et n'est pas douloureuse. Le mal perforant du 2e orteil est complètement cicatrisé. *L'œdème de la jambe est à peine appréciable* ; il faut maintenant une pression forte et prolongée pour produire un léger godet.

Les douleurs fulgurantes sont extrêmement rares dans les jambes où elles surviennent toujours au niveau de la cheville et de la moitié inférieure du tibia droits. Elles frappent les bras, quelquefois le tronc. Le malade en a à peu près toutes les semaines et elles sont très suppor_tables.

M. L. vient de passer 2 mois sans souffrir de douleurs en ceinture ; elles tendent à revenir maintenant, toujours sous l'influence du changement de temps. Depuis 8 ou 10 jours, elles sont quotidiennes et prennent des localisations diverses : surtout lombaires, mais aussi costales, précordiales, scapulaires.

La sensation d'étau dont se plaignait le malade a disparu et l'hypoesthésie a diminué « ce n'est plus du cuir que j'ai sur le dos, mais de la peau ».

Aucune modification dans l'état des pupilles.

Troubles vésicaux améliorés. Le malade a un début de miction difficile ; il la facilite en massant la partie inférieure de la colonne vertébrale ; il urine ainsi un quart de verre ; la miction se déclanche alors et se fait normalement.

Tr. intestinaux. — Il y a moins de douleurs ; la diarrhée a fait place à des selles très molles.

Tr. circulatoires. — Pouls 60, T.A $= \dfrac{17}{8}$ (PACHON).

$$5^{\circ} \text{ série} \dots \dots \left\{ \begin{array}{ll} 7.2.14 & 0,60 \\ 14.2.14 & 0,60 \\ 21.2.14 & 0,90 \\ 28.2.14 & 0,90 \end{array} \right. \quad \text{N. A.}$$

Poids 48 kg. 500 (nu).

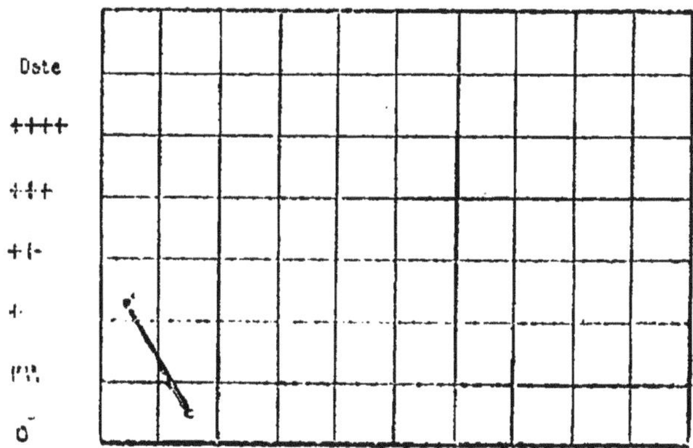

En mars 1914, 3 semaines après la fin de la 5° série d'injections le malade présente une hématurie. Un urologiste consulté constate l'existence d'un papillome vésical et conseille l'intervention.

Un autre urologiste fait de nouvelles explorations, au cours desquelles survient une crise d'anurie. Le malade meurt. La cause de l'anurie est restée inconnue, elle a été attribuée à une intoxication par le sublimé (grosses lésions buccales constatées avant la mort ?).

Obs. 41. — Syphilis non traitée (1897). Tabes récent (1909). *Forme gastrique. Traitement par le néoarsénobenzol (17 injections). Réactions gastriques violentes. Atténuation de la séroréaction, des douleurs des membres. Modification des phénomènes gastriques et intestinaux.*

M. Mar. 37 ans (Dr Delaux). — Chancre en 1897. Le malade prend 15 ou 20 pilules (!) et part au régiment.

Pas d'accidents secondaires.

Décembre 1909.

Sans que le malade ait jamais présenté aucun phénomène anormal du côté du tube digestif, il est pris brusquement de douleurs gastriques supportables, puis très vives s'accompagnant de nausées et de vomissements bilieux. Les douleurs persistent pendant 4 jours environ, mais l'état nauséeux, qui s'accompagne alors d'intolérance gastrique absolue, se prolonge pendant 10 jours.

Après cette première crise, le malade en eut une seconde 5 ou 6 mois après qui dura 8 ou 10 jours.

Troisième crise, 11 mois après.

En 1911 et 1912, deux ou trois crises dans l'année.

En 1913, les crises se rapprochent : le malade en a eu six.

Elles deviennent moins violentes : le malade reste toujours 8 jours au lit à cause de l'intolérance gastrique mais les douleurs sont moins aiguës, les vomissements ne durent que 2 ou 3 jours. *Des douleurs fulgurantes* apparaissent vers la même époque, elles sont prises d'abord pour des « névralgies grippales ». Le malade les compare à des « piqûres d'électricité », toujours localisées aux jambes, ne survenant « jamais à la même place ».

Ces douleurs sont actuellement moins fréquentes et moins violentes : elles ne surviennent que tous les 2 ou 3 mois, jamais par crises véritables, elles durent au maximum un jour et sont le plus souvent conditionnées par les changements de temps.

Le *dérobement des jambes* n'existe que quand le malade a des douleurs, c'est-à-dire assez rarement.

Aucune gêne de la marche de ce fait.

Des *troubles de la miction* sont apparus brusquement au moment même de la première crise gastrique : le malade a été obligé de se sonder. Ils persistent encore sous forme de tendance à la rétention.

En 1910 survint un *mal perforant plantaire* à la face inférieure du gros orteil du pied gauche qui aurait guéri en 2 mois, grâce à des pointes de feu.

Troubles oculaires du côté gauche. Il n'y avait pas de diplopie, mais seulement une sorte de brouillard devant les yeux « ça me dansait devant l'œil », dit le malade.

Soigné à Beaujon (collyres) pendant un mois. Guérison complète.

1912. Sensation de *ceinture trop serrée*, non véritablement douloureuse, le malade se sent « gonflé », ses vêtements lui paraissent trop petits.

Traitement. — Dès 1909, le malade alla à l'hôpital Ricord où on reconnut probablement l'origine des troubles gastriques puisqu'on institua un traitement par l'énésol (15 piqûres séparées par 15 jours de repos), des pointes de feu épigastriques et le long de la colonne vertébrale.

Ce traitement fut suivi très régulièrement jusqu'à ces derniers mois : à ce moment, le malade faisait depuis 2 ans 20 injections successives d'énésol séparées par un intervalle de un mois.

M. M. est marié, père d'une petite fille. Sa femme n'a jamais fait de fausses-couches.

État au début de la 1re série (novembre 1913).

Troubles moteurs. — M. M. accuse une certaine faiblesse des jambes, s'exagérant sous forme de dérobement, seulement quand il a des douleurs. La marche est normale, dit-il, il monte et descend bien les escaliers, n'accroche pas les pavés, n'est point gêné par l'obscurité : il descend aisément les escaliers sans lumière.

Il a assez souvent des soubresauts musculaires la nuit quand il est au lit.

A l'examen, la *marche* est absolument normale quand il fait halte ou au demi-tour ; léger chancellement au commandement.

Pied à pied on constate une incoordination nette, mais légère.

Exagérée à reculons mais pas beaucoup.

Ces phénomènes s'accusent quand le malade ne regarde pas ses pieds ou quand il ferme les yeux.

Station : 2 P. Y O Pas de ROMBERG.

   2 P. Y F Très légère titubation.

   1 P. Y O Chancellement.

   1 P. Y F Titubation nette, mais pas de chute.

Aucun trouble des membres supérieurs.

Troubles des réflexes. — Tendineux, rotuliens, achilléens, disparus ; tricipitaux, avant-bras, normaux.

Cutanés (abdominal, crémastérien, plantaire), normaux.

On trouve les traces d'un *mal perforant plantaire* du gros orteil, guéri.

Pas d'hypotonicité musculaire. Pas d'atrophie.

Les *douleurs fulgurantes* sont actuellement peu fréquentes : le malade en a tous les mois ou tous les deux mois ; toujours localisées dans les membres inférieurs, elles sont supportables et n'empêchent pas le sommeil.

Elles ne durent plus guère maintenant que 5 ou 6 heures.

Engourdissement au pied gauche, peu marqué d'ailleurs ; il semble au malade que ce pied soit plus froid que le droit, cependant, quand il y porte la main, il n'y a aucune différence de température extérieure.

Sensation à peu près constante de froid aux genoux.

Constriction de la ceinture inconstante, toujours apparaissant au moment des repas, soit avant, soit après et durant en moyenne une demi-heure.

Sensibilité cutanée intacte.

Sensibilité des organes profonds abolie partout (larynx, testicule, cubital, crête tibiale).

Œil : Pupilles inégales, irrégulières, $G > D$.

Le réflexe à la lumière est aboli des deux côtés, le réflexe à la distance est lent et paresseux.

La vue est bonne. Pas de troubles de la musculature extrinsèque.

Odorat, goût, audition, normaux.

Les principaux accidents sont d'origine gastrique. Tous les jours quand il se réveille, M. M. se trouve dans un état nauséeux, il a « mal au cœur », jamais il n'y a de douleurs, très rarement des vomissements et il s'agit alors de quelques gorgées d'un liquide aqueux. (Il ne semble pas que l'éthylisme joue un rôle dans ce cas).

En période de crise, il en va tout autrement : M. M. se réveille avec l'état nauséeux habituel, puis cet état s'accentue : alors apparaissent les premières douleurs, et le malade sait qu'il va avoir une crise.

Les douleurs sont progressives, elles augmentent assez rapidement d'intensité et ne sont que peu ou pas calmées par les vomissements.

Ceux-ci ne débutent qu'environ 2 heures après le commencement de la crise, ils sont incessants, et les matières rejetées sont d'abord alimentaires, puis surtout aqueuses. De temps en temps, elles prennent le type bilieux. Autrefois, les vomissements avaient des teintes très diverses, noire, marron, verte.

À ce moment, la crise est à son acmé : les douleurs très intenses s'accompagnent d'hyperesthésie cutanée épigastrique rendant presqu'impossible le contact des draps, l'intolérance gastrique est absolue. Le tout persiste pendant 1 ou 2 jours.

Puis les vomissement cessent tandis que persistent l'état nauséeux et les douleurs : le malade prend alors de l'eau de Vichy pour permettre le vomissement qui atténue seulement à ce moment, les douleurs.

L'état nauséeux cède peu à peu, puis disparaît. Le malade est resté ainsi couché pendant 8 ou 10 jours.

Il a maigri (?)

À l'examen, pas de dilatation gastrique. Foie et rate de dimensions normales.

Pas de leucoplasie buccale.

Aux troubles gastriques s'ajoutent des troubles intestinaux. Dès le début des accidents actuels (1909) le malade est devenu très *constipé*, il ne va à la selle que grâce à des lavements.

Assez souvent le matin, mais non constamment, l'état nauséeux habituel s'accompagne de douleurs à type de coliques, généralement peu marquées, n'amenant pas d'exonération.

Le malade présente une certaine gêne de la miction : il doit toujours pousser et quelquefois s'aider du bruit de l'eau qui coule. Il sent bien se remplir sa vessie et l'urine traverser l'uréthre.

De temps en temps, il a un peu d'*incontinence nocturne*.

Diminution des désirs génitaux, des érections. L'éjaculation est lente.

Les sensations persistent.

Subjectivement, il n'existe pas de troubles cardiovasculaires.

A l'auscultation, deuxième bruit aortique un peu dur.

$$TA = \frac{TM}{tm} = \frac{19}{13}.$$

Aucun phénomène pulmonaire ni cérébral.

Amaigrissement depuis un an.

30 octobre 1913. *Ponction lombaire.*

Hypertension légère.

Albumine positive.

Nonne = +++++.

Nogeem = ++++.

Nageotte = 38,1 (Lympho. 37,9. Mono. 0,2).

Wassermann = ++++ (0,1)

Injection de luétine négative.

W (sang) = ++++ (dil. 0), HW = + (27.10.13).

Albumine urinaire = 0.

Poids 50 kg. 800.

	3.11.13	0,15	
	10.11.13	0,25	
	17.11.13	0,45	
1re série.	24.11.13	0,75	N. A.
	3.12.13	0,73	
	12.12.13	0,00	

A la 1re injection, 3 ou 4 vomissements dans la journée, un le lendemain matin après le petit déjeûner.

Pas de réactions gastriques à la seconde, très légère céphalée.

Le lendemain de la 3e injection, sensation douloureuse de constriction gastrique durant toute la semaine, sans nausées, ni vomissements. La 4e *injection est suivie, le lendemain, d'une grande crise gastrique*, ni plus intense, ni plus prolongée que d'habitude, elle dure 8 jours.

A la 5e injection, crise gastrique avortée, quelques douleurs, peu aiguës, nausées, 3 ou 4 vomissements, le lendemain tout est terminé dans la matinée. Quelques douleurs fulgurantes dans la nuit du 2ᵉ au 3ᵉ jour.

Quelques nausées et vomissements à la dernière injection. La température maxima est de 37°5 (5ᵉ injection).

M. M. qui avait de la tachycardie a pris son pouls régulièrement, matin et soir durant toute cette période. A 110 le lendemain de la 1ʳᵉ injection, le pouls descendit la veille de la seconde à 94, remonta à 100 le jour de cette injection pour redescendre ensuite aux environs de 90. La 3ᵉ injection ne donna lieu qu'à une tachycardie de 94. Le pouls monta jusqu'à 110 le 4ᵉ jour de la crise gastrique, redescendit à 90, remonta à 100 le jour de la crise avortée, à 96 le jour de la dernière injection, et demeure à 90 durant toute la période de repos.

État au 5 janvier 1914.

Troubles moteurs. — Sans modification, sauf les soubresauts musculaires qui ont cessé.

Dans la marche pied à pied, M. M. accroche encore un peu ses pieds quand il va vite ; il peut courir.

Au point de vue de la station, il n'y a pas de ROMBERG, le malade ne chancelle que sur un pied les yeux fermés.

Pas de douleurs fulgurantes depuis le 7 décembre.

L'engourdissement du pied gauche n'a pas varié, mais les genoux deviennent chauds.

La sensation de constriction de la ceinture a disparu. Pas de modifications de la sensibilité objective.

Pas de modifications dans l'état des pupilles.

En dehors des crises, l'état nauséeux du matin a disparu, ou à peu près, jamais il n'y a de vomissements le matin.

L'appétit est très vif.

La constipation persiste, mais les douleurs intestinales du matin ont cessé.

M. M. urine beaucoup mieux, quoi qu'il soit encore obligé de pousser un peu : certaines mictions sont tout à fait normales (surtout quand le malade a pris un lavement). L'incontinence nocturne a disparu.

Pas de modifications au point de vue génital.

$$TA = \frac{21}{11}.$$

Le malade va mieux, a meilleure mine, on lui en a fait compliment.

$$W = + + + + \text{(dil., 0)} \ HW = +.$$
Poids 50 kg. 980.

$$2^e \ serie \ \dots \left\{ \begin{array}{ll} 2.1.14 & 0,30 \\ 9.1.14 & 0,00 \\ 23.1.14 & 0,00 \\ 30.1.14 & 0,75 \end{array} \right. \ N. A.$$

La 1re injection se passe sans aucun incident.

A la seconde, *grande crise gastrique*, une des plus fortes que le malade ait jamais eue, douleurs intenses, nausées et vomissements incessants. Le malade garde le lit pendant 10 jours. T. 37°2.

A la 3e, céphalée, crise de douleurs fulgurantes, nausées et vomissements peu marqués. T. 38°.

A la 4e injection, dès son retour chez lui, M. M. est pris de nausées, puis de vomissements avec céphalée. Dans la nuit, crise gastrique vraie, avec douleurs intenses et nausées persistant à l'état aigu pendant 4 jours. État nauséeux avec tolérance gastrique relative jusqu'à la fin de la semaine. Le tout dure 7 jours.

Au point de vue cardiaque, aucune réaction après la 1re injection. A la 2e, le pouls se maintient pendant 4 jours aux environs de 110, pendant 3 jours aux environs de 100, descend à 94 pour remonter à 108 et redescendu finalement à 92 la veille de la 3e injection ; celle-ci ne donna à nouveau aucune réaction.

Pendant la crise gastrique qui suivit la dernière injection, le pouls reste à 90 durant toute la crise et ce n'est que 2 jours après qu'il oscilla entre 108 et 90 et redescendit lentement pour ne s'établir à 90 que le 14e jour après.

État au 2 mars 1914.

Au point de vue moteur M. M. dit se sentir « dégourdi », les genoux sont plus souples, les jambes plus solides, et la fatigue est beaucoup moindre. Objectivement, la marche est maintenant normale : M. M. ne chancelle plus en exécutant les mouvements de demi-tour et de halte au commandement, il n'y a plus d'incoordination dans la marche pied à pied.

Seule la station est encore un peu troublée : M. M. ne chancelle plus que sur un pied les yeux fermés.

Troubles trophiques. troubles réflexes, persistent sans modifications.

Les douleurs fulgurantes n'ont pas paru depuis le 23 janvier 1914. M. M. sent bien quelques « picotements » sur la face externe du tibia quand le temps change, mais il « n'y fait guère attention ».

L'engourdissement du pied gauche diminue. Les genoux sont encore un peu froids, mais d'une façon inconstante.

La sensation de corset a totalement disparu.

Troubles sensoriels. — Pupilles toujours irrégulières, en mydriase, et inégales G > D.

Réflexe lumineux aboli, accommodateur normal.

Troubles viscéraux. Gastriques. — L'état nauséeux est totalement aboli, les vomissements du matin n'ont pas reparu.

Les douleurs intestinales sont revenues, mais beaucoup moins intenses qu'autrefois, elles n'apparaissent qu'après la 1re miction du matin et cessent dès que le malade se lève. Elles sont toujours présentes et augmentées d'intensité pendant les crises gastriques.

La gêne de la miction serait un peu plus grande depuis la dernière crise. Certaines mictions sont très faciles, d'autres pénibles : alors le malade fait couler de l'eau pour amorcer la miction, s'accroupit pour qu'elle soit complète.

Les phénomènes génitaux sont en amélioration tant au point de vue psychique qu'au point de vue physique. L'éjaculation est toujours précipitée cependant.

Tr. cardio-vasculaires. — Rien au point de vue fonctionnel.

$$\text{P. 90 TA} = \frac{25}{11}.$$

Le malade, malgré les 2 crises gastriques de la série précédente est en très bon état, l'appétit est très vif, il a augmenté de 250 grammes.

Poids nu : 51 kg. 500.

$$W = +++ \text{ } IIW = +$$

3e série	{	4.3.14	0,60	N. A.
	{	23.3.14	0,60	

Chacune de ces deux injections s'est accompagnée d'une crise gastrique. La 1re a duré 8 jours pendant lesquels le pouls est resté entre 104 et 108. T. maxima 38°.

La seconde, d'égale durée, a provoqué une réaction cardiaque plus vive : le pouls est monté à 116 le 3e jour et redescendu rapidement à 90 le 7e jour.

Depuis cette dernière crise, le malade a la voix voilée et a des quintes de toux sèche.

	(	6.4.14	0,45	
4e série	{	14.4.14	0,75	N. A.
	(	21.4.14	0,90	

La première de ces injections provoque l'apparition d'une crise gastrique du type habituel, qui dure 3 jours.

La seconde détermine une réaction gastrique moindre, pendant 1 jour et demi seulement, mais le 4e et le 5e jours apparaissent des douleurs fulgurantes surtout marquées la nuit, presque nulles le jour. Elles ne sont pas très violentes, mais laissent à leur suite une sensation de fatigue intense. Nausées et vomissements après la 3e.

M. M. examiné à la fin de cette série (21.4.14) est dans l'état suivant :

Les troubles moteurs persistent sans modifications, il peut cependant se tenir sur le pied gauche, les yeux fermés, sans tomber, il oscille et tombe, quand il essaie la station sur le pied droit.

Au point de vue sensitif, les douleurs fulgurantes sont diminuées : depuis le 2 mars M. M. n'en a eu que deux fois, il ne peut en préciser la date, ni la durée, mais il sait bien qu'elles étaient infiniment moins intenses qu'autrefois. La sensation de corset serré reste abolie, l'engourdissement du pied gauche persiste.

Les réflexes tendineux et cutanés sont dans le même état qu'au début.

Les pupilles sont invariables, irrégulières, la gauche plus grande que la droite. Le réflexe à la lumière est aboli des deux côtés, l'accommodation se fait normalement.

La sensation nauséeuse du matin a disparu. Avant chaque injection, le malade a, par appréhension, quelques nausées et des douleurs qui disparaissent quand il est injecté pour reprendre 5 ou 6 jours après. Dans la semaine, l'appétit est excellent, les digestions bonnes, il n'y a

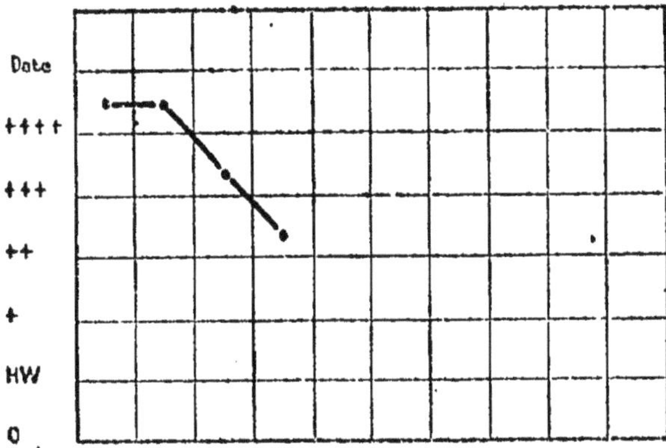

ni nausées, ni douleurs. Les douleurs intestinales ont complètement cessé.

La miction est toujours très pénible et le malade passe 24 heures sans uriner durant sa dernière crise gastrique ; cette dysurie, qui est d'ailleurs journalière, n'est pas influencée par le traitement ; elle n'est ni diminuée, ni augmentée.

Au point de vue génital il n'y a d'autre changement que le fait que l'éjaculation redevient normale.

La constipation, qui nécessite encore un lavement de 500 grammes d'eau pure tous les deux jours, est très diminuée : elle n'était calmée autrefois que par toute une médication dont la glycérine, le séné, la rhubarbe formaient le fond.

La tension artérielle est toujours de $\frac{25}{11}$.

Le pouls oscille entre 90 et 92.

Poids légèrement diminué à nu, 51 kg. 300 (23.4.14).

$$W = -+ \quad HW = + \quad J = ++++.$$

20.5.14. Injection 0 gr. 30. (N. A.)

Nausées et vomissements le jour de l'injection.

Douleurs gastriques et intestinales pendant 11 jours. Le malade dit n'avoir jamais autant souffert.

8.6.14. Injection 0 gr. 30. (N. A.)

Grande crise gastrique de 8 jours débutant 5 à 6 heures après l'injection.

25 juin. État stationnaire : M. M. dit que l'engourdissement du pied a à peu près disparu.

Obs. 42. — *Syphilis en 1885. Tabes ancien (début 1902). Forme sensitive. A la fin de 1912 début brutal d'une incoordination intense des membres inférieurs, obligeant le malade à garder le lit.* Traitement par le néoarsénobenzol (15 injections en séries). *Le malade marche définitivement après la 2ᵉ série. Exagération des troubles sensitifs.*

M. Mes. (Dʳ Leroux). — Syphilis en 1885, de caractère banal.

Vers 1902, début des douleurs dans les jambes.

Crises de rétention d'urine passagères.

Pas de troubles moteurs constatés par le malade : ceux-ci apparaissent en décembre 1912 et s'accroissent rapidement ; *à partir du 25, le malade ne peut plus quitter son lit.*

Le malade est maigre, mais il n'y a pas eu d'amaigrissement prononcé.

Pas de traitement régulier.

$$W = 0 \quad HW = 0.$$

	27.12.12	0,30	
1ʳᵉ *série*	3. 1.13	0,60	N. A.
	10. 1.13	0,90	
	20. 1.13	0,90	

Le malade a eu des réactions douloureuses après les 3 premières injections, plus vives et plus prolongées après la dernière — douleurs dans les membres inférieurs, le tronc, les bras, la nuque. — Céphalée.

Diarrhée intense le 3 janvier (entérite légère chronique ancienne).

Un symptôme d'amélioration apparaît : les mouvements du tronc sont plus faciles, la région lombaire semble plus vigoureuse, *le malade peut se mettre sur les pieds et marche (difficilement) après la dernière injection.*

Vingt-quatre heures après celle-ci, névralgie faciale droite intense avec « engorgement des ganglions cervicaux » ayant duré 2 jours. Le malade est sujet à ces névralgies.

Il écrit le 29 janvier : « Les douleurs dans les jambes *sont bien plus rares et plus faibles* et il me semble que je *marche un peu mieux.* J'ai un peu plus d'aplomb sur mes jambes, sur la droite surtout — la gauche est encore bien faible — mais avec la marche, chaque jour 2 ou 3 fois pendant 10 à 15 minutes (et plus quand je pourrai) j'ai bon espoir dans l'avenir.

« J'ai également presque tout le temps un *point douloureux intercostal* à droite correspondant dans le dos près de l'omoplate avec élancements qui me fait assez souffrir. »

Au bout de 3 semaines, l'amélioration des troubles moteurs cesse, et de nouveau le malade est obligé de garder le lit de nouveau.

$$W = 0 \; IIW = +$$

2ᵉ série. . . . . . $\left\{ \begin{array}{ll} 17.2.13 & 0,60 \\ 24.2.13 & 0,90 \\ 3.3.13 & 0,00 \\ 10.3.13 & 1,20 \end{array} \right.$ N. A.

La 1ʳᵉ injection provoque au bout de 2 heures, une crise de douleurs fulgurantes dans les jambes et les bras durant 24 heures. Petites crises de 2 à 3 heures chaque jour de la semaine.

Toutes les injections ont provoqué des réactions semblables.

10 mars — *Depuis le 1ᵉʳ mars environ M. M. marche de nouveau et chaque jour de mieux en mieux.* Aujourd'hui la marche est facile, M. M. progresse *sans canne*, tourne sans difficulté — la démarche a un caractère peu ataxique, les jambes ne sont pas projetées, il n'y a pas de talonnement.

Douleurs persistantes depuis l'injection du 3 mars (1 gr. 20).

M. M. déclare que la marche est meilleure qu'elle ne l'a été dans la période de repos qui a séparé les 1ʳᵉˢ et 2ᵉ séries.

31 *mars* 1913. — *M. M. vient à la clinique pour continuer son traitement.* Il revient de la campagne où il est resté 15 jours : pendant ce temps il a marché 1 heure ou 1 h. 1/2 par jour. Il marche habituellement avec une canne mais peut s'en passer ; il marche le corps droit et sans présenter l'oscillation des hanches qui existait après la 1ʳᵉ série. La puissance motrice des régions lombaires aurait donc reparu dans une assez large mesure. *L'atrophie musculaire qui était considérable au niveau des membres inférieurs s'est améliorée d'une manière manifeste;* les mollets se reforment, l'atrophie est encore assez marquée au niveau de la face interne de la cuisse gauche. Les phénomènes douloureux ont été assez marqués pendant tout le cours du mois dans les membres inférieurs et les espaces intercostaux ; cependant M. M. déclare d'une manière précise qu'il souffre moins qu'avant le traitement.

$$W = 0 \; IIW = +$$

3ᵉ série. . . . . . $\left\{ \begin{array}{ll} 31.3.13 & 0,90 \\ 7.4.13 & 1,20 \\ 14.4.13 & 1,20 \end{array} \right.$ N. A.

7.4.13. Le malade n'a presque pas eu de phénomènes douloureux pendant tout le cours de la semaine précédente, sauf quelques douleurs dans les hanches. La marche a été moins bonne.

Il écrit le 9 : « Aucun incident grave, mais toujours difficulté persistante à marcher. Les deux jambes sont lourdes et molles avec sensation de feutre sous les pieds, faiblesse et pesanteur extrême dans les reins, points douloureux dans les hanches, dans le dos, dans les côtes et l'intestin ».

14.4.13. Le malade revient à la clinique, il n'a pas eu de douleurs depuis huit jours, sauf quelques douleurs la nuit dernière dans le genou gauche et le bras droit. La vessie fonctionne bien, les urines sont claires.

M. M. écrit le 15 mars : « Mon état étant resté stationnaire pendant les 15 premiers jours suivant la 3ᵉ série, j'ai voulu attendre pour vous écrire que le mois de repos nécessaire fût terminé.

« Or, depuis 15 jours, il y a bien une amélioration dans la marche, mais je ne puis encore marcher ni librement, ni seul, il me faut toujours l'aide d'une canne, je marche très doucement, à petits pas seulement et pas plus de 50 mètres sans avoir besoin de me reposer ou de m'asseoir.

« De plus, je ne puis toujours pas monter les escaliers, si ce n'est en m'aidant de la rampe et très péniblement, marche par marche.

« Quant aux douleurs, si elles n'ont pas cessé, elles sont moins fréquentes, moins fortes, et de moins longue durée. Elles affectent toujours les jambes, les bras, les côtes, le dos, le ventre, etc.

« L'état général est toujours le même et assez bon, pas de maux de tête, ni vomissements, ni diarrhée, la vessie fonctionne normalement, seules les hémorroïdes persistent toujours avec inflammation de l'anus et du rectum, au point de me gêner très douloureusement pour la marche et pour m'asseoir. »

24 mai 1913. — Etat général meilleur. Marche meilleure qu'avant la 3ᵉ série. Equilibre meilleur. La force augmente dans les jambes et les reins : cependant nécessité de s'asseoir tous les 100 mètres. M. M. ne peut monter un escalier, le descend difficilement.

Les douleurs persistent, mais sont moins fréquentes et moins vives.

Atonie intestinale persistante. Congestion rectale, hémorroïdes « qui crèvent ».

Le malade commence une 4ᵉ série.

$$W = 0 \| W = +$$

4ᵉ série . . . . . . $\left\{ \begin{array}{ll} 26.5.13 & 0,90 \\ 2.6.13 & 1,20 \quad \text{N. A.} \\ 10.6.13 & 1,20 \end{array} \right.$

M. M. écrit le 19 juin : « La semaine dernière a été très mauvaise et celle-ci n'a pas été meilleure. Pas un jour ne s'est passé sans crise douloureuse et 2 de ces crises ont nécessité des piqûres de morphine sans me calmer. En plus, douleurs fulgurantes aux jambes, aux bras ou dans les côtes. J'ai toujours un point dans le dos à gauche à l'épaule qui ne me quitte pas et une congestion persistante de tout le côté gauche ».

Le 9 juillet, le malade écrit : « Le progrès dans la marche que vous avez constaté à ma dernière visite, c'est-à-dire le 10 juin, *s'est maintenu.*

« Je marche toujours en traînant la jambe gauche, à tout petits pas, avec nécessité de m'arrêter, de me reposer et de m'asseoir tous les 200 mètres au plus ; j'éprouve toujours une grande difficulté à monter les escaliers et un peu moins à les descendre ; je ne puis marcher librement et il me faut toujours l'aide absolu d'une canne ou d'un bâton. J'éprouve toujours en marchant une gêne et une pesanteur dans les reins, les jambes et les pieds. »

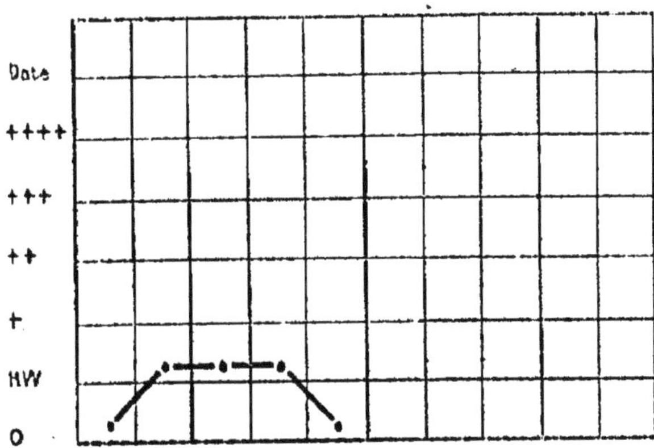

« Quant aux douleurs, les crises n'ont pas diminué, *ni en nombre, ni en intensité,* j'en ai tous les jours et parfois de fort douloureuses que la morphine réussit difficilement à calmer.

« De plus, elles se compliquent de poussées hémorrhoïdales très intenses et très aiguës, au point que je ne puis ni marcher, ni rester debout, ni assis ; il me faut me coucher. »

11 juillet. La marche est meilleure, M. M. ne s'assied qu'au bout de 200 mètres, il monte l'escalier avec une canne, « je monte un étage, je n'en monterais pas trois ». Il descend plus facilement : il se plaint toujours d'avoir les reins engourdis et ne s'y sent ni plus, ni moins de force.

Les crises hémorrhoïdales persistent. Rien de spécial au point de vue urinaire.

$$W = 0 \quad HW = 0.$$
$$19.7.13 \quad 0.00 \quad N. A.$$

Les douleurs fulgurantes reprennent, beaucoup plus intenses et s'accompagnent alors de nausées et de vomissements avec très légère diarrhée. M. M. a déjà eu des vomissements autrefois, mais seulement quand il avait fait usage de morphine. Le traitement est interrompu à cause de la reprise et de l'acuité des douleurs.

Le malade revient le 30 juillet 1913 ; on note à cette date qu'en somme, M. M. a eu une amélioration continue des troubles de la marche ; mais les phénomènes douloureux sont toujours augmentés par les injections et d'autant plus que les séries se répètent : les douleurs ont été peut-être plus violentes, mais surtout plus prolongées durant le dernier mois de repos : ce n'est guère que la semaine dernière que le malade a passé quelques jours consécutifs sans souffrir.

Poids :

    23 juin, 66 kilogrammes.
    7 juillet, 64 kilogrammes.
    23 juillet, 63 kg. 500.
    27 juillet, 64 kg. 100.

Le poids augmente donc pendant les périodes de repos, tandis que le malade maigrit pendant le traitement.

Malgré la disparition de l'incapacité motrice, et sans doute en raison de la persistance des phénomènes douloureux, M. M. abandonne celui-ci.

Obs. 43. — *Syphilis en 1899, mal traitée. Tabes (début 1908). Forme gastrique. Troubles sensitifs, moteurs, peu marqués. Liquide céphalorachidien, sans lymphocytose, mais séroréaction positive.* Traitement par le néoarsénobenzol (14 injections en 3 séries). *Réactions gastriques modérées. Engraissement.*

M. M. 38 ans. Syphilis à 23 ans : chancre, plaques muqueuses, roséole, pas de céphalée. Le premières années, de temps à autre, quelques plaques muqueuses.

Marié à 25 ans, M. M. a 4 enfants vivants, bien portants.

Sa femme a fait 2 fausses-couches.

Il y a 5 ou 6 ans, apparition de douleurs fulgurantes dans les jambes, peu violentes, et dérobement des jambes peu fréquent.

Les douleurs ont totalement cessé depuis 6 mois environ.

Depuis 7 ans, crises gastriques, durant en moyenne 8 jours, se caractérisant par des douleurs et des vomissements survenant d'abord tous les 4 ou 5 mois, puis tous les 3, tous les 2 ; en 1913 tous les mois.

Ces crises persistent au début de 1914.

M. M. a été traité d'une façon à peu près nulle : il a pris en période secondaire quelques pilules mercurielles durant 15 jours ou 1 mois — 60 pilules à Saint-Louis avant son mariage et quelques flacons de sirop de Gibert de temps en temps quand il avait des plaques muqueuses.

Il y a 5 ou 6 ans, à l'hôpital Necker, traitement à l'huile grise : le malade reçoit une série de 8 injections ; après deux mois de repos, il est soumis à l'iodure de potassium durant un temps indéterminé.

M. M. répond mal aux questions qu'on lui pose, il semble bien que depuis le début des crises gastriques il ait reçu de nouveau des injections d'huile grise, mais on ne sait où, comment, combien. En tout cas, les traitements qu'il a fait n'ont eu aucune action sur les crises.

Etat au début du traitement (9 mars 1914).

Les troubles moteurs sont à peu près nuls : M. M. est solide sur ses jambes, ne se fatigue pas spécialement vite, franchit les escaliers très aisément dans l'obscurité comme en plein jour.

A l'examen, la marche semble normale, il n'y a pas trace d'incoordination, pas d'hésitations aux commandements de marche et de demi-tour, pas d'oscillations à celui de halte.

Pas de troubles de l'équilibre.

M. M. n'a de dérobement des jambes que quand il est en période de douleurs.

Pas de troubles trophiques.

Les réflexes rotuliens sont totalement abolis, les réflexes achilléens, tricipitaux et cutanés sont normaux ; ceux de l'avant-bras vifs.

Les troubles de la sensibilité sont actuellement nuls : M. M. n'a pas eu de douleurs fulgurantes depuis 6 mois. Les sensibilités, superficielle et profonde, sont normales.

Les pupilles sont régulières, égales, en myosis extrêmement accentué. Musculature extrinsèque et vue normales.

Rien n'est à signaler pour les autres organes des sens.

Au point de vue viscéral, rien à noter du côté de la respiration, de la circulation (pouls = 64 TA $= \frac{17}{8}$), de la génitalité.

Depuis 3 ou 4 mois, le malade remarque qu'il urine beaucoup et souvent : il sent bien sa vessie se remplir, bien le besoin d'uriner, bien passer l'urine dans l'urèthre — ni incontinence, ni rétention, il ne pousse pas pendant la miction — pas de ténesme ni de fausses-envies.

Les crises gastriques sont à peu près le seul trouble viscéral dont il se plaigne : survenant en 1913 tous les mois, elles se présentent à peu près invariablement suivant le même type : ce sont des nausées qui apparaissent subitement dans un état de santé parfaite, généralement vers 4 heures du soir.

L'état nauséeux s'accompagne rapidement de vomissements, d'abord alimentaires, puis bilieux et aqueux, en grande abondance et très pénibles par les efforts qu'ils nécessitent. Ce n'est qu'après l'apparition des premiers vomissements que surviennent les douleurs : celles-ci ne sont pas très aiguës : comme le dit le malade « c'est un mal lent dans l'estomac ». La durée d'une crise est d'une huitaine de jours, mais elle est fractionnée : le malade vomit et souffre pendant quelques heures, puis se calme subitement, est repris aussi subitement quelques heures après, pour se calmer à nouveau — chaque jour vers 4 heures, la crise reprend ou s'exacerbe ; au bout d'une semaine en moyenne, la crise cesse aussi brusquement qu'elle a commencé. Depuis 7 ans qu'il en souffre, le malade, dont l'appétit est resté fort bon et qui d'une façon générale est bien portant et pas amaigri, a toujours eu des crises commençant et cessant brusquement, d'une durée de 8 jours, et toujours de même intensité — la seule modification observée est le rapprochement de plus en plus accentué des phénomènes gastriques.

3 mars 1914. — Ponction lombaire.

    Tension normale.

    Leuc. par mm³ $= 1,3$

    $W = + (1$ c. c.$)$.

    Alb $= ++++$

    NONNE $= +++$

    NOGUCHI $= +++$

    W (sang) $= +++$ BW $= +$.

Pas d'albumine dans l'urine.

	9.3.14	0,15
	16.3.14	0,20
1ʳᵉ série	23.3.14	0,45
	30.3.14	0,60
	6.4.14	0,90
	16.4.14	1,20

N. A.

La plupart des injections sont suivies de douleurs de tête, la 3ᵉ et la 4ᵉ de douleurs des membres. Pas de réactions thermiques au delà de 37°8. Le lendemain et le surlendemain des injections, le malade est fatigué.

La dernière injection (1,20), détermine pendant 3 ou 4 jours un état nauséeux, avec quelques vomissements.

12.5.14. Le malade a augmenté de poids (58 kilogrammes le 9.3.14. 59 kg. 600 le 18.5.14.)

	12.5.14	0,45
2ᵉ série	25.5.14	0,60
	1.6.14	0,90
	8.6.14	1,20

N. A.

Ces injections sont toutes bien supportées.

Pas de troubles gastriques pendant la série.

Quelques douleurs dans les jambes après la dernière injection.

8.7.14. $W = 0$ BW $= 0$ J $= 0$.

Poids 60 kg. 240.

3ᵉ série . . . . . $\left\{ \begin{array}{ll} 8.7.14 & 0,60 \\ 16.7.14 & 0,90 \end{array} \right.$ N. A.

Légère crise gastrique avec vomissements les 14 et 15 juillet.

La deuxième injection provoque pendant 8 jours un état nauséeux, avec douleurs épigastriques, fatigue, somnolence.

23.7.14.   0,75.

Traitement interrompu par la mobilisation.

Obs. 44. — Syphilis ignorée. Tabès récent (début 1910). *Troubles moteurs, sensitifs, etc. Traitement par le néoarsénobenzol (13 injections, 3 séries). Atténuation de la séroréaction, hyperpositive au début. Atténuation des symptômes cliniques.*

M. Per... -- Syphilis ignorée.

En 1910, douleurs des membres inférieurs, considérées comme rhumatismales.

En 1913, troubles vésicaux.

A la fin de 1914, troubles moteurs.

1ᵉʳ *octobre* 1915. —Troubles moteurs : gêne de la marche dans les escaliers et au bord des trottoirs. Sur le sol plat, la marche est normale, à moins que M. Per. soit très pressé.

Les yeux ouverts, pieds joints, stabilité parfaite, mais la station est impossible sur un pied.

Anesthésie plantaire.

Crises douloureuses dans les membres inférieurs peu fréquentes et d'intensité modérée, cédant à l'aspirine. Douleurs intercostales de type névralgique.

Suppression des réflexes rotuliens.

Tendance à l'incontinence d'urine avec périodes de demi rétention.

Anesthésie uréthrale et rectale.

Inégalité pupillaire : D > G'. Signe d'Argyll.

Le cœur paraît sain, malgré des palpitations.

M. P. a fait en juin 1915, 22 injections d'énésol. qui ont amené une amélioration passagère.

$$W = + + + + \text{ dil. } 20 \quad HW = +$$

	18.15	0,15
	8	0,20
1ʳᵉ série.	16	0,30
	23	0,60
	30	0,00
	0.9	0,90

N. A.

Les réactions thermiques n'ont pas été notées.

Les injections n'amènent ni céphalées, ni douleurs des membres, ni nausées, ni vomissements, ni diarrhée.

$$W = \text{++++ dil. 5.}$$

2e série. . . . . . $\begin{cases} 4.10.15 & 0,60 \\ 18 & 0,90 \text{ N. A.} \\ 25 & 0,90 \end{cases}$

Réactions douloureuses prolongées après la 2e injection.

$$W = \text{++++ dil. 0.}$$

3e série. . . . . $\begin{cases} 29.11.15 & 0,60 \\ 6.12 & 0,75 \\ 13 & 0,90 \\ 20 & 1,05 \end{cases}$ N. A.

Réactions douloureuses après la 2e et la 4e injection. État de calme manifeste après la série.

En décembre, M. P. accuse une amélioration nette au point de vue

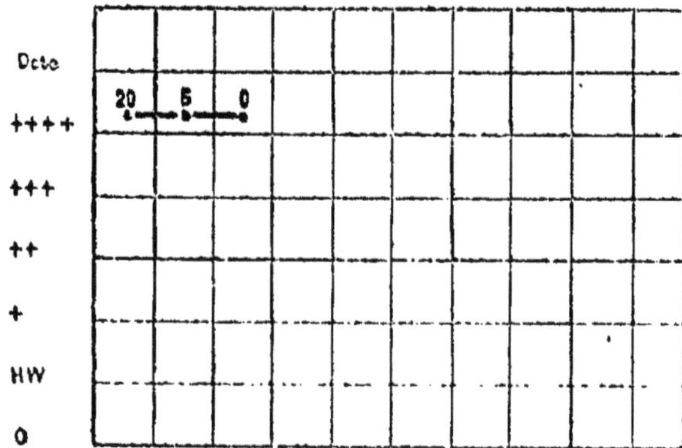

moteur, amélioration qui a commencé dès la fin de la 1re série. Il peut marcher sur les bords d'un trottoir quand il n'est pas fatigué, et descend les escaliers sans rampe.

La sensation de tapis s'est atténuée.

Le malade lance moins les jambes en avançant.

Diminution graduelle des douleurs depuis le début du traitement; l'amélioration s'est accentuée pendant la période de repos.

Disparition de l'anesthésie rectale.

Pas d'incontinence en ce moment.

Le malade, mobilisé, doit interrompre son traitement tout en se déclarant satisfait des résultats au point de vue moteur et sensitif (en dehors des périodes d'injections).

Obs. 45. — Syphilis (1902) régulièrement traitée. Tabes sensitif et moteur. Traitement par le néoarsénobenzol. *Disparition graduelle des phénomènes douloureux. Légère aggravation des troubles moteurs. Engraissement.*

Mad. Rou., 54 ans (D^r. Divernresse, Saint-Mandé).

3.11.16. Syphilis à l'âge de 30 ans, banale : quelques plaques muqueuses. Traitement de 5 ou 6 ans, (pilules 150 à 200 jours par an). Pas de troubles oculaires.

Depuis 10 ans, douleurs des membres inférieurs de type fulgurant, térébrant, avec hyperesthésie cutanée ; crises pouvant durer 48 heures, qui deviennent de plus en plus fréquentes et de plus en plus intenses.

Mad. R. prend 6 à 8 cachets de pyramidon par mois. Aucun traitement antisyphilitique.

Quelques douleurs lombaires, douleurs en ceinture.

Insomnie depuis 6 mois en raison des douleurs. Céphalées de plus en plus fréquentes sous forme de douleurs de la nuque.

Depuis un mois, Mad. R., qui boite légèrement depuis sa naissance présente des troubles moteurs nouveaux ; la marche est devenue pénible sans appui, elle est surtout gênée dans la descente des escaliers et au bord des trottoirs. La malade avance en talonnant, les pieds en dehors, ce qu'elle fait depuis son enfance.

Station sur un pied, yeux ouverts, à peu près impossible.

Oscillations sur deux pieds joints, les yeux ouverts.

Pas de troubles vésicaux.

Pas de troubles gastriques ni intestinaux, sauf constipation habituelle.

Bonne santé, *mais Mad. R. a perdu 12 kilogrammes depuis 5 ans.* Poids actuel : 44 kilogrammes (habillée).

Signe d'Argyll. Pupilles inégales : G > D.

Disparition des réflexes rotuliens.

Le cœur paraît normal. Albumine urinaire = 0.

4.11.16 W = +++++.

	4.11.16	0,10
	13	0,15
	20	0,20
	27	0,30
1re série	4.12	0,30 N. A.
	11	0,45
	18	0,60
	26	0,75
	2.1.17	0,75

Douleurs violentes dans les membres inférieurs, quelques heures après la première injection, douleurs moins vives après la seconde, nulles après la troisième, intenses et prolongées (dix heures après le quatrième).

La 2ᵉ injection détermine une réaction thermique (38°2) et une sensation de fatigue qui dure 2 ou 3 jours.

Réaction thermique également après la 4ᵉ (38°8) avec frissons, bourdonnements d'oreilles.

Poids (nu) le 20.11.16, 39 kgr. 000.

4.12.16. Depuis le début du traitement, Mad. R., accuse une faiblesse croissante des membres inférieurs : elle marche plus mal, l'incoordination est plus marquée, elle se plaint de fatigue, limitée du reste aux jambes.

Mais un premier signe d'amélioration apparaît déjà : la malade dort, les douleurs dont elle souffrait la nuit avant le traitement ayant disparu.

Mad. R., signale une tuméfaction de la partie antérieure de la 1ʳᵉ phalange du médius gauche, s'étendant jusqu'à l'articulation.

18.12.16. L'appétit reparaît.

2.1.17. Sommeil bon, appétit excellent. Cependant sensation de fatigue permanente dans les membres inférieurs. La malade marche plus mal qu'avant le traitement. Les jambes sont molles et se dérobent à chaque instant.

Elle engraisse : poids le 20.10.16, 39 kg. 000, le 26.12.16, 40 kg. 600 (nue).

Elle est gaie, l'état moral est excellent.

Les injections sont bien supportées. Seules la première et la quatrième ont provoqué de violentes douleurs. Il n'y a jamais de diarrhée, ni de nausées, ni de vomissements.

Crise diarrhéique de 4 ou 5 jours vers le 12 janvier, avec grande fatigue et douleurs.

22.1.17. Poids (nu) 41 kgr. 250.

21.4.17. Il existe encore des douleurs le jour, mais de moins en moins vives.

Faiblesse persistante des jambes.

$$W = +\!+\!+\!+ \quad HW = + \quad J = +\!+\!\cdot\!\cdot\!+\!+\!\cdot$$

2ᵉ série.	22.1.17	0,30	
	29	0,45	
	11.2	0,60	N. A.
	19	0,75	
	26	0,75	
	5.3	0,90	

Pas de réactions thermiques.

Douleurs après toutes les injections, sauf la 2ᵉ.

Poids le 19.2.17. 43 kgr. 450.

29. Céphalées, douleurs des membres toute la semaine. Dérobement des jambes à deux reprises.

20.2.17. Mad. R. n'a pas pris de cachet depuis 8 jours.

26. Douleurs du 20 au 26.

Eruption eczématiforme prurigineuse depuis 8 jours, au niveau des membres inférieurs et supérieurs. Muqueuses buccales très rouges et sensibles.

$$W = + \quad HW = + \quad J = +.$$

Poids (nu) : 42 kgr. 760.

Une 3e série est faite du 26 mars au 30 avril (0,30 $\times$ 2 + 0,45 $\times$ 4).

Réactions thermiques (38°2, 38°3) et douleurs après la plupart des injections. Les lésions muqueuses et buccales persistent sans s'aggraver.

Le 2 mai 1917, poids (nu) 42 kgr. 810.

Mad. R. ne souffre absolument plus, mais marche un peu moins bien qu'au début du traitement [1].

Obs. 46. — SYPHILIS. TRAITEMENT CLASSIQUE (4 ans). *A la fin de la 4e année, diplopie. La 5e hémiplégie. TABES (début 1910). Troubles sensitifs, moteurs, vésicaux. Traitement par le néoarsénobenzol (16 injections en 3 séries). Aggravation des phénomènes douloureux et même des troubles moteurs.*

M. Vall., 38 ans (Dr THOMAS). — En 1900, chancre, roséole, plaques, pas de céphalées.

Traitement mercuriel (pilules), poursuivi jusqu'en 1904.

Cependant, à la fin de 1904, diplopie.

En outre, en septembre 1905, céphalée occipitale gauche extrèmement violente : cette céphalée est considérée comme rhumatismale.

Puis fourmillements dans la main gauche avec insensibilité, pendant 2 à 3 secondes, sensations de parésie passagère.

Quinze jours après la céphalée, sans ictus, survient une hémiplégie. Le malade était en déplacement pour une partie de chasse : il se réveille de bonne heure le matin et se sent tout engourdi du côté gauche. Il se dit : je me suis couché de ce côté, un peu de mouvement va tout terminer; il se lève, passe quelques vêtements, fait en partie sa toilette, mais l'engourdissement augmente et c'est à peine si M. Vall. peut regagner son lit. A midi l'hémiplégie est complète.

A ce moment : connaissance conservée, sensibilité intacte (la céphalée cesse immédiatement), motilité volontaire à peu près abolie (persistance de quelques mouvements de la racine des membres), quelques mouvements involontaires.

Rétention complète d'urine, paresse intestinale extrême.

1. Cette malade a reçu 17 injections nouvelles de février à juin 1917. Le traitement a été gêné à la fin de la 2e série et au cours de la 3e par une éruption eczématiforme des membres, avec érythème buccal. L'éruption est disparue aujourd'hui, il ne reste qu'un peu de prurit. *La malade ne souffre plus, mais marche aussi mal qu'avant le traitement.*

Poids (nu) 42 kg. 810 (21.5.17).

Hémiplégie faciale (M. V., a oublié le côté atteint),

Le malade peut parler durant tout ce temps.

Pendant 20 jours, il a été nécessaire de le sonder.

Au bout d'un mois on peut le transporter chez lui. Au bout de deux mois, quelques mouvements reviennent (pouce). Au bout de six mois, il circule en s'appuyant sur une canne (Pâques 1906).

De 1907 à 1910, le malade s'étant constamment traité (mercuré), marche peu à peu sans canne et fauche de moins en moins. Néanmoins l'hémiplégie a laissé des reliquats dont le plus important est un *steppage* léger (le malade accroche les pavés dans la rue, et use ses bottines par la pointe).

1910. *Le malade se marie pour la première fois.*

Cette union ne fut pas heureuse ; elle fut troublée par de graves dissentiments moraux dont la cause n'est pas nettement élucidée.

Quoi qu'il en soit, le malade *eut une fille*, âgée de 18 mois actuellement et tout à fait bien portante. Puis il se sépara de sa femme.

Pendant deux mois, cette même année, *gêne dans les trois derniers doigts de la main droite;* inhabileté, fourmillements, cryesthésie, légère parésie.

Apparition de douleurs fulgurantes qui, elles aussi, ont duré environ deux mois et demi. A ce moment, elles étaient peu fréquentes, duraient environ 5 à 6 *heures* et n'avaient pas de lieu d'élection bien particulier, sauf peut-être les talons. C'est le coup de couteau brusque classique survenant aussi bien aux membres *supérieurs* qu'aux membres *inférieurs*, à la *tête*, mais rares, *intercostales*, mais pas en ceinture, *précordiales*, mais pas angineuses. Elles cessent complètement, puis reprennent plus fréquentes.

En 1911 apparaissent de la difficulté de la miction, parfois des crises de diarrhée, avec ou sans ténesme rectal. Durant cette période principalement, quoiqu'il l'ait toujours un peu été, le malade, *syphilomane*, rapporte tout symptôme observé à la syphilis.

Une après-midi, en sautant d'un fiacre sur le trottoir (preuve que l'hémiplégie avait à peu près complètement guéri) il glisse, fait effort pour se retenir. Cinq heures après, descendant un escalier, le genou gauche est brusquement *bloqué* : douleur assez violente, sensation de corps étranger articulaire, impossibilité des mouvements ; le lendemain genou énorme, *hydarthrose aiguë*. Salicylate, 2 grammes. Teinture d'iode locale, compression ouatée, 7 jours au lit.

Diminution lente qui laisse des séquelles : *atrophie musculaire*, du mollet et de la cuisse gauches.

Ultérieurement massage et électrisation.

1912. La marche est plus pénible depuis cet accident : le malade accrocherait plus fréquemment les pavés ; il a perdu confiance dans son équilibre ; tous les symptômes d'incoordination observés chez lui sont expliqués par l'état de son genou gauche : gêne, fatigue, faiblesse.

A la fin de l'année, le malade contracte un *second mariage*. Sa nouvelle femme est actuellement enceinte de 6 mois (juillet 1913).

[Accouchement normal. Petite fille bien constituée.]

M. V. a suivi les traitements suivants :

Au début (1900) pilules de protoiodure pendant 6 mois, sirop de Gibert pendant un an, iodure de potassium pendant un an et demi.

En 1904, 120 piqûres de benzoate, d'énésol, de biiodure successivement. Mais ce traitement est mal supporté : les injections sont toujours très douloureuses et occasionnent des nodosités volumineuses des fesses. Légère stomatite momentanée.

En même temps KI à très petites doses (0 gr. 25 par jour).

En 1905, pendant 5 à 6 mois, cures de frictions (à 8 grammes) et d'iodure de potassium (4 à 6 grammes par dose).

De 1907 à 1910, frictions mercurielles par périodes au nombre de 6, puis de 4 par an, alternant avec des prises d'iodure de 4 grammes par dose.

De 1912 jusqu'à il y a 15 jours, M. V. s'est encore traité, et sa dernière série de traitement a compris 12 frictions mercurielles et 24 pilules d'arrhénal.

État au début du traitement (4 juillet 1913).

Troubles moteurs. — Il semble au malade qu'il a des talons ronds, qu'il marche sur un terrain mouvant : il craint extrêmement les parquets glissants, n'aime pas les terrains raboteux, accroche les pavés, mais *presque* uniquement du pied gauche (hémiplégie), monte facilement les escaliers en enfonçant à fond le pied sur la marche, les descend moins bien, appuyé sur la rampe, le pied projeté en avant dépasse la marche, puis le talon vient s'y appliquer jusqu'au fond.

A eu une fois seulement du *dérobement des jambes.*

La marche est celle d'un tabétique classique : incoordination complète.

Des deux côtés : talonnement — lancement des jambes en dehors et en avant.

Du côté gauche seulement, un certain degré de steppage malgré le talonnement, le malade a de ce côté des mouvements d'aspect un peu spasmodique tenant le milieu entre le fauchage de l'hémiplégie et l'incoordination de l'ataxie.

Les yeux fermés : exagération des symptômes, le malade ne peut se diriger sûrement.

Marche pied à pied : absolument impossible, quoique le malade regarde ses pieds, il tombe en quelques secondes.

Au commandement de halte, il chancelle et tombe.

L'accroupissement est difficile, M. Vall. titube, y arrive cependant.

Station. — Yeux ouverts. Romberg net.

Yeux fermés : exagération du chancellement.

Sur un pied, totalement impossible les yeux ouverts. Le malade tombe en quelques secondes.

Légère incoordination dans les mouvements de flexion du tronc.

Membres supérieurs. — Très légère incoordination (maladresse des mains).

Pas d'adiodococinésie.

Écriture normale.

Le malade s'habille seul, n'est pas gêné pour manger à table.

Troubles sensitifs, subjectifs : a) *Douleurs fulgurantes.* — Ce sont toujours des douleurs brèves, revenant rythmiquement toutes les 20 secondes à peu près, par crises qui ne sont ni plus ni moins fréquentes et douloureuses et qui ne frappent pas spécialement les membres inférieurs.

Elles s'accompagnent souvent *d'hyperesthésie cutanée* au niveau de la région où elles se produisent.

b) *Sensibilité exagérée au froid.* — Le malade ne peut se débarbouiller à l'eau froide, même en été.

c) *Les trois derniers doigts de la main droite* sont serrés comme dans un gant trop étroit.

Sensibilité cutanée, normale.

Sensibilité des organes profonds, abolie *partout* (testicule, épigastre, cœur, foie, fosses iliaques, crêtes tibiales, larynx).

La pression du nerf cubital augmente l'impression de gant trop étroit des trois derniers doigts, avec fourmillements.

Pas de troubles trophiques.

Troubles sensoriels. Vue. — Bonne, pas de diplopie, parfois brouillard léger, passager.

Pupilles. — Mydriase, égales, régulières.

Réflexes. — Lumière, pupille gauche, se dilate assez rapidement. La pupille droite reste immobile.

Distance, normale.

Muscles normaux. — Le malade présente cependant un très léger ptosis bilatéral.

Odorat, goût normaux. Légère leucoplasie commissurale, surtout à droite.

Audition. — Reste bonne, mais le malade se rend compte que actuellement, *il ne peut chanter juste.*

Réflexes rotuliens, achilléens, abolis des deux côtés.

Troubles vésicaux. — M. V., pousse pour uriner, surtout au début de la miction. Incontinence légère.

Quelquefois sensation de brûlure uréthrale profonde (col de la vessie, dit le malade) avec faux besoins.

Érections incomplètes. Éjaculation précipitée. Les désirs et les sensations persistent.

Ténesme rectal, rare, avec un peu de diarrhée. Foie, rate : normaux
Troubles laryngés, nuls. poumons normaux.

Cœur, 2e bruit *parcheminé*, très sec, au foyer aortique.
Pouls, plein à 80.

Tension artérielle : $\dfrac{TM}{tm} = \dfrac{21}{11}$.

$$\dot{W} = 0 \quad HW + J = ++$$

	1.7.13	0,20
	7.7.13	0,30
	12.7.13	0,45
1re série	18.7.13	0,75
	24.7.13	0,90	N. A.
	31.7.13	0,90
	7.8.13	0,90
	14.8.13	0,90

Toutes les injections ont provoqué des douleurs fulgurantes, très violentes à la première, elles s'atténuent dans la suite jusqu'à la 6e où elles disparaissent, puis reprennent plus violentes après les dernières.

A la 5e, diarrhée très marquée (le malade va 12 fois à la selle) qui s'atténue aux injections suivantes progressivement. A la 5e et à la 8e injections, un peu d'état nauséeux.

La 3e injection s'est accompagnée d'exagération de certains symptômes que présente le malade, la dysurie entr'autres.

Au début de la 2e série, M. V. dit que les douleurs sont un peu moins fréquentes, et surtout *supportables*, il n'est plus obligé que rarement de prendre des cachets; quand il le fait, un seul suffit à calmer ces douleurs.

Au point de vue de la marche, aucune amélioration. Cependant la station debout, les yeux fermés, est meilleure : le malade ne tombe plus dans sa cuvette en se débarbouillant.

L'insensibilité des trois derniers doigts de la main droite persiste aussi accusée qu'avant la série : l'écriture en est très gênée.

$$W = ++ \quad HW = + \quad J = ++$$

	6.10.13	0,60
2e série.	13.10.13	0,90
	20.10.13	0,90	N. A.
	27.10.13	1,05

Poids = 63 kg. 770.

Toutes ces injections ont été suivies de crises douloureuses très intenses.

La diarrhée survenant le surlendemain de la 1re injection, apparaît, peu intense, le jour même des 3 injections suivantes. Elle est beaucoup moins accusée qu'à la 1re série.

Par contre les nausées ont persisté après chaque injection. La première seule a amené quelques vomissements.

Etat au 28 novembre 1913.

Après la dernière série, le malade a eu sans discontinuer 12 jours de douleurs, puis 6 jours de bien-être. Il ne s'est guère reposé dans cette période.

Troubles moteurs. — Aucune modification.

La sensation de talons. ronds persiste, M. V. projette toujours les jambes en marchant, semble talonner moins; est particulièrement peu sûr de la jambe gauche.

La station est toujours mauvaise.

Les troubles moteurs des *membres supérieurs* sont plutôt en voie d'*augmentation* (gêne de l'écriture, pour se servir à table, pour boutonner les vêtements). L'hypoesthésie des doigts à droite y est, dit le malade, pour beaucoup) cependant l'incoordination est assez nette objectivement.

Troubles réflexes. — Aucune modification.

Troubles sensitifs. — Les *douleurs fulgurantes* ont été incessantes, quotidiennes, pendant les 17 jours qui ont suivi l'injection du 27.10.13.

Elles étaient plutôt *moins intenses*, (durant ces 17 jours la malade n'a pris des cachets que 2 ou 3 fois), mais plus prolongées; le cachet ne calmait que quelques heures et la douleur reprenait à la même place et bientôt avec la même acuité. Durée ordinaire d'une crise : 2 à 3 heures, plusieurs crises dans la journée, surtout le matin : *moins localisées*, uniquement aux membres inférieurs, après la 1re série, elles sont, après la seconde, *errantes* et simultanées : le malade souffre des bras, des mains, des jambes, rarement du tronc, presque toujours des talons et et des chevilles.

D'anciennes douleurs qui avaient disparu depuis 1 an 1/2 sont revenues : telles que des points précordiaux, et une douleur musculaire (?) profonde de la cuisse droite, en jarretière au-dessus du genou.

Après cette mauvaise période, les douleurs tendent à reprendre leur prédominance aux membres inférieurs. Elles s'accompagnent toujours d'hyperesthésie cutanée. Les 6 jours qui suivent la mauvaise série sont absolument exempts de toute douleur, puis ces dernières reprennent.

Sensibilité au froid. — Persiste aussi marquée : à table, la fourchette, dans la maison la poignée de porte sont parfois saisies avec une véritable sensation de brûlure.

L'anesthésie de la main droite, tend à envahir le 2e doigt. — C'est toujours la sensation de gant trop étroit, de pression uniforme, qui atteint actuellement l'index.

C'est une anesthésie superficielle, pourrait-on dire, pour les contacts légers « le malade ne pourrait pas jouer au jonchet, mais il ferait des poids ». Il attribue à ces sensations certains faits qui dépendent, selon toute probabilité, aussi de l'incoordination : impossibilité de mettre un chiffre exactement dans une colonne, il met les points à côté des *i*, impossibilité de retracer à l'encre un chiffre fait au crayon.

Troubles sensoriels. Vue. — Il existe toujours des brouillards passagers et peu fréquents.

Pupilles un peu inégales : D $>$ G.

Les 2 pupilles réagissent légèrement et paresseusement à la lumière.

Troubles viscéraux. Le ténesme rectal a disparu.

Troubles urinaires. — Pousse toujours pour uriner, quelques rares douleurs au niveau du sphincter vésical, encore un peu d'incontinence, pas de douleurs uréthrales.

$$W = 0 \quad HW = + \quad J = ++$$

$$3^e \; série \; . \; . \; . \; . \; \left\{ \begin{array}{ll} 26.11.13 & 0.60 \\ 2.12.13 & 0,90 \\ 10.12.13 & 0,90 \\ 17.12.13 & 0,90 \end{array} \right. \quad N. \; A.$$

Les douleurs ont persisté vives le jour de l'injection. La diarrhée

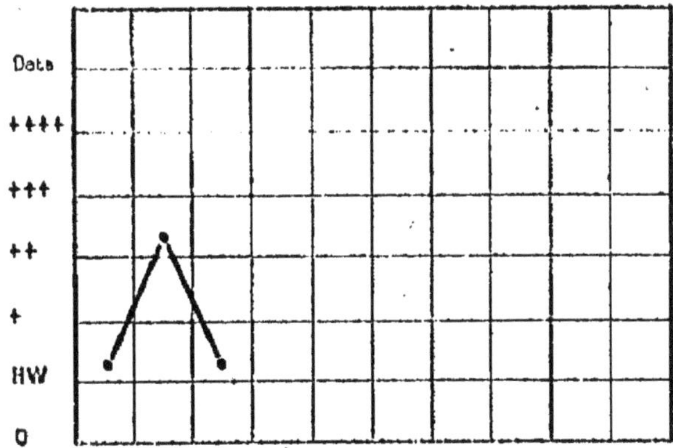

a disparu, dans les 24 premières heures, elle apparaît le lendemain peu marquée.

La 3e injection fut mal supportée : frisson, 39°1, douleurs fulgurantes pas très intenses, nausées et un vomissement. Le lendemain, diarrhée.

Le traitement est abandonné.

β. TRAITEMENT DISCONTINU

OBS. 47. — *Syphilis en 1887, traitée pendant quatre ans. Tabes ancien (début 1895) atténué par un traitement mercuriel de 1902 à 1908. Forme lente, sensitive et motrice. Troubles vésicaux. Troubles bulbaires frustes (pharyngés et laryngés). Séroréaction négative ; mais lésions importantes du liquide céphalorachidien. Traitement par le néoarsénobenzol. Réactivation sérologique passagère, cédant au traitement. Après la 3ᵉ série, apparition brusque de phénomènes vertigineux, accompagnés de troubles de l'équilibre très prononcés qui persistent pendant deux mois. Après une 4ᵉ série d'injections, troubles laryngés, phénomènes de dyspnée avec toux coqueluchoïde. Atténuation de ces accidents après cessation du traitement. Traitement mercuriel passager.*

M. B. 43 ans. — 1887. Chancre, roséole, quelques syphilides buccales, psoriasis palmaire.

En 1895, surviennent quelques douleurs, rares et peu intenses.

Les douleurs s'exagèrent peu à peu les années suivantes, tandis que surviennent les troubles moteurs. Inégalité pupillaire.

Lassitude habituelle.

Le malade a été soumis à un traitement régulier de 4 ans par le professeur Fournier.

En 1895, pilules de protoiodure, sirop de Gibert.

De 1902 à 1905, 3 périodes de 200 ou 250 injections de biiodure à 0 gr. 02 et 0 gr. 03, chaque année (Dr Leredde). Cure iodopotassique dans l'intervalle des séries d'injections.

En 1907 et 1908, deux séries analogues chaque année.

En avril 1912, après une période de quatre ans sans traitement, l'état de M. B. est le suivant :

Abolition des réflexes achilléens et rotuliens. Romberg, Argyll et inégalité pupillaire — incoordination des membres inférieurs (qui serait variable, mais est manifeste) troubles de la stabilité qui auraient diminué depuis le traitement mercuriel. Légère paresse vésicale. Un peu d'hypotonie musculaire, surtout des muscles lombaires. Pas de troubles de la sensibilité objective. Pas d'impuissance. Douleurs dans les membres, très nettement fulgurantes, sensation d'avoir la « peau à vif », douleurs en ceinture et en cuirasse. (Particularité : l'usage même modéré du tabac provoque très nettement l'apparition des douleurs).

État au début du traitement (18.10.12).

Le malade a la notion exacte de la position des membres (même au niveau des pieds).

Les yeux ouverts et les pieds joints, légers troubles de la stabilité qui sont très nets à cloche-pied. Les yeux fermés, le malade oscille rapidement. Romberg très net.

Troubles de locomotion : la démarche est ataxique, mais faiblement, le malade lance un peu les jambes en avant et talonne un peu. Il s'arrête au commandement et se retourne sans trop de difficulté. Les yeux fermés, la démarche est plus hésitante, l'équilibre est moins bon, il se retourne difficilement.

Aucun trouble de la préhension, aucune incoordination des membres supérieurs, aucune maladresse des mains, pas de trouble stéréognostique.

On constate un certain degré d'hypotonie musculaire des muscles des membres inférieurs, surtout du quadriceps et des jumeaux. La flexion de la cuisse sur le tronc atteint environ 110°. Laxité exagérée des ligaments périvertébraux et hypotonie des muscles des gouttières vertébrales, surtout dans la région lombaire (dans la flexion de la colonne en avant, le malade peut faire toucher le sol à l'extrémité inférieure de ses métacarpiens). Aurait eu à plusieurs reprises, étant debout au repos, un peu de dérobement des membres inférieurs par flexion brusque du genou.

Douleurs fulgurantes, dans les membres supérieurs et inférieurs, suivant surtout le trajet du sciatique, du sciatique poplité externe et du nerf cubital. Le plus souvent les douleurs partent du genou et s'irradient presqu'à l'extrémité des orteils ; du coude, elles s'irradient jusqu'à l'extrémité des quatrième et cinquième doigts. Quelquefois localisées seulement aux extrémités des membres, ces douleurs évoluent par crises, qui durent de 3 à 10 heures en général, et apparaissent tous les 3 ou 4 jours, plus rarement tous les 10 ou 15. Quelques crises plus violentes ont duré jusqu'à 20 heures.

Pendant ces crises, les douleurs fulgurantes apparaissent environ toutes les 2 ou 3 minutes.

Outre ces douleurs existent des douleurs en ceinture et en cuirasse qui évoluent aussi par crises. Parfois douleurs térébrantes au niveau du tarse. Enfin le malade accuse assez souvent des douleurs superficielles, il lui semble « qu'il a la peau à vif ».

Objectivement : zone d'hypoesthésie à la piqûre, à la partie antéro-interne de chaque jambe au niveau de la face antérieure du tibia (sur toute la longueur de l'os). Pas de modifications de la sensibilité thermique. Légère anesthésie profonde au niveau des masses musculaires et des différents viscères, très nette surtout au niveau des testicules qui ont complètement perdu leur sensibilité normale.

Réflexes tendineux, rotuliens, achilléens, complètement abolis.

Réflexe crémastérien absent.

Pas de modification de la vision, pas de troubles de la musculature.

Globe oculaire sensible à la pression, persistance du réflexe à la douleur.

Argyll bilatéral ; les pupilles ne sont pas déformées, elles sont toutes les deux en mydriase, un peu plus accentuée à droite, elles réagissent à l'accommodation, mais paresseusement.

Troubles pharyngés légers (*à plusieurs reprises le malade, la nuit, aurait dégluti de la salive dans son larynx et aurait eu des quintes de toux assez pénibles*).

Appareil urinaire. — Paresse vésicale qui augmente depuis 2 ans : M. B. ne sent pas sa vessie se remplir et a souvent des envies très impérieuses d'uriner (n'a jamais cependant uriné dans son pantalon). Eprouve une certaine difficulté à vider complètement sa vessie, fait des efforts assez violents, pousse, appuie avec ses mains sur son bas-ventre, *sent mal l'urine passer dans l'urèthre.*

Artères un peu dures, temporale dure et sinueuse.

Ponction lombaire 12.10.12.

Liquide clair, transparent, sans hypertension.

A la cellule de NAGEOTTE, 32,5 éléments par millimètre cube. Sur lame sèche, 30 à 40 éléments par champ (91 p. 100 lymphocytes, 8 p. 100 mononucléaires, 1 p. 100 polynucléaires).

$$W = ++++.$$

$$W \text{ (sang)} = 0 \quad HW =$$

$$1^{re}\ série \quad \begin{cases} 13.10.12 & 0,30 \\ 18.10.12 & 0,60 \\ 24.10.12 & 0,90 \\ 30.10.12 & 0,90 \end{cases} \quad N..A.$$

Deux heures après la 1re injection à 0,90, frissons prolongés, puis apparaissent des douleurs généralisées, surtout vives au niveau des membres, une sensation de constriction abdominale, des douleurs en ceinture. Le soir, diarrhée assez abondante. Réaction fébrile.

Le malade revient à la clinique le 2.12.12.

Depuis la première série d'injections, *il a remarqué une incoordination assez accentuée pendant une huitaine de jours,* mais non immédiatement après le traitement.

D'autre part, les phénomènes douloureux ont été beaucoup plus intenses qu'ils ne l'avaient été depuis le début de la maladie.

Une crise douloureuse s'est produite, localisée surtout dans les membres inférieurs, qui dura trois jours et fut extrêmement pénible. Il ne s'est pas passé de jours sans que le malade ne souffrît, alors que les mois précédents il n'avait qu'une crise de 24 heures tous les 5 ou 6 jours.

L'état général n'est nullement modifié.

$$W = ++ \quad HW = +$$

$$2^{e}\ série \quad \begin{cases} 2.12.12 & 0,60 \\ 9.12.12 & 0,90 \\ 16.12.12 & 0,90 \end{cases} \quad N.\ A.$$

16.12.12. Depuis la reprise du traitement, chaque injection a réveillé une poussée douloureuse légère et qui a duré 24 heures après la 1re injection et quelques heures à peine après la seconde. Actuellement il n'y a plus de douleurs spontanées.

La marche, qui était devenue moins bonne entre les 2 périodes d'injection, est actuellement plus facile. Il semble y avoir une légère amélioration des symptômes vésicaux. L'état général ne paraît pas modifié, on trouve cependant une meilleure mine au malade.

Le 8 janvier 1913, M. B. écrit : « Immédiatement après la dernière série d'injections, j'ai eu une semaine assez mauvaise avec douleurs fréquentes et vives, mais cette fois sans exagération des troubles d'incoordination. Depuis 12 ou 15 jours, cela ne va pas mal, et il me semble qu'à tous points de vue il y a du mieux ».

24 *janvier* 13. — Le malade a gagné un kilogramme ; le teint est coloré.

Les douleurs sont moins fréquentes et beaucoup moins vives depuis un mois ; l'atténuation est surtout marquée au niveau des jambes.

La marche est meilleure, l'hésitation pour descendre un escalier a diminué.

Diminution de l'anesthésie vésicale ; le malade n'est plus forcé de se précipiter pour uriner au moment où il éprouve un besoin.

$$W = 0 \;\; IIW = +$$

	24.1.13	0,00	
3ᵉ série.	34.1.13	0,00	N. A.
	8.2.13	0,00	

Au 18 février 1912, M. B. écrit :

« La 3ᵉ injection de la 3ᵉ série, que j'ai subie le 8 courant, avait été, comme les précédentes, bien supportée, mais exactement 7 jours après, le 15, j'ai été surpris *subitement* de vomissements et de diarrhée avec un tel vertige, que pour éviter la chute j'ai dû m'étendre par terre ; j'ai eu toutes les peines du monde à gagner mon lit, cet état nauséeux a duré 36 heures, accru par le moindre mouvement ; quant aux vertiges ils ne se sont pas dissipés et s'accompagnent d'un tel défaut d'équilibre que je ne puis quitter mon lit. »

Le 22 février 1913, M. B. écrit :

« L'état nauséeux et vertigineux n'a duré en somme que 36 ou 48 heures, mais je reste en proie à des troubles de l'équilibre très accusés et *tels que je n'en avais jamais éprouvés*, sans toutefois que les légers phénomènes d'incoordination musculaire proprement dite, que je présentais auparavant du côté des membres inférieurs, se soient *nullement accrus*. Mais les troubles de la station se sont énormément exagérés ; non seulement je ne puis rester debout les yeux fermés, mais même les yeux ouverts, dans la station assise, un mouvement brusque de la tête déplace mon équilibre, auquel je dois veiller : la marche est absolument chancelante, même dans la ligne droite : pour changer de direction ou faire demi-tour, je suis obligé de m'arrêter d'abord ou de prendre un appui, sous peine de risquer la chute ou des oscillations exagérées : il en est de même pour passer de la station assise à la station debout. Bref, j'en suis à peu près réduit au séjour dans un fauteuil par ces troubles de l'équilibre qui se sont manifestés *brusquement*, voilà aujourd'hui une semaine, 7 jours exactement après la dernière injection subie.

A part cela, les nuits sont bonnes, pas de céphalée, la conversation, la lecture, le travail me sont possibles et d'autre part, je n'ai *plus du tout pour le moment de douleurs* dans les membres ou dans le tronc ».

9 *mai*. — M. B. marche mal, c'est-à-dire qu'il est préoccupé constamment de son équilibre. La démarche dans l'obscurité, qui était impossible, reste difficile ; elle nécessite l'appui aux murs et aux meubles.

Pas de changements dans l'anesthésie plantaire en bien ou en mal depuis le début du traitement. Cette anesthésie est très faible.

D'autre part, les douleurs ne sont pas plus intenses qu'en janvier et même sont moindres.

Depuis peu, légère maladresse des mains.

$$W = 0 \quad IIW = +$$

4ᵉ série.	9.5.13	0,45	
	16.5.15	0,60	N. A.
	25.5.13	0,75	
	1.6.13	0,75	

Après les injections, reprise de douleurs fulgurantes, toujours peu marquées et très supportables, durant quelques heures, ou 1 jour ou 2 — seule, l'injection du 1ᵉʳ juin a donné une crise plus importante — les douleurs fulgurantes auraient duré une huitaine de jours.

Crise laryngée 7 ou 8 jours après la dernière injection : le malade est surpris brutalement dans l'après-midi. Toujours sensation de picotement au larynx, impossibilité d'inspirer et de parler, dyspnée intense, et, de suite, quinte de toux prolongée, ayant une fois ou deux amené, non pas un vomissement véritable, mais plutôt une régurgitation.

Quand la toux se prolonge, après ces secousses expiratoires répétées, le 1ʳᵉ inspiration prend un caractère bruyant et rauque, véritable *reprise coqueluchoïde*.

Les 4 ou 5 jours suivants, ces crises se répètent au moins une vingtaine de fois dans la journée, puis diminuent de fréquence ; actuellement M. B. n'en a plus que 5 à 6 par jour, jamais la nuit. Le grand vent, la parole soutenue semblent provoquer les crises.

Ces accidents se sont accompagnés de palpitations et de *tachycardie* : M. B. a la sensation pénible d'entendre son cœur battre.

2 juillet 1913.

En fouillant dans les antécédents, on retrouve depuis 10, 12 mois, de petites *crises laryngées frustes* : réveil en sursaut *la nuit* avec sensation de picotement dans la gorge « comme si j'avais eu une goutte de salive dans le larynx » amenant 2 ou 3 quintes de toux, puis cessant complètement. Le tout ne durait pas une minute ; le fait s'est renouvelé une dizaine de fois en tout.

Les *troubles moteurs* se sont améliorés depuis la crise d'ataxie aiguë, mais, depuis un mois, l'amélioration est stationnaire.

M. B. marche bien s'il a un point de direction « sur lequel il fixe les yeux ». Mais si son attention est distraite un moment, il commence à festonner. Le même fait se produit dans la descente des escaliers : le malade fixe un point éloigné et descend dès lors normalement, mais s'il regarde autour de lui ou la personne avec laquelle il cause, immédiatement il titube et est forcé de s'appuyer au mur ou à la rampe.

Il n'est pas obligé de regarder ses pieds pour marcher.

Les yeux ouverts, il se dirige bien, ne lance pas les jambes, talonne à peine.

Les yeux fermés, il festonne et lance les jambes.

Le ROMBERG persiste, assez marqué.

Somme toute, le malade marcherait mieux qu'avant la crise d'ataxie aiguë.

Quelques douleurs fulgurantes très rares.

La sensibilité cutanée paraît normale.

La sensibilité profonde est toujours très diminuée (analgésie testiculaire, cubitale, laryngée).

Les *troubles oculaires* n'ont pas varié.

M. B. sent assez bien se remplir sa vessie, mais ne sent pas l'urine traverser l'urèthre. Pousse toujours en urinant.

Jamais d'incontinence.

Pas de *troubles cardio vasculaires* si ce n'est un peu de tachycardie qui a persisté.

Tr. laryngés. — Pendant l'examen, ayant beaucoup parlé, M. B. a eu deux petites crises laryngées : il s'arrête de parler, comme « quelqu'un qui s'étrangle », tousse une fois ou deux, fait un mouvement de déglutition et tout est fini (1/4 minute).

La voix est actuellement sourde, couverte.

18 *juillet* 1913. — De l'avis du malade et aussi de son entourage, le teint est bien meilleur, il est plus coloré. Lui-même dit se sentir mieux.

Les crises laryngées persistent sans modification ; de temps en temps, quintes de toux avec reprise.

La voix est moins enrouée.

Les progrès qu'a fait le malade au point de vue moteur depuis sa crise d'ataxie aiguë, l'ont ramené maintenant au point où il était avant d'avoir cette crise, peut-être même marche-t-il mieux.

M. B. a pris pendant 15 jours de l'*iodure de potassium* (2 grammes par jour), sans aucune action sur les troubles laryngés.

Il a fait une série de piqûres de biiodure à 0 gr. 02 pendant 3 semaines, en montant peu à peu à 0 gr. 03.

11 *octobre* 1913. — M. B. a fait 10 injections à 0,02, 15 à 0,03. Ce traitement l'a beaucoup fatigué (ni stomatite, ni diarrhée). Actuellement l'état général est bon. La marche est aussi bonne au moins qu'à la fin de

l'année dernière. Phénomènes douloureux peu fréquents et peu pénibles.
Le poids n'a pas varié.

En somme les accidents qui se sont produits peuvent être résumés
ainsi :

1° Phénomènes vertigineux accompagnés d'augmentation des phénomènes ataxiques. Huit jours après la 3e injection de la série, il n'en reste
rien.

2° Phénomènes laryngés qui sont survenus au cours du traitement et
dont il ne reste que parfois un peu de tachycardie sans qu'on puisse

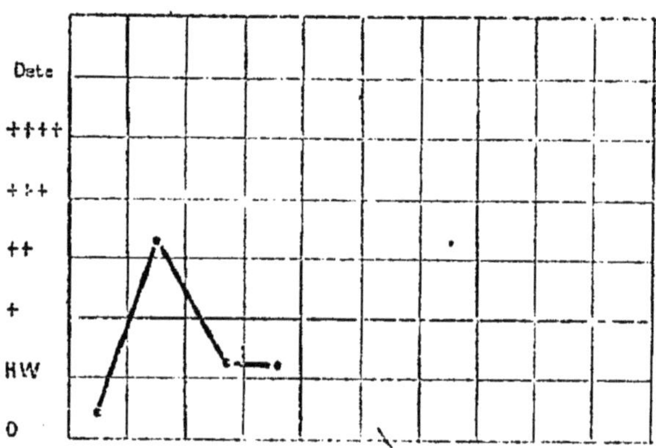

savoir s'il y a relation de cause à effet, mais qui n'ont pris d'importance
qu'au cours d'une série. Ils se sont atténués peu à peu depuis la cessation du traitement par l'arsénobenzol.

En novembre 1913, M. B. écrit :

« Ma santé est à peu près ce qu'elle était quand je suis allé vous voir,
il y a 5 ou 6 semaines. Il ne me reste rien des troubles d'incoordination
qui étaient apparus l'hiver dernier, en mars : ont disparu également
mes crises laryngiennes, bien que pourtant j'aie encore de temps en
temps une toux qui semble devoir leur être rapportée.

« La marche est satisfaisante, je puis satisfaire à tous les besoins de
ma profession.

« Je n'ai plus de *douleurs* à proprement parler, à peine de loin en
loin une sensation désagréable et fugace, que je puis considérer comme
négligeable.

« Mon état général est à peu près le même, sans que j'aie engraissé.

« Le traitement mercuriel que j'avais suivi en août m'avait paru très
favorable, je l'ai fait suivre en octobre d'un traitement ioduré : et j'ai
repris depuis quelques jours une nouvelle série d'injections de biiodure
à 3 centigrammes que je compte poursuivre une vingtaine de jours ».

Ponction lombaire 12.1.14.

Liquide clair sans hypertension.

Albumine : positive faible. NONNE : positive faible. NOGUCHI : positive faible.

A la cellule de NAGEOTTE, 19,6 lympho, 3,2 mono.

W du liquide : $+++++$ (0,4).

21 *mai* 1914. — M. B. a eu pendant l'hiver 2 ou 3 crises de douleurs fulgurantes, très atténuées comme intensité. Chaque crise, vespérale ou nocturne, dure 3 ou 4 heures. Elle est toujours calmée par 0 gr. 30 de pyramidon. Le malade ne se plaint ni de la marche, ni de la stabilité : il avoue festonner un peu dans l'obscurité. Disparition totale des phénomènes laryngés.

12 juillet 1914. Même état.

OBS. 48. — SYPHILIS (1890). TABES (début 1914). *Forme douloureuse. Troubles des fonctions génitales.* Traitement par le néoarsénobenzol (18 injections). *Amélioration. Disparition des troubles génitaux.*

M. Ch., 40 ans. — Syphilis en 1890. En 1904, douleurs lombaires, douleurs en ceinture.

Traitement mercuriel irrégulier depuis.

Février 1913. — Douleurs thoraciques et lombaires persistantes. Il n'y a pas de douleurs dans les membres inférieurs ; au niveau de ceux-ci, engourdissement, lourdeur, phénomènes paresthésiques.

La lourdeur, la pesanteur s'étendent au bassin.

Anesthésie plantaire.

Demi-impuissance : les érections sont à peu près impossibles.

Marche normale, mais signe de ROMBERG très net.

Signe de WESTPHAL, signe d'ARGYLL, inégalité pupillaire.

W (sang) $= ++++$ IIW $= +$

Ponction lombaire. — NAGEOTTE : 4 globules blancs par mm³.

     Séroréaction négative.

17.2.13	0,30	
24.2.13	0,60	N. A.
3.3.13	0,90	

Le malade est traité ensuite à Saint-Sébastien sous la direction du Dr Vie.

8 *juillet* 1914. — M. Ch. a reçu en tout 18 injections (celles de février 1913 comprises).

En novembre 1913 W $= 0$ (Saint-Sébastien).

Revu à Paris en juillet 1914. W $= +++$ IIW $= +$

Amélioration franche de l'état général. Disparition des troubles génitaux, érections normales, coït normal, sauf fatigue prolongée dans la suite.

Persistance des douleurs lombaires.

Obs. 49. — *Tabes (début 1906) atténué par le traitement mercuriel. Séro-réaction négative. Altérations légères du liquide céphalorachidien, mais hypertension. Traitement par le néoarsénobenzol (12 injections en 4 séries). Phénomènes de réactivation : douleurs des membres, crises rectales. Amélioration franche (l'atténuation des troubles moteurs est due au traitement par l'arsénobenzol et à la rééducation). Diminution des douleurs et des troubles de sensibilité.*

M. H., 38 ans. — Syphilis douteuse (érosions buccales en 1898).

En 1906, douleurs légères « rhumatoïdes » et affection oculaire, considérée comme syphilitique par un ophtalmologiste (ptosis, mydriase, diplopie).

En 1908, crises rectales extrêmement violentes, répétées et irrégulières, atténuées par le traitement mercuriel.

En 1910, les douleurs des membres deviennent intenses, il s'agit de crises fulgurantes durant de quelques heures à quelques jours, de crampes, pénibles « à pleurer » dans les membres inférieurs. En outre, existent des douleurs rhumatoïdes, supportables.

La même année surviennent : de la paresse vésicale et rectale, de l'hyperexcitation génitale, une hyperesthésie des doigts du pied, de la ceinture, de l'hypogastre et des plis inguinaux, de la région précordiale et du cou, enfin du gland : des troubles de la marche, fatigue d'abord, puis lourdeur des jambes, enfin incoordination légère. A cette époque le malade est atteint d'un « purpura » avec albuminurie que l'on croit de nature mercurielle, mais la cessation du traitement n'amène pas la disparition de l'éruption que détermine au contraire une cure de frictions mercurielles.

L'incoordination fait des progrès malgré la reprise d'un traitement mercuriel : talonnement, projection des jambes, marche en zig-zag, impossibilité de se mouvoir dans l'obscurité. Deux réactions de Wassermann sont faites cette année : toutes deux sont négatives.

1912. Atténuation des troubles moteurs. Augmentation des phénomènes sensitifs : apparition de douleurs au niveau des membres supérieurs, d'hypoesthésie au niveau des orteils, d'anesthésie du gland.

M. H. a été soumis aux traitements suivants :

1906. Douze à quinze frictions mercurielles, améliorant les troubles oculaires.

1908 à 1911. Injections intramusculaires de biiodure de mercure (dose inconnue) par séries de 24 : 4 séries la première année, 3 séries les 2 suivantes. Dans l'intervalle, iodure de potassium : ce traitement augmente d'abord, puis diminue les douleurs.

Cure de frictions mercurielles à Cauterets. Traitement au benzoate de mercure et à l'iodure de potassium : à la suite disparition de la diplopie, grosse amélioration du ptosis, disparition presque complète des douleurs, atténuation de l'hyperesthésie.

1911. Au début de l'année, un médecin fait (avec une faute d'asepsie que remarque le malade lui-même) une injection intraveineuse de « 606 » à dose inconnue, suivie d'une lymphangite énorme du bras gauche.

Le malade reprend alors le traitement mercuriel; malgré ce traitement l'incoordination évolue rapidement.

Etat au début du traitement (21 juillet 1913).

La *marche* est bonne, mais on note un talonnement léger, sans projection des jambes. L'incoordination apparaît dans la marche pied à pied, elle est des plus nettes. Le commandement de halte s'accompagne de titubation et de réunion maladroite des pieds. L'ascension et la descente des escaliers sont pénibles, le malade doit prendre la rampe. Il marche habituellement avec sa canne, mais peut s'en passer pour de courts trajets.

Le dérobement des jambes existe, mais rarement. La fatigue est très rapide.

La *station* est également troublée : le ROMBERG est intense dès que les yeux sont fermés.

Le malade tombe dès qu'il se met sur un pied les yeux fermés.

Pas d'incoordination des membres supérieurs.

Le sens musculaire est atteint : le malade perd ses jambes dans son lit; quand elles sont croisées, il est incapable de spécifier leur position exactement.

Abolition des réflexes rotuliens et achilléens. Diminution des tricipitaux et des réflexes de l'avant-bras. Les réflexes crémastérien et abdominal sont plutôt vifs (hyperesthésie cutanée) ; les plantaires, faibles (hypoesthésie) se font en flexion.

Objectivement, anesthésie à peu près totale du gland : hypoesthésie des orteils et de la plante des pieds : en ces points, il y a retard à la perception, erreurs de localisation, troubles des sensibilités thermique, tactile et douloureuse. Hyperesthésie très modérée des plis inguinaux et des régions avoisinantes des cuisses et de l'abdomen. La sensibilité des organes profonds est intacte, sauf au testicule où elle est abolie, et aux nerfs cubitaux où elle est amoindrie.

Subjectivement, les douleurs persistent, sous leurs trois modes : crampes, toujours très douloureuses, rhumatoïdes, très supportables, et fulgurantes, peu fréquentes. Elles sont maintenant beaucoup plus rares qu'autrefois et le malade les dit tellement irrégulières qu'il ne peut guère préciser leur fréquence. Cependant il est rare qu'il passe une semaine sans en avoir senti quelqu'une.

Pupilles égales, irrégulières, en mydriase. Le réflexe à la lumière est aboli, l'accommodation paresseuse. Il persiste un léger ptosis bilatéral. La vision est bonne : cependant, à la limite du champ visuel, en haut, la diplopie réapparaît.

Audition. Goût. Odorat. Rien à signaler.

Le malade urine un peu par raison : il ne sent pas de petites quanti-tés d'urine dans la vessie et ne se rend compte que des réplétions moyennes; l'urèthre est insensible pendant la miction. Le malade doit pousser pendant toute la durée de cet acte. Il n'a jamais eu de réten-tion ni d'incontinence.

Pas d'albumine dans les urines.

Persistance des désirs sexuels. Anesthésie du gland et de l'urèthre, érections (d'origine psychique seulement) normales; mais le malade n'arrive point à éjaculer. Pas de pollutions.

Appétit excellent. Digestions bonnes. Les crises rectales ont à peu près disparu : seule persiste encore, seulement quand il y a diarrhée, la paresse du sphincter. Foie un peu gros (éthylisme léger et ancien). Rate non percutable. Pas de leucoplasie.

Aucun symptôme fonctionnel cardiovasculaire. Cœur un peu volumi-neux, avec claquement aortique net et léger roulement diastolique de la base. Tension artérielle : $\frac{22}{14}$.

Fatigue générale : légère céphalée au réveil; le matin, idées de tristesse et de découragement.

Malade en bon point, avec une légère tendance à l'obésité, qui a été bon vivant et très gai et l'est beaucoup moins maintenant. Sommeil excellent. Poids 99 kg. 100 (habillé).

W (sang) = 0 HW = 0 (21.7.13).

Ponction lombaire (25.7.13). Hypertension assez forte.

Liquide clair.

Albumine = 0. NONNE = 0. A la cellule de NAGEOTTE 2,5 éléments au mm³ (2,2 lymph. 0,2 mono. 0,1 poly.). Réaction de WASSERMANN, néga-tive.

	28.7.13	0,20	
	4.8.13	0,30	
1ʳᵉ série.	11.8.13	0,45	N. A.
	18.8.13	0,45	
	25.8.13	0,75	

Au cours de cette série, outre la céphalée de première injection, on note un réveil net des douleurs fulgurantes, et le jour de la 3ᵉ injection *deux crises rectales* très intenses, « à crier ». Toute la fin de la semaine, le malade reste fatigué. Les deux dernières injections ne donnent lieu à aucune réaction.

	29.9 .13	0,45	
	6.10.13	0,75	
2ᵉ série	13.10.13	0,90	N. A.
	20.10.13	1,05	
	27.10.13	1,05	

Sur ces 6 injections, 3 ont été suivies de douleurs fulgurantes.

28.11.13. Après 5 semaines de rééducation, M. H. se trouve dans l'état suivant :

La fatigue est maintenant beaucoup plus lente à se produire, l'ascension des escaliers peut se faire sans rampe : M. H. ne la prend que par précaution. Il dit lui-même que sa marche est très améliorée, qu'il est solide sur ses jambes et très content du résultat obtenu : en réalité presque rien n'est changé à l'examen : il y a toujours incoordination dans la marche pied à pied, mais elle est certainement moindre qu'autrefois. Les troubles de la station sont identiques. Le malade n'a eu qu'une fois du dérobement des jambes. Le sens musculaire est toujours atteint.

Aucune modification des *troubles réflexes*.

Subjectivement : les douleurs fulgurantes et les crampes ont disparu, seules persistent de loin en loin (une fois seulement depuis la 2ᵉ série) quelques douleurs rhumatoïdes très supportables et fugaces, toujours localisées au bras droit.

Diminution de l'hypoesthésie des orteils, disparition de l'hyperesthésie inguinale, persistance de l'anesthésie du gland.

Objectivement : il y a toujours retard à la perception, erreurs de localisation et troubles des divers modes de sensibilité aux orteils. Pas de modifications de la sensibilité profonde.

Pas de modifications des troubles sensoriels, ni des troubles viscéraux.

Au point de vue cérébral, M. H. a repris toute sa gaieté d'autrefois et a plutôt engraissé.

$$
3^e\ série\ \ldots\ldots\ \left\{\begin{array}{ll} 1.12.13 & 0,75 \\ 8.12.13 & 1,05 \\ 15.12.13 & 1,05 \\ 22.12.13 & 1,20 \end{array}\right.\ \ N.\ A.
$$

Durant toute cette série, M. H. n'a eu que 2 fois des douleurs et 2 fois de la diarrhée. Il est mis au repos pour 3 mois.

Se trouvant en fort bon état, M. H. reste au repos, non 3 mois comme il était convenu, mais 5, et revient le 12 mai, n'ayant eu d'autre accident que des douleurs légères, de temps à autre.

Une injection de 0 gr. 45 provoque une grande crise fulgurante, dans les membres inférieurs, *qui se prolonge toute la semaine*. Les douleurs apparaissent quelques heures après l'injection.

L'injection suivante n'est faite qu'à 0.30. Elle ne détermine aucune réaction non plus que les 3 suivantes (0,60, 0,90, 1.20).

23.7.14. Depuis la fin de la dernière série, M. H. a eu à deux reprises des crises *légères* de douleurs dans les membres inférieurs, sous forme de crampes ayant duré quelques heures.

Il se déclare incomparablement mieux qu'au mois de juillet, à la même époque ; il a retrouvé sa gaieté, son activité normales.

OBS. 50. — SYPHILIS NON TRAITÉE. GRAND TABES (début 1907). *Traitement mercuriel irrégulier. Troubles sensitifs, troubles moteurs prenant peu à peu une importance considérable, et empêchant la marche et la station debout. Troubles vésicaux.* Traitement discontinu par le néoarsénobenzol (20 injections en 5 séries). *Après la 1re série, amélioration de quelques jours. Après la seconde, la malade marche. Après 20 injections, amélioration considérable, la malade fait 800 mètres avec une canne, atténuation des troubles de sensibilité, etc.*

Mad. L., 40 ans. — Mariée à 16 ans. 18 mois après le mariage, un fils, actuellement en bonne santé. Puis le mari devient syphilitique : deux ans et demi après le mariage, grossesse, et avortement à 5 mois.

En 1906, troubles de la sensibilité, qui ont débuté aux mains : fourmillements, engourdissement, anesthésie ; la malade laisse tomber des objets qu'elle croit tenir, écrit difficilement, etc. Un an plus tard, brusquement, surviennent des troubles de la marche (*dérobement des jambes*) ; en se promenant à Paris, la malade est brusquement tombée à genoux, elle a pu au bout de quelques instants reprendre sa marche ; mais depuis ce moment, celle-ci, tout en paraissant encore normale, devient pénible, cause une fatigue rapide.

Un médecin, consulté à cette époque, a ordonné des *pilules de mercure*, qui auraient déterminé des troubles digestifs et de l'amaigrissement. Il y a 3 ans, les chutes, par dérobement des genoux, sont devenues fréquentes, et l'incoordination est apparue, accompagnée d'une atrophie musculaire très grande. Un médecin de Cambrai a ordonné *des injections mercurielles* : la malade fait 4 séries de 20 injections, à 2 mois d'intervalle, très mal supportées, amenant de la diarrhée, des vomissements, des douleurs gastriques. En même temps, surviennent des douleurs dans les orteils. Ce sont d'abord des sensations de démangeaisons, puis des picotements et des élancements. Aux jambes, sensation de vrille enfoncée dans les tibias, puis, peu à peu, apparition de *douleurs fulgurantes discrètes dans les cuisses, les bras, au thorax.* (Un médecin donne alors des pilules d'hectine et de mercure ; 80 pilules de chaque environ ont été prises ; ce traitement aurait amené un certain bien, atténué l'asthénie et les douleurs). Entre temps, la malade souffre de l'estomac. Les troubles gastriques semblent être d'origine médicamenteuse, la malade n'en a pas, quand elle ne prend pas de médicaments.

Depuis un an, incoordination très nette. L'hiver dernier, pas de douleurs, amélioration de la marche.

Depuis 5 mois, reprise de la maladie. *La marche devient impossible,* les pieds s'engourdissent comme les mains, les douleurs reviennent plus fortes : sensation d'étau aux chevilles, au thorax, douleurs fulgurantes à la jambe droite surtout.

La vessie est atteinte alors, la malade doit pousser pour uriner, parfois aussi elle ne peut retenir ses urines, en toussant, en riant. Mêmes troubles du côté du sphincter anal, très discrets encore.

La vue se brouille à certains moments.

État au 19 septembre 1912.

L'état général n'est pas mauvais, le poids est à peu près normal, l'appétit suffisant en général ; la malade va bien à la selle, les urines sont normales (pas d'albumine). La circulation est normale, les battements du cœur sont faibles, pas de lésions orificielles. Asthénie musculaire générale. Il y a aussi un peu d'asthénie mentale ; la mémoire a beaucoup diminué, l'idéation paraît lente, le sommeil est très mauvais.

La marche est *impossible ;* la malade se soutient à peine sur ses jambes, qui se dérobent très vite ; avec deux aides qui la soutiennent, elle avance en jetant les jambes d'une façon désordonnée, en talonnant aussi. La force musculaire est diminuée.

L'hypotonie est très marquée : les cuisses ne peuvent cependant être fléchies sur le bassin sans provoquer une douleur très vive. Incoordination du tronc.

Les réflexes achilléens, rotuliens et olécraniens sont abolis.

La *sensibilité* est profondément troublée.

Douleurs fulgurantes dans les pieds, les jambes, les bras, au thorax, très variables en intensité et en durée.

Les sensations de froid sont très accentuées, à la tête, et surtout aux pieds, aux jambes et aux mains.

Zone d'anesthésie à la piqûre à la face antérieure de la jambe gauche, hypoesthésie par ailleurs aux cuisses et aux jambes, aux bras et aux mains.

Hypoesthésie au tact, très marquée aux mains.

La sensibilité à la pression est à peu près conservée partout.

Le retard des perceptions est très marqué : il s'écoule 2 secondes environ entre le moment où l'on pique la malade à la jambe avec une épingle et celui où elle ressent cette piqûre.

La *sensibilité profonde est atteinte* dans différentes régions : aux tibias, aux tendons achilléens. La pression épigastrique, la pression des globes oculaires ou de la trachée est normalement perçue.

Vue bonne, mais se fatigue facilement.

Myosis, signe d'ARGYLL.

Vessie un peu paresseuse. Parfois, les urines sont mal retenues. Parfois, ténesme.

Ténesme rectal à certains moments.

$$W = ++ \quad IIW = 0 \ (19.9.12).$$

<table>
<tr><td rowspan="5">1re série . . . .</td><td>19.9.12</td><td>0,30</td><td></td></tr>
<tr><td>23.9.12</td><td>0,60</td><td></td></tr>
<tr><td>28.9.12</td><td>0,90</td><td>N. A.</td></tr>
<tr><td>2.10.12</td><td>0,90</td><td></td></tr>
<tr><td>7.10.12</td><td>1,20</td><td></td></tr>
</table>

La 3e injection a déterminé de la température (38°), de la diarrhée et des vomissements, et des douleurs généralisées pendant 24 heures.

9 *octobre* 1912. — Les douleurs sont très atténuées (subsiste une douleur au pied droit).

Le sommeil est meilleur. La malade éprouve beaucoup moins de raideur et de lourdeur dans les jambes, les genoux se dérobent un peu moins, la malade peut faire 3 ou 4 pas sans appui.

Cette amélioration est tout à fait passagère.

Le 24 *octobre* 1912, la malade dit être découragée. Elle écrit: « Depuis le 10 courant, date de ma sortie de votre maison, mon état n'a pas changé en bien ; au contraire j'ai eu des douleurs plus violentes que jamais aux jambes, particulièrement aux doigts du pied droit, à la cheville et au genou. Certains jours la cheville est rouge et enflée. La marche est la même, les chevilles et les genoux pliant comme avant ».

Le 31 *octobre* 1912, le fils de la malade écrit : « L'état de santé de ma mère s'aggrave de jour en jour de sorte qu'il est bien difficile qu'elle se tienne debout ; ses douleurs sont toujours fréquentes et plus fortes, ses chevilles toujours un peu enflées ».

14 *août* 1913. — La malade est restée jusqu'à ce moment sans traitement sérieux. Elle a fait de loin en loin des injections d'hectine et pris du mercure (pilules). Elle est dans le même état qu'en septembre 1912. Mêmes troubles sensitifs, même troubles moteurs, c'est-à-dire : crises douloureuses fulgurantes fréquentes aux pieds, aux jambes, aux mains, et marche impossible sans être très soutenue, dérobement des jambes fréquent.

$$W = ++++ \quad IIW = 0$$

14.8.13   0,30   N. A.

Violente réaction de Herxheimer. Fusées de douleurs durant 24 heures, maux de tête légers, température 38°,5 heures après l'injection.

21.8.13   0,45   N. A.

Mieux supportée, peu de température, douleurs moins vives.

<table>
<tr><td>28.8.13</td><td>0,60</td><td></td></tr>
<tr><td>4.9.13</td><td>0,90</td><td>N. A.</td></tr>
<tr><td>13.9.13</td><td>0,90</td><td></td></tr>
</table>

Injections assez bien supportées, peu de température, quelques douleurs en fusée, généralisées, durant 5 ou 10 heures, quelques légères céphalées.

Le 13 septembre, Mad. L. se tient beaucoup mieux sur ses jambes, marche un peu en se soutenant aux meubles et affirme qu'elle souffre moins.

7 octobre 1913. — L'amélioration est considérable. La malade marche avec une canne, sans autre soutien, dans ses appartements, et tourne seule, tout en vacillant un peu. Le ROMBERG persiste, mais a diminué nettement d'intensité. La jambe droite a seule tendance à se dérober, et empêche la malade de descendre un escalier ; l'articulation du pied droit est encore un peu raide, mais joue mieux. L'hypotonie qui était considérable l'année dernière a diminué.

Phénomènes douloureux *très atténués*. La malade peut dormir sans cachets calmants, les crises fulgurantes sont discrètes, se manifestent surtout aux pieds, à la jambe droite. Il n'y a plus de céphalées ni de fourmillements aux mains. La sensibilité est toujours diminuée en certaines régions : plantes des pieds, cuisse droite, thorax (côté droit), aux mains (les objets appréhendés ne sont pas très bien reconnus, perception obtuse), vessie et intestin en meilleur état. L'état général est bon.

3e *série*. . . .	7.10.13	0,60	
	14.10.13	0,90	N. A.
	21.10.13	0,90	
	28.10.13	0,90	
4o *série*.	18.12.13	0,60	
	24.12.13	0,75	N. A.
	31.12.13	0,90	

Ces injections sont toutes bien supportées.

5e *série*.	19.2.14	0,75	
	26.2.14	0,90	N. A.
	5.2.14	0,90	

Le fils de la malade écrit *le 13 mai* 1914 : « Les douleurs, depuis 15 jours, se réduisent en de petites pointes insignifiantes qui passent comme un éclair tantôt dans un pied, tantôt dans une jambe. La sensibilité des pieds est assez bonne puisque ma mère sent très bien le sol en marchant. Avec l'aide d'une canne, elle parvient à parcourir 800 mètres environ ; elle pourrait effectuer cette marche deux fois par jour. Seule, sans aucune aide, elle peut faire 100 mètres qu'elle effectue un peu en zigzag. Elle ne peut regarder ni à droite, ni à gauche pendant cette marche. Maman ne parvient pas encore à se hancher, par contre elle se sent plus ferme qu'avant lorsqu'elle est debout. Les mouvements sont moins saccadés. Elle ne parvient pas encore à monter et descendre un escalier. Elle marche assez fort sur le côté extérieur du pied gauche, c'est un défaut que l'on remarque ».

Juin 1914. Examen du sang fait en province : W = 0 (?)

Ponction lombaire.

Cellule de Nageotte : 52,8.

Réaction de Wassermann = 0. (?)

Obs. 51. — Syphilis traitée régulièrement. *Au bout de 10 ans, tabes de forme sensitive et motrice. Traitement mercuriel (huile grise d'abord, puis traitement intensif et prolongé). Atténuation des troubles sensitifs. Disparition des troubles moteurs (rééducation). Intolérance mercurielle. Séroréaction négative. Traitement par l'arsénobenzol et le néoarsénobenzol. Amélioration franche de l'état général, disparition de douleurs récentes (corset). En 1914, liquide céphalo-rachidien à peu près normal, sans hypertension.*

Le résumé de cette observation a été publié dans un travail publié sous le titre: *La question des affections parasyphilitiques en 1912. L'action du salvarsan dans le tabes dorsal* (VII° Congrès de Dermatologie, Rome 1912).

Il s'agit d'un malade atteint d'une syphilis banale en 1881, traitée pendant 3 ans par des pilules, 5 ans par l'iodure. Cependant, en 1900 apparaissent des crises fulgurantes : les douleurs s'atténuent au cours d'un traitement prolongé par l'huile grise (9 séries de 6 injections). De 1903 à 1906, l'huile grise, mal tolérée, est employée à doses plus faibles. Aggravation des douleurs, troubles de la marche. En 1907, 1908, sur mes conseils, le malade fait à plusieurs reprises des cures mercurielles intensives, par injections solubles (0 gr. 04 et 0 gr. 05 de biiodure Hg par jour). Les troubles de la marche disparaissent (rééducation). Les séries mercurielles atténuent les douleurs, toutes les fois qu'elles ont lieu, mais le mercure est de plus en plus mal supporté, il détermine de l'entérite persistante, et M. M. doit y renoncer.

En janvier 1911 le malade souffre encore de douleurs assez fréquentes mais légères. W = 0 HW = 0.

Du 1er au 15 février, 3 *injections de* 606 (0,36 + 0,45 + 0,60).

Ce traitement, si court, est suivi d'une amélioration remarquable dans l'état général. Le malade, qui avait maigri d'une manière considérable, retrouve son poids et ses forces, et renonce à abandonner sa profession (officier).

En octobre 1911, apparition de douleurs en corset.

Le 19.12.11 W = 0 HW = 0.

Trois injections de 606 (0,40 + 0,60 × 2).

Le 16 mars 1912, le malade écrit : « Je ne crois pas avoir ressenti aucune douleur vraiment nouvelle. A 2 ou 3 reprises des douleurs ont apparu au pied gauche, mais ne durèrent pas ; celles du pied droit sont revenues plus fréquemment.

« Quant aux douleurs en corset, je ne les ai plus ressenties, mais j'ai encore ressenti et très vivement des douleurs en coups de poignard dans l'un ou l'autre côté.

« J'ajoute que depuis les piqûres de janvier, j'ai ressenti de très vives douleurs (toujours coups de poignard se succédant à intervalles plus ou moins courts, pincements de la peau, compressions aux pieds et quelques douleurs fulgurantes tout le long de la jambe) et même assez fréquentes pour que j'aie eu presque un moment de désespérance.

« Peu à peu, mais sans progression continue, les douleurs se sont espacées et enfin depuis le 22 février je jouis d'une période calme avec état général très amélioré, et mon sommeil est plus réparateur. Je n'ai plus que de rares douleurs (coups de poignard et douleurs du pied) tantôt faibles, tantôt très vives, mais sans durée persistante.

« Mon service se fait sans aucun inconvénient et je suis seul à savoir que je souffre de temps en temps. »

En somme, amélioration nette après une période mauvaise, d'origine réactionnelle.

Septembre 1912 W = 0 HW = 0.

Trois injections de 914 (0,90).

Le 27 novembre 1913, le malade écrit : « Je serais déjà allé vous voir pour vous donner de mes nouvelles ; ce qui m'en a empêché prouve, en tous cas, une très réelle amélioration de mon état général.

« Pour arriver à me faire une petite position me permettant de supporter les charges qui m'incombent, j'ai dû me livrer à un travail extrêmement pénible, intellectuellement et physiquement. Je suis arrivé à bout de tout et il me faut faire tous les jours un travail minutieux d'au moins 8 heures en organisant tout moi-même. Il y a donc beaucoup de mieux.

« Au mois d'avril j'ai été vous voir à la suite d'une période de douleurs violentes qui paraissaient devoir redevenir de plus en plus fréquentes et qui même, pour quelques-unes, me paraissaient nouvelles. Depuis j'ai eu de longues accalmies suivies de reprises assez vives, mais toujours courtes (24 à 36 heures).

« Depuis le commencement de l'hiver, les douleurs sont revenues un peu plus souvent, mais en vieilles connaissances. Je ne puis pas dire, somme toute, que j'en ressenti de nouvelles de manière à appeler, par leur fréquence, une observation attentive.

« Je me considère en tous cas, que je sois guéri ou non, comme sorti d'un abominable cauchemar et c'est avec plaisir que je vous en témoigne toute ma reconnaissance ».

Février 1914 — Bon état général. Le malade mène une vie active, de temps en temps il souffre de douleurs, peu intenses — il est, dit-il, dans l'état d'un « rhumatisant ».

Ponction lombaire, 7 février 1914.
Hypertension marquée.

> Leuc. : 2 par mm³ (lymph. 1,7).
> W = 0.
> Albumine = 0.20 p. 100.
> Nonne = 0.
> Noguchi = +.

Deux injections de 914 (0,60 + 0,90). Ces injections sont suivies d'un peu de fatigue — elles n'amènent pas de réaction thermique. La seconde est suivie au bout de 2 ou 3 jours d'un réveil de douleurs, qui disparaissent en 24 heures.

En 1916 (janvier), M. M. va bien, il a eu très peu de douleurs de juin à décembre, mais souffre un peu dans la jambe gauche depuis 15 jours.

L'appétit est bon, il engraisse, mais l'intestin est toujours sensible.

Cette observation sommaire est importante, parce qu'il s'agit d'un malade suivi pendant une dizaine d'années, et chez lequel l'évolution progressive du tabes a été enrayée. La séroréaction est devenue négative, le liquide céphalo rachidien normal.

Les résultats thérapeutiques doivent être attribués surtout au traitement mercuriel, poursuivi de 1902 à 1908, mais le traitement par l'arsénobenzol a amené une amélioration nouvelle (amélioration de l'état général, action sur les douleurs).

OBS. 52. — TABES INCIPIENS (début 1910). *Forme mixte, sensitive et motrice, peu intense. 12 injections (arséno et néoarsénobenzol), en 4 séries. Guérison clinique. Mort en 1915 par angine de poitrine.*

M. M., 55 ans. — Chancre en 1878. Traité pendant un mois.

En 1910, douleurs dans les mollets.

Puis surviennent des troubles vésicaux (difficulté au début de la miction).

Vue trouble, sans diplopie.

Gêne de la marche, en particulier dans les escaliers. Le malade est obligé de se servir d'une canne.

Mai 1911 — Signe de WESTPHAL et de ROMBERG. Réflexe oculaire à la lumière conservé.

$$W = +++ \quad IIW = +.$$

Trois injections d'arsénobenzol à 0 gr. 30, 0 gr. 45, 0 gr. 60.
31 juillet, W = + IIW = +

Amélioration nette des troubles de la vue, des troubles vésicaux.
Du 3 au 22 août 1911. — *Trois injections* d'arsénobenzol à 0 gr. 60.

1er septembre 1911. — Marche *sans canne*, ne se tient plus à la rampe de l'escalier.

Janvier 1912. — Persistance de l'amélioration.

$$\begin{array}{ll} 14.5.12 & 0,60 \\ 20.5.12 & 0,90 \quad N.\ A. \\ 26.5.12 & 0,90 \end{array}$$

L'amélioration continue, toute douleur a disparu dans les mollets.
29.7.12 W = 0 HW = 0.

13 décembre 1912.

Il ne reste aucun trouble de sensibilité subjective.

Il ne reste aucun trouble vésical.

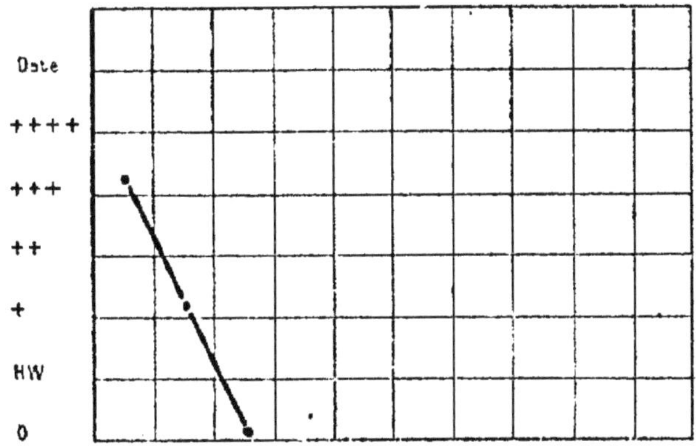

Le malade marche « son parapluie sous le bras » avec une entière liberté de mouvements. Il tourne sans difficulté, même les yeux fermés. Le ROMBERG a disparu. Difficulté (peu prononcée toutefois) à se tenir sur un pied les yeux fermés.

Le malade revient le 20 janvier 1913 et disant avoir eu quelques phénomènes douloureux dans les jambes, refait une série d'injections.

$$W = 0\ HW = 0.$$

$$\begin{array}{ll} 20.1.13 & 0,90 \\ 27.1.13 & 0,90 \quad N.\ A. \\ 3.2.13 & 0,90 \end{array}$$

Le 1er décembre 1913, le malade, auquel nous avons demandé des renseignements sur son état actuel, écrit : « J'ai trouvé votre lettre en rentrant de voyage, vous voudrez donc bien excuser le retard que j'ai mis à vous répondre. C'est vous dire ainsi que ma santé est toujours bonne, depuis ma dernière visite chez vous et grâce à vos si bons soins je n'ai rien éprouvé ; du reste, vous pourrez juger de mon état car je compte, suivant l'intention que j'en avais, aller vous rendre visite prochainement.

« Avec mes bien sincères remerciements, croyez à toute ma gratitude, etc... »

M. M. est mort brusquement en janvier 1915, avec des accidents d'angine de poitrine : l'état d'amélioration du tabes s'était maintenu jusqu'à cette date.

OBS. 53. — SYPHILIS EN 1895. *Traitement mercuriel de 4 ans.* TABES *de forme sensitive* (début 1902). *Troubles gastriques, guéris par un traitement mercuriel.* Traitement discontinu par le néoarsénobenzol (10 injections) et le mercure. *Disparition de la séroréaction. Liquide céphalorachidien normal, au point de vue cellulaire, mais séroréaction faible. Après cessation du traitement, état neurasthénique, céphalées, qui cèdent à un traitement nouveau.*

M. P., 42 ans (Dʳ J.-C. Roux). — Syphilis en 1895.

Chancre de la verge *traité dès le début ; pilules 2 fois par jour avec périodes courtes de repos pendant 4 ans.*

Aucun accident secondaire.

M. P. se marie en 1900 et a 3 enfants bien portants. Sa femme n'a pas fait de fausses-couches.

En 1902, apparaissent des *douleurs* à type fulgurant peu net, pas très fortes, survenant en crises courtes et localisées aux bras et aux jambes et qui sont dites rhumatismales.

En 1907 surviennent des *troubles gastriques.* Ce ne sont pas des douleurs d'estomac à proprement parler, mais plutôt une gêne, une lenteur de la digestion, sans vomissements, sans nausées.

M. P. consulte alors le Dʳ J. C. Roux qui pense à la syphilis et examinant le malade à ce point de vue, trouve un signe d'ARGYLL et l'abolition des réflexes rotuliens. Il soumet alors le malade à une cure de frictions mercurielles. M. P. suit pendant environ 2 ans un traitement comprenant 10 frictions quotidiennes espacées par 15 jours de repos : *les troubles gastriques cessent complètement.*

Cependant les *douleurs fulgurantes,* dont le type est très net cette fois, augmentent de fréquence et d'intensité.

En 1911, un an environ après la cessation du traitement mercuriel, débutent des troubles de la vision; le malade s'aperçoit brusquement d'un scotome(?) de l'œil gauche. Sur les surfaces vivement éclairées, il voit se dessiner en noir une image en forme de virgule ou de têtard mobile avec les mouvements du globe oculaire semblant spontanément se déplacer du champ visuel en descendant en bas et à gauche. Quand l'image a disparu, il suffit que le malade tourne vivement la tête pour l'apercevoir à nouveau.

Par ailleurs, la vision est bonne.

Quelque temps après, le scotome diminue en changeant de forme, il a maintenant, dit le malade, la taille d'une petite lentille, le tout sans traitement d'aucune sorte.

Les *douleurs fulgurantes* augmentent encore d'intensité et surviennent par crises violentes.

On note au début du traitement (4 mars 1911) :

Signes de Westphall, d'Argyll. Douleurs dans les membres inférieurs, Pas de troubles vésicaux ni génitaux. Signe de Romberg.

$$20.2.11 \quad W = +\!+\!+\!+ \quad HW = +$$

1re série . . . . . $\left\{\begin{array}{lll} 10.3.11 & 0,40 & \\ 20.3.11 & 0,60 & \text{Arsénobenzol} \\ 8.4.11 & 0.60 & \end{array}\right.$

$$2.6.11 \quad W = +\!+ \quad HW = +$$

2e série . . . . . $\left\{\begin{array}{lll} 1.7.11 & 0,60 & \\ 12.7.11 & 0,60 & \text{Arsénobenzol} \\ 22.7.11 & 0,60 & \end{array}\right.$

Le malade fait un traitement mercuriel prolongé (2 séries d'injections de bromure Hg, dose (?) à la fin de 1912.

$$19.3.12 \quad W = 0 \quad HW = 0$$

3e série . . . . . $\left\{\begin{array}{lll} 10.5.12 & 0,60 & \\ 14.5.12 & 0,90 & \text{N. A.} \\ 20.5.12 & 0,90 & \end{array}\right.$

Les deux premières séries d'injections ont *augmenté* les douleurs fulgurantes, la dernière les a à peu près *abolies*.

8.11.13. *Ponction lombaire.*

Liquide clair, en gouttes rapides.

Albumine $= +$

Nonne : opalescence.

Noguchi $= +\!+$

Cellule de Naceotte : 1,2 éléments (lymphocytes).

Wassermann : positif faible (0,9).

État au 21 novembre 1913. -- Les *troubles moteurs* sont extrêmement minimes : M. P. marche beaucoup et bien, il court facilement, gravit sans accroc les escaliers, les trottoirs. Il n'est point gêné par l'obscurité : cependant il lui arrive parfois d'avoir à prendre un point d'appui léger contre le mur.

Il a eu une fois ou deux du dérobement des jambes.

Les épreuves de la marche donnent toutes un résultat normal : il y a cependant un certain degré d'hésitation dans la marche pied à pied.

Par contre, le Romberg est net, et l'oscillation d'autant plus marquée que le malade se met sur un pied et ferme les yeux.

Les réflexes rotuliens, achilléens et tricipitaux sont abolis ; ceux de l'avant-bras, les réflexes crémastérien, abdominal et plantaire sont normaux.

Les *douleurs fulgurantes* sont à peu près disparues : *voici 5 mois que le malade n'en a pas eu.* Il existe maintenant quelques douleurs, différentes des douleurs initiales, elles n'ont plus le caractère d'éclairs, d'élancements fulgurants, extrèmement douloureux, que rien ne calmait et durant un jour. Actuellement, ce sont des douleurs plus sourdes, superficielles, qui ne surviennent guère que quand le malade s'est fatigué à beaucoup marcher, elles ont plutôt le type, d'après ce qu'il dit, de l'hyperesthésie cutanée : le frottement des genoux entre les draps, par exemple, peut les provoquer et quand le malade prend une position telle que rien ne touche plus la place douloureuse, la douleur diminue, puis disparait ; des compresses d'eau chaude ont également un effet sédatif marqué.

Actuellement, une crise de douleurs dure au maximum une heure, en moyenne une demi-heure.

On note encore de l'hypoesthésie testiculaire; par ailleurs la sensibilité est normale.

Pupilles égales, régulières, en myosis.

Réflexe à la lumière aboli des deux côtés.

Réflexe à la distance normal.

M. P. se plaint toujours d'une sensation de petite lentille mobile, grise, qui se déplace suivant les mouvements de l'œil. Cette sensation est très atténuée, à peine gênante.

L'*odorat*, le *goût*, l'*audition* sont normaux.

Les troubles gastriques sont à peu près nuls; la digestion n'est légèrement troublée que quand le malade a des soucis.

Le pouls bat à 76. Aucun signe de brightisme.

Pas de troubles urinaires, génitaux, respiratoires, nerveux.

Etat neurasthénique, fatigue au réveil, dégoût du travail, idées sombres qui paraissent dues surtout des préoccupations et des soucis d'ordre intime. Cependant il existe des céphalées depuis quelque temps.

Ce sont des douleurs continues, localisées surtout du côté droit de la tête (région pariétale) qui s'installent insidieusement, commençant l'après-midi ou le soir. Il s'agit d'abord d'une simple lourdeur, d'une pesanteur gravative, gênant et troublant le travail et qui n'existe pas tous les jours : en moyenne, le malade souffre 2 jours sur 3. Fatigue au réveil, dégoût du travail, idées sombres.

$$W = 0 \quad HW = 0$$

	21.11.13	0,30
4° série.	28.11.13	0,60
	5.12.13	0,90
	12.12.13	1,20

N. A.

Température maxima de la série 37°5. Injections supportées sans aucun incident.

Après la série d'injections, les céphalées ont à peu près disparu, l'état moral est très amélioré.

$$5^e\ série. \ . \ . \ . \ . \ \begin{cases} 3.2.14 & 0,60 \\ 9.2.14 & 0.90 \quad \text{N. A.} \\ 16.2.14 & 1,20 \end{cases}$$

Les injections sont bien supportées, sauf quelques douleurs fulgurantes légères dans la semaine qui sépare la seconde de la troisième injection.

Après cette série, le malade part dans le Midi pour 3 semaines. Il en revient avec des céphalées plus intenses procédant maintenant par élancements toujours localisés dans la région pariétale droite et à apparition ou à prédominance vespérales. De même, les douleurs se réveillent, mais sans prendre le type fulgurant et le malade souffre davantage et plus souvent (deux jours par semaine environ). Il dit lui-même n'avoir point autant souffert depuis 2 ans.

Ponction lombaire le 4 avril 1914.

Liquide clair sans hypertension.

Albumine = 0.

Globulines = 0.

NAGEOTTE 1,4 lympho, 0,2 mono par millimètre cube.

WASSERMANN négatif.

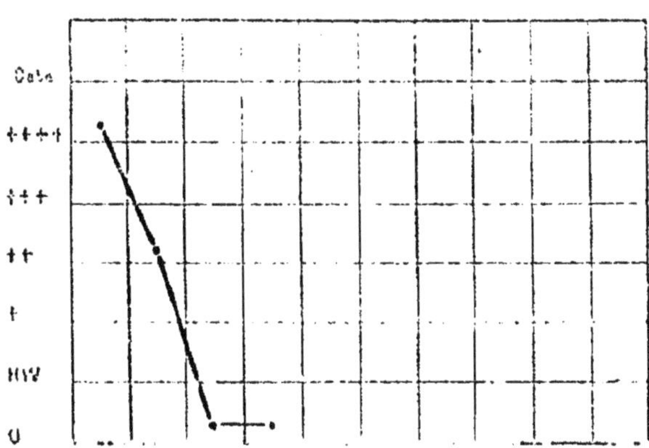

M. P. a reçu 4 injections de calomel à 0 gr. 10 les 3.10.17 et 24 juin.

Le calomel réveille les douleurs fulgurantes, d'une façon intense à la 1re piqûre, moindre à la seconde. Les céphalées ont disparu.

Le 17 *juin* 1914, l'état du malade est le suivant :

La marche est à peu près en tous points normale ; *le* ROMBERG *est très peu accusé.*

Aucune modification des réflexes rotuliens et achilléens qui restent abolis.

Par contre il existe assez rarement du dérobement des jambes (une dizaine de fois depuis le mois de novembre).

Les douleurs fulgurantes, réveillées par les injections de calomel, gardent toujours leur caractère sourd et leur type d'hyperesthésie cutanée. L'hypoesthésie testiculaire persiste.

Aucune modification des pupilles, ni du signe d'ARGYLL; la vue est toujours troublée par le scotome qui n'a ni augmenté, ni diminué.

Au point de vue viscéral, tout semble normal, l'estomac digère; le 2ᵉ bruit cardiaque est toujours dédoublé.

L'état neurasthénique est à peu près disparu, peut-être le malade n'a-t-il plus toute sa gaieté d'autrefois[1].

OBS. 54. — SYPHILIS EN 1887. *Troubles vésicaux, rectaux, moteurs, sensitifs, visuels,* TABES EN 1901. *Traitement mercuriel réitéré. Agents physiques, 1912-1913. Traitement par le néoarsénobenzol (4 séries, 15 injections). Réactivation sérologique. Amélioration nette malgré le traitement irrégulier, au point de vue vésical, rectal, moteur, sensitif, etc.*

M. P. (Dʳ LE FUR). Chancre génital, roséole, quelques maux de gorge en 1887.

Traitement à la liqueur de VAN SWIETEN et au protoiodure jusqu'en 1888. Depuis cette époque jusqu'en 1901, s'est complètement négligé.

Les accidents actuels ont débuté en 1901, le malade s'est aperçu d'abord qu'il avait de la difficulté à courir; quelque temps après il a ressenti brusquement une douleur vive dans le bas-ventre au niveau de la vessie. Il a commencé alors à pousser pour uriner, puis a éprouvé de telles difficultés qu'il a été obligé parfois de se sonder. Enfin un soir, se promenant avec plusieurs membres de sa famille, il constate qu'il marche très mal et qu'il titube. Très ému, il va immédiatement consulter un médecin qui porte le diagnostic de tabes (M. P. avait alors de l'inégalité pupillaire, du ptosis droit, de l'abolition des réflexes rotuliens et du ROMBERG).

Quelques douleurs dans les membres inférieurs à cette période.

Il fut soumis à un traitement mercuriel énergique qu'il suivit pendant 5 mois; injections de biiodure Hg à 0 gr. 05 avec un jour de repos tous les 5 jours et iodure de potassium.

Il fut ensuite traité pendant 3 mois à l'établissement électrothérapique de Monaco. On lui fit faire aussi un peu de rééducation.

---

1. J'ai reçu récemment (juillet 1917) des nouvelles de ce malade, qui a été mobilisé, et chez lequel des accidents tabétiques (douleurs, fatigue générale) sont apparus de nouveau au mois de juin, c'est-à-dire trois ans après un traitement irrégulier et court.

Ce traitement donna de bons résultats, le ptosis avait disparu et le malade marchait mieux.

1902. M. P. continua son traitement mercuriel, on lui avait aussi conseillé des bains très chauds et les bains de soleil (dos nu au soleil).

L'hiver suivant, il retourna à Monaco où il se fit traiter à nouveau pendant 3 mois (traitement à peu près identique à celui de l'année précédente); on essaya sans succès de faire quelques séances de haute fréquence.

A partir d'avril 1903, le malade fut soigné au protoiodure de Hg pendant un an avec de longues périodes de repos; il continua également les bains chauds et les bains de soleil.

A cette époque les symptômes étaient très atténués : depuis 1901 il n'avait eu que très rarement, tous les 3 ou 4 mois seulement, des douleurs fulgurantes dans les jambes, ceci le plus souvent quand l'état général éprouvait quelque atteinte, quand il avait un début de grippe, quand il s'enrhumait, etc. Le malade marchait à peu près bien, les troubles de la stabilité avaient considérablement diminué et il ne craignait plus de s'aventurer sur la chaussée même lorsque la circulation était assez intense.

Au printemps de 1904 M. P. suivit, pendant un mois, un traitement par les courants alternatifs, les bains de lumière, les douches chaudes en jet sur le rachis et ne constata pas de grandes modifications dans son état.

En 1906, on fit des injections de cacodylate de Hg. M. P. eut ensuite une phlébite qui l'immobilisa au lit pendant 6 semaines ; on remplaça les injections par des frictions à l'onguent mercuriel double. Ce traitement fut poursuivi pendant plusieurs années, le malade avait continué pendant tout ce temps à prendre des bains de soleil et à se faire lui-même des applications de courants alternatifs. L'été il prenait des bains d'eau de mer chauds.

Depuis le mois de janvier 1912, les troubles vésicaux ont reparu, la vessie se vide mal et le malade est obligé de se sonder, d'où cystite.

État au début du traitement (octobre 1912).

M. P. n'a pas de perte de la position des membres, il apprécie exactement les différences de poids.

Le Romberg est très net, le malade ne peut se tenir sur un pied les yeux ouverts sans osciller, il oscille les yeux ouverts dès qu'on lui cache la vue du sol avec un écran. La nuit, il ne marche pas sans lumière.

La démarche est un peu hésitante, le malade vacille un peu sur ses jambes, mais pose les pieds correctement à terre, il ne lance pas la jambe, ne fauche pas, ne talonne pas. Il marche assez bien au commandement, s'arrête et se retourne correctement.

Pas de troubles de la préhension, aucune maladresse des mains, aucun trouble stéréognostique. Aucune modification de l'écriture : M. P. dessine aussi bien qu'autrefois.

L'hypotonie musculaire n'est pas très marquée, il n'y a pas d'état particulier de flaccidité musculaire. Les degrés de flexion et d'extension des membres sont normaux. Quelquefois le malade accuse du dérobement des jambes avec flexion brusque des genoux.

M. P. souffre de douleurs fulgurantes tous les 2 ou 3 mois, durant 5 ou 6 heures. Elles apparaissent la nuit et cessent le plus souvent quand le malade se lève. Elles sont toujours localisées dans les membres inférieurs, naissent et meurent sur place et se montrent d'habitude dans la région du genou. Ce sont des douleurs plutôt lancinantes que fulgurantes : le malade les compare à celles que produirait un coup de couteau. Il accuse encore des fourmillements permanents aux extrémités des annulaires droit et gauche.

Anesthésie à la douleur.

Pas de modification de la sensibilité profonde : le larynx, la région épigastrique, hépatique sont sensibles. La sensibilité testiculaire est normale.

Les réflexes rotuliens sont abolis.

Les réflexes cutanés, plantaires, abdominaux, crémastériens sont normaux.

Le malade présente des troubles de la vision depuis 4 ou 5 ans : souvent il a un nuage devant les yeux ; quand il est en pleine lumière, il lui semble voir un serpent volant à quelques mètres devant ses yeux (ce serpent a 4 ou 5 centimètres de long, est tortillé, a une tête et des anneaux jaunes à noyau noir).

M. P. a toujours été myope depuis l'âge de 15 ou 16 ans, mais sa vue n'a guère baissé depuis le début de sa maladie.

Il n'y a pas de paralysie des muscles moteurs de l'œil. Un très léger ptosis existe du côté droit, aucune analgésie du globe oculaire à la pression. Inégalité pupillaire légère, la pupille droite est en mydriase.

Les pupilles réagissent à la lumière (*pas d'*ARGYLL) et à la distance ; le réflexe de la pupille à la douleur existe.

Il y a une légère diminution de l'ouïe, mais pas de troubles des appareils olfactif ou gustatif.

Après les douleurs, surtout lorsqu'elles sont violentes, apparaissent parfois quelques taches érythémateuses.

Pas de troubles gastriques, mais le malade a souvent de la diarrhée.

M. P. a des difficultés pour uriner, il pousse beaucoup, a des envies très fréquentes et impérieuses, et ne parvient pas à vider normalement sa vessie. Il a besoin de se sonder.

Sang : W = 0 HW = 0.

25 *octobre* 1912. *Ponction lombaire.*

Liquide clair et transparent.

28 éléments par millimètre cube (cellule de NAGEOTTE).

Lames sèches : 10 à 20 éléments par champ (95 p. 100 lymphocytes, 5 p. 100 mono).

Réaction de Wassermann du liquide = positive maxima.

$$1^{re}\ série \dots \begin{cases} 26.10.12 & 0,30 \\ 30.10.12 & 0,60 \\ 5.11.12 & 0,90 \quad \text{N. A.} \\ 11.11.12 & 0,90 \\ 18.11.12 & 0,90 \end{cases}$$

La première injection a été suivie de quelques douleurs fulgurantes.

M. P. écrit le 23 décembre 1912 : « Au point de vue sensibilité, réflexes, stabilité, je ne constate pas de modifications sensibles. La vessie toutefois me semble moins paresseuse et le résidu diminue sensiblement. Ceci m'est d'autant plus agréable que les troubles vésicaux devenaient les plus gênants.

« Les douleurs ne se présentent pas comme précédemment avec la sensation de coups de couteau en un point fixe : elles varient de position dans l'une et l'autre jambe et amènent une contraction brusque avec flexion du genou et du pied presque sans douleur : au lieu de durer 6 heures, elles ont duré 30 heures. A la suite d'une crise survenue il y a 3 semaines je n'ai plus rien ressenti de douloureux.

« Mon état général est très bon ».

$$W = ++ \quad HW = +$$

$$2^e\ série \dots \begin{cases} 11.1.13 & 0,90 \\ 18.1.13 & 0,90 \quad \text{N. A.} \\ 28.1.13 & 0,90 \end{cases}$$

Avant la série on constate une amélioration au point de vue de la sensibilité vésicale : quand le malade se sonde, la quantité d'urine contenue dans la vessie est moindre qu'autrefois.

L'équilibre sur une jambe les yeux ouverts est devenu normal.

M. P. souffre après la série un peu plus que les mois précédents. Diminution de la sensation de nuage au point de vue visuel.

$$W = ++ \quad HW = +$$

$$3^e\ série \dots \begin{cases} 21.2.13 & 0,90 \\ 27.2.13 & 0,90 \quad \text{N. A.} \\ 5.3.13 & 1,20 \end{cases}$$

Le 21 février 1913, M. P. revient à la clinique.

Il existe une amélioration de l'état général, le malade se sent plus alerte, il a meilleure mine. La marche est meilleure dans l'obscurité, l'amélioration de l'état vésical qui s'était accentuée entre la 1re et la 2e injection ne s'est pas modifiée entre la 2e et la 3e. Le malade a eu quelques douleurs dans le pied droit. La vue est meilleure et le malade a constaté que ses pupilles tendaient à devenir égales.

27.2.13. La marche, le soir, n'est pas encore parfaite, mais l'équilibre est meilleur. La contractilité de l'ampoule rectale paraît augmenter.

la défécation se fait à peu près normalement, tandis qu'autrefois le malade craignait souvent d'avoir des selles involontaires. Les réactions douloureuses qui se produisent le jour de l'injection sont moins violentes qu'au début du traitement, elles sont devenues insignifiantes. L'amélioration est de plus en plus nette du côté de la vessie, qui semble se vider beaucoup mieux qu'autrefois.

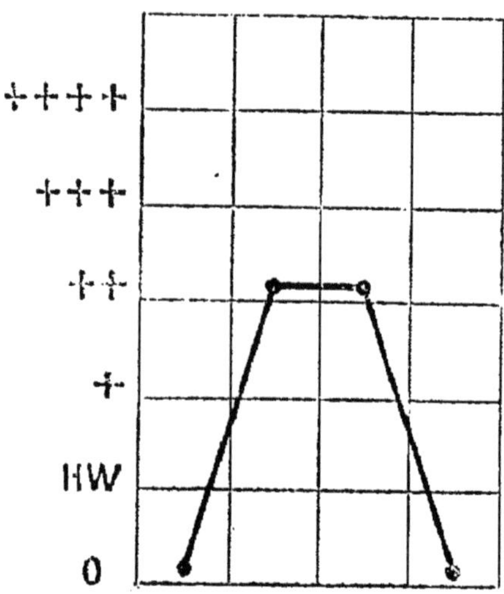

M. P. écrit le 13 octobre 1913 : « Depuis l'an dernier mon état est stationnaire : mon attitude est plus stable dans l'obscurité, mais mes voltes n'ont pas encore toute la précision désirable. Je n'ai eu que deux fois des douleurs fulgurantes : à la veille de grippe ou embarras gastrique fébrile. Ces douleurs n'étaient plus en un point fixe, concentrées et violentes, mais au contraire diffuses et voyageuses. La vue et l'ouïe sont satisfaisantes. »

$$W = 0 \quad HW = 0$$

4e série.	24.10.13	0,30	
	31.10.13	0,75	N. A.
	8.11.13	0,90	
	15.11.13	1,20	

Malgré l'amélioration franche, j'insiste près du malade pour qu'il poursuive le traitement *régulièrement* en province, et qu'une ponction lombaire ait lieu bientôt, pour permettre la comparaison avec les résultats de la ponction faite en octobre 1912.

Obs. 55. — Syphilis mal traitée (1890). Tabes atténué par le mercure.

Forme motrice, sensitive, arthropathique. Séroréaction négative. Traitement irrégulier par l'arsénobenzol (20 injections).

M. Pl., 46 ans. — Syphilis en 1890, mal traitée, peu d'accidents.
1899. Douleurs rhumatoïdes. En 1900, légère incoordination.

De 1900 à 1910, traitement mercuriel régulier et parfois à doses intensives sous forme d'huile grise et d'injections de sels solubles.

Pendant cette période, crises douloureuses, en particulier le long du sciatique droit. Aux deux pieds, arthropathies médiotarsiennes, avec gonflement considérable, mobilité anormale, craquements articulaires.

Ces lésions guérissent peu à peu, aboutissant à la déformation et à l'ankylose.

Juin 1911. — Séroréaction négative (W = 0 BW = 0).

Le tabes se révèle par le signe d'ARGYLL, le signe de WESTPHAL.

L'incoordination motrice a été corrigée par la rééducation. Crises douloureuses espacées, dans les membres inférieurs. Le symptôme le plus important est l'engourdissement des jambes, c'est le seul qui gêne le malade, et il le gêne beaucoup.

Trois injections à 0,30, 0,45, 0,60 (606). A la suite, réveil passager des douleurs aiguës, fatigue générale. Puis amélioration, légère atténuation des phénomènes paresthésiques.

En octobre 1911 survient une anesthésie intermittente de la face interne de la main et de l'avant-bras gauche. La séroréaction reste négative.

Trois injections à 0,30, 0,45, 0,60 (606) suivies d'une période de douleurs violentes. L'anesthésie de la main disparaît.

Février 1912. — Nouvelles douleurs. L'engourdissement des membres inférieurs reparaît : minime le matin, il augmente avec la fatigue de la journée.

Un traitement plus régulier a été commencé en 1913.

Du mois de septembre 1913 au mois de juillet 1914 M. Pl. a reçu 14 injections dont 6 à 1 gr. 20 (néoarsénobenzol).

M. Pl. est revu en 1917, dans un état de santé parfait. Mais il se plaint toujours de phénomènes paresthésiques, assez gênants, mais intermittents.

Obs. 56. — TABES ANCIEN (début 1892), *chez un malade syphilitique, et peut être également hérédosyphilitique. Dégénérescence psychique (impulsions sexuelles). Forme sensitive, avec prédominance des phénomènes au niveau du thorax. Traitement par le néoarsénobenzol (19 injections, d'abord à doses normales, puis à doses faibles). Réactions génitales. Réactions douloureuses. Aggravation des douleurs thoraciques par le traitement. La séroréaction sanguine tombe à 0. Ponction lombaire : liquide céphalo-rachidien presque normal.*

M. Sch. 48 ans ingénieur (Dr MIRGOUCHE). — Père mort morphinomane, à 54 ans : il souffrait de *douleurs très vives*. Un enfant mort en bas âge.

Le malade a parlé tard, à 2 ans. A 9 ans, chorée.

Il a souffert, pendant plusieurs années, de migraines ophtalmiques fréquentes, avec céphalées, vomissements, durant 2 à 3 heures.

Dès la puberté, M. S. a été un excité génital : rêves érotiques très fréquents, avec éjaculations : impulsions sexuelles, au cours desquelles une femme qui passe dans la rue, quelle que soit sa beauté, sa condition sociale, sa propreté même, provoque un désir brutal. M. S. ne peut résister au besoin sexuel et a, s'il n'est pas satisfait, des érections et éjaculations spontanées dans la rue. Il a dû beaucoup se raisonner pour ne pas faire d'excès vénériens.

Crises d'urticaire survenant sans causes ou après l'ingestion d'aliments qu'on ne peut faire préciser. Crises généralisées (à tout le moins, très étendues), durant quelques heures, cessant brusquement.

1889. — *Syphilis.* Chancre préputial, puis roséole, plaques muqueuses buccales. *Pas de céphalée*, pas de perte des cheveux.

Depuis aucun accident, aucun traitement.

1892. *Mydriase et diplopie*, traitées par le mercure.

1894-1895. Malgré ce traitement, apparaissent des *douleurs fulgurantes* dans les jambes, par crises de 2 à 3 jours tous les 3 mois environ, assez douloureuses pour obliger le malade au repos : les douleurs deviennent de plus en plus fréquentes et de plus en plus intenses.

Puis survient un *zona* intercostal droit durant 15 jours à 3 semaines, localisé à la partie postérieure et latérale du thorax.

De plus, *ptosis de la paupière supérieure gauche*.

1900. *Troubles gastriques* sous forme de crises : douleurs violentes, vomissements abondants les calmant et qui, assez rapprochées d'abord, deviennent de *moins en moins fréquentes*, à la suite d'un traitement fait dans un sanatorium allemand.

1902-1903. *Hépatomégalie* avec légères douleurs dans toute la région hépatique sans ictère : le foie faisait *une bosse sur le côté*. Le malade entre alors dans un sanatorium de Francfort où il est soumis au régime végétarien, aux massages, à l'hydrothérapie chaude et froide, aux bains de vapeur, aux cures d'air et de soleil.

Il y fait une cure de un mois, 4 ans de suite.

L'hépatomégalie disparaît, les symptômes gastriques aussi.

Les douleurs fulgurantes, de moins en moins fréquentes, sont alors remplacées par des douleurs en ceinture, survenant d'abord exclusivement la nuit par crises, puis presque continues avec des exacerbations séparées par des accalmies, puis de plus en plus fréquentes et douloureuses, devenant à la longue *continues* sans période d'accalmie.

En 1904-1905, apparaît de *l'incontinence d'urine*, seulement nocturne par accès, tous les deux mois à peu près. Le malade a ainsi perdu des urines 5 ou 6 fois en tout. L'incontinence a complètement cessé depuis.

Les *pertes séminales* continuent toujours, assez rares. Elles ne se présentent plus maintenant.

En 1910, à Paris le malade est soumis à une cure d'*atoxyl* et de *mercure*.

A la suite des injections, les douleurs en ceinture deviennent extrêmement violentes. Une demi-heure après l'injection, le malade se roulait parfois à terre dans le cabinet du médecin.

Puis M. S. entend parler du 606, se rend chez un ami à Aix-la-Chapelle pour être soumis à ce traitement et reçoit 2 injections.

La piqûre réveille également les douleurs en ceinture (réaction de HERXHEIMER).

1912. A Cologne, on fait une *réaction de* WASSERMANN, qui est *négative* 2 fois de suite.

A Paris, bains radifères et électriques pendant 3 semaines, sans résultat.

M. S. est marié, n'a pas d'enfant; sa femme n'a jamais fait de fausses-couches.

M. S. a suivi les traitements suivants :

1889. Pilules de protoiodure de mercure pendant 15 jours ou 3 semaines, c'est-à-dire pendant les accidents qui semblent bénins.

1892. — L'affection oculaire est traitée :

En Allemagne par des frictions faites par séries entrecoupées de repos. Le malade a reçu ainsi 150 à 160 frictions en 3 ou 4 ans.

En France, piqûres de mercure (?) « dans le dos » quotidiennes pendant 24 jours. Cures à Uriage : le malade y va 3 étés de suite. L'hiver, il suit à Paris un traitement à l'huile grise, dont il reçoit 8 à 10 piqûres hebdomadaires.

1900. Cure de régime dans un sanatorium allemand.

1910. Cure mixte d'atoxyl et de mercure, une piqûre chaque jour de ces 2 composés pendant 8 jours avec repos de 10 jours. Le malade reçoit en tout 24 piqûres.

A Aix-la-Chapelle, 0,70 + 0,50 de 606 intrafessier.

1912. A Paris, bains « radifères » et électriques sans résultats (3 semaines de traitement).

1913. Pulsoconn de Maçaura !

En résumé :

Syphilis discrète, chez un prédisposé nerveux, presque sans aucun traitement, au moins au début.

Tabes avec phénomènes douloureux intenses, sans troubles moteurs spontanément appréciables.

Réactions de HERXHEIMER constantes et violentes.

Malade courageux, n'arrêtant pas ses occupations malgré ses douleurs, connaissant sa maladie, la déclarant « incurable », et s'adressant cependant à tous les spécialistes et toutes les spécialités pour essayer de guérir.

W = +++ HW = + (21.12.12).

1re série	19.12.12	0,30	
	26.12.12	0,60	N. A.
	3. 1.13	0,90	
	10. 1.13	0,90	

Douleurs exagérées après chaque injection.

Ponction lombaire le 27.2.13.

Liquide clair et transparent.

Cellule de NAGEOTTE : 3,5 lymphocytes par millimètre cube.

WASSERMANN du liquide négatif.

Examen le 7 mars 1913.

Troubles de la sensibilité subjective. — M. S. a encore de temps à autre des douleurs fulgurantes dans les membres inférieurs (ces douleurs sont les plus anciennes, elles remontent à 1895, mais se sont très atténuées surtout depuis un an).

Actuellement les phénomènes douloureux les plus violents sont *localisés au niveau du thorax et de la taille*. C'est un état douloureux *continuel*. Il semble au malade qu'il a le thorax comprimé par un corset trop serré, des douleurs déchirantes dans la poitrine : il lui semble qu'on lui arrache les muscles; douleurs intercostales limitées parfois au trajet d'un seul nerf, plus intenses en général du côté droit que du côté gauche. Douleurs en ceinture bilatérales, s'irradiant jusqu'au pli de l'aine et à la région sus-pubienne, jamais de douleurs au niveau des organes génitaux, souvent en outre quelques douleurs au niveau des épaules, des omoplates, des aisselles surtout à gauche. Pas de douleurs dans les membres supérieurs.

Actuellement il n'y a pas de troubles gastriques, mais des douleurs intestinales assez violentes qui surviennent surtout la nuit. Pas de crises laryngées.

M. S. marche très bien, même dans l'obscurité, il monte et descend parfaitement les escaliers (il habite au 5° étage). Il n'a jamais eu de dérobement des jambes. Aucune ataxie des membres inférieurs et supérieurs.

Troubles moteurs. — La *marche* est normale, le malade ne lance pas les jambes, ne talonne pas. Cependant, les yeux fermés, il y a une légère titubation; dans la marche les 2 pieds dans le prolongement l'un de l'autre M. S. chancelle et perd l'équilibre.

L'arrêt et le demi tour au commandement sont normaux.

La *station debout* est bonne les yeux ouverts; les yeux fermés il y a de très légers mouvements de balancier. Sur un pied le malade chancelle et, quand les yeux sont fermés, tombe.

Pas d'incoordination aux *membres supérieurs*.

Le *sens musculaire* est normal. Pas d'hypotonicité musculaire.

Aucun trouble de la *stabilité*. M. S. se tient parfaitement debout, les yeux fermés, même sur un pied.

Abolition complète des réflexes rotuliens et achilléens.

Strabisme convergent, diplopie, images croisées, signe d'ARGYLL bilatéral.

La vision de l'œil gauche est très troublée.

$$W = +\!+\!+ \quad HW = + \ (1.3.13).$$

2ᵉ série. . . . .   1.3.13   0,60   N. A.

8.3.13. Les douleurs ont été violentes après cette injection. M. S. a eu également des phénomènes d'excitation génitale avec érections et éjaculations spontanées (comme il en avait eu il y a quelques années, éjaculations spontanées dans la rue).

8.3.13   0,90   N. A.

15.3.13. Pas de réactions génitales.

Deux jours très bons cette semaine, ce qui n'était pas arrivé depuis plusieurs mois.

Reprise des douleurs le 18. Depuis le 19 au soir, douleurs sciatiques et gêne de la marche due aux douleurs.

$$W = + \quad HW = + \ (12.4.13).$$

3ᵉ série. 22.3.13   0,90

M. S. revient : il a une période de repos, mauvaise au début, meilleure vers la fin. Vers le 5 ou 6 avril, il se trouve à peu près dans l'état où il était avant le traitement.

19.4.13 $\left\{ \begin{array}{l} 0,90 \\ 1,20 \end{array} \right.$ « 914 »

Du 12 au 19, M. S. a été dans un état plus satisfaisant qu'il ne l'était après les autres injections. Les phénomènes douloureux par réaction de Herxheimer ont été moins violents qu'ils ne l'étaient auparavant. Pas de réaction génitale.

20.4.13   1,20   N. A.

Les phénomènes douloureux ont été très violents, à la suite de l'injection du 19, pendant presque toute la semaine : pas de réaction génitale.

$$W = 0 \quad HW = 0 \ (27.5.13).$$

4ᵉ série. . . . .   30.5.13   0,90 N. A.

Crise douloureuse violente, mais supportable, qui dure 2 jours et n'empêche pas le malade de faire le 2ᵉ jour une longue excursion en voiture.

6.6.13   1,20   N. A.

Réaction thermique 37°9.

Crise douloureuse le jour même de l'injection, au point que M. S. envoie sa femme demander l'autorisation de se faire une piqûre de morphine. Il présente des secousses nerveuses, des « douleurs éclairs » surtout dans le côté droit. Très marquée le jour même, la réaction se calme progressivement en 3 ou 4 jours.

13.6.13   1,20   N. A.

Aussitôt après l'injection, contractures douloureuses au niveau de l'estomac. La réaction est plutôt moins douloureuse que la précédente, mais se prolonge davantage. Du 15 au 19, elle garde la même intensité. « Douleurs électriques, éclairs », le 1er jour, puis douleurs en ceinture continues avec exacerbations momentanées. L'insomnie est absolue. M. S. ne sait où ni comment se mettre, souffre à crier. De temps en temps une exacerbation douloureuse coupe la respiration. M. S. aurait eu quelques *plaques d'urticaire* fugitives ces jours-ci.

Examen au 17 juin 1913.

Les douleurs fulgurantes ont disparu.

Les douleurs *en ceinture* sont extrêmement violentes et presque constantes, elles sont souvent entrecoupées par des exacerbations partant d'une plaque d'hyperesthésie sur laquelle il sera revenu et qui surviennent : *à la suite de fatigues, pendant la digestion* 1/2 heure après les repas, *pendant l'insomnie*, de 2 heures du matin à 5 heures. Elles sont suivies d'une sensation de bien-être, à peu près la seule de la journée vers 8 heures du matin.

Les crises douloureuses, d'abord supportables, augmentent d'intensité, atteignant un summum après lequel se fait une sensation de bien-être très relative : le malade se sert du Pulsoconn pour atteindre ce summum plus tôt, préférant souffrir plus intensément et moins longtemps.

Les *troubles objectifs* sont nuls, les sensibilités au tact, à la douleur, sont intactes partout, sauf une *plaque d'hyperesthésie*, large comme une bonne paume de main, à cheval sur la crête iliaque droite qu'elle déborde en haut comme en bas de 2 à 3 centimètres, s'arrêtant à un travers de doigt des apophyses épineuses et s'éloignant de ces apophyses, en dehors de 12 centimètres environ.

Il n'y a pas d'anesthésie cutanée.

La pression, dans la région précordiale, donne au malade l'impression qu'entre la peau et les côtes se trouve quelque chose de rugueux, comme une fine couche de grains de sable.

La pression à l'épigastre, à la rate, aux reins, à la crête tibiale, n'est pas sentie.

La sensibilité est émoussée au niveau des testicules, du cubital, du cœur, du foie.

Les *pupilles*, en mydriase, sont égales. La gauche, irrégulière, se dilate à la lumière. La droite, régulière, est immobile à la lumière. L'accommodation est normale.

Aucun trouble de l'*ouïe*, de l'*odorat* et du *goût*.

La femme du malade a remarqué (depuis les injections de 914) une *pigmentation de la face postérieure de l'hémithorax droit*.

A ce niveau : depuis la pointe de l'omoplate en haut, jusqu'à la 12e côte en bas, se trouve une zone pigmentée brun clair en réseau assez foncé à petites mailles.

Dans la région costo-iliaque, existe une autre zone se prolongeant en bas sur le 1/3 supérieur de la fesse, de même allure, mais à travées plus claires enserrant de plus grands espaces de peau saine. Cette dernière zone déborde de toutes parts la zone d'hyperesthésie signalée plus haut.

Pas de troubles *génitaux* ni *vésicaux.*

Le malade est plutôt constipé.

Après chaque piqûre, la voix est couverte. Pas de troubles cardio-vasculaires. Cœur normal. Pouls 78.

La *mémoire* qui avait baissé, *revient à l'état normal* depuis le traitement par le néoarsénobenzol.

M. S. aurait meilleure mine d'après les dires de son entourage ; mais depuis le traitement, il a diminué de poids.

Urines. — Ni albumine, ni sucre.

En présence des douleurs très vives et persistantes, on renonce à augmenter les doses, et on revient aux petites doses répétées.

5ᵉ *série.* 11.713   0,45

Maximum thermique 37°9.

Réaction de HERXHEIMER encore, mais moins marquée : douleurs fulgurantes et en ceinture les 2 jours qui suivent l'injection, puis douleurs en ceinture habituelles tout le reste de la semaine.

18.7.13   0,45   N. A.
25.7.13   0,45

Chacune de ces injections s'est accompagnée d'une réaction douloureuse intense, de diarrhée et de nausées.

M. S. revient le 1.8.13 ; la réaction douloureuse de la dernière injection a duré toute la semaine, « je n'ai jamais autant souffert ». Quatre jours après la dernière piqûre, M. S. se plaignit de vertiges, avec nausées qui ne durèrent qu'un jour. Les douleurs que réveillent les injections sont plus fortes et plus longues qu'au début du traitement, et, entre 2 injections, il n'y a plus de période de soulagement. La sensation d'être serré dans un corset persiste, et ce sont les douleurs en ceinture qui font souffrir actuellement le malade ; les douleurs des jambes ont absolument disparu.

Les troubles intestinaux tendent à reprendre, il y a maintenant des alternations de diarrhée et de constipation, cette dernière prédominant de beaucoup.

Au 8 décembre 1913. W ⇌ 0 HW 0.

État au 22 janvier 1914.

Pendant la période de repos de 5 mois, les douleurs ont diminué d'une façon très appréciable :

6ᵉ *série.* . . . . .   16.1.14   0,30   N. A.

L'injection n'est suivie d'aucune réaction douloureuse, mais le 3ᵉ jour des douleurs commencent à apparaître, qui augmentent d'intensité et deviennent atroces à la fin de la semaine. Le 26 janvier M. S. a pris 7 cachets d'aspirine et des suppositoires à la belladone-morphine sans avoir d'amélioration bien nette.

Mais cette réaction douloureuse ne porte pas ou presque pas sur les douleurs habituelles, c'est-à-dire thoraciques, ce sont maintenant des douleurs fulgurantes des membres, surtout du membre inférieur droit (genou et talon).

24.1.14　　0,30　N. A.

Les douleurs sont moindres, cependant le malade prend encore chaque jour des cachets d aspirine.

30.1.14　　0,30　N. A.

Les douleurs diminuent encore.

(Elimination arsenicale normale).

13.2.14. Réaction douloureuse intense, persistant toute la semaine. M. S. revient le 5 mai 1914.

Les douleurs fulgurantes des membres inférieurs ont à peu près totalement disparu « ça ne compte pas » dit le malade.

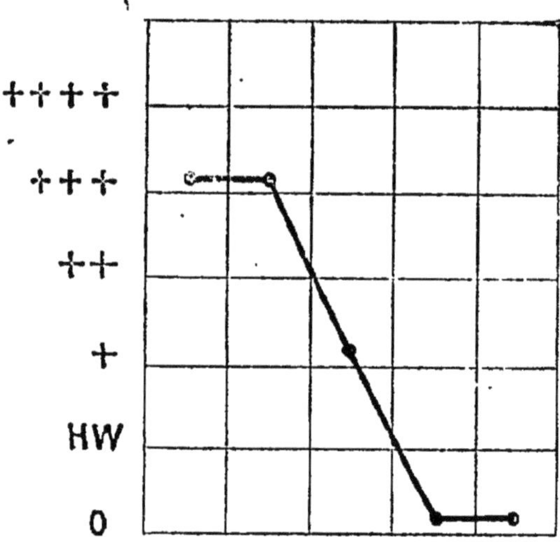

Les douleurs thoraciques continuent par contre : leur intensité, qui est très grande, n'a pas varié, mais elles sont maintenant *persistantes*. Tous les jours, M. S. souffre; la nuit, la douleur augmente encore et au matin seulement les douleurs diminuent et il se fait alors un instant d'accalmie, le seul de la journée.

L'aspirine calme aisément ces douleurs, elle permet au malade de dormir, mais après son action, la crise reprend *plus fortement*.

Enfin il se plaint d'un amaigrissement qui s'établit bien que l'appétit soit excellent : il est d'ailleurs très modéré, M. S. ne l'évalue qu'à 2 kilogrammes depuis le début du traitement.

Obs. 57. — Syphilis (1885), traitement banal. Tabes ancien (début 1895). *Forme douloureuse.* Amélioration considérable et prolongée par le néo-arsénobenzol (17 injections en cinq séries).

M. V. — Chancres, en 1885, diagnostic de syphilis non fait.

En 1887, plaques muqueuses.

Traitement commencé alors Pilules proto, KI pendant 3 ans.

Pas d'accidents cutanés ni muqueux, dès que le traitement est commencé.

1893. Un an de traitement par bichlorure et KI.

1894. Se marie, un enfant en parfaite santé depuis.

1895. Début du tabes par une plaque d'hyperesthésie à la face postérieure de la cuisse.

A la fin de 1895 apparition des douleurs.

1895 à 1912 (juin), aggravation progressive des phénomènes douloureux. Crises d'abord tous les 3 mois, puis mensuelles, enfin douleurs quotidiennes, les périodes de crise violente pouvant se prolonger 15 jours, intensité croissante, les douleurs sont parfois « à hurler ». M. V. déclare qu'il se serait tué s'il n'était pas réellement très courageux.

Toutes les variétés de douleurs, fulgurantes, térébrantes; brûlures. Se sert en général de pyramidon, de morphine plus rarement. Pas de crises viscérales, ni de douleurs en corset, ni de douleurs cubitales.

Troubles vésicaux. — Paresse vésicale, incontinence rare.

Puissance génésique conservée, cependant érections moins prolongées, éjaculation devenue rapide.

Depuis 2 mois, craquements du genou droit, sans hydarthrose.

Troubles moteurs légers, variables. Ne peut rester sur un pied les yeux fermés. Signe de Westphal. Signe d'Argyll.

Pas de troubles intellectuels.

Pas de troubles oculaires, sauf le signe d'Argyll.

S'est soigné d'une manière prolongée à peu près tous les ans. Pilules, KI; pendant un an injections nombreuses de benzoate (à 0 gr. 01).

$$W = 0 \quad IIW = +$$

	19 7.12	0,30
1re série	23.7.12	0,50
	29.7.12	0,90
	3.8.12	0,90

N. A.

Injections suivies chaque fois d'exacerbations douloureuses.

Le 5 août M. V. écrit : J'ai parfaitement supporté ma 4e injection de 0,90. Température normale, ni diarrhée, ni vomissements. De 4 heures à 10 heures j'ai eu quelques douleurs, désagréables certes! mais non exagérées.

« La nuit a été bonne. Depuis je me sens très bien. »

25 *septembre* 1912. — Etat douloureux stationnaire, crises aussi fréquentes, intensité légèrement diminuée. Légère amélioration de la stabilité et de la marche.

$$W = 0 \quad HW = 0$$

2ᵉ *série* . . . . .   25.9.12   0,60   N. A.

Le 26.9.12, le malade écrit : « J'ai fort bien supporté la 1ʳᵉ injection de la 2ᵉ série. Pas de température, pas de diarrhée, ni de vomissements. Par exemple, j'ai souffert, sans arrêt, toute la journée et toute la nuit. Aujourd'hui, les douleurs sont un peu atténuées, mais n'ont pas encore disparu. »

30.9.12   0,90   N. A.

Pas de résultat.

Le 1ᵉʳ octobre, M. V. écrit : « Ma 2ᵉ injection m'a beaucoup moins éprouvé que les précédentes. J'ai eu quelques douleurs très atténuées durant l'après-midi. La nuit a été bonne. Température normale, pas de vomissements, mais un peu de diarrhée (3 ou 4 selles liquides) qui a duré de 4 heures à 7 heures.

« Ce matin je me sens beaucoup mieux que les jours précédents, douleurs à peu près nulles ; plus d'entrain, plus de vigueur que d'habitude. »

3ᵉ *série* . . . . .
$$\begin{cases} 6.10.12 & 0,90 \\ 13.10.12 & 0,90 \end{cases} \text{« 914 »}$$
$$\begin{cases} 17.11.12 & 0,60 & \text{« 606 »} \\ 26.11.12 & 0,90 & \text{« 914 »} \end{cases}$$

Crise douloureuse extrêmement violente après la seconde injection de cette série.

Le 28.11.12, M. V. écrit : « J'ai comme d'habitude bien supporté ma 4ᵉ injection. Depuis mardi, les douleurs me laissent un peu de répit ».

3.12.12   0,90   « 914 »

Le 6 décembre, le malade écrit : Rien de particulier à vous signaler depuis ma 5ᵉ injection de 0,90. Comme d'habitude pas de réaction fébrile, ni vomissements, ni céphalée, ni diarrhée. Quelques douleurs survenues dans la soirée ont été supportables et n'ont pas persisté. Mercredi matin, au lever, j'ai eu un vomissement de bile et une sensation de fatigue très prononcée. A partir de midi, j'avais retrouvé mon aplomb. Depuis ce moment je vais bien, les douleurs sont légères et peu fréquentes. Il me semble constater une amélioration très sensible. »

Le 1ᵉʳ janvier 1913, M. V. nous écrit : « Je ne vais pas trop mal depuis un mois. Les douleurs sont fortement atténuées comme fréquence et comme intensité. En somme, je constate une amélioration considérable que la 4ᵉ série ne fera que confirmer et parachever. J'entrevois dès maintenant la guérison possible ».

11 janvier. — Amélioration franche.

1° Il existe quelques journées entières sans aucun phénomène douloureux, ce qui n'arrivait pas depuis 2 ou 3 ans.

2° Les phénomènes douloureux sont beaucoup moins intenses lorsqu'ils surviennent et disparaissent plus aisément par les analgésiques

$$W = 0 \ IIW = 0 \ (11.1.13)$$

4ᵉ série. . . . .   11.1.13   0,90   N. A.

Le 14 janvier, le malade écrit : « Je n'ai jamais aussi bien supporté mon injection de 914 que dimanche dernier. Non seulement je n'ai eu, comme de coutume, ni fièvre, ni vomissement, ni céphalée, mais je n'ai éprouvé aucune espèce de fatigue ni de malaise. Les douleurs m'ont laissé parfaitement tranquille et, depuis dimanche, je n'en ai ressenti d'aucune sorte. Elles me semblent décroître et disparaître avec rapidité et voilà une absence dont je m'accommoderai facilement. Si la progression continue, je crois que je serai bientôt au seuil de la guérison. Voilà, il me semble, une situation pleine de promesses ».

19.1.13   0,90   N. A.

Le 21.1.13, M. V. écrit : Le mieux continue. La journée de dimanche a été bonne; pas de fièvre, pas de douleurs. Plus de sensation de fatigue, le jour de l'injection ».

26.1.13   0,90   N. A.

Le 28.1.13. « Ci-joint ma feuille de température qui vous montrera que j'ai très bien supporté ma 3ᵉ injection de la 4ᵉ série. Le mieux continue, les douleurs se font de plus en plus rares et de moins en moins violentes. Je suis très heureux d'un résultat que j'espère devoir être définitif ».

Le 4 mars 1913, le malade écrit : « Je vais tout à fait bien. Je suis *enchanté.* Mon état général est excellent. *Depuis le 26 janvier* (dernière piqûre) *je n'ai ressenti de douleurs que trois fois.* Une première fois, j'ai souffert assez fortement une demi-journée; les deux fois suivantes, la crise a duré à peine deux ou trois heures et a cédé rapidement à la suite de l'absorption d'un cachet de pyramidon.

« J'espère que la dernière série de piqûres me débarrassera presque complètement de ces vieilles et affreuses douleurs. Mais je m'estimerais fort heureux, même en restant toujours dans l'état où je suis actuellement ».

30 *mars.* — Depuis deux mois, deux petites crises, dont la première a duré une demi-journée, la seconde plus courte.

Le malade a pris 6 cachets de pyramidon depuis deux mois, alors qu'autrefois, il en prenait 180 dans cette période.

M. V. a eu quelques brûlures sur l'annulaire du pied droit, qui sont fréquentes.

5ᵉ série. . . . .   30.3.13   0,90   N. A.

Le 1er avril, le malade écrit : « J'ai admirablement supporté la 1re piqûre de la 5e série. Je n'ai eu absolument aucune réaction et la journée toute entière s'est passée sans la moindre douleur. A peine, au milieu de la nuit, ai-je ressenti, pendant une demi-heure, mes brûlures habituelles, sur l'annulaire du pied droit ».

$$\begin{array}{ll} 6.4.13 & 0,90 \\ 13.4.13 & 0,90 \end{array} \quad N.\ A.$$

Le 27 novembre 1913, M. V. écrit : « Je vais bien, très bien même. Depuis la cessation de mon traitement, j'ai eu une seule crise de douleurs (au mois d'août) qui a duré six jours. Je souffre maintenant très peu. Je ne prends en moyenne qu'un cachet de pyramidon par semaine (au lieu de 3 à 4 cachets par jour, autrefois) pour de toutes petites douleurs, qui cessent rapidement cinq minutes après l'absorption du cachet. La seule forme de douleurs que je ressente quelquefois est une sensation de brûlure, siégeant sur la phalangine du 4e doigt du pied droit. Il y a plusieurs mois que je n'ai ressenti ni douleurs fulgurantes, ni douleurs térébrantes, ni ces douleurs aux formes variées qui me rendaient naguère la vie si insupportable. L'état général est excellent, l'appétit bon, le sommeil normal.

En résumé, si je ne puis dire que toute douleur a entièrement cessé, je puis affirmer cependant que mon état est absolument transformé et amélioré, que les douleurs sont presque négligeables et que je puis vaquer à mes occupations sans me traîner lamentablement comme je le faisais autrefois. Enfin j'ajoute que mon état moral s'est modifié agréablement du fait de la disparition des douleurs et que j'ai recouvré ma gaieté et mon entrain habituels ».

Le 11 novembre 1915, M. V. écrit :

« Je ne suis pas trop mal depuis la cessation du traitement. L'état général est bon. Les douleurs reparaissent encore, mais tous les deux ou trois mois seulement, pendant deux ou trois jours, et beaucoup moins violentes qu'autrefois. En somme il y a amélioration considérable, puisqu'autrefois je souffrais constamment.

« Je dois vous signaler un fait assez curieux qui n'a peut-être avec le traitement aucune relation de cause à effet, mais dont la coïncidence est cependant remarquable. En l'espace d'une année, j'ai perdu presque toutes mes dents. Elles m'ont quitté sans carie et sans douleur. Le processus était le suivant : il se formait au collet de la dent une sorte de rigole circulaire, puis la dentine se ramollissait, la rigole se creusait de plus en plus, jusqu'à ce que le corps de la dent ne tenant plus à la racine que par un pédoncule de plus en plus rétréci, la dent tombait un jour au moindre choc.

« Il ne me reste plus qu'une incisive à la mâchoire supérieure, les quatre incisives et les deux canines inférieures et encore ces survivantes

sont-elles menacées prochainement de périr de la même façon. Le dentiste prétend qu'il y a eu décalcification *à la suite de maladie grave.* »

Le 6.12.16 le malade écrit :

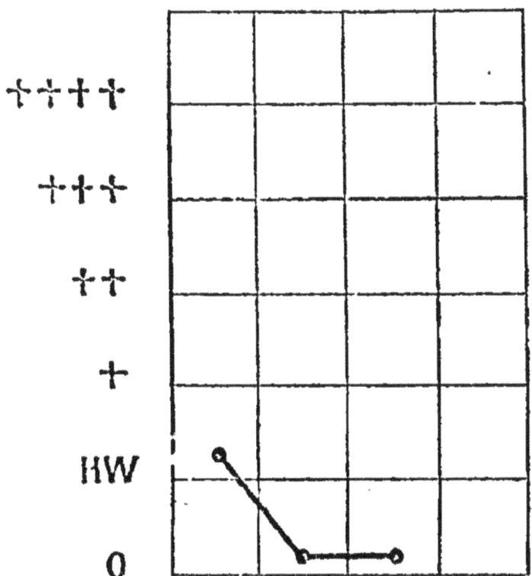

« Excusez-moi d'avoir tant tardé à répondre à votre lettre. Je n'ai du
reste rien de nouveau à vous communiquer. Le mieux se maintient, les
résultats obtenus restent acquis. La vie est maintenant supportable,
quelques douleurs de temps en temps, mais des intervalles assez longs
de calme complet. Une petite crise de deux ou trois jours, tous les trois
mois, mais sans aucune comparaison avec les crises épouvantables
d'autrefois.

Il ne me reste plus *une seule* dent ».

C

MALADES AYANT REÇU DE VINGT A TRENTE INJECTIONS

A. — TRAITEMENT CONTINU

Obs. 58. — Syphilis en 1886, non traitée. Tabes en 1898. *Ataxie excessive des membres inférieurs (marche et station debout impossibles). Douleurs, prurit tabétique.* Traitement par le néoarsénobenzol (24 injections en 5 séries). *Période d'amélioration passagère. Réaction intestinale prolongée à la fin de la 4° série.*

M. A. 50 ans. — Syphilis non reconnue à son début, qui remonte aux environs de 1886, érosion de la verge, sans roséole, ni accidents. Aucun traitement.

En janvier 1898, premiers troubles de la marche consistant en lourdeur et faiblesse des jambes avec dérobements fréquents. Ces troubles s'accentuent le mois suivant et un médecin reconnaît un tabes (signes de Westphal et de Romberg). Un traitement ioduré est abandonné au bout de 3 à 4 mois parce qu'il n'amène pas d'amélioration.

La marche devient de plus en plus difficile : le malade ne peut plus faire de longues courses, il projette les jambes et talonne, ne peut plus courir, est gêné dans son équilibre surtout dans l'obscurité.

En 1900 il est obligé de se servir d'une canne.

Les premières douleurs fulgurantes apparaissent alors, peu intenses, exclusivement localisées aux jambes. A ce propos, M. A. consulte M. Brissaud qui l'admet dans son service où il reste 4 mois, irrégulièrement traité, sans amélioration, par des pilules d'azotate d'argent. Les yeux sont examinés : « le réflexe aboli à l'œil droit, faible à gauche ».

En 1901, les troubles de la marche augmentent, les douleurs fulgurantes deviennent plus intenses encore et surtout plus fréquentes, mais un seul cachet contenant 50 centigrammes d'antipyrine et de phénacétine les calme.

Pour la première fois est institué un traitement iodo-mercuriel pendant un temps très court, mais le malade le supporte mal, fait de la fièvre, de l'exagération très manifeste des phénomènes de fatigue et ce traitement, abandonné, n'est jamais repris.

En 1906 ou 1907, brusquement, pendant la marche, le malade ressent un craquement assez douloureux dans la jambe gauche, accompagné au bout de quelques instants d'impotence fonctionnelle et d'hydarthrose. M. A. reste au lit pendant 6 semaines ; quand il se relève, doit marcher avec deux cannes.

L'accentuation de la lourdeur des membres et les troubles d'incoordination augmentent très rapidement ; le malade ne peut plus faire usage de ses jambes : depuis 7 ou 8 ans il se fait porter : cet état n'étant pas dû à une impotence fonctionnelle absolue, mais à une incoordination telle qu'elle interdit toute marche et toute station, les membres inférieurs se dérobent sous le malade.

Depuis l'état est resté stationnaire, un médecin dit que « le tabes est arrêté ».

M. A. a reçu les traitements suivants :

18?. Pointes de feu le long de la colonne vertébrale, iodure de potassium à petites doses (1 gr. par jour), durant 3 à 4 mois.

1901. Durant 8 jours, frictions mercurielles quotidiennes et iodure à doses inconnues.

Depuis aucun traitement.

Etat au 18.7.13.

La marche est impossible, la station debout également : M. A., qui est peintre, circule dans son atelier assis sur une chaise basse, il mobilise celle-ci surtout avec les bras, car si la force musculaire est conservée dans les jambes, l'incoordination y est telle et la contraction musculaire si désordonnée qu'aucun mouvement précis n'est possible : il rame avec ses pieds sur le sol et parvient ainsi à avancer, il lui est impossible de mettre le pied à un endroit précis du parquet. M. A. a conservé malgré tout une certaine agilité ; il passe d'une chaise à l'autre et peut monter l'escalier, mais assis, à reculons, se soulevant d'une marche à l'autre des pieds et des mains. Il ne peut, ne fut-ce que quelques secondes, se tenir debout, car d'une part ses jambes se dérobent sous lui, d'autre part l'équilibre est instantanément rompu. L'incoordination n'atteint point le tronc et le malade ne tombe pas de sa chaise, il peut rester assis immobile. L'obscurité exagère encore ces troubles.

Aucune incoordination des membres supérieurs : le malade écrit et dessine comme autrefois.

Le sens musculaire est à peu près aboli aux membres inférieurs. M. A. perd les jambes dans son lit, sous la table. A aucun moment il n'est capable, sans les regarder, d'en préciser la position.

L'hypotonie musculaire est très accentuée : les jambes sont en hyperextension, le genou faisant un angle obtus ouvert en avant. Le talon touche aisément la fesse et le genou presque l'épaule. Quelques légers mouvements de latéralité, surtout marqués au genou gauche peuvent être obtenus aux membres inférieurs. Il n'y a aucune hypotonic et aucune laxité ligamentaire aux membres supérieurs. Les réflexes rotuliens, achilléens sont abolis des deux côtés, les tricipitaux et ceux de l'avant-bras et les réflexes cutanés sont normaux.

Les troubles sensitifs sont peu importants : M. A. souffre de douleurs fulgurantes dont les intervalles varient de 8 jours à un mois, très irrégulièrement. Les changements de temps, la pluie et le vent, la grippe provoquent toujours une crise. Ces crises sont en général assez longues et durent de 2 à 3 jours durant lesquels les douleurs reviennent toutes les 2 ou 3 minutes. Ce sont des douleurs en éclair, peu intenses du reste : le malade ne crie pas, il gémit à chaque élancement. Elles frappent toujours les membres inférieurs, en des points divers, il est très rare que le malade ait des douleurs simultanées, en général une crise se compose d'élancements frappant tous le même point. Le malade prend des cachets, un ne suffit jamais, il lui en faut absorber 3 ou 4 pour arrêter une crise.

M. A. accuse encore une sensation, peu marquée, du reste, d'engourdissement dans la main gauche, ne gênant pas d'ailleurs l'exécution des actes professionnels et une insensibilité beaucoup plus prononcée des régions plantaires : il ne sent pas le sol sous ses pieds. Enfin, depuis un temps qu'il ne peut préciser il souffre d'un prurit assez intense, presque uniquement localisé aux aines et aux aisselles, et qui est le point de départ de lésions de grattage.

La sensibilité cutanée est intacte, sauf aux régions plantaires où elle est diminuée au tact et à la douleur et un peu retardée. La sensibilité des organes profonds est par contre plus atteinte : les testicules sont complètement insensibles ainsi que les cubitaux, les sensibilités laryngée et épigastrique sont émoussées.

Les pupilles, régulières, sont inégales, la droite plus grande que la gauche. Le réflexe à la lumière est absolument aboli à droite, incomplet et paresseux à gauche. L'accommodation à la distance se fait d'une façon normale. La vue est bonne, cependant le malade accuse parfois des mouches volantes devant les yeux. Rien d'autre à noter pour les autres organes des sens.

Les troubles vésicaux sont assez accusés : depuis le début de sa maladie, M. A. doit pousser un peu pendant la miction et il ne sait jamais quand elle est complètement terminée. Il sent bien le besoin d'uriner et peut résister longtemps, mais, quand la vessie est très remplie, l'urine s'échappe spontanément « ça part malgré moi », ou à la faveur d'un effort. Il est par exemple arrivé à M. A. d'avoir une miction involontaire en pulvérisant du siccatif sur un dessin. Il sent l'urine traverser l'urèthre. Il n'y a pas de troubles marqués du système génital.

M. A. a, depuis sa maladie, un mauvais estomac : de temps à autre, il se plaint d'une gêne, d'une lourdeur gastriques, accompagnées de renvois, sans nausées, douleurs, ni vomissements. Il n'a jamais pré-

senté ces phénomènes à un degré suffisant pour qu'on puisse les qua-
ifier de crises gastriques.

Aucun trouble intestinal, laryngé, ni cardio-vasculaire.

L'état général est bon. M. A. a pris son parti, il ne se plaint pas trop
de son sort et n'est ni triste, ni affaissé, ni amaigri.

Urines : ni sucre, ni albumine.

$$W = 0 \quad HW = +$$

$$1^{re}\ série\ \ldots\ldots\ldots \left\{ \begin{array}{ll} 18.7.13 & 0,20 \\ 24.7.13 & 0,30 \\ 31.7.13 & 0,45 \\ 7.8.13 & 0,45 \\ 14.8.13 & 0,60 \\ 21.8.13 & 0,90 \end{array} \right. \quad N.\ A.$$

Les injections ne sont suivies ni de nausées, ni de vomissements;
une seule fois survient de la diarrhée. Après la seconde, quelques
douleurs. A la troisième éclate, dans les 24 heures, une crise de douleurs
fulgurantes intenses et qui frappent simultanément plusieurs points
des membres inférieurs; de plus, légère céphalée et diarrhée très
modérée. Maximum thermique 38°3. Les autres injections ne provoquent
plus aucune douleur.

M. A. revient le 23 septembre 1913.

Il dit avoir ressenti les effets suivants :

1° *Au point de vue moteur* : Le malade se sent par moments plus vigoureux, à d'autres, cette vigueur fait place à son impotence habituelle. Il
a voulu essayer la force de ses membres inférieurs dans un de ces bons
moments : il est *resté debout*, sans aide, pendant quelque temps, sans
éprouver la sensation de fléchissement des genoux qui rendait la station debout impossible autrefois.

Cette amélioration est restée à peu près stationnaire pendant la
période de repos.

2° *Au point de vue sensitif* : les *douleurs fulgurantes* ont complètement
disparu pendant les deux premières semaines. Ces jours derniers
seulement, il a eu dans les jambes quelques élancements très supportables.

Le *prurit* qui existait constamment avant le traitement et se localisait
surtout aux aines, a totalement disparu pendant 15 jours, puis est
reparu, à peu près aussi intense qu'autrefois.

3° *Au point de vue viscéral* : dans la première moitié de la période de
repos, M. A. a eu beaucoup moins à pousser pour uriner, il est de
nouveau obligé à un certain effort. L'urine est abondante, claire, sans
albumine.

4° *Comme santé générale*, il y a une grosse amélioration : M. A. n'a
plus de peine à se lever le matin. Le sommeil est bon et au réveil, il
se rend bien compte qu'il a dormi tout son saoul.

L'appétit est bon, M. A. s'est pesé (81 kg. 500) ; il ne peut dire s'il a maigri ou engraissé.

Il se sent plus vigoureux, se rend compte de l'amélioration obtenue
et a repris goût à la vie.

État psychique excellent.

M. A. signale encore deux faits curieux :

1° Augmentation de l'acuité olfactive ;

2° Augmentation de l'acuité gustative.

Il ne s'est jamais aperçu que pendant sa maladie le goût ni l'odorat
aient été touchés.

$$W = 0 \quad HW = +$$

	23. 9.13	0,30
	3.10.13	0,60
2ᵉ série	10.10.13	0,90
	17.10.13	0,90
	24.10.13	0,90
	1.11.13	0,90

N. A.

La seconde injection donne lieu à un peu de lourdeur de tête,
quelques douleurs fulgurantes et un peu de diarrhée. Pas de réaction
thermique.

$$W = 0 \quad HW = 0$$

	12.12.13	0,60
3ᵉ série	19.12.13	0,90
	3. 1.14	0,90
	13. 1.14	0,90

N. A.

Chacune de ces injections a provoqué une lourdeur de tête, devenue
plus intense aux dernières. La première a provoqué, le 3ᵉ jour, une
crise de douleurs fulgurantes ; la 2ᵉ et la 3ᵉ un peu de diarrhée : la
3ᵉ et la 4ᵉ quelques nausées.

L'état de M. A. à ce moment est très satisfaisant : les troubles
moteurs, en particulier, ont rétrocédé d'une notable façon et le malade
se sent plus de facilité pour mouvoir sa chaise et se transporter d'une
chaise sur une autre. De plus, quand il est assis, les jambes ne se
portent plus spontanément en abduction comme autrefois, elles ont
repris de la tonicité. Le dérobement des jambes n'est plus fréquent et
la stabilité a fait de gros progrès : M. A. *est resté cinq minutes debout,*
appuyé des mains sur le dossier d'une chaise. Voici 8 ans que pareille
chose n'était arrivée, il lui était impossible depuis d'essayer d'avancer
le pied sans rompre son équilibre. L'incoordination des membres inférieurs ne paraît pas d'ailleurs modifiée d'une façon appréciable. Le
sens musculaire reste à peu près aboli et l'hypotonie musculaire ne
semble pas avoir fait de progrès.

Les douleurs fulgurantes sont devenues très peu violentes, il suffit
maintenant d'un seul cachet pour les calmer. Elles frappent toujours

les jambes exclusivement. La sensation d'engourdissement de la main gauche a disparu, les pieds sont, par contre, encore peu sensibles. Le prurit est complètement disparu au niveau des aisselles; encore un peu marqué aux aines.

Les réflexes tendineux, cutanés et oculaires sont dans le même état qu'avant le traitement. Les légers troubles visuels qu'accusait le malade ont disparu.

La miction est plus facile et le malade doit moins pousser. Pas de phénomènes gastriques importants.

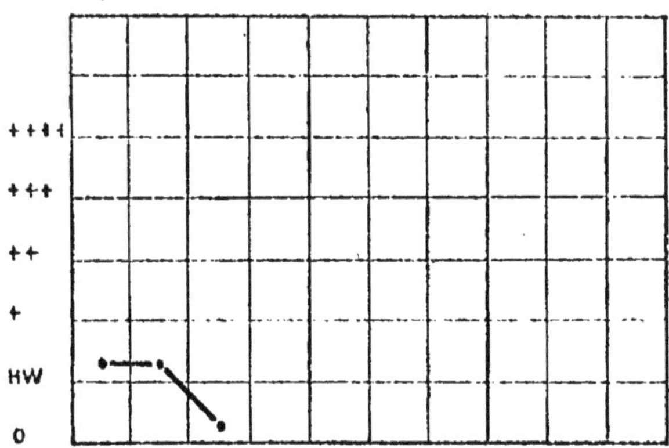

14.3.14. L'amélioration a persisté. Les douleurs fulgurantes sont toujours peu violentes : M. A. ne crie, ni ne gémit plus quand elles surviennent et même il peut se dispenser de cachets durant un temps variant de 1 à 6 heures; parfois la crise se passe sans qu'il en absorbe. Un seul suffit toujours à calmer les douleurs. Le retour de celles-ci est toujours irrégulier, l'intensité seule a diminué. L'hypoesthésie plantaire persiste, l'engourdissement de la main gauche n'a pas reparu.

Les réflexes tendineux, cutanés et oculaires, l'amélioration du goût et de l'odorat, l'état de l'estomac et du système cardiovasculaire restent stationnaires. Seule la miction est redevenue un peu plus pénible.

4° série . . . . $\begin{cases} 14.3.14 & 0,60 \\ 21.3.14 & 0,90 \quad \text{N. A.} \\ 28.2.14 & 1,05 \end{cases}$

Chaque injection provoque de la céphalée, et toutes, des nausées dont l'importance augmente d'injection en injection. La température suit une progression analogue 37°, 37°,5, 38°.

La dernière injection est suivie d'un état diarrhéique qui se prolonge pendant 10 jours, laissant une fatigue excessive. T. 38°5 le 29.

Le 30, quelques douleurs fulgurantes (38°,6). Le 31 38°,6, l'état fébrile se prolonge pendant quelques jours. Fatigue extrême. M. A. ne travaille plus pendant 8 jours, il revient le 23 mai, déclarant avoir perdu « tout ce qu'il a gagné ».

M. A. ne peut plus se mettre en station debout.

$$W = 0 \quad J = 0$$

	30.5.14	0,30	— céphalée légère, quelques nausées. T. maxima 37°1.
	6.6.14	0,60	— céphalée, légères douleurs des membres, quelques nausées. T. M. 37°3.
5° série	20.6.14	0,60	— mêmes accidents, un vomissement. T. M. 38°1.
	27.6.14	0,90	— céphalée, nausées, quelques vomissements. T. M. 38°8.
	4.7.14	0.75	— on fait une dernière injection à dose plus faible ; céphalée légère, quelques nausées. T. M. 37°,7.

11 *juillet.* — M. A., chez lequel les douleurs tabétiques ont disparu, se plaint de quelques symptômes, plus marqués qu'avant le début du traitement. Maux de tête habituels, insomnie, bourdonnements d'oreille. Les jambes sont extrêmement molles, l'incoordination excessive à certains moments. Les mains sont de temps à autre engourdies, les pieds froids. La gêne de la miction a augmenté.

On décide de mettre le malade au repos pour 2 ou 3 mois et de faire surtout de la rééducation pendant cette période.

Ce cas, en raison de la difficulté due à l'ancienneté du tabes et de l'importance des troubles moteurs est un des plus importants que j'ai vus, et il est extrêmement regrettable que le traitement ait été interrompu par la guerre. Peut-être la rééducation, associée aux injections de néoarsénobenzol, aurait-elle donné d'admirables résultats.

OBS. 59. — SYPHILIS IGNORÉE. TABES RÉCENT (2 ans) non *traité. Forme exclusivement motrice. Séroréaction forte, devenant hyperpositive en cours de traitement. Lésions considérables du liquide céphalorachidien. Traitement par le néoarsénobenzol (21 injections en 5 séries). Crises nitritoïdes à partir de la 3° série. Atténuation régulière des troubles moteurs. Atténuation rapide de la séroréaction sanguine. Atténuation des lésions du liquide céphalorachidien, en particulier de la lymphocytose et de la séroréaction.*

M. Bat. (Dr BÉAL). — Syphilis inconnue. Marié en 1901. Un enfant mort à 6 ans de méningite. Deux vivants, bien portants, pas de fausses couches.

Début du tabes en 1911 : faiblesse des membres inférieurs, d'autant plus remarquée que le malade était d'une extrême agilité ; plus tard, dérobement des jambes. Gêne dans l'ascension des escaliers. Aucune douleur. Pas de troubles viscéraux.

Le malade ne s'est pas inquiété de son état : il a pris pendant 10 jours, comme unique traitement, deux cuillerées à café, par jour, d'élixir Déret.

10 *novembre* 1913. — Les troubles moteurs sont caractérisés par une diminution des forces et une gêne de l'équilibre. La force musculaire ne semble point très atteinte à première vue : M. B. chasse avec ses amis sans se fatiguer particulièrement, mais il a de la peine à monter les « raidillons », à monter en voiture.

Il se rend bien compte cependant qu'il festonne en marchant, et malgré toute l'attention qu'il y met, ne peut parvenir à marcher droit dans l'obscurité.

Il monte et descend l'escalier sans rampe ; ce qui le gêne surtout, c'est la descente, et de la façon suivante : lorsqu'il avance un pied pour descendre la marche, il lance la jambe d'un mouvement « irréfléchi » dit-il ; quand il est ainsi sur un pied, il ne se rend pas compte de la position de la jambe qui a quitté le sol. Il chancelle alors, abaisse la jambe levée et se trouve avoir descendu la marche.

En montant il n'accroche pas, ne butte pas sur le plan du fond ; de même pour les trottoirs et les pavés.

D'une façon générale, l'obscurité exagère très nettement tous les troubles moteurs.

A l'examen, on constate des troubles beaucoup plus importants qu'on n'en jugerait par l'interrogatoire.

M. B. lance la jambe, il talonne, il festonne. Dans la marche pied à pied, il dépasse ses pieds, les accroche tout en chancelant. Impossibilité de faire halte ou demi-tour au commandement (titubation et chute).

Dans la station, le ROMBERG est très accusé ; la station debout, les yeux fermés, amène la chute en quelques secondes. Il est impossible de songer à faire rester le malade même les yeux ouverts sur un pied ; impossible aussi de le faire accroupir lentement.

Ces troubles sont d'ailleurs uniquement marqués aux membres inférieurs : il n'y a pas d'incoordination au niveau du tronc ; aux membres supérieurs, certains mouvements sont difficiles, M. B. a de la peine à écrire, à se raser, à prendre un objet — il plane quelquefois — il choque son verre en le prenant.

Pas d'atrophie musculaire.

Très légère hypotonicité dans l'abduction des cuisses.

Réflexes rotuliens, achiléens, abolis.

Tricipitaux, avant-bras, normaux.

Cutanés normaux.

Les troubles sensitifs (subjectifs) sont absolument nuls.

Le malade n'a jamais eu une seule douleur; aucune hyperesthésie, ni hypoesthésie. En particulier, il sent bien le sol sous ses pas.

Le seul fait à noter est la diminution, plutôt que la perte du sens stéréognostique : il ne se rend pas nettement compte de la position de ses jambes à certains moments.

Sensibilité cutanée, normale partout.

Sensibilité des organes profonds, abolie au testicule et au larynx, normale ailleurs.

Œil : pupilles égales, régulières.

Réflexes, muscles, vision, normaux.

Oreille, goût, odorat normaux.

Troubles viscéraux. — Absolument *nuls*.

Foie un peu petit.

Cœur et poumons, normaux.

$$TA = \frac{16}{9}$$

Wassermann (sang) $= + + \cdot + +$ (dil. 0) (24.10.13).

11 *novembre 1913.* — *Ponction lombaire.*

Liquide clair et transparent en gouttes très rapides. Albumine positive.

Réactions de Nonne et de Noguchi positives fortes $(+ + + +)$. Cellule de Nageotte : 55,2 éléments blancs par millimètre cube (lympho 48,4, mono 4,8).

Wassermann du liquide positif maxima (0,05).

Albumine urinaire $= 0$

Poids 49 kg. 750 (nu).

12.11.13	0,20	
20.11.13	0,30	
1re série 27.11.13	0,45	N. A.
4.12.13	0,75	
11.12.13	0,90	

Toutes injections supportées sans autres incidents qu'un peu de diarrhée 2 jours après la 4e injection.

Pas de modifications de la marche et de la station, *mais aggravation nette de l'incoordination des mains observée par le médecin du malade.*

$$W = + + + + \ (\text{dil. 5}) \quad HW = +$$

Poids 52 kg. 700

5.1.14	0,60	
12.1.14	0,90	
2e série 19.1.14	0,90	N. A.
26.1.14	0,90	

Après la 3e injection, légère céphalée, quelques nausées.

Etat au 26 janvier 1914 ;

Troubles moteurs. — Sans aucune modification notable, ni subjective, ni objective. Cependant, légère amélioration de la direction dans la marche.

$$W = {+}{+}{+}{+} \text{ (dil. 0) } HW = {+}$$
Poids 52 kg. 400.

3ᵉ série . . . . .
$$\left\{ \begin{array}{ll} 17.2.14 & 0,60 \\ 23.2.14 & 0,90 \\ 2.3.14 & 0,90 \\ 7.3.14 & 0,90 \end{array} \right\} \text{ N. A.}$$

Les 2 premières injections de la série se sont passées sans autres incidents qu'une température élevée (39°). *Aux 2 dernières apparurent des phénomènes nitritoïdes.* La 1ʳᵉ débuta pendant l'injection par quelques brèves secousses de toux d'irritation et une congestion légère de la face. L'injection finie, le malade se leva, mais dut bientôt s'asseoir, passant alors par la phase de pâleur et d'état syncopal. Tandis qu'on le transportait de la chaise sur le lit, il eut 1 ou 2 mouvements convulsifs de la face et des bras et une ébauche de stertor pendant 2 ou 3 inspirations. Efforts de vomissement. Dès qu'il fut étendu, le pouls se releva et le visage reprit quelque couleur. On injecta 1 milligramme d'adrénaline à ce moment.

La seconde crise (4ᵉ injection) fut une crise avortée : même début que la précédente, mais pas de phase de collapsus. Pas d'adrénaline. L'injection avait été faite avec une grande lenteur. Ces deux injections donnèrent lieu à une élévation thermique (39°2).

M. B. revient le 3 avril 1914.

Son état s'est amélioré.

La force musculaire est toujours peu atteinte, M. B. se fatigue moins. L'équilibre est meilleur, il marche mieux la nuit, festonne encore quelque peu, mais incomparablement moins qu'au début du traitement.

Il franchit les escaliers d'une manière presque normale, la montée est toujours facile, la descente s'accomplit beaucoup plus aisément qu'au début, *au point que M. B. ne tient plus la rampe.*

A le voir marcher, c'est bien encore un tabétique : il talonne toujours, mais lance moins la jambe, il tourne mieux, en titubant encore, mais beaucoup moins ; même les yeux fermés il ne perd pas l'équilibre. La marche pied à pied est toujours défectueuse.

La station est également améliorée. Le ROMBERG s'exagère toujours par l'occlusion des yeux, mais ne s'accompagne plus de chute, celle-ci se produit encore dans la station debout sur un pied les yeux ouverts.

Le dérobement des jambes, qui avait diminué au point que M. B. n'en avait plus que tous les 3 ou 4 jours, reparaît depuis 8 jours et devient journalier. L'incoordination des mains est en diminution progressive depuis la 2ᵉ série, mais elle n'est pas encore complètement disparue.

Les *troubles sensitifs* et *viscéraux* sont toujours nuls.
Pas de modification des *troubles réflexes*, ni des *troubles sensoriels*.

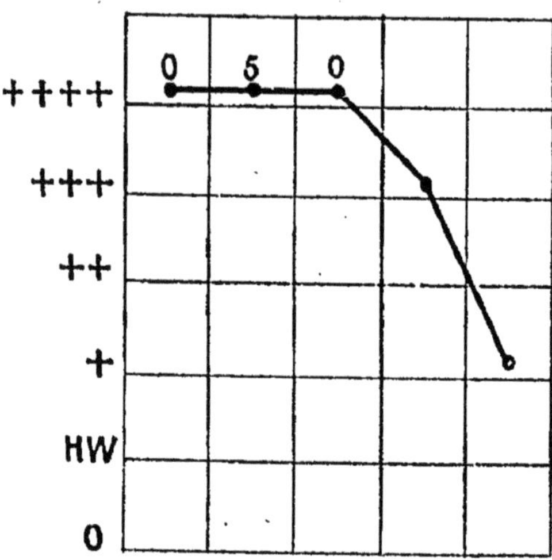

Cependant le sommeil qui avait été amélioré par le traitement, redevient un peu agité depuis une semaine.

$$W = +++ \quad HW = + \quad J = ++++$$

4ᵉ série . . . . .
3.4.14	0,60	Température maxima	38°4
10.4.14	0,90	—	— 38°3
17	0,90	—	— 37°
24	1,20	—	— ?

Phénomènes nitritoïdes analogues à ceux qui sont survenus au cours de la 3ᵉ série (congestion faciale, nausées, puis vomissements : toux et oppression).

23.5.14. L'amélioration s'accentue à tous égards.

$$W = + \quad HW = + \quad J = +$$

Ponction lombaire : Liquide clair, gouttes rapides.

4 L. par mm³.

Albumine = 0,50 p. 1000.

Globulines = ++

$$W = + \text{ (1 cm}^3\text{).}$$

5ᵉ série . . . . .
23.5.14	0,60	Température maxima	38°7
2.6	0,90	—	— 38°5
9	0,90	—	— 39°2
16	0,99	—	— ?

Réactions nitritoïdes vives, *malgré des injections d'adrénaline*.

J'ai eu des nouvelles de M. Bat. en 1916 par son beau-frère qui est médecin, sous la forme suivante :

« Je puis vous donner de récentes nouvelles de M. Bat, puisque je l'ai vu il y a deux jours. Je l'ai trouvé dans une excellente forme.

« Il n'a suivi depuis le début de la guerre aucun traitement. Malgré cela le résultat obtenu s'est largement maintenu. Les maux de tête ont beaucoup diminué, le sommeil est plus régulier, l'alimentation se fait normalement. Il semblerait même que l'incoordination des mouvements des membres inférieurs s'est un peu atténuée. Quoi qu'il en soit de ce dernier point, le malade a dû, forcé par les circonstances, reprendre depuis plus de deux ans la direction d'une exploitation agricole importante où il a déployé une activité considérable, sans éprouver de fatigue excessive. Il n'est pas douteux qu'il a retiré de son traitement un bénéfice très appréciable. Il se plaint seulement à l'heure actuelle de ce qu'il appelle la *faiblesse de ses jambes.* »

Obs. 60. — Syphilis ignorée. Méningite syphilitique *avec phénomènes paresthésiques. Signes tabétiques frustes. Séroréaction sanguine négative, devenant positive en cours de traitement.* Traitement par le néoarsénobenzol (22 injections en 4 séries). *Amélioration clinique. Modifications considérables du liquide céphalorachidien (disparition de la réaction de* Wassermann).

M. de B., 50 ans. — Syphilis ignorée. Infection possible de 1884 à 1886. 1886. Zona ophtalmique.

1902. Troubles de l'accommodation. Le malade ne peut lire un journal les deux yeux ouverts, et peut le faire en ouvrant un seul ; brouillards, mouches volantes.

1903. Troubles sensitifs dans la zone du trijumeau : brûlure au niveau du front, phénomènes paresthésiques dans le côté gauche de la face avec anesthésie dans la partie supérieure de cette région (ces phénomènes auraient duré pendant 3 ans).

1909. Des troubles sensitifs apparaissent au niveau de la partie inférieure du tronc et dans les membres inférieurs (les pieds exceptés) ; ils sont surtout très accentués pendant une vingtaine de jours. « Lorsqu'il s'asseyait sur un objet résistant, le malade avait la sensation de s'asseoir sur un édredon ».

Tous ces troubles sensitifs disparaissent en grande partie, mais, en 1911, surviennent des troubles de la vision à peu près identiques à ceux qui avaient été observés en 1902, surtout localisés à l'œil gauche.

Vers le mois de mai 1911, fatigue très grande qui s'exagère de plus en plus ; il semble au malade que tout le côté droit de son corps « s'engourdit ».

Actuellement l'état est à peu près stationnaire (il est moins fatigué qu'en 1911). M. de B. n'a pas de douleurs mais le moindre effort est pénible. Il est très fatigué dès qu'il marche un peu et ne se trouve bien qu'assis ou couché. Il se plaint d'un « engourdissement » de tout le corps, sauf au niveau de la tête, plus accentué à droite qu'à gauche. Cet « engourdissement » augmente dès qu'il est debout et après les repas.

La femme du malade est atteinte de neurasthénie (elle l'a toujours été, nous dit le mari). Quatre enfants sont tous neurasthéniques; une fille âgée de 20 ans a dû être internée (idées de persécution).

Traitements suivis :

En 1911, iodure régulièrement, de janvier au mois de novembre.

En décembre 1911, une injection de 606 qui ne donne aucune amélioration.

En 1912, de février à septembre, traitement mercuriel que le malade ne peut tolérer.

En novembre 1912, injections de sérum de singe.

Depuis cette époque le malade n'a suivi aucun traitement.

On a recherché 2 fois la réaction de WASSERMANN, *qui a toujours été négative.*

État au début du traitement (25.4.13).

M. de B. se plaint d'un engourdissement général surtout marqué à droite. Il a les jambes, les genoux et les chevilles serrés « comme dans un étau ». Les chaussures le gênent; plus il marche, plus la constriction augmente.

La sensibilité à la douleur et au contact est normale. Le malade ne différencie pas très bien les sensations de chaud et de froid au niveau des régions plantaires.

La force musculaire paraît intacte.

La démarche est un peu incertaine, le malade oscille quand on lui ordonne de s'arrêter ou de faire demi-tour.

Pas de ROMBERG, les yeux fermés et les pieds joints; sur un pied, impossibilité de garder l'équilibre les yeux fermés.

Les réflexes rotuliens paraissent un peu exagérés, les achilléens sont normaux; le réflexe abdominal est faible, le crémastérien normal.

Le réflexe à la lumière est aboli à gauche, un peu lent à droite.

Les pupilles sont inégales et irrégulières : D > G.

Aucune crise viscérale.

Légère incontinence d'urine nocturne depuis 2 ans.

M. de B. a un certain degré d'hypoesthésie uréthrale et viscérale : il ne sent pas ou peu le besoin d'uriner, il sent à peine l'urine passer dans l'urèthre.

Constipation opiniâtre.

Il y a 4 ou 5 mois, périodes d'excitation génitale fréquentes.

Le malade se déclare en ce moment impuissant et anaphrodisiaque, il a quelques rares pollutions nocturnes, il ne sent pas passer le sperme, ne ressent aucune volupté; la sensation est plutôt douloureuse.

M. de B. n'a pas besoin de pousser pour aller à la selle; il se présente à la garde-robe, relâche son sphincter : « ça vient tout seul ».

Aucun trouble de la parole.

Au point de vue psychique, M. de B. a parfois des idées tristes, des obsessions ; il n'a pas perdu la mémoire.

Il existe quelques modifications très nettes de l'écriture. M. de B grif-fonne ; quand il écrit plusieurs pages l'écriture, devient illisible.

Ponction lombaire le 28.4.13.

Liquide clair et transparent.

Albumine) positifs.
Nonne   )

Cellule de Nageotte : 10,3 globules blancs par mm³.

Lames sèches : 3,1 globules blancs par champ (lymphocytes, rares mononucléaires.)

Réaction de Wassermann $= ++++$

$$W = 0 \ IIW = 0 \ (\text{sang})$$

1ʳᵉ série . . . .
30.4.13	0,20
7.5.13	0,45
14.5.13	0,75
21.5.13	0,90
28.5.13	1,05
4.6.13	0,90

N. A.

Le malade présentant de la fatigue générale à la suite de la 5ᵉ in-jection (1,05) la 6ᵉ est faite à dose moindre (0,90).

Etat au 23 juin 1913.

Il n'y a pas de troubles moteurs ; le malade n'accroche pas les marches des escaliers, les pavés des rues.

Démarche assurée, même la nuit ou les yeux fermés.

Pas de troubles nets de la stabilité.

Le malade aurait eu, il y a 2 mois, une paralysie transitoire (quelques secondes) du pied droit, le matin au réveil : impotence fonctionnelle absolue sans troubles de la sensibilité.

Une crise analogue aurait eu lieu il y a 4 ou 5 jours, elle aurait duré environ une demi-heure et ne se serait accompagnée d'autres troubles sensitifs que ceux que le malade indique lui-même en disant : « le sang ne circulait plus ».

M. de B. a l'impression d'avoir le corps entier serré de bandes, sauf la tête ; les points les plus comprimés seraient les mollets, les pieds, les genoux, surtout à droite.

C'est un engourdissement général non douloureux ; en outre le malade est sensible aux variations de température. Depuis 3 semaines, il remarque une augmentation des sensations surtout au niveau des régions plantaires : il dit nettement « marcher sur du feutre » et éprouve une sen-sation d' « onglée ».

La sensibilité à tous les modes paraît peu atteinte même à la plante des pieds ; il existe un très léger retard à la perception dans toute la moitié inférieure du corps.

Les *organes profonds* ont une sensibilité normale, sauf le *larynx* qui est nettement hypoesthésique.

$$W = ++ \quad IIW = +$$

<table>
<tr><td rowspan="6">2e série. . . . .</td><td>23.6.13</td><td>0,60</td><td rowspan="6">N. A.</td></tr>
<tr><td>30.6.13</td><td>0,90</td></tr>
<tr><td>7.7.13</td><td>1,05</td></tr>
<tr><td>13.7.13</td><td>1,20</td></tr>
<tr><td>20.7.13</td><td>1,35</td></tr>
<tr><td>28.7.13</td><td>1,50</td></tr>
</table>

Le soir qui suivit la dernière injection, M. de B. s'est alimenté. Il a eu des vomissements et des nausées. Son poids à cette date est de 55 kg. 700.

Etat au début de la 3e série (19 septembre 1913).

Les troubles moteurs sont à peu près nuls. Le malade se sent plus de force musculaire, se fatigue moins vite. Il n'a pas eu de crise de parésie transitoire du pied.

Les troubles réflexes n'ont pas varié.

Le malade accuse une sensation de froid continuel, surtout marqué aux jambes et aux pieds; quand il essaye de se réchauffer et qu'il y réussit, il devient tout de suite brûlant, il a trop chaud.

L'engourdissement persiste encore, mais est diminué.

M. de B. sent mieux le sol sous ses pas.

Cependant la sensation de pression lombaire persiste.

La sensibilité cutanée est encore atteinte, au point de vue subjectif seulement : M. de B. se sent au large dans ses vêtements, il lui semble qu'ils ne portent pas sur la peau, qu'il est mal habillé, qu'il flotte.

Troubles sensoriels. — Les pupilles sont variables, elle sont souvent égales maintenant, et parfois l'inégalité est inverse, la gauche est plus grande que la droite.

Le réflexe à la lumière reste aboli à gauche, à peu près normal à droite.

Le réflexe à l'accommodation est normal.

Les muscles et la vision sont normaux.

La constipation est moindre. M. de B. sent ses matières.

L'incontinence d'urine a cessé complétement. La sensibilité des voies urinaires est toujours très obtuse.

Les pollutions nocturnes sont toujours très rares, mais ne sont plus douloureuses comme autrefois.

M. de B. se sent la tête plus libre ; il peut maintenant supporter le tabac. Avant son traitement, il ne pouvait tirer une bouffée d'une cigarette sans être pris d'une céphalée en barre frontale, d'une sensation d'ivresse, de vague dans l'équilibre et dans la pensée, avec quelque prédisposition à la nausée.

Actuellement il fume des cigares. Poids 55 kg. 170.

$$W = 0 \; J = + \; HW = +$$

3ᵉ série . . . . .
$$\left\{ \begin{array}{ll} 19.\ 9.13 & 0,60 \\ 26.\ 9.13 & 0,90 \\ 3.10.13 & 0,90 \\ 14.10.13 & 0,90 \\ 24.10.13 & 1,05 \\ 31.10.13 & 1,20 \end{array} \right\} \; N.\ A.$$

Toutes ces injections se sont accompagnées de nausées ; l'état nau-

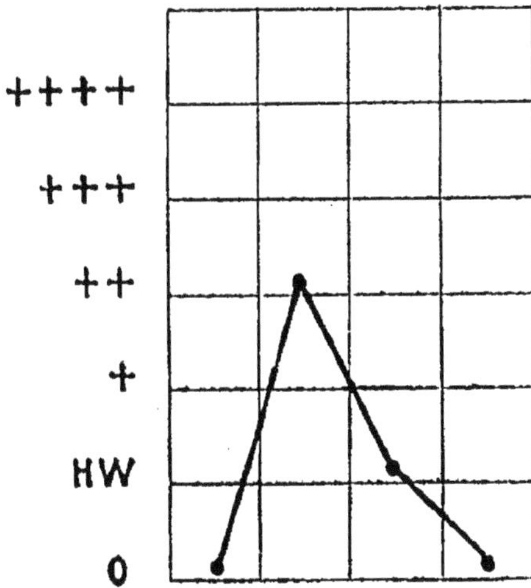

séeux a persisté 15 jours après la dernière injection. Durant le mois qui a suivi celle-ci, M. de B., habituellement très constipé, fut plutôt diarrhéique.

Après la 2ᵉ injection, le malade présente, durant 24 heures, une éruption papuleuse sur le tronc.

$$W = 0 \; HW = 0$$

4ᵉ série . . . . .
$$\left\{ \begin{array}{ll} 11.12.13 & 0,75 \\ 22.12.13 & 1,05 \\ 29.12.13 & 1,20 \\ 8.\ 1.14 & 1,35 \end{array} \right\} \; N.\ A.$$

La série est bien supportée ; cependant quelques injections ont provoqué des nausées et des vomissements.

Ponction lombaire le 12.2.14.

Liquide clair sans hypertension.

Albumine : positive faible.

Nonne : négatif.

Noguchi : positif.

Cellule de Nageotte, 1,2 lymphocytes par mm³.

Réaction de Wassermann négative.

Le malade renonce au traitement sans cause connue.

Obs. 61. — Syphilis (1881) a peine soignée. Tabes (début 1903). *Troubles sensitifs. Prurit. Troubles moteurs légers. Association probable de paralysie générale, incipiens.* Traitement par le néoarsénobenzol (27 injections en 6 séries). *Disparition des troubles sensitifs, du prurit. Atténuation des troubles psychiques. Séroréaction sanguine rebelle. Réactions thermiques intenses après les injections.*

M. Car., 52 ans, professeur de lycée (Dr Bègue). — Chancre en 1881 sans roséole, quelques plaques buccales. Céphalée. Alopécie passagère.

Le malade n'a pris que du sirop de Gibert (un litre en tout).

Se marie en 1893. Ni enfant, ni fausses couches.

1903. M. C. se rend chez un dentiste, croyant être atteint d'abcès buccal. Ce dentiste parle de périostite spécifique et conseille au malade de se faire examiner à ce point de vue à Lille.

A Lille, M. C. est examiné par un professeur de la Faculté qui applique un traitement à *l'huile grise.*

Les accidents cessent alors.

A la même époque, le malade consulte un autre médecin à l'occasion de troubles de l'état général (?). Ce médecin aurait constaté dès cette époque une *abolition des réflexes rotuliens* et conseillé *l'iodure de potassium* que le malade prend pendant quelques mois (dose et temps indéterminés).

Quelques mois après, *accidents oculaires : paralysie probablement de la III⁰ paire*, constatée par le Dr Bègue, médecin du malade.

Le *tabes* semble donc dater de 1903.

Les premiers symptômes perçus par le malade sont des *phénomène sensitifs.*

Ce sont des douleurs fulgurantes, à peu près localisées aux membres inférieurs : d'abord légères, puis presque quotidiennes et violentes, elles s'exagèrent par crises et deviennent intenses au point d'arracher des cris au malade.

Puis survient un prurit très marqué et très pénible. Localisé d'abord aux membres inférieurs, à la ceinture et souvent aux épaules, il n'atteint plus actuellement celles-ci. Ce sont des démangeaisons continues, mais s'exagérant en plusieurs crises par jour (réveil, changement de vêtements, sudation, et spontanées sans cause). Jamais le malade ne s'est fait de lésions de prurigo, il se frotte plutôt qu'il ne se gratte.

Enfin il se plaint d'une céphalée légère, surtout vespérale, inconstante et non gênante.

Des *troubles moteurs* commencent à apparaître vers 1906 ou 1907 et sont toujours restés *très discrets*. Le premier symptôme aurait été une chute en montant en wagon, attribuable probablement à un *dérobement des jambes*, puis sont apparues quelques secousses dans les jambes, assez fréquentes.

Mad. C. aurait remarqué à cette époque que son mari « traînait les pieds ».

Malgré tout, le malade n'est pas gêné par ces troubles puisque, très sportif, il continue ses exercices, même maintenant : cheval, bicyclette, tennis, danse, excursions du Club-Alpin (12 kilomètres).

1909. M. C. est nommé à Paris et fait un traitement à l'hectargyre.

En résumé :

Syphilis « bénigne » chez un malade robuste sans hérédité nerveuse, restée sans traitement pendant les 20 premières années.

Tabes surtout sensitif : douleurs fulgurantes, prurit, le traitement aurait eu une action appréciable sur les premières.

Tous ces renseignements manquent de précision à cause d'un état cérébral particulier sur lequel il sera revenu.

M. C. a été soumis aux traitements suivants :

1903. Piqûres hebdomadaires d'huile grise pendant 6 mois.

1909. Hectargyre en injections suivant le même mode, durant 2 ans régulièrement.

Ces traitements ont diminué les douleurs fulgurantes, qui restent néanmoins très vives, diminué également les céphalées et guéri les troubles oculaires. Ils n'ont eu aucune action sur le prurit et les troubles de la marche.

Albumine urinaire = 0

$W = ++++$ (5) HW = 0

	3.5.13	0,30
	10.5.13	0,45
1re *série*	16.5.13	0,45 N. A.
	23.5.13	0,75
	30.5.13	0,90

Ces injections sont parfaitement supportées, le malade, très nerveux, a eu pendant la 1re injection, un état syncopal passager sans aucun phénomène rappelant la crise nitritoïde.

État au 16 juin 1913.

Troubles moteurs. — La marche directe est à peu près normale, M. C. ne lance pas les jambes, léger talonnement cependant.

La marche à reculons est bonne.

La marche pied à pied fait apparaître de la titubation, des mouvements de balancier. Pas de chute.

Au demi-tour et à l'arrêt au commandement, très légère titubation.

La station debout est normale : les yeux ouverts et les yeux fermés, elle est bonne.

Pas de Romberg classique. Sur un pied, les yeux ouverts, il y a une légère titubation, mais *pas de chute* (il y a 15 jours, cette épreuve était suivie de la pose forcée des deux pieds a terre).

Les yeux fermés, le malade tient moins longtemps debout et fait quelques mouvements pendulaires.

Dans la flexion progressive sur la pointe des pieds, jusqu'à l'accroupissement sans point d'appui, pas de chute, mais légers mouvements de titubation.

(Le malade est entraîné aux exercices de corps. La dernière épreuve est répétée quotidiennement : il y a donc *rééducation spontanée*). Aux vacances dernières, le malade, jouant au tennis, a eu l'impression qu'il faisait ce qu'il ne pouvait faire autrefois.

Aucune incoordination dans les membres supérieurs.

Le sens musculaire est normal. Il n'y a pas d'hypotonicité musculaire, ni de mouvements involontaires.

Les *réflexes tendineux :* rotulien, achilléen et tricipital sont abolis ; ceux de l'avant-bras sont normaux.

Les réflexes crémastérien et abdominal sont normaux, le réflexe plantaire se fait en flexion.

Les *douleurs fulgurantes ont absolument disparu depuis la première série ;* il faut presser le malade de questions pour lui faire dire que de loin en loin, il a quelques élancements, très supportables, dans les membres inférieurs.

Le prurit par contre n'est *aucunement influencé* ; il siège à la *face externe du tiers inférieur des deux jambes,* surtout à gauche (il n'y a pas de prurit sur les faces intérieure, antérieure et postérieure) aux *faces antérieure et externe des cuisses ;* à la *ceinture :* c'est le point le plus atteint ; zone de un travers de main à peu près, sans limites précises, entourant toute la ceinture, passant entre les fausses-côtes et les crêtes iliaques. A la *région précordiale,* il est accessoire et inconstant : le malade se dit calmé en partie et provisoirement par des applications de baume Bengué.

Enfin, M. C. accuse une *douleur fixe et inconstante* à la région scapulaire gauche, à type névralgique.

Nulle part on ne note d'anesthésie, d'hypoesthésie, de paresthésie, ni de retard à la perception des sensations tactiles, thermiques et douloureuses.

Il existe, par contre, une anesthésie relative à la pression du testicule et des cubitaux, et une anesthésie complète au niveau du larynx, du creux épigastrique, du foie, de la rate, du cœur, des reins, des fosses iliaques, de la face interne du tibia.

Les pupilles sont égales, régulières, en myosis. L'accommodation est normale. Pas d'Argyll.

Il existe un très léger strabisme convergent de l'œil droit ; tous les mouvements oculaires semblent normaux.

Légère diplopie.

L'ouïe, le goût, l'odorat, sont normaux.

Zone de dépilation spontanée au tiers inférieur des deux jambes, à la limite nette en haut comme en bas. Les poils ne sont pas usés par le frottement qui n'existe pas d'ailleurs à la face externe de ces régions : ils ont disparu.

Aucun phénomène de sensibilité objective à ce niveau.

Léger œdème prétibial bilatéral.

Pas de troubles vésicaux.

Au point de vue génital, quelques rares pollutions nocturnes.

M. C. aurait eu vers le mois d'avril (avant le traitement) quelques crises de *satyriasis* nocturne, se jetant sur sa femme brutalement et celle-ci aurait été demander conseil à un médecin en lui montrant des « bleus » témoignant de la violence de son mari.

Aucun trouble gastro-intestinal ni laryngé.

Cœur non hypertrophié, mais *claquement aortique* net.

Les symptômes cérébraux semblent déceler une paralysie générale au début.

La *mémoire*, autrefois tout à fait remarquable, baisse sensiblement depuis 3 ou 4 ans. M. C. a été dernièrement réprimandé par son proviseur pour avoir oublié de se rendre à une réunion de professeurs. Depuis il est obligé de prendre des notes pour se rappeler, ce qu'il n'aurait jamais fait autrefois.

L'*attention* est diminuée. On est souvent obligé de répéter plusieurs fois les questions pour avoir une réponse : le malade semble ne pas avoir entendu, ou a répété plusieurs fois d'un ton satisfait : « oh oui » ou bien il continue à répondre à la question précédente. Quand son attention est fixée, et ce n'est pas pour longtemps, il s'étend complaisamment sur son cas, et en parle comme s'il s'agissait d'une autre personne.

A certaines questions précises, concernant son état antérieur, il répond rapidement, sans se donner la peine de réfléchir, comme si la chose n'avait aucune importance.

Les excitations extérieures semblent mal perçues : dans l'intervalle des questions, ou tandis qu'on l'examine, même quand on cherche la sensibilité des organes profonds, M. G. sifflotte, chantonne comme s'il était seul.

Il semble dans un état *d'euphorie* assez marqué.

De plus, il se fatigue vite intellectuellement.

Le raisonnement, quoique juste est lent ; à une question saugrenue, après avoir répondu comme il le fait presque constamment « oh oui, oh oui » négligemment, il se reprend tout à coup et corrige.

Les *mots d'épreuve* sont correctement prononcés, mais le malade semble s'amuser extrêmement des questions et rit aux éclats à la pensée qu'il y a des gens qui ne peuvent plus prononcer correctement. L'intonation est monotone, M. C. dit d'un même ton qu'il se sent très bien maintenant et qu'autrefois il souffrait extrêmement.

Le sommeil n'a jamais été très bon.

M. C. s'endort normalement dès qu'il est couché, se réveille vers 2 heures du matin pour ne se rendormir qu'à 5 heures.

Il a souvent des *cauchemars* : toujours au cours de ceux-ci, il est *persécuté* (le mot est de lui) ; il subit des avanies qui le blessent extrêmement et qu'il ne peut châtier.

Aucun exemple de ces rêves n'est possible à obtenir, le malade semble *assez indifférent*.

Le caractère est devenu assez difficile. Le malade se dit irritable, *susceptible*, semble découvrir des intentions méchantes dans des actes quelconques.

Se met facilement en colère, mais n'a pas de rancune.

D'après Mad. C. son mari est devenu autoritaire et susceptible.

L'affectivité semble intacte.

Ces phénomènes qui ont débuté à une date qu'il est impossible de déterminer nettement (3 ou 4 ans probablement) *n'empêchent pas M. C. de professer* ; il supplée simplement à sa mémoire par des notes écrites.

En résumé :

1° Tabes à prédominance des troubles sensitifs chez un malade entraîné aux exercices physiques.

2° Début probable de paralysie générale n'entraînant pas encore d'incapacité professionnelle.

Poids (habillé) 70 kg.

$$W = +\,+\,+\,+ \text{ (0) } HW = +$$

	13.6.13	0,60
	20.6.13	0,90
	27.6.13	0,90
2° série	4.7.13	0,90
	10.7.13	1,05
	16.7.13	1,05

N. A.

Cette série a été bien supportée ; cependant les deux dernières injections de la 2° série (1,05 + 1,05) ont été suivies d'une légère éruption prurigineuse sur le tronc et les bras, durant 4 jours environ.

Le malade revient le 11.9.13.

Il a passé ses vacances à Paris-Plage à faire des promenades et du tennis. Il y a environ un mois il a fait une chute au tennis, suivie d'une légère hydarthrose, probablement par entorse du ligament latéral interne. Actuellement persiste un léger épanchement articulaire ; il semble, dit le malade, que le traumatisme aurait réveillé quelques douleurs anciennes, qui ne semblent cependant guère avoir le type fulgurant.

A part cela, au point de vue sensitif : *aucune douleur, disparition du prurit.*

M. C. joue au tennis avec succès, il fait des promenades et aussi un peu de rééducation. A l'examen, le signe de ROMBERG est presque absent, il n'y a qu'une très légère oscillation quand le malade est sur un pied, oscillation plus grande quand il ferme les yeux, mais sans chute.

Psychiquement, il y a aussi amélioration : la mémoire redevient bonne (sans atteindre la perfection d'autrefois), le caractère est plus doux et M. C. se sent plus d'activité intellectuelle. Il est toujours en état d'euphorie (succès au tennis, temps admirable, villégiature charmante). Pas de tremblement. Pas de troubles de la parole.

Le malade a encore quelques insomnies, surtout depuis qu'il est rentré à Paris, mais il n'a plus les cauchemars déprimants d'autrefois. Il rêve souvent, mais ses rêves n'ont plus de caractère de persécution pénible.

$$W = +++ + (0) \; HW = +$$

	11.9.13	0,60	
	18.9.13	0,90	
3° série.	26.9.13	0,90	N. A.
	2.10.13	0,90	
	4.10.13	1,05	

Toutes les injections sont bien supportées, toutes cependant avec des réactions thermiques oscillant entre 37°8 et 38°1.

La dernière injection a provoqué quelques douleurs dans les jambes.

Le 6.11.13. M. C. revient pour sa 4° série en très bon état :

Le prurit est toujours aboli. Les nuits sont bonnes, M. C. se couche assez tard, ne se réveille plus de grand matin, il n'a plus de rêves désagréables, dort régulièrement toutes les nuits et d'un sommeil beaucoup plus calme qu'autrefois. Les céphalées du réveil ont disparu.

Au point de vue psychique, l'amélioration continue :

M. C. est beaucoup plus calme, l'irritabilité a beaucoup diminué : il paraît toujours un peu bonhomme, euphorique. Il a repris goût à la vie, se sent plus « d'aplomb », sa classe est composée de meilleurs élèves que celle de l'an dernier. Sa mémoire est à peu près aussi bonne qu'elle était autrefois, M. C. remarque combien il a perdu pendant les dernières années.

Il y a une quinzaine de jours, il y eut chez lui réception pendant laquelle il récita « La nuit », de Musset, sans défaillance de mémoire et avec un calme parfait : le Dr Bègue qui y assistait se montra enchanté de son malade.

Enfin, il ne chantonne plus continuellement.

Poids nu : 63 kg. 120.

$$W = ++++ (0) \; HW = +$$

	6.11.13	0,60	
	13.11.13	0,90	
4° série.	20.11.13	1,05	N. A.
	27.11.13	1,05	
	4.12.13	1,05	

Réactions thermiques persistantes (37°8, 38°). La 3ᵉ injection a été mal supportée : douleurs dans les jambes, nausées, vomissements, frisson léger, 38°9.

Les deux autres injections ont provoqué des douleurs, moins intenses et quelques nausées sans vomissements.

Le 9 janvier 1914. — Ponction lombaire.

Liquide clair.

Albumine = ++++

NONNE = +++

NOGUCHI = +++

Cellule de NAGEOTTE : 3,8 lympho, 3 mono par millimètre cube.

Réaction de WASSERMANN = positive (0,1).

$$W = ++++ \ (0) \quad HW = +$$

5ᵉ série . . . . . $\left\{\begin{array}{ll} 15.1.14 & 0,60 \\ 22.1.14 & 0,90 \\ 29.1.14 & 1,05 \\ 7.2.14 & 1,05 \end{array}\right.$ N. A.

Toutes les injections donnent lieu à des nausées, les deux dernières

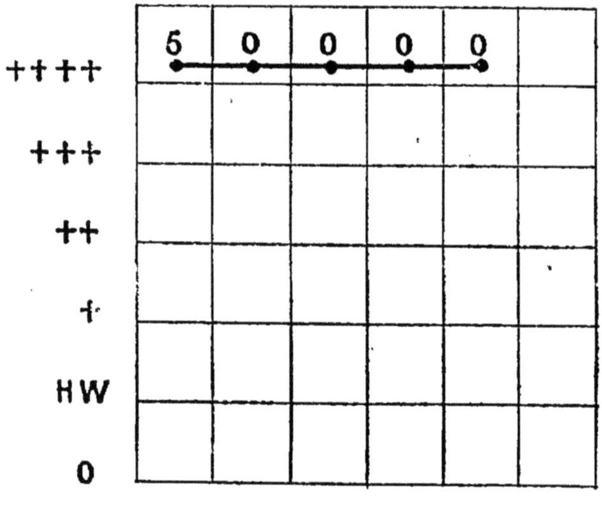

à des vomissements, la 2ᵉ et la 3ᵉ à des douleurs dans les jambes. A la 3ᵉ injection, le malade était atteint de grippe (douleurs, diarrhée, nausées, vomissements, 39°2, légère albuminurie disparue à la piqûre suivante).

$$W = ++++ \quad HW = +$$

6ᵉ série . . . . . $\left\{\begin{array}{ll} 12.3.14 & 0,60 \\ 19.4.14 & 0,90 \end{array}\right.$ N. A.

Ces injections sont moins bien supportées; fièvre (39°3, 39°1), frissons, nausées et pour la dernière : douleurs, diarrhée, nausées, vomissements.

Le 1ᵉʳ mai 1914. W = ++++ (0) HW = +.

OBS. 62. — SYPHILIS (1907) MAL SOIGNÉE. TABES RÉCENT (début 1908). *Troubles moteurs et sensitifs peu marqués. Etat neurasthénique. Altérations importantes du liquide céphalo-rachidien. Paralysie générale associée(?). Traitement par le néoarsénobenzol (26 injections en 7 séries). Atténuation lente des symptômes spinaux, des douleurs en particulier et de la neurasthénie. Atténuation de la séroréaction sanguine.*

M. Fed.   ans. — Chancre induré en 1897. Pas d'autres accidents.

En 1898. 30 frictions.

En 1899. 50   —

En 1900. 20   —

En 1901. 7 injections (sel insoluble?)

En 1908, douleurs légères dans les membres inférieurs, surtout à droite.

A la fin de 1911, M. F. constate qu'il marche mal, le dérobement des genoux est fréquent, disparition du besoin d'uriner; il n'urine que par raison.

Douleurs gastriques en 1912.

26 *février* 1913. — Tabes caractérisé par des troubles moteurs, sensitifs, vésicaux, la suppression des réflexes, etc.

Le malade se tient debout les yeux fermés et les pieds joints, mais oscille de suite sur un pied.

La marche est assez bonne, cependant le malade lance très légèrement les jambes. Dès qu'on le fait marcher au commandement il lance assez fortement les jambes et talonne.

Dérobement des jambes, de temps à autre.

Il ne se plaint actuellement d'aucun phénomène douloureux; il accuse de temps en temps des fourmillements dans les extrémités inférieures.

(Depuis 1908, il eut tous les ans à deux reprises quelques petites douleurs fulgurantes dans les jambes, surtout à droite, chaque crise durant deux ou trois jours; il eut, il y a trois ans, pendant trois jours des douleurs dans la région précordiale, et au printemps de 1912 pendant un mois environ des douleurs en ceinture assez violentes; jamais de douleurs gastriques).

Il accuse depuis quelque temps un certain degré d'hyperesthésie plantaire : la marche sur des pavés ou du gravier est désagréable. D'autre part, il ne sait pas très bien s'il est sur un parquet ou sur un tapis.

Pas de modifications de la sensibilité superficielle ou profonde : le testicule, le larynx et les différents viscères sont sensibles à la pression.

Réflexes rotuliens et achilléens abolis.

   — crémastérien et abdominal normaux.

Hypotonie musculaire assez marquée.

Inégalité pupillaire (la pupille gauche est plus dilatée que la droite : le malade a été blessé il y a 18 ans à l'œil gauche et depuis cette époque la vision de l'œil gauche a diminué considérablement).

Récemment, la vue a également diminué à droite.

La pupille gauche reste immobile à la lumière. La droite se contracte lentement.

Pas de troubles de l'ouïe, de l'odorat et de la gustation.

Appareil génital. — Moins d'érections qu'avant le début de la maladie, les désirs sexuels paraissent aussi moins violents. Le coït s'accomplit normalement, mais éjaculations rapides et grande fatigue consécutive.

Pas de troubles marqués de la miction ou de la défécation. Le malade pousse un peu pour uriner. Il a eu de temps en temps un peu d'incontinence le jour.

Troubles mentaux. Le caractère du malade s'est modifié, s'est assombri depuis le début de sa maladie (alors qu'il était très gai autrefois) mais il n'a jamais eu d'idées noires.

Pas de traitement mercuriel.

$$W = +\!+\!+\!+ \quad IIW = + \quad (21.2.13)$$

1re série . . . . .
26.2.13	0,30	
5.3.13	0,60	N. A.
12.3.13	0,90	
19.3.13	0,90	

Les injections sont parfaitement supportées.

$$W = +\!+\!+\!+ \quad IIW = +$$

2° série . . . . .
9.4.13	0,90	
16.4.13	1,20	N. A.
23.4.13	1,20	

Le traitement est parfaitement toléré, en particulier pas de réactions douloureuses après les injections.

$$W = +\!+ \quad IIW = +$$

3° série . . . . .
15.5.13	0,90	
22.5.13	0,90	N. A.
29.5.13	1,20	

Dans le cours de cette série commencent à apparaître quelques nausées et quelques vomissements.

$$W = +\!+ \quad IIW = + \quad (17.6.13)$$

4° série . . . . .
19.6.13	0,90	
28.6.13	1,20	N. A.
5.7.13	1,20	
12.7.13	1,20	

Chacune des injections s'est accompagnée de nausées et de vomissements.

Etat au 1er juillet 1913. La *marche* est devenue meilleure, d'après le malade. Il a été en Suisse, a fait des excursions en montagne. N'est pas gêné pour monter ou descendre les escaliers. L'obscurité ne paraît pas avoir d'action sur son équilibre (dit-il).

Il présente un léger talonnement en avançant, lance un peu les jambes aux premiers pas.

Pied à pied, l'incoordination devient manifeste : le malade lance la jambe en dehors, l'applique assez violemment contre le sol, chancelle; souvent le mouvement s'arrête, le malade hésite, s'y reprend à plusieurs fois. Il ne tombe pas.

Marche à reculons, bonne.

Station debout, yeux ouverts, très bonne. Yeux fermés : ROMBERG léger, sans chute.

Sur un pied, yeux ouverts, incoordination très accusée. Yeux fermés : incoordination nette, chute rapide.

Le dérobement des jambes a disparu.

Les douleurs fulgurantes reviennent très rarement : quand il fait mauvais (pluie, vent) le malade a parfois, dans les mollets ou les cuisses deux ou trois élancements rapides, à peine douloureux : « ce n'est rien du tout ».

Aucun autre phénomène subjectif. Pas de douleurs en ceinture, l'hyperesthésie plantaire a disparu.

Pas de paresthésie.

Sensibilité superficielle et profonde intacte.

La vision n'a pas changé. Cependant, le malade a parfois la sensation de brouillard devant les yeux : les lettres des grandes affiches des rues sont « nuageuses ».

A la lumière, la pupille gauche est immobile, la droite se contracte.

Le malade ne sent pas sa vessie se remplir, urine par raison et sent alors l'urine passer dans l'urèthre; quand il n'a pas uriné pendant longtemps, quelques gouttes s'échappent par regorgement et l'avertissent qu'il doit vider sa vessie.

Grande rareté des désirs sexuels. Erections incomplètes, sensibilité normale, éjaculations rapides, très grande fatigue consécutive.

Quelques rares pollutions nocturnes.

Sent toujours l'estomac gonflé, pas spécialement après les repas, pas de douleurs, pas de renvois, pas de nausées. Bon appétit.

« Je ne sens pas que j'ai des organes, dit-il, sauf l'estomac ».

Pas de troubles intestinaux.

Cœur normal,

Pouls = 96.

Tension artérielle $= \dfrac{TM}{tm} = \dfrac{16}{8}$. PACHON.

Etat neurasthénique persistant : sensation de fatigue perpétuelle, aussi bien physique que morale. Se lève fatigué, dort mal surtout la seconde partie de la nuit. Le matin, tête lourde, pas de céphalée précise, mais gêne dans la coordination des idées. La mémoire a baissé, surtout pour les faits récents, quoique l'appétit soit excellent, qu'il ne maigrisse pas, qu'il fasse beaucoup d'exercice, M. F. n'a le courage de rien faire, « sa vie n'a pas de but », il est morose.

Etat au 23.9.13.

Troubles moteurs. — La marche serait encore un peu lourde. M. F. aurait moins d'élasticité dans les jambes surtout quand il fait mauvais : il « marche comme une gazelle », quand il fait beau.

L'obscurité n'augmente pas ces troubles.

Durant ses vacances, il a pris beaucoup d'exercice (sandow) et fait de longues promenades sans fatigue.

M. F. a eu une crise douloureuse assez vive surtout durant la nuit et pendant une semaine. Elle est restée localisée aux jambes, prédominant particulièrement sur la gauche. C'est la 2ª crise aussi forte qu'il ait jamais eue, pas de douleurs entre temps.

Hyperesthésie plantaire nulle.

La vue est très bonne par instants, à d'autres il semble qu'il passe des nuages devant les objets regardés.

La pupille gauche, toujours plus grande que la droite, se contracte maintenant à la lumière.

Très grande paresse vésicale, longueur de la miction, avec anesthésie ; ne sent pas le besoin d'uriner.

Très rare incontinence diurne.

M. F. n'est plus fatigué d'une manière anormale après le coït. Les désirs persistent, mais il s'abstient.

Il dort bien, mais peu : s'endort de bonne heure, mais se réveille à 4 heures du matin et se lève alors.

Il y a des jours où tout va bien (il fait du soleil au réveil) et d'autres où tout va mal (il pleut).

M. F. est mélancolique, il s'ennuie, ne parle à personne, aime la solitude, et ses voisins, quels qu'ils soient, sont ses ennemis : il ne fait rien contre eux d'ailleurs; ce n'est ni un persécuté, ni un persécuteur. « Tout me dégoûte », il ne va pas au théâtre « je m'en f... », il ne sort pas « ça me fatigue », ne lit pas « ça me fait mal aux yeux ».

$$W = ++ \quad HW = + \quad (9.9.13).$$

23. 9.13	0,90	
30. 9.13	1,20	
7.10 13	1,35	N. A.
14.10 13	1,35	

5ª série.

Pas d'autres réactions consécutives aux injections que des nausées et des vomissements, tantôt très, tantôt peu accusés, sans que la dose injectée ou l'alimentation antérieure semble avoir d'influence.

Etat au 5 novembre 1913.

La légère incontinence diurne d'urine a disparu.

Il n'y a pas eu une seule douleur fulgurante depuis le mois d'août.

L'état neurasthénique a diminué.

M. F. recommence à travailler sans trop de fatigue, il a plus d'activité intellectuelle ; il est moins dégoûté de tout et son humeur dépend moins du temps qu'il fait. Le sommeil serait un peu meilleur.

$$W = + \quad HW = + \quad (6.11.13).$$

6° série . . . . . $\begin{cases} 11.11.13 & 0,90 \\ 18.11.13 & 1,20 \\ 25.11.13 & 1,35 \\ 8.12.13 & 1,35 \end{cases}$ N. A.

Toujours après les injections, nausées et vomissements. A la dernière injection, l'élimination arsenicale a été normale (R. d'Abelin).

9.1.14. *Ponction lombaire.*

Liquide clair et transparent.

Albumine positive ++++. NONNE positive ++++. NOGUCHI positive ++++

Cellule de NAGEOTTE 18,2 lymphocytes, 2,2 mononucléaires, 0,1 polynucléaire au millimètre cube.

Réaction de WASSERMANN du liquide positive (0,2).

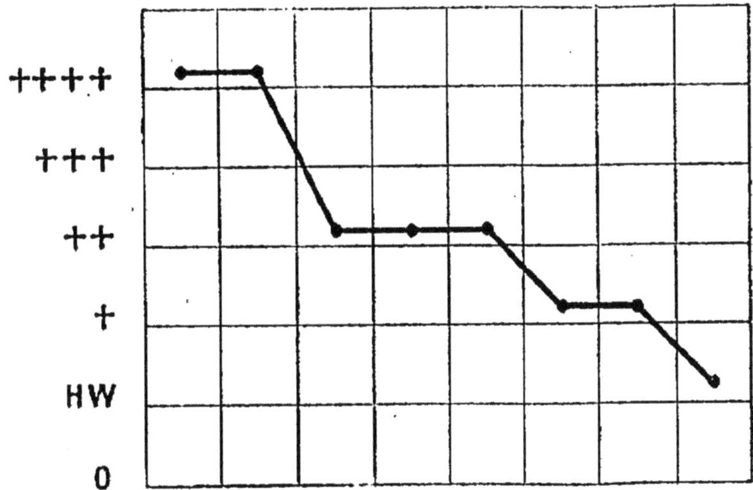

L'état du malade est sensiblement stationnaire. Il a eu quelques rares douleurs dans la période de repos. La vue est encore gênée, pour les grandes distances surtout. Aucune modification des réflexes cutanés, tendineux ou oculaires.

$$9.1.14. \ W = + \ \text{IIW} = + \ J = + + + +$$

$$7^e \ série \ldots \left\{ \begin{array}{ll} 28.1.14 & 0,90 \\ 4.2.14 & 1,20 \\ 11.2.14 & 1,35 \\ 20.2.14 & 1,50 \end{array} \right. \ \text{N. A.}$$

La sensation nauséeuse persiste, mais les vomissements ne sont apparus qu'à la 1re injection de la série, ils sont remplacés par une salivation très abondante.

25.3.14 $W = 0$ IIW $= + J = + +$

Le malade part en Allemagne.

OBS. 63. — SYPHILIS (1901). TRAITEMENT RÉGULIER, TABES OU PSEUDO-TABES GRAVE : *Accidents cérébraux, troubles bulbaires. Début récent.* (1909) *Progression rapide.* Traitement par l'arsénobenzol et le néoarsénobenzol (21 injections en 6 séries). *Amélioration rapide portant sur tous les phénomènes. Le malade interrompt le traitement en octobre 1912. L'amélioration se maintient au début de 1914. Séroréaction rebelle.*

M. Gos., 44 ans (Dr ARRIVÉ). — Santé vigoureuse jusqu'au début du tabes.

Chancre en mai 1901. Roséole. Plaques muqueuses à la suite.

Traitement pendant 5 ans (pilules de DUPUYTREN *molles*, avec périodes de repos).

Surmenage intellectuel intense en 1908. A la suite, douleurs fulgurantes dans les membres inférieurs, hyperesthésie au niveau du bras et de l'avant-bras droits, sensation de masque au niveau de la région fronto-temporale gauche avec hyperesthésie. Insomnie.

A partir de janvier 1909, toux convulsive, coqueluchoïde.

Ictus laryngé en avril 1911. Deuxième ictus en août.

Les douleurs fulgurantes s'exagèrent, surtout dans le mollet gauche. Douleurs fulgurantes dans le bras droit.

De janvier 1911 à octobre 1911, diplopie intermittente.

Octobre 1911. M. G. a maigri de 5 kilogrammes depuis un an et demi. Incapacité de tout travail intellectuel. Etat de vertige permanent.

Exagération des réflexes rotuliens.

Inégalité pupillaire : $G > D$.

$$18.10.11 \ W = + + + \ \text{IIW} = 0 \ (\text{III} = 0).$$

20 *octobre* 1911. — 1re injection intramusculaire 0,10 (arsénobenzol).
26 *octobre* 1911. — 2e — — 0,25 —

Prostration pendant 3 jours, diarrhée.

31 *octobre* 1911. — 1re injection intraveineuse 0,20 arsénobenzol.
Réaction fébrile (38°5) dans l'après-midi avec bon état général.
6 *novembre* 1911. — 2e injection 0,30 606 I. V.
Réaction fébrile (37°7) après-midi.
Après cette 2e injection intraveineuse, amélioration.
La sensation de masque de la région fronto-temporale gauche disparaît.
L'hyperesthésie douloureuse de la même région disparaît.
L'hyperesthésie du bras droit disparaît.
Le contact du bouton métallique de la manchette droite qui donnait une réaction douloureuse intense est supporté normalement. *Le malade est étonné de sentir son bras droit comme l'autre.*
État général meilleur.
Appétit bon, disparition de l'insomnie.
M. G. se dit capable de donner un effort intellectuel.
La diplopie disparaît.
13 *novembre* 1911. — 3e injection 0,40 606 I. V.

2e série. . . . .
$\begin{cases} 16.12.11 & 0,20 \\ 22.12.11 & 0,40 \\ 29.12.11 & 0,60 \\ 5.\ 1.12 & 0,60 \end{cases}$ (arsénobenzol)

$$W = +++ \text{ HW} + (2.3.12)$$

3e série. . . . .
$\begin{cases} 7.3.12 & 0,60 \\ 20.3.12 & 0,40 \\ 27.3.12 & 0,60 \end{cases}$ (arsénobenzol)

$$W = ++++ \text{ HW} = + (25.5.12)$$

4e série. . . . .
$\begin{cases} 31.5.12 & 0,60 \\ 5.6.12 & 0,90 \\ 11.6.12 & 0,90 \end{cases}$ N. A.

$$W = +++ \text{ HW} = + (24.7.12)$$

5e série. . . . .
$\begin{cases} 27.7.12 & 0,90 \\ 1.8.12 & 0,90 \\ 6.8.12 & 1,20 \end{cases}$ N. A.

$$W = +++ \text{ HW} = + (25.9.12)$$

6e série. . . . .
$\begin{cases} 28.\ 9.12 & 0,90 \\ 3.10.12 & 1,20 \\ 8.10.12 & 1,20 \end{cases}$ N. A.

2 *décembre* 1912. — Le malade veut interrompre son traitement en raison de la guérison clinique qui lui paraît complète.

Il n'y a plus de douleurs, sauf de temps en temps, très faibles, à l'occasion d'un changement de temps. État général excellent. Diplopie tout à fait disparue. M. G. déclare être redevenu un homme normal. Il n'a jamais eu de nouvel ictus laryngé, ni de toux coqueluchoïde; les vertiges ont disparu.

Au commencement de 1914, M. G. va bien, et se livre à toutes ses occupations habituelles.

OBS. 64. — SYPHILIS IGNORÉE. TABES (*troubles sensitifs, moteurs, état vertigineux*). Traitement par le néoarsénobenzol (30 injections en 5 séries). *Amelioration progressive. Séroréaction rebelle (W = ++++) tombant à ++ après la 5ᵉ série.*

M. Lho., 42 ans.

Rien à noter dans les antécédents, ni chez la femme du malade.

Le malade n'a jamais constaté de traces de syphilis.

Des douleurs dans les jambes sont survenues, il y a 4 ou 5 ans : peu après le malade a éprouvé quelque gêne dans la marche et surtout dans les escaliers. Il n'a pas vu de médecin, croyant à des « rhumatismes » et se traitant par l'urodonal. Cependant peu à peu les phénomènes se sont aggravés, et le malade s'est trouvé dans un état neurasthénique marqué : perte d'appétit, dégoût du travail, insomnies.

En février 1916, les douleurs sont des plus fréquentes mais sans intensité extrême; elles se limitent très exactement aux membres inférieurs, et en particulier aux articulations. Elles ont le caractère de brûlures profondes, se prolongeant pendant plusieurs heures, parfois une journée; elles sont quelquefois une cause d'insomnie. Le malade prend jusqu'à 5 ou 6 comprimés d'aspirine par jour, et peut atteindre le chiffre de cent dans un seul mois.

La marche ne paraît pas très troublée. Mais M. Lho se plaint de ne pouvoir progresser dans les escaliers sans rampe. La gêne est plus marquée à l'ascension qu'à la descente. Il existe une certaine hésitation au bord des trottoirs. Ces troubles s'exagèrent dans l'obscurité.

Il n'existe ni troubles vésicaux, ni impuissance.

Suppression des réflexes rotuliens.

Yeux : pupilles égales en léger myosis.

Signe d'ARGYLL.

Depuis quelques mois le malade souffre d'un état vertigineux léger mais habituel, il se plaint d'une sensation de demi-ébriété que n'explique aucun excès d'aucune sorte.

$$W = ++++ \text{ (dil. ?)}$$

	8.2.16	0,15
	15	0,30
1ʳᵉ série	22	0,45
	29	0,60
	7.3	0,75
	14	0,90

N. A.

Les injections sont bien tolérées, parfois suivies de douleurs. Pas de réactions thermiques.

$$2^{o}\ série\ \ldots\ldots\ \begin{cases} 4.4.16 & 0,30 \\ 11 & 0,45 \\ 19 & 0,60 \\ 25 & 0,75 \\ 1.5. & 0,90 \\ 16 & 0,90 \end{cases}\ N.\ A.$$

Douleurs après la plupart des injections. Pas de réactions thermiques.

$$W = ++++\ NW = +\ J = ++++$$

$$3^{o}\ série\ \ldots\ldots\ \begin{cases} 6.6 & 0,30 \\ 13 & 0,60 \\ 20 & 0,90 \\ 27 & 1,05 \\ 4 & 1,05 \\ 11 & 1,05 \end{cases}\ N.\ A.$$

Douleurs après les injections. Légères réactions thermiques 38°2, 38° après les injections à 1 gr. 05.

$$W = ++++\ HW = +\ J = ++++$$

$$4^{o}\ série\ \ldots\ldots\ \begin{cases} 1.8.16 & 0,60 \\ 8 & 0,75 \\ 16 & 0,90 \\ 22 & 1,05 \\ 30 & 1,05 \\ 5.9 & 1,20 \end{cases}\ N.\ A.$$

Des douleurs passagères suivent la plupart des injections. Céphalée après les deux premières. Réactions thermiques fréquentes ; la température monte jusqu'à 38°8 avec un frisson, après l'injection du 1er août.

$$W = ++++\ J = ++++\ HW = +$$

$$5^{o}\ série\ \ldots\ldots\ \begin{cases} 3.10.16 & 0,60 \\ 10 & 0,75 \\ 17 & 0,90 \\ 24 & 1,05 \\ 2.11 & 1,20 \\ 13 & 1,20 \end{cases}\ N.\ A.$$

Céphalées fréquentes après les injections. Réaction thermique (38°8) après l'injection du 10 octobre, avec frisson.

Etat au 10.11.16. M. Lh. souffre moins souvent et d'une manière moins intense qu'avant le traitement ; il ne souffre guère que les jours d'injection ; les douleurs paraissent 1 heure ou 1 heure 1/2 après celle-ci et durent 2 ou 3 heures. Il n'y a rien le lendemain.

A peu près complètement au calme dans les périodes de repos. M. Lh. prend deux ou trois cachets, après les injections et n'en prend plus en dehors, il peut rester 3 semaines sans en prendre.

La démarche est plus assurée, le malade se sert encore de rampe dans les escaliers mais ne le fait, croit-il, que par habitude. L'obscurité le gêne encore, moins qu'au début. Il hésite moins à traverser les places, les rues encombrées.

Ne peut se tenir sur un pied les yeux fermés, mais peut se tenir avec de faibles oscillations, les yeux ouverts.

L'état vertigineux a presque complètement disparu. L'état neurasthénique de même.

$$W = +\!+ \quad NW = + \quad J = +\cdot\!+\!+ \text{ le 12, 13, 16}[1].$$

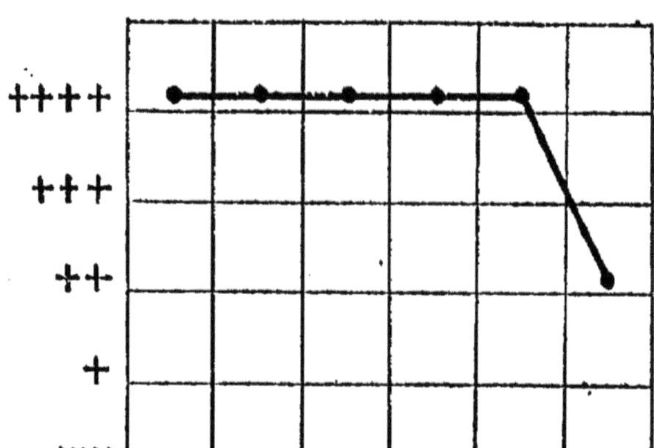

Obs. 65. — Syphilis (1889) non traitée. Tabes incipiens. Forme paresthésique. Séroréaction (sang) dissociée. Graves lésions du liquide céphalorachidien. Traitement par le néoarsénobenzol six mois après le début (23 injections en 7 séries). Amélioration clinique peu marquée, mais modifications considérables du liquide céphalorachidien (disparition de la lymphocytose et de la séroréaction). Crises nitritoïdes à partir de la 6e injection.

M. M., 49 ans (Dr Marato). — Syphilis remontant probablement à 1889, mal prouvée : érosion de la verge coïncidant avec une érosion analogue du « fond de la gorge,» guérissant en 8, 10 jours sans avoir été vue par un médecin. Pas d'accidents secondaires nets : le malade a bien eu

1. M. Lho a reçu encore 12 injections de décembre 1916 à mars 1917 : il a été mis alors au repos pour cinq mois.

des céphalées, mais elles datent de l'enfance et ne semblent point avoir augmenté d'intensité après l'érosion. Le malade a eu, peu après, une éruption localisée aux mains « très prurigineuse » et qui a disparu sans traitement.

En 1903, appendicite aiguë, opérée.

En 1912, au mois de juillet, crise de coliques néphrétiques légitimes aboutissant à l'expulsion de calculs multiples.

En octobre débute l'affection spinale, d'une façon insidieuse, par une sensation de froid à la jambe droite « comme si mon pantalon était déchiré », des fourmillements dans les 2 jambes et une hyperesthésie fugace des membres inférieurs et des fesses, faisant très rapidement place à une hypoesthésie. Tous ces phénomènes prédominent du côté droit. Atteinte des sphincters, non au point de vue moteur, mais au point de vue sensitif; M. M. ne sent pas le besoin d'uriner, de déféquer; de plus impuissance incomplète.

Les troubles moteurs sont peu accentués : ils consistent en faiblesse des jambes qui semblent lourdes. Le malade sentant mal le sol, marche en tâtonnant, et ayant les jambes lourdes butte contre les marches en montant les escaliers. De plus, il existe fréquemment du dérobement des jambes.

M. M. consulte alors un médecin qui semble avoir conclu à des phénomènes en rapport avec ses coliques néphrétiques et l'anurie qui les a accompagnés, car il prescrit un régime et des pilules diurétiques, sans aucune amélioration.

Jamais M. M. n'a eu de traitement antisyphilitique.

Albumine urinaire = 0

Ponction lombaire le 16 avril 1913.

Liquide clair et transparent, non hypertendu. Albumine = +

Cellule de Nageotte = 69 éléments blancs par millimètre cube.

Wassermann du liquide = + + + +

$$W = 0 \quad HW = + \text{ (sang)}$$

1ʳᵉ série.	21.4.13	0,30	
	28.4.13	0,00	N. A.
	5.5.13	0,90	
	13.5.13	0,00	

Cette série est très bien supportée.

$$W = 0 \quad HW = + \quad J = + + +$$

2ᵉ série	3.6.13	0,60	
	10.6.13	0,90	N. A.
	17.6.13	1,05	
	24.6.13	1,05	

Les 2 dernières injections s'accompagnent presque immédiatement d'oppression, de sensation d'étau au cœur, sans angoisse ni douleur, avec cyanose du visage. Le tout dure environ 10 minutes, puis se dissipe. Par ailleurs, les injections sont bien supportées.

Depuis le début du traitement, le malade se sent plus fort, plus sûr de lui ; il aurait engraissé.

Les fourmillements des jambes, auraient diminué, de même que l'anesthésie vésicale et génitale. L'engourdissement, la parésie ne changent guère.

23 juillet 1913. — La marche est peu atteinte : M. M. s'aide habituellement d'une canne, mais peut ne pas s'en servir. Il n'y a pas d'incoordination à proprement parler ; mais, dans la marche à reculons ou pied à pied, il y a de l'hésitation, du chancellement. Aux mouvements de halte et à demi-tour, on note de la titubation. On n'obtient d'oscillations que dans la station sur un pied les yeux fermés. A de rares intervalles existe encore du dérobement des jambes.

Ni atrophie, ni hypotonicité musculaires.

Réflexe rotulien plutôt vif à droite, aboli à gauche. Réflexe achilléen diminué à droite, exagéré à gauche. Les réflexes tricipitaux et ceux de l'avant-bras, diminués à gauche, sont normaux à droite. Comme réflexes cutanés, le crémastérien, lent à gauche, est vif à droite. L'abdominal et le plantaire sont normaux.

Subjectivement, M. M. accuse : des douleurs intercostales, surtout précordiales à type fulgurant peu net et qui sont très rares, des fourmillements et des démangeaisons peu marqués sur la cuisse droite, de l'hypoesthésie des fesses (il lui semble être assis sur un édredon) des pieds, (il sent mal le sol sous ses pas), des paresthésies diverses : sensation d'avoir les jambes raides et enflées, surtout la droite ; il lui semble avoir un bourrelet sur les genoux, l'empêchant de mouvoir aisément ses jambes. Ses organes génitaux lui semblent énormes et « pesant des kilos ».

La sensibilité cutanée est normale à tous les modes, sauf à la face supérieure du gland où la sensibilité est conservée au tact et à la chaleur, mais diminuée, et par places abolie, à la piqûre.

La sensibilité profonde n'est atteinte qu'au niveau de la région précordiale et des nerfs cubitaux.

Pupilles en myosis très accentué, égales et irrégulières. L'acuité visuelle est diminuée : M. M. voit trouble. Jamais de diplopie.

Rien à signaler pour les autres organes des sens.

M. M. sent bien sa vessie se remplir, mais non l'envie d'uriner : il urine seulement par raison et doit pousser durant toute la miction. Il sent bien l'urine traverser l'urèthre. Jamais d'incontinence.

Persistance des désirs génitaux, mais érections incomplètes. Ejaculation normale. La sensibilité, autrefois à peu près abolie, est revenue en grande partie depuis le traitement arsenical qui semble, de plus, exciter l'activité sexuelle.

Rien à signaler au point de vue digestif, sauf de fausses envies. Foie, rate, bouche, normaux,

Cœur normal : un rhumatisme articulaire aigu contracté à 20 ans n'a pas laissé de traces.

Santé générale, excellente : malade fort, robuste, en bon point. Poids habillé 79 kg. 860. Albumine urinaire $= 0$

$$W = +++ \quad HW = + \quad J = ++++$$

3° série . . . . $\begin{cases} 26.7.13 & 0,90 \\ 4.3.13 & 1,05 \quad \text{N. A.} \\ 11.8.13 & 1,05 \end{cases}$

A chacune de ces injections, M. M. a eu « une crise nitritoïde ». Dès le début de l'injection, le malade accuse un goût et une odeur particuliers qui persistent ; vers la fin il commence à se congestionner : la face prend une coloration rouge violacé, les veines du front se dilatent, les conjonctives s'injectent, jamais il n'y a d'œdème de la face. Puis survient une toux sèche, d'irritation, qui contribue encore à la congestion, le malade accuse enfin un état nauséeux qui ne va pas jusqu'au vomissement. En 10 minutes, tout est progressivement rentré dans l'ordre. Parfois la crise ne se produit que 3 à 5 minutes après la fin de l'injection, elle dure toujours le même temps. Le pouls est rapide, jamais d'état syncopal consécutif.

$$W = +++ \quad HW = +$$

4° série . . . . $\begin{cases} 19.\ 9.13 & 0,90 \\ 26.\ 9.13 & 1,05 \quad \text{N. A.} \\ 3.10.13 & 1,05 \end{cases}$

Les crises nitritoïdes persistent sans modifications.

17 novembre 1913. — Pas de modifications de la marche : les jambes sont toujours lourdes, surtout la droite, mais M. M. dit se sentir bien plus solide sur ses jambes qu'autrefois.

Les réflexes rotuliens sont normaux des deux côtés. Les réflexes achilléens sont normaux à droite, un peu vifs à gauche.

M. M. a quelques douleurs intestinales. La paresthésie et le fourmillement des jambes persistent. L'hyperesthésie plantaire a disparu et l'hypoesthésie des fesses diminue.

Pas de modifications dans l'état des pupilles. Exceptionnellement et pour quelques minutes seulement, la vue est trouble.

M. M. doit toujours pousser pour uriner : il sent bien le besoin d'uriner mais jamais pressant.

Constipation opiniâtre.

Rien de changé par ailleurs.

$$W = +++ \quad HW = +$$

5° série . . . . $\begin{cases} 19.11.13 & 0,90 \\ 25.11.13 & 1,05 \quad \text{N. A.} \\ 3.12.13 & 1,05 \end{cases}$

Toutes ces injections ont été faites avec une extrême lenteur : la 1re

en solution étendue, les 2 dernières en solution concentrée. La crise
nitritoïde n'a pas été évitée, mais a été tout à fait minime. Pendant une
ou deux minutes seulement, le visage a été un peu rouge et le malade
légèrement oppressé.

15 janvier 1914.

Les troubles moteurs persistent sans grandes modifications depuis le
mois de novembre : M. M. est bien solide sur ses jambes : *dernièrement
il a fait une dizaine de mètres sur une poutre isolée à la hauteur du 2ᵉ étage.*
Il n'a plus de dérobement des jambes, mais se fatigue encore assez
vite. Il peut courir très aisément, mais pas longtemps. Pas de ROMBERG.
Léger chancellement sur un pied les yeux fermés.

Troubles réflexes invariables : le réflexe rotulien, normal à droite, est
un peu faible à gauche.

Pas de douleurs fulgurantes, sauf il y a 15 jours, quelques points
intercostaux droits. Les sensations de fourmillement des jambes persistent. L'hypoesthésie des fesses a diminué (l'édredon s'est aplati). La
sensation de raideur, d'enflure, de poids dans les membres inférieurs
s'est plutôt accentuée et, ce qui frappe surtout le malade, c'est que,
restant presqu'identique du côté droit, elle est plus accusée du côté
gauche. Enfin, rarement, M. M. a la sensation d'une corde qui enserre
le rectum (c'est la corde sexuelle qui se tend) et qui survient indépendamment de la défécation et des érections.

Pupilles toujours égales, en myosis ; tendent à se dilater à la lumière,
accommodent bien à la distance. La vue est bonne, cependant il passe
parfois « comme des ondes troubles » devant les yeux. Pas de diplopie.

Pas de modifications au point de vue viscéral.

$$\text{W} = 0 \quad \text{HW} = + \quad J = +++$$

6ᵉ *série* . . . . $\begin{cases} 18.1.14 & 0,90 \\ 26.1.14 & 1,05 \quad \text{N. A.} \\ 2.2.14 & 1,05 \end{cases}$

Les deux premières injections en solution concentrée très lentes, avec
légère oppression consécutive. La dernière en solution étendue, mais
le malade est à jeun depuis la veille au soir : l'oppression fut moindre
encore qu'après la précédente.

Ponction lombaire le 17 mars 1914.

> *Liquide clair,* sans hypertension.
> Albumine positive $= ++$
> NONNE négatif.
> NOGUCHI limite.
> Cellule de NAGEOTTE : 2,0 lymphocytes par mm³.
> WASSERMANN négatif.

7ᵉ *série* . . . . $\begin{cases} 24.3.14 & 0,90 \\ 1.4.14 & 1,05 \quad \text{N. A.} \\ 8.4.14 & 1,05 \end{cases}$

Les 3 injections sont faites très lentement, en solution étendue. Le malade a mangé le matin : crises légères, sauf à la dernière.

Pas de réactions thermiques, mais nausées et, aux 2 premières injections, un ou deux vomissements.

18 mai 1914.

La marche est bonne sans être excellente : M. M. n'est plus aussi assuré qu'autrefois avant sa maladie, mais se sent cependant bien solide sur ses jambes : il fait facilement 6 kilomètres sans fatigue.

A l'examen, rien de particulier n'est noté.

La station est très bonne, le ROMBERG classique n'existe pas et le malade ne chancelle que sur un pied les yeux fermés.

Le dérobement des jambes n'a pas reparu.

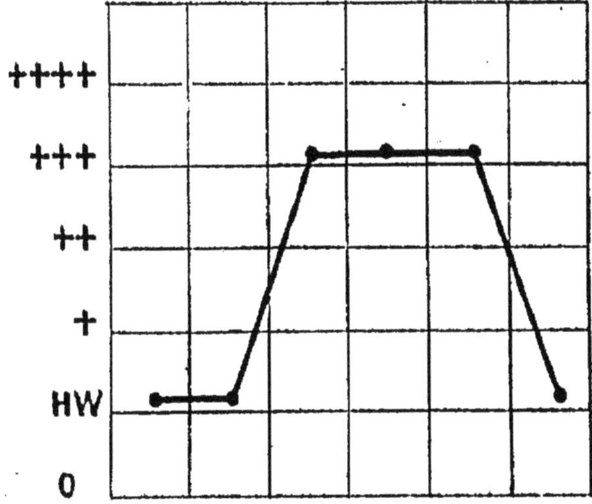

Ce qui gêne le malade et entrave un peu sa marche, c'est la sensation de lourdeur dont il se plaint aux jambes : elle n'existe pour ainsi dire pas au réveil et n'apparaît ou ne s'exagère qu'après les repas : c'est toujours une impression de poids et de gonflement dans les membres inférieurs, plus à droite qu'à gauche, et dans les organes génitaux, et qui persiste, ni plus, ni moins marquée qu'avant le traitement.

L'hypoesthésie des fesses persiste, mais la sensation de froid aux jambes a disparu, les pieds sont plus chauds et plus sensibles. Les douleurs intercostales ne sont point revenues.

Les réflexes sont dans le même état, les rotuliens présents, un peu plus vifs à droite qu'à gauche.

La vue est encore un peu trouble par instants généralement très courts. Les pupilles sont toujours en myosis, la droite plus grande que la gauche; le signe d'ARGYLL persiste.

L'appétit est excellent, la constipation très diminuée et la sensation de corde qui étreint le rectum diminuée également. Elle reparaît cependant aux changements de temps. Les douleurs intestinales ont disparu.

En général, M. M. doit pousser pour uriner, quelquefois pas du tout, mais alors la pression de l'urine est diminuée. Il sent assez mal l'envie et urine encore un peu par raison.

Obs. 66. — SYPHILIS NON TRAITÉE. TABES *très ancien* (début 1889). *Traitement anarchique. Troubles sensitifs. Troubles moteurs considérables.* Traitement par le néoarsénobenzol (21 injections). Rééducation. *La séroréaction sanguine devient négative. Diminution considérable des lésions du liquide céphalorachidien. Amélioration des troubles moteurs.*

M. Mor., 54 ans. — A 11 ans (1870), chute de cheval avec fractures multiples, ayant laissé après elles une ankylose complète du cou-de-pied gauche et du coude droit. Une résection fut pratiquée à cette dernière articulation. Léger arrêt de développement des membres supérieur et inférieur droits.

Syphilis en 1885. Chancre, roséole, iritis au bout de 2 mois.

Frictions mercurielles quotidiennes pendant 6 semaines, 3 cuillerées par jour d'iodure de potassium pendant 3 *mois*.

Aucun accident jusqu'en 1889.

1889. *Douleurs fulgurantes.* — Aux membres inférieurs, ces douleurs n'ont jamais été très intenses : ce sont des élancements vifs, comparables à des coups de couteau, mais très supportables, survenant 3 à 4 fois par an, et se reproduisant toutes les 2 ou 3 minutes pendant quelques heures par nuit, de préférence au matin. Elle n'ont jamais empêché le sommeil et le malade n'a jamais été obligé de prendre des cachets analgésiques.

Un médecin consulté à cette époque parle de maladie de la moelle épinière.

Pendant 6 semaines, le malade prit 3 cuillerées à soupe par jour d'iodure de potassium.

Les douleurs persistant, le malade va voir le Dr Dubois, de Berne, qui dit simplement « il y a de fâcheux symptômes » mais ne parle en aucune sorte de traitement.

En 1891, *mal perforant du gros orteil* gauche, ayant nécessité l'amputation de cet orteil. Il n'y a pas eu de récidive.

En 1897, *début des troubles de la marche.* — Surtout marqués dans l'obscurité : le malade titubait, montait encore les escaliers sans prendre la rampe, mais butait facilement contre les inégalités de terrain ; il marchait encore seul, *sans canne.*

Les douleurs fulgurantes persistent, toujours rares, tous les mois en moyenne et survenant par intermittences pendant 2 ou 3 heures.

Au mois de septembre, les troubles de la marche s'accentuent au point que le malade ne peut plus marcher seul, il lui faut une canne d'un côté, l'aide d'un bras de l'autre, ne pouvant plus sortir, il reste chez lui et le médecin consulté dit simplement : « rien à faire ».

Le malade se soumet alors au traitement de Kühne « naturaliste » à Leipzig : régime végétarien strict, bains de siège froids dans lesquels la verge trempant dans l'eau doit être frottée fortement avec un linge rude à son extrémité et pendant une demi-heure !

Le malade suit ce traitement de novembre 1897 à avril 1898.

De 1898 à 1907, M. M. marche seul, sans avoir besoin d'un bras de soutien, il se sert cependant d'une canne.

1907. Reprise des phénomènes moteurs et sensitifs quoique le traitement de Kühne soit continué.

Grande fatigue, sensation de lourdeur extrême dans les jambes, le malade titube et a de la peine à se diriger convenablement, l'obscurité empêche complètement la marche. La canne est devenue absolument indispensable, le malade doit sortir accompagné et appuyé sur un bras

Les douleurs reprennent elles aussi, mais moins fortes et plus rares, il n'y a jamais eu d'autres troubles de la sensibilité ; M. M. a toujours bien senti le sol et n'a jamais eu d'engourdissement des membres inférieurs.

Frictions mercurielles et iodure de K pendant 3 mois sans résultat.

Jamais de troubles sphinctériens.

De 1907 à 1913. M. M. a essayé de nombreux traitements : hydrothérapie froide, électrisation de la colonne vertébrale, rééducation. Aucun n'a donné de résultats, pas même 60 comprimés de *bi-bicctol* (« Synthèse des professeurs Ehrlich et Gaucher ») qu'en dernier ressort il a essayé !

En 1911, M. M. emploie le Pulsoconn de Macaura. Cet appareil a provoqué l'apparition de douleurs thoraciques et une exagération marquée des troubles de la marche. Quand M. M. cessa les applications, les troubles moteurs s'améliorèrent, mais les douleurs ont persisté.

En Suisse dans la clinique du Dr Z..., de Genève, il fut soumis à un traitement mécanothérapique compris de la façon suivante : au réveil, bain salé ou bain de bourgeons de sapin, puis massage manuel de tout le corps, suivi de massage vibratoire. Dans l'après-midi, pendant 3 heures, gymnastique faite à l'aide d'appareils mécanothérapiques spéciaux, les uns passifs (cheval de bois, bateau où l'on rame), les autres actifs et mûs par l'électricité. Le tout sans surveillance : chaque malade avait son appareil favori avec lequel il travaillait plus ou moins, s'imaginant en particulier que plus les mouvements étaient faits rapidement, meilleur devait être le résultat.

Ce traitement qui fut continué pendant 5 mois, n'a donné aucun résultat.

État au 1er décembre 1913.

Troubles moteurs. — M. M. ne peut marcher seul : il doit être accompagné. Dans un appartement, il s'aide d'une canne d'une main, de l'autre, il se cramponne aux meubles. Il dit qu'il pourrait marcher dans des endroits qui lui sont familiers, où il y aurait des tapis et où il serait sûr, en tombant, de ne point se faire mal, et surtout où personne d'étranger ne le verrait marcher.

A la clinique, il n'ose abandonner ses points d'appui. Les pas sont très courts, et le malade se sert presque uniquement du talon. La pointe du pied touche à peine le sol. La jambe est projetée en dehors pendant le pas, mais d'une façon inconstante comme apparition et comme intensité.

L'incoordination qui existe est très peu manifeste ; sans doute, il y a parfois des mouvements d'amplitude exagérée pour le but à atteindre mais ils sont rares : ce qui domine, c'est la raideur des jambes qui sont presque immobilisées en extension, le malade marche courbé en deux.

Dans la station debout, il est assez difficile de décider le malade à quitter ses points d'appui. On y arrive cependant et le ROMBERG que l'on constate alors est très net et d'assez grande amplitude, même quand les pieds sont écartés. Fermer les yeux, demander la station sur un pied, il n'y faut pas songer. Ce qui domine, c'est l'incoordination du tronc qui oscille sur le bassin : il semble que ce soit elle, surtout, la cause de l'instabilité de l'équilibre.

La *musculature* est conservée, la force musculaire semble normale, grosse hypotonie des muscles des cuisses; des muscles du tronc et de l'abdomen, grosse incoordination du tronc, peu d'incoordination des jambes.

Dans la *station debout*, possible sans appui pendant quelques secondes seulement, la jambe droite est en grosse hyperextension, le bassin est rejeté en arrière, le malade courbé sur lui-même. Pour progresser, le malade, courbé en deux, et appuyé avec ses mains sur des meubles ou des dossiers de chaises, fait des pas très courts, talonne, garde les jambes raides, soulève alternativement le bassin à droite et à gauche en le balançant latéralement. (L'articulation du pied gauche est anky-losée par suite d'un traumatisme ancien).

Troubles trophiques nuls ; cicatrice du mal perforant guéri après abla-tion du gros orteil du pied gauche.

Les douleurs fulgurantes sont rares, à peu près uniquement localisées aux membres inférieurs, qu'elles frappent en général toutes les 3 semaines, tous les mois pendant quelques heures. Elles sont assez intenses.

Sensibilité cutanée normale à tous les modes.

Sensibilité des organes profonds légèrement atteinte : les sensibilités testiculaire, cubitale, laryngienne sont très émoussées.

Pupilles un peu irrégulières, égales.

Réflexe à la lumière, aboli des deux côtés.

Réflexe à la distance, normal.

Vue bonne.

Autres organes des sens normaux.

Troubles viscéraux nuls : tube digestif bon, rien de spécial aux points de vue circulatoire et respiratoire. Disparition de l'activité génésique. La vessie fonctionne d'une façon satisfaisante. Albumine urinaire = 0.

27.11.13. *Ponction lombaire.*

Liquide clair.

Albumine =++++

Nonne =++++

Noguchi =++++

Cellule de Nageotte : 70 éléments au millimètre cube.

Wassermann du liquide, *positif* (0,1).

W (sang) = +++ IIW = + (27.11.13).

1re série. . . . . {
1.12.13	0,20	
6.12.13	0,30	
12.12.13	0,60	N. A.
18.12.13	0,60	
24.12.13	0,90	
30.12.13	0,90	

Sont toutes très bien supportées, le maximum thermique est de 37°4. La 3e est suivie de vomissements le 5e jour (??) et de quelques contractions musculaires dans la semaine. Quelques douleurs dans la semaine qui sépare la 5e de la 6e injection.

Poids nu : 70 kg. 800 (30.12.13).

W = ++ IIW = +

2e série. . . . . {
10.1.14	0,45	
24.1.14	0,75	
30.1.14	0,90	N. A.
5.2.14	1,03	
11.2.14	1,20	
17.2.14	1,20	

Maximum thermique 37°7 (5e injection). La 1re injection fut suivie le 2e jour d'une crise de violentes douleurs fulgurantes.

La dernière de diarrhée. L'élimination arsenicale, vérifiée à cette injection (R. d'Abelin) est normale. Pas d'albumine urinaire.

W = 0 IIW = +

3e série. . . . . {
10.3.14	0,60	
16.3.14	0,90	
23.3.14	1,20	N. A.
30.3.14	1,20	
6.4.14	1,20	

Cette série est bien supportée : cependant le malade a de la diarrhée à toutes les injections, sauf la dernière, assez marquée après la seconde.

Examen au 11 mai 1914.

M. M., qui depuis le milieu de février fait de la rééducation d'une façon irrégulière (12 séances en tout), est très amélioré au point de vue moteur.

Il peut marcher seul : dans son appartement et au jardin, ne s'aidant que de sa canne, il peut faire, en se reposant, une centaine de mètres. Il ne s'appuie plus aux meubles dans sa chambre, il peut même faire quelques pas *sans canne.* Il n'ose pas encore sortir dans la rue sans être accompagné car il ne se sent pas sûr de lui : il ne heurte ni les pavés, ni les trottoirs, mais il a peur de le faire et par cela même son instabilité s'exagère. Néanmoins, comme il le dit, « il se lance » maintenant avec beaucoup moins d'appréhension qu'autrefois. Enfin, alors qu'au début de son traitement il n'osait pas marcher dans l'obscurité, il suit maintenant sans lumière un long couloir qui mène à sa chambre.

Il est toujours gêné pour franchir les escaliers : comme il a le cou-de-pied gauche enkylosé, il descend toujours les marches en commençant par ce pied que le droit, qui fléchit bien, vient ensuite rejoindre. Il monte au contraire alternativement de l'un et l'autre pied. Dans ces mouvements, il dit se sentir bien plus sûr de son équilibre.

La station est aussi améliorée : d'une part le malade ne reste plus courbé en deux, mais il se redresse, avec toujours cependant une tendance à rejeter le bassin en arrière, d'autre part, la station debout sans point d'appui est possible, *même les pieds joints.* Il ne tient la position que quelques secondes quand les yeux sont fermés. Pendant un temps très court, il peut même quitter le sol d'un pied sans tomber immédiatement. M. M. fait la plus grande partie de sa toilette debout et, à de certains moments, sans points d'appui.

Dans la marche, il y a, tout comme autrefois, projection légère des jambes et talonnement : ces mouvements s'accusent dans la marche pied à pied qui n'est d'ailleurs possible qu'avec point d'appui.

Ce qui est amélioré, c'est d'une part la contraction musculaire qui se fait maintenant avec des saccades insignifiantes, aussi les mouvements élémentaires au lit, avec ou sans résistance, sont-ils à peu près correctement exécutés.

D'autre part, l'incoordination du tronc a diminué dans une proportion de 40 a 50 p. 100 : le malade se tient en effet droit pour marcher et ne regarde plus ses pieds, quoique le bassin ait encore tendance à se porter en arrière, mais M. M. ne balance plus son bassin à droite et à gauche alternativement, car la position hanchée qui est encore mal assurée est actuellement possible sans chute et sans adduction ni flexion de la jambe qui sert de point d'appui : l'hypotonie des muscles adducteurs de la cuisse est en notable régression.

Dans la flexion, il y a encore du dérobement du genou avec adduction brusque, mais atténué.

Les membres supérieurs sont absolument indemnes de tout trouble moteur.

Il n'y a aucune modification des troubles trophiques.

Les douleurs surviennent encore, à des intervalles peut-être plus espacés qu'au dernier examen, en moyenne 3 ou 4 semaines. Ces douleurs, qui n'ont pas le type fulgurant (et cela depuis 10 ans), mais plutôt rhumatoïde, sont toujours aussi vives qu'au début du traitement c'est-à-dire sans très grande intensité : elles empêchent le sommeil quand elles viennent à commencer lorsque le malade se couche, mais elles ne provoquent jamais de cris. Elles sont plus fréquentes la nuit que le jour, durent au maximum 8 heures, avec des répits de 5 minutes environ. Elles ne frappent que les membres inférieurs.

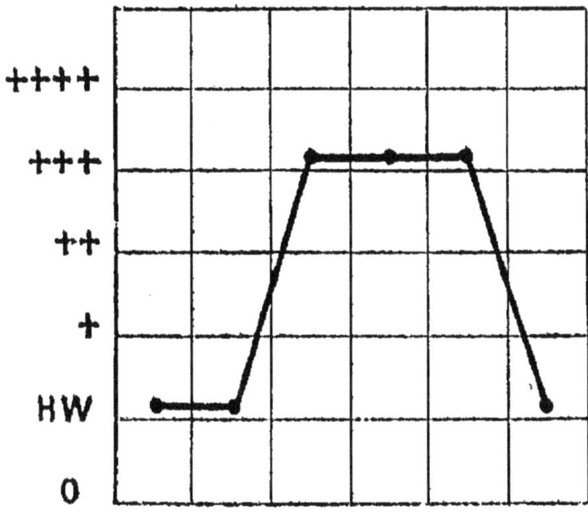

Depuis qu'il s'est servi du Pulsoconn (?), M. M. présente des douleurs en cuirasse, à caractère de contusion, localisées, à la partie supérieure de la poitrine et dans le dos, très atténuées maintenant, et qui sont aussi rares que les douleurs des membres inférieurs.

M. M. remarque que, ses pieds « glacés » depuis des années, se réchauffent maintenant, il sent parfaitement le sol sous ses pas. La sensibilité cutanée est parfaite, celle des organes profonds n'est pas modifiée.

Les réflexes rotuliens, achilléen droit, tricipitaux sont toujours abolis, et les réflexes cutanés normaux.

Aucune modification dans l'état des pupilles.

Rien d'autre n'est à noter au point de vue viscéral, sauf le retour partiel (le malade a 54 ans) des facultés génésiques ; M. M. a maintenant des érections, sans pollutions.

$$4.5.14 \ W = 0 \ HW = 0$$

$$4^e \ série \ \ldots \ldots \begin{cases} 4.5.14 & 0,90 \\ 11.5.14 & 1,20 \\ 18.5.14 & 1,20 \\ 25.3.14 & 1,20 \end{cases} \ N. \ A.$$

Un peu de diarrhée après les injections.
Une ponction lombaire est faite le 6 juin.

    Hypertension légère.
    3,7 lymph. par mm³.
    $W = +\!+\!+$ (0,5).
    Alb. $= 0,50$ p. 1000.
    Globulines (Nonne, Noguchi) $= +\!+$
Le malade est adressé au Dr Dind, à Lausanne.

Obs. 67. — Syphilis (1898) mal soignée. Tabes sensitif (début 1906). *Lésions considérables du liquide céphalo-rachidien. Traitement par le néoarséno-benzol (27 injections en 4 séries). Atténuation des douleurs. Disparition de l'incontinence d'urine.*

M. Roug., 39 ans. — Chancre, roséole, plaques en 1898.
Se traite seul (étudiant en droit).
Cent à cent vingt pilules, sublimé en 1899-1900. Pilules protoiodure ensuite jusqu'en 1902.
1900. Inégalité pupillaire.
1906. Névralgie intercostale gauche très pénible.
Depuis 1911, M. R. constate qu'il ne marche pas très droit : cependant il n'y a pas de troubles marqués de l'équilibre en avançant.
Fatigue générale, dépression croissante ; en 1914 surviennent les douleurs fulgurantes.
Pas d'amaigrissement.
Les douleurs sont devenues peu à peu violentes. Elles sont précédées par une hyperesthésie superficielle des membres inférieurs, elles sont surtout marquées au niveau du talon, du mollet, du creux poplité.
Le caractère fulgurant est des plus nets. Les crises sont rares, elles surviennent irrégulièrement et durant 10 à 15 heures. Les douleurs sont « à crier ».
Pas de douleurs thoraciques ; quelques douleurs parfois dans le poignet droit.
La marche est bonne, parfois hésitante dans un escalier ou au bord des trottoirs. Pas de Romberg, pas d'oscillation sur un pied les yeux fermés.

Pas d'anesthésie plantaire.

Il existe des périodes d'incontinence d'urine nocturne très espacées.

Excitation génésique, de date ancienne ; après le coït, fatigue extrême et parfois douleurs rectales.

Céphalées violentes, crises durant 2 à 3 heures.

Mydriase à droite.

Signe d'ARGYLL à droite, incomplet à gauche.

Les réflexes rotuliens sont conservés.

État neurasthénique marqué, dépression physique et morale.

Cœur normal.

Pas d'albumine, pas de sucre, mais pendant un an, en 1910, M. R. a eu du diabète (20 grammes de sucre en moyenne).

1.12.15. *Ponction lombaire.* Pas d'hypertension.

$$L = 48,1 \text{ par mm}^3.$$
$$Alb. = 0,40 \text{ p. } 100.$$
$$Globulines = ++++$$
$$W = ++++ (0,2)$$

21.12.15. $W = +++$ IIW $= + J = +++$

		0,10
	30	0,15
	5.1.16	0,20
	12	0,30
1re série	19	0,45
	27	0,60
	2.2	0,75
	9	0,90
	18	0,90
	25	1,05

N. A.

Céphalée, douleurs des membres, diarrhée, réaction thermique légère après la première injection à 0,90. Les autres injections sont bien supportées.

Le 26 et le 27 février, on constate la présence de sucre dans l'urine. Pas d'albumine. L'élimination arsenicale est un peu retardée.

	16.3	0,60
	24	0,90
2e série	30	1,05
	6.4	1,05
	13	1,05
	20	1,20

N. A.

Les injections ne sont suivies d'aucun phénomène réactionnel important (la température n'est pas prise après les injections).

Crise douloureuse le 12 avril.

$$3^e \text{ série} \ldots \ldots \begin{cases} 4.5 & 0,90 \\ 15 & 1,05 \\ 20 & 1,05 \\ 27 & 1,20 \end{cases} \text{N. A.}$$

Douleurs fulgurantes le 19 mai.

Violentes douleurs le 30 mai.

L'injection à 1,20 a provoqué une réaction thermique vive (39°).

L'élimination arsenicale est toujours retardée.

$$6.7.16. \quad W = + \quad HW = +$$

Réaction de désensibilisation $= + + + +$

$$4^e \text{ série} \ldots \ldots \begin{cases} 15 & 0,60 \\ 21 & 0,75 \\ 29 & 0,75 \\ 5,8 & 0,90 \\ 15 & 0,90 \\ 23 & 1,05 \\ 30 & 1,05 \end{cases} \text{N. A.}$$

La première injection à 0,75 est suivie d'un frisson violent, la température monte à 39°. Crise fulgurante le soir. Légère céphalée. Douleurs fulgurantes plus légères après toutes les autres injections. Céphalée de temps à autre. Réactions thermiques (38°) après la 3° et la 5° injections.

4.9.16. L'amélioration clinique n'est pas encore très nette. Les céphalées ont disparu. L'incontinence est devenue très rare, le ténesme rectal a diminué. Mais l'état mental reste le même, le malade est triste, déprimé et se plaint d'une sensation de fatigue persistante. Il aurait un peu maigri. Il se plaint d'une sensation d'hyperesthésie au niveau des membres inférieurs moins vive qu'avant le traitement, mais qui serait plus fréquente.

Il part en Russie pour affaires.

5.1.17. M. Rou. revient. Il n'est toujours pas très satisfait des résultats de la cure, et souffre de douleurs fulgurantes depuis quelques jours. Jusqu'à la fin de novembre, il n'en a pas eu, puis les douleurs ont reparu, précédées par une hyperesthésie de plus en plus marquée, qui elle-même avait toujours subsisté.

Les céphalées ont disparu.

Le traitement va être repris.

OBS. 68. — SYPHILIS IGNORÉE. TABES (début 1908). *Troubles moteurs, sensitifs, vésicaux. Priapisme. Atrophie optique progressive uni puis bilatérale. Le traitement mercuriel ne donne pas de résultats apparents. Traitement* énergique et régulier par le néoarsénobenzol (20 injections en 5 séries). *Aucun résultat au point de vue optique. La séroréaction sanguine ne s'atténue pas. Atténuation franche des troubles moteurs et sensitifs. Disparition du priapisme..*

M. S. Syphilis ignorée. Aucun accident secondaire décelable. Aucun traitement.

M. S. est marié, père de deux fillettes. Sa femme n'a pas fait de fausses couches, mais a eu, il y a 5 ans une iritis (dite rhumatismale).

Il y a 5 ans à peu près seraient apparues les premières douleurs fulgurantes, localisées aux membres inférieurs et ne dépassant jamais le pli inguinal.

En 1909, le malade aurait eu pour la première fois un brouillard devant l'œil *droit.*

Il consulte alors un ophtalmologiste qui lui aurait dit qu'il est un grand nerveux (ce qui est vrai), qu'il n'a absolument rien à l'œil et que s'il avait encore quelque chose, ce ne serait pas la peine [de déranger un confrère pour se faire examiner.

Le malade ne suit donc aucun traitement : les troubles s'aggravent : brouillard persistant, étoiles brillantes, pas de diplopie.

1910. A Bordeaux, le malade, de passage dans la ville et souffrant toujours de plus en plus, va consulter le Dʳ Cabanès. Il semble qu'à ce moment l'affection ait fait des progrès tellement rapides qu'en une quinzaine de jours le malade perdit à peu près la vision de l'œil droit.

Le Dʳ Cabanès reconnaît, suivant le malade qui connaît tous ces termes : du myosis, de l'Argyll, pas de Romberg et une abolition des réflexes rotuliens.

Il diagnostique donc *atrophie optique par tabes.*

1910. Le malade revient à Amsterdam où un médecin conseille des *frictions.* A ce moment, *les douleurs fulgurantes cessent promptement.*

1911. A Paris, M. S. consulte un ophtalmologiste qui confirme le diagnostic et prescrit des injections intraveineuses de *cyanure de* Hg.

Aucun résultat.

Un second ophtalmologiste institue un traitement mixte suivi très régulièrement pendant 2 *ans* : cependant l'atrophie optique se complète peu à peu.

1912. Le malade constate pour la première fois des troubles moteurs : il a dès lors la sensation de marcher sur un *tapis de caoutchouc* et, de plus, de ne pas marcher droit, alors que son entourage ne découvre rien d'anormal dans sa démarche. En somme, comme il le dit très bien : il n'avait pas de perte d'équilibre à proprement parler, mais plutôt une *peur de tomber.*

1913. En janvier le traitement mixte, cyanure et iodure continuant toujours, *l'œil gauche* est atteint à son tour, mais l'évolution des accidents est infiniment plus lente que du côté droit. A ce moment le Wasser-

MANN *aurait été faiblement positif* chez le malade, *négatif chez sa femme.*

Il y a 2 mois et demi, un ophtalmologiste dit que l'atrophie optique commence du côté gauche et que la vision est actuellement de 8/10.

Le malade va à Saint-Antoine.

OEil droit : V = 0.

OEil gauche, avec atropine : V = 6/10, sans atropine V = 7/10. *Champ visuel très rétréci en dehors.*

On conseille des injections intra-musculaires de cyanure.

Le malade va enfin consulter le Dr Antonelli qui examine l'œil et trouve : V = 4/10, fond de l'œil gris, champ visuel très rétréci.

C'est le seul de tous les ophtalmologistes consultés par le malade qui n'interdise pas à M. S. l'emploi de l'arsénobenzol.

Traitements suivis :

1910. Pendant un mois, 2 cuillerées à soupe par jour d'une potion contenant du biiodure d'hydrargyre et de l'iodure de potassium (doses inconnues (Dr Cabanès à Bordeaux). Puis, à Amsterdam, 2 frictions mercurielles par jour pendant 6 semaines suivies de 20 jours de cure iodurée.

1911. Cinq injections intraveineuses de cyanure de mercure. Le malade, très impressionnable, ayant eu une syncope à chaque injection, le traitement n'est pas continué sous cette forme pendant 6 semaines ; 2 frictions mercurielles par jour.

1911-1913. Très régulièrement, le malade suit un traitement mixte : 20 injections intrafessières de cyanure de mercure cocaïnisé, 1 mois de repos, 10 jours d'iodure, 8 jours de repos, puis reprise des injections.

1913. Vingt injections intra-musculaires de cyanure de Hg.

État au début du traitement (6 juin 1913).

La *marche* paraît normale, mais, à reculons, il y a chancellement ; dans la marche pied à pied, le malade chancelle et tombe, il marche bien dans les escaliers.

La *station* les yeux ouverts est bonne, il y a une légère titubation les yeux fermés. Sur un pied, la chute est immédiate.

Au niveau des *membres supérieurs*, il n'y a pas d'incoordination, M. S. s'habille seul.

Les *réflexes tendineux :* rotuliens et achilléens sont nuls, les tricipitaux et les muscles de l'avant-bras normaux.

Les *réflexes cutanés :* crémastérien, abdominal et plantaire sont normaux et plutôt vifs.

Troubles sensitifs. — M. S. a toujours la sensation de marcher sur un « tapis de caoutchouc ».

Il n'a jamais eu de céphalée. Les douleurs fulgurantes persistent. elles ont été atténuées par le mercure. Il n'existe pas de douleurs viscérales.

Au point de vue *objectif,* la *sensibilité cutanée* est normale au tact, à la piqûre, à la douleur et la chaleur.

La *sensibilité des organes profonds* est normale partout.

Œil. Pupilles en myosis bilatéral et irrégulières. Argyll.

Le malade ne peut pas se diriger dans la rue, mais voit de près et lit son journal.

Ouïe et odorat normaux.

Le malade était grand fumeur autrefois, pas de leucoplasie.

Troubles viscéraux. — Le malade est obligé de pousser pour uriner, il n'y a pas de pollakiurie.

Le système *génital* est en excitation marquée, aussi bien physique que psychique : priapisme habituel.

Bon appétit, plutôt constipé.

Aorte un peu dilatée, bruits secs.

Pouls = 100 (le malade est un émotif).

$$TA = \frac{TA}{Tm} = \frac{24}{11}\ \text{Pachon.}$$

La mémoire, l'attention et la volonté sont normales. Pas de troubles de la parole. M. S. n'accroche pas les mots d'épreuve. C'est personnellement et héréditairement un grand nerveux : depuis son enfance et encore maintenant, il a de l'onychophagie : quand il ne ronge pas ses ongles, il mord la muqueuse de la bouche et les lèvres. La moindre émotion provoque une syncope (vue d'instruments de chirurgie chez un médecin, piqûres de cyanure ou de 914, etc.) complète, ou le plus souvent simple lipothymie.

M. S. a deux filles : la cadette est également onychophage et de plus kleptomane.

Mad. S. aurait présenté vers 1908 une irilis ayant duré 6 semaines, suivie d'angine (15 jours), puis de douleurs articulaires (3 mois). Pour ces trois affections, le qualificatif de « rhumatismal » a été donné. A Amsterdam, le Wassermann, fait en même temps que celui de son mari est resté négatif.

W = +++ BW = +

	19.6.13	0,20
	24.6.13	0,30
	1.7.13	0,45
1re série	8.7.13	0,75 N. A.
	16.7.13	1,05
	23.7.13	1,20
	30.7.13	1,20

Toutes ces injections sont bien supportées, sans aucune fièvre. La première a donné lieu, comme toute nouvelle intervention thérapeutique chez ce malade très nerveux, à une syncope d'origine émotive.

Le lendemain de la seconde injection, M S. est tout étonné de retrouver une acuité visuelle à laquelle il n'était plus habitué depuis longtemps : « je voyais comme avant », il pouvait se diriger seul dans son appartement. Le surlendemain, le voile était retombé et le malade avait, comme toujours, la possibilité de lire, mais non de se diriger seul.

Cette amélioration éphémère a coïncidé avec une polyurie énorme de même durée qu'elle : le malade dit avoir uriné 5 vases pleins.

A certains moments, dans le cours de cette série, la veille ou le lendemain d'une injection, il existe des périodes brèves de vision meilleure, surtout pour les couleurs : ainsi les jours qui suivent la 3° injection, le malade revoit réellement rouges certains objets (lèvres de sa femme, papiers de tenture) qu'autrefois il voyait bruns ou noirs.

Vers la 5° injection, la femme du malade attire notre attention sur ce fait que la pupille augmente de diamètre le matin, et quelquefois dans la journée, mais toujours d'une façon momentanée et sans aucune influence sur l'acuité visuelle.

A la fin de la série, le priapisme a cessé.

$$W = +\quad IIW = +$$

	13.8.13	0,00	
	20.8.13	0,75	
2° série	27.8.13	0,90	N. A.
	3.9.13	1,05	
	10.9.13	1,20	
	17.9.13	1,20	

Toutes ces injections sont bien supportées, le maximum thermique de série est 37°4.

Le D{^r} Antonelli auquel le malade a été envoyé aux fins d'examen, écrit le mot suivant : « J'ai constaté que l'œil gauche (le droit est éteint) a une acuité de 2/10. A l'examen précédent, avant l'arsénobenzol, il avait 4/10. Le champ visuel est de plus en plus rétréci ».

$$W = +\!+\!+\!+\quad IIW = +$$

	23.10.13	0,60	
	30.10.13	0,00	
	7.11.13	0,00	
3° série	14.11.13	0,00	N. A.
	21.11.13	1,05	
	29.11.13	1,20	

La seconde injection est suivie, au bout d'une demi-heure d'un très grand frisson qui surprend le malade alors qu'il retournait chez lui. Il est conduit à l'hôpital Tenon où, par le simple repos en quelques heures, tout disparaît. La température atteignit 38°5 et le malade accusa dans la journée une céphalée intense.

La céphalée reparut, très peu marquée aux deux dernières injections de cette série. Après la quatrième injection, il y eut quelques douleurs fulgurantes, une fois des vomissements.

22 octobre 1913. — La marche est maintenant plus hésitante : elle avait été améliorée par le traitement jusqu'à il y a 15 jours, le malade dit qu'il a peur parce qu'il ne voit pas.

Pas de ROMBERG, même sur un pied les yeux fermés. Dans la marche pied à pied, incoordination, mais pas de chute.

Pas d'incoordination des membres supérieurs.

Les *troubles réflexes* n'ont pas changé.

Les *douleurs* ont disparu totalement pendant un mois. M. S. en a eu quelques-unes cette nuit.

L'anesthésie plantaire des pieds a disparu : M. S. ne marche plus sur du caoutchouc, il sent bien le sol sous ses pas, mais ce sol lui semble osciller.

La sensibilité des organes profonds est sans modifications.

ŒIL. — Depuis le mois de juillet, les pupilles sont par instants très grandes. *L'acuité visuelle varie d'un jour à l'autre.* A certains jours le malade voit bien : il distingue les cadres, les rideaux, même les couleurs.

En ce moment, il semble traverser une période mauvaise : la vue est grise, les couleurs mal distinguées. Le contour des objets est net, le centre flou. Les objets semblent vaciller par instants.

Il n'y a plus de priapisme, par contre il existe toujours des difficultés pour uriner : M. S. sent cependant le besoin et sent passer l'urine. Il la sent aussi buter contre un obstacle (rétrécissement par suite de blennorragie chronique donnant encore une goutte matinale de temps en temps).

$$W = +++ \quad IIW = +$$

4° série . . . .
$$\left\{ \begin{array}{ll} 8.1.14 & 0,60 \\ 15.1.14 & 0,90 \\ 22.1.14 & 0,90 \quad N. A. \\ 29.1.14 & 1,05 \\ 6.2.14 & 1,20 \end{array} \right.$$

Légère céphalée à la 1re injection. Quelques douleurs fulgurantes entre la 4° et la 5° injection.

Au début de la série, M. S. dit se mieux tenir sur ses jambes « j'ai 20 ans », pas d'incoordination dans la marche normale, elle existe légèrement dans la marche pied à pied. Pas de ROMBERG, même sur un pied, les yeux fermés.

Au point de vue sensitif, M. S. a eu une crise de douleurs il y a 15 jours (neige et froid) à part cela, il n'a aucunement souffert.

La paresthésie des pieds a totalement disparu.

La vue est toujours variable : il n'y a aucune amélioration, ni aggravation, souvent M. S. voit tout blanc avec des ombres peu marquées et des contours nets, à d'autres moments, il arrive à lire le journal et même à écrire.

Le Dr Antonelli revoit le malade et écrit : « L'œil droit est totalement

éteint, depuis quelque temps et l'œil gauche l'est presque, car le malade
compte à peine les doigts à un mètre, avec un champ visuel minime ».

$$W = +++ \quad HW = +$$

$$5^e \; série \ldots \ldots \left\{ \begin{array}{ll} 26.3.14 & 0,60 \\ 2.4.14 & 0,90 \\ 9.4.14 & 1,20 \\ 16.4.14 & 0,90 \end{array} \right. \quad N.\ A.$$

La 3ᵉ injection a provoqué une céphalée légère, quelques douleurs
fulgurantes, des nausées et des vomissements qui persistent encore le
lendemain; la céphalée dure toute la semaine. le malade est très
fatigué.

La vue est très mauvaise : M. S. marche à tâtons, il ne reconnaît pas les
personnes qui l'entourent; quoique sa vue soit plus ou moins mauvaise
suivant les jours, il ne peut plus lire et la vision des couleurs est à peu
près nulle : il voit tout blanc; les ombres les plus foncées lui paraissent

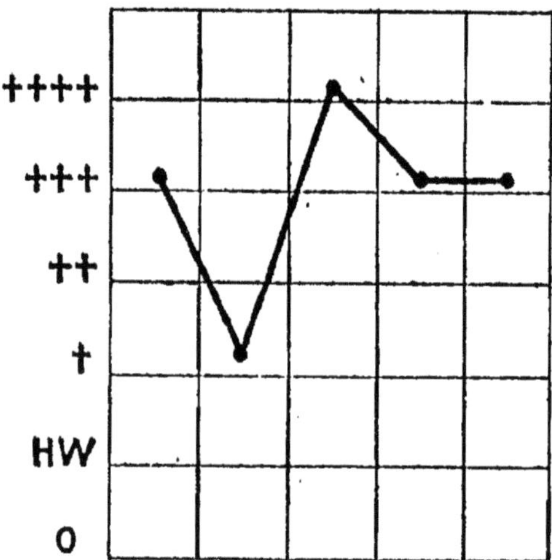

grises; c'est seulement l'opposition de la lumière et de l'ombre qui lui
permet de se diriger.

Le malade renonce au traitement.

B. — TRAITEMENT DISCONTINU

OBS. 69. — SYPHILIS IGNORÉE. TABES RÉCENT À ÉVOLUTION RAPIDE DEPUIS 1910 ;
Troubles intenses moteurs, sensitifs etc. Traitement discontinu (1911-1913)
par l'arsénobenzol et le néoarsénobenzol à partir de 1911 (21 injections
en 7 séries). *Amélioration rapide et considérable. Disparition presque com-*

plète des troubles moteurs, sensitifs, vésicaux, génitaux. Arrêt de l'évolution progressive.

M. Br., 41 ans (Dʳ Mᴇʀᴄᴏʏᴄʜᴇ). — Syphilis ignorée : en 1902, lésions de l'épiglotte qui cèdent à l'iodure de potassium.

En 1910, douleurs fulgurantes, dans les membres inférieurs, puis incoordination, qui augmente rapidement, et rend la marche très pénible.

Mars 1911. — Douleurs dans les membres inférieurs, très violentes « à crier », de type variable : en éclairs, brûlures, torsion, — survenant à peu près tous les jours — parfois des crises durent une semaine, et sont suivies d'une courte période de repos.

Incoordination marquée, marche difficile : le malade se tient voûté, regarde ses pieds en avançant, il talonne, projette les jambes en avant, oscille dans la rue.

Ne peut descendre un escalier sans se tenir à la rampe.

Paresse vésicale, dysurie de temps à autre, parfois légère incontinence.

Diminution, mais non suppression de la puissance génitale.

Signe de Wᴇsᴛᴘʜᴀʟ. Signe d'Aʀɢʏʟʟ.

$$W = ++++$$

1ʳᵉ série. . . . . . $\begin{cases} 0,30 \\ 0,45 \\ 0,60 \end{cases}$ « 606 » I. V.

Exagération des douleurs après les injections.

17 juillet 1911. — Les douleurs se sont atténuées, l'équilibre est meilleur.

$$W = ++++ \quad IIW = +$$

2ᵉ série. . . . . . $\begin{cases} 5.8.11 & 0,60 \\ 20 & 0,60 \\ 27 & 0,60 \end{cases}$ « 606 » I. V.

Exagération des douleurs après la 2ᵉ injection.

10 septembre 1911. — L'équilibre est déjà satisfaisant : le malade marche droit, sans oscillation dans la ligne de marche; il peut déjà se tenir debout sur un pied.

Les douleurs ont disparu, presque complètement, au niveau des jambes et des cuisses; elles persistent au niveau des pieds, mais atténuées.

Retour des forces, de l'appétit génital. Augmentation de poids.

6 novembre : $W = 0 \quad IIW = +$

3ᵉ série. . . . . . $\begin{cases} 19.11.11 & 0,60 \\ 26 & 0,60 \\ 3.12 & 0,60 \end{cases}$ « 606 » I. V.

1ᵉʳ février 1912 : $W = ++++ \quad IIW = +$

La marche reste bonne. Les douleurs au niveau des membres inférieurs auraient un peu augmenté.

$$4^e \text{ série} \dots \begin{cases} 24.2.12 & 0,60 \\ 3.3 & 0,60 \quad \text{« 606 » I. V.} \\ 10 & 0,60 \end{cases}$$

$$W = 0 \quad HW = 0$$

$$5^e \text{ série} \dots \begin{cases} 5.5.12 & 0,90 \\ 12 & 0,90 \quad \text{N. A.} \\ 19 & 0,90 \end{cases}$$

Crise douloureuse, pendant plusieurs jours, après la 2e injection.

26 *août*. — Amélioration continue au point de vue moteur.

Le malade accuse encore du dérobement des jambes, de temps à autre, et des sensations de torsion dans les doigts des pieds.

$$W = 0 \quad HW = 0$$

$$6^e \text{ série} \dots \begin{cases} 27.8.42 & 0,90 \\ 31 & 0,90 \quad \text{N. A.} \\ 6.9 & 0,90 \end{cases}$$

28 *octobre* 1912. — M. Br. marche de mieux en mieux : il se plaint encore d'un peu de faiblesse dans les membres inférieurs. Mais il n'y a plus de dérobement.

Les douleurs dans les jambes ne sont pas rares, mais elles sont très faibles et fugitives ; ce sont de « petites secousses électriques », de « petits coups d'épingle ».

La marche est rarement vacillante, les yeux fermés.

Mars 1913. — Les douleurs sont rares, elles surviennent toutes les 3 semaines ou tous les mois ; elles sont légères et cèdent à un cachet d'aspirine.

Le malade ne peut se tenir sur un pied, les yeux fermés, mais se tient droit, les yeux ouverts ; la démarche n'est plus ataxique, il ne regarde plus ses pieds, ne talonne plus, tourne au commandement, etc.

Les troubles vésicaux sont peu modifiés, il y a encore de temps à autre un peu d'incontinence.

M. Br. aurait gagné 7 à 8 kilogrammes depuis le début du traitement.

3 *avril*. — *Ponction lombaire*. Pas d'hypertension.

$$L = 1 \text{ par mm}^3.$$

$$W = + + + +$$

Albumine et globulines en excès.

$$\text{Sang :} \quad W = 0 \quad HW = 0$$

$$7^e \text{ série} \dots \begin{cases} 13.4.13 & 0,90 \\ 20 & 0,90 \quad \text{N. A.} \\ 27 & 1,20 \end{cases}$$

30 mars 1914. — Le malade, employé dans un grand magasin, reste debout toute la journée. La marche est normale, même pied à pied. Il n'y a jamais d'erreurs de direction, il n'y a plus de dérobement des jambes.

Seule, la marche dans les escaliers laisse un peu à désirer : M. B. doit regarder ses jambes et lance un peu un pied, puis l'autre, à la descente.

Oscillation sur un pied, les yeux fermés.

Depuis un an et demi, les douleurs sont « insignifiantes », elles surviennent toutes les 3 semaines, dans les jambes, et cèdent à un cachet d'aspirine.

Il existe encore une légère sensation de constriction des cuisses et de lourdeur des jambes, mais très atténuée et qui s'atténue de plus en plus.

Hyperesthésie des orteils, ne gênant pas la marche.

La dysurie a diminué, toute incontinence a disparu. Retour de la puissance génitale.

5 juillet. — M. Br. est revu en très bon état : douleurs rares, cédant à un cachet. L'affection, dit-il, « n'a fait aucun progrès depuis un an. »

Poids : 54 kg. 130.

8.12.16. M. Br. revient. Les douleurs se sont atténuées encore : cependant il y a eu quelques douleurs fulgurantes, il y a 6 mois, cédant à un cachet d'aspirine.

Il se plaint toujours d'une grande sensibilité au niveau des orteils.

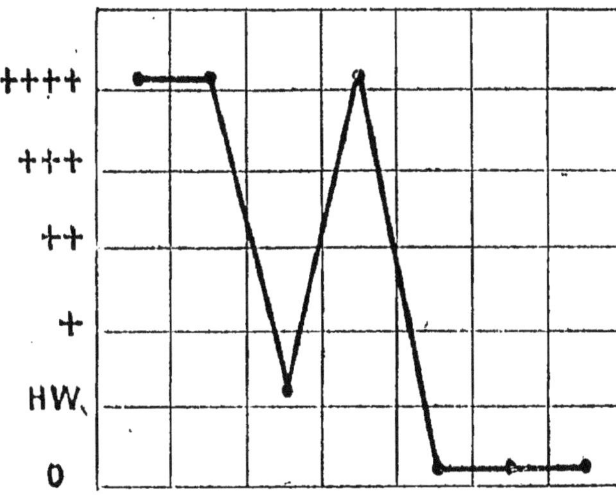

L'état vésical est le même qu'en 1914. Il y a des rapports sexuels tous les mois ou tous les deux mois : l'érection et l'éjaculation sont tout à fait normales.

Il n'y a plus de constriction des cuisses, ni de lourdeur des jambes.

Troubles intestinaux, il y a 3 mois sans cause connue. Pendant 2 mois, les selles étaient très abondantes et un peu liquides sans douleurs. A cette époque M. Br. a maigri. Depuis le commencement de novembre cet état a cessé, le malade ne maigrit plus.

Pas de ROMBERG les pieds joints. Oscillations sur un pied, les yeux fermés, mais le malade reste debout.

.Marche normale même dans les escaliers et au bord des trottoirs.

A fait spontanément 2 séries d'injections d'hectine A et B (20 h. A, 10 h. B) en septembre.

11.12.16 : W = 0 HW = 0 J = 0.

OBS. 70. — SYPHILIS EN 1897; *traitement banal. En 1905, TABES, début par des crises gastriques. Douleurs fulgurantes. Troubles moteurs. Traitement par le néoarsénobenzol (nombre d'injections inconnu). Réactions gastriques après les injections. Rétention d'urine après une injection. Amélioration : diminution des troubles moteurs, sensitifs, visuels, gastriques.*

M. Dew., 38 ans (Dr GUILBERT, Calais). — Syphilis en 1897 : pilules, iodure, sirop de GIBERT.

En 1905, crises gastriques, avec douleurs interscapulaires.

1907. Troubles vésicaux, rétention d'urine incomplète. Puis surviennent, de temps à autre, des crises fulgurantes dans les membres inférieurs.

1910. Les crises gastriques continuent et s'aggravent. Elles deviennent nocturnes et rendent l'usage de la morphine nécessaire. Douleurs fulgurantes intolérables, cryesthésie.

Les troubles moteurs apparaissent à cette époque.

4 *juillet* 1912. — Le malade a maigri de 10 kilogrammes en 5 ans.

Troubles moteurs : il marche en extension, talonne, oscille.

Signe de ROMBERG. La marche dans l'obscurité est impossible.

Les mouvements au commandement sont possibles, mais s'accompagnent de larges oscillations.

La force musculaire, au niveau des membres supérieurs, semble normale; contractions un peu saccadées.

Le sens des attitudes est à peu près normal, sauf au niveau de la jambe gauche.

L'incoordination du tronc paraît encore plus marquée que celle des jambes.

Hypotonie marquée, la flexion de la cuisse sur le bassin est possible jusqu'à un angle très aigu.

Disparition des réflexes achilléens, rotuliens, olécraniens.

Le réflexe à la lumière et à l'accommodation est aboli.

Troubles de sensibilité : le malade croit marcher sur du caoutchouc.

Hypoesthésie au niveau des doigts de la main droite.

La sensibilité à la chaleur, au tact, à la piqûre est normale.

Diminution de la sensibilité articulaire au niveau du pied et du genou gauches.

Diminution ou disparition de la sensibilité profonde à la pression, au niveau du testicule, de l'épigastre, du nerf cubital.

Crises fulgurantes dans les membres inférieurs, se répétant tous les 8 ou 10 jours, se prolongeant pendant plusieurs heures, surtout la nuit. Sensations d'arrachement, de tiraillements : les douleurs sont parfois intolérables.

Crises gastriques avec sensation de poids « de 20 kilos » sans vomissements. Coliques après absorption des liquides.

L'état général est assez bon. Eblouissements, tendance aux vertiges. Hypertension artérielle, un peu de tachycardie.

$$W = 0 \quad HW = +$$

1re série . . . . . $\begin{cases} 4.7.12 & 0,30 \\ 9.7.12 & 0,60 \end{cases}$ N. A.

La marche paraît plus difficile. Incontinence d'urine les 12 et 13 juillet.

$$15.7.12 \quad 0,60$$

Cette injection détermine une crise gastrique extrêmement violente qui se prolonge pendant 3 jours. Le malade n'en avait pas eu de semblable depuis deux ans.

$$21.7.12 \quad 0,60$$

Deux séries d'injections sont faites en province, à doses normales.

Le 30.11.12, le médecin du malade, écrit : « Je suis très heureux que vous me demandiez des renseignements sur l'état de santé de M. D. et puis vous dire qu'hier je l'ai trouvé amélioré.

« Je vais dès lundi faire la 4° série de piqûres ; la 2° série a été suivie d'une crise gastrique terrible après la 3° injection. La 3° série n'a rien présenté d'anormal. Le malade mange bien, souffre encore un peu de douleurs viscérales (estomac, intestin).

« M. D. est très nerveux, mais il a grande confiance dans le traitement et je suis content de pouvoir lui prédire la guérison. »

4° série . . . . . $\begin{cases} 4.12.12 & 0,90 \\ 9.12.12 & 0,90 \\ 15.12.12 & 1,20 \end{cases}$ N. A.

Les vomissements, chez ce nerveux, apparaissent 1/4 d'heure après l'injection, il se sent « plein de bile ».

Le 15.12.12, le Dr Guilbert, écrit : « J'ai fait ce matin 1 gr. 20 et j'ai revu le patient ce soir, il vomit comme d'habitude, mais sans que cela puisse être comparable à la crise gastrique d'autrefois. »

Le 2 janvier 1913, le malade écrit : « J'ai déjà eu 4 séries d'injections,

1 chez vous et 3 que le docteur m'a faites ici à Calais ; la dernière série a été de 0,90, 0,90, 1,20.

« A la 2° série, j'ai encore eu une violente crise gastrique qui m'a duré 5 jours. Après chaque injection, j'ai encore des vomissements, qui ne durent qu'une journée ; les maux d'estomac sont moins violents.

« Du côté de l'estomac, il y a un peu d'amélioration, mais les jambes sont toujours faibles, la plante des pieds toujours insensible.

« La vue s'est améliorée, car je distingue mieux les objets de loin

« Après la dernière injection de 1,20, j'ai eu une crise de douleurs fulgurantes qui a duré 15 jours. Auparavant les douleurs étaient plus espacées, je suis resté 6 semaines sans en avoir ».

Le Dr Guilbert écrit en février 1913 : Il y a amélioration : 1° au point de vue gastrique, des troubles n'apparaissent qu'après les injections, mais de moins en moins violents.

2° Au point de vue vision, le malade voit les objets plus distinctement.

3° Du côté des membres inférieurs, moins de douleurs. M. D. peut rester debout les yeux fermés, avec moins d'oscillations du corps.

Le malade marche mieux.

Le 31 mars 1913, le Dr Guilbert écrit : « L'état de M. D. va toujours en s'améliorant légèrement. Je dois commencer une série de 0,90, 0,90, 0,90.

« Le malade, qui est un phobique, présente chaque fois *avant la piqûre*, des vomissements, qui se continuent *après l'injection*.

« Somme toute, il va mieux. La maladie est sûrement enrayée ».

Le traitement fait depuis cette époque est inconnu.

Le 1er décembre 1913, le médecin qui traite M. D. en province estime que la maladie a été enrayée, mais signale au cours du traitement une crise gastrique en octobre et une crise vésicale (rétention) à la suite de laquelle les urines sont devenues purulentes.

Il existe encore des douleurs fulgurantes dans les membres inférieurs.

Je donne cette observation à titre documentaire, n'ayant pas suivi personnellement le malade. Il s'agit d'un cas grave avec crises gastriques : de la lecture des documents que j'ai pu réunir il semble que le traitement, dont j'ignore la durée et les doses exactes, ait amené une amélioration imparfaite à certains égards.

D'autre part, les injections de néoarsénobenzol ont été parfois suivies de réactions gastriques intenses.

OBS. 71. — SYPHILIS IGNORÉE. TABES RÉCENT (*début* 1909). *Troubles sensitifs, moteurs, vésicaux*. Traitement par le néoarsénobenzol (20 injections en 6 séries). *Amélioration graduelle remarquable de tous les troubles. Disparition graduelle des réactions douloureuses après les injections. Engraissement rapide.*

M. Dio (Dr LABRUCHE). — Syphilis ignorée.
Marié. Pas d'enfants, pas de fausses couches.

Début du tabes en 1909 : douleurs lombaires, étourdissements. Douleurs fulgurantes et lancinantes dans les membres inférieurs en 1912 seulement ; les membres supérieurs sont atteints peu de mois après ; à peu près à la même époque, douleurs en ceinture.

Troubles de la marche en 1914, ayant amené la réforme du service militaire.

Au début de 1915, disparition des désirs sexuels.

Hydarthrose du genou droit en 1914 ; à la même époque, douleurs au niveau des coudes.

5 *juillet* 1915. — Gêne de la marche, surtout dans les escaliers, M. D. talonne légèrement, marche avec une canne. Obéit mal au commandement.

La station debout est possible, les pieds joints, même les yeux fermés ; elle est impossible sur un pied, les yeux fermés, à peine possible les yeux ouverts.

Douleurs : trois ou quatre fois par semaine, M. D. a des crises douloureuses, la nuit ou le jour, durant 6, 8 ou 10 heures. Ce sont des élancements qui se répètent toutes les demi-minutes. Quand ils sont intenses, ils amènent l'insomnie. Les lieux d'élection sont les genoux et les coudes.

Douleurs lombaires et en ceinture.

Myosis double.

Suppression des réflexes rotuliens.

Besoins d'uriner fréquents, vessie paresseuse, le malade ne peut uriner sans pousser.

Défécation en 3 fois. Pas de troubles cardiaques.

$$W = +++ \quad HW = + \quad J = ++++$$

Albumine urinaire = 0.

Poids nu = 56 kg. 8.

	7.7.15	0,15	
	16	0,30	
1re série.	23	0,45	N. A.
	30	0,60	
	6.8	0,75	
	16	0,90	

Douleurs fulgurantes après la 2e et la 3e. Réactions thermiques (38°8, 38°4, 38° avec frissons après la 2e, la 3e et la 6e).

6.9.15 $W = +++ \quad J = ++++ \quad HW = +$

	6. 9.15	0,45	
	13	0,60	
2e série.	20	0,90	N. A.
	27	0,90	
	4.10	1,05	

Douleurs fulgurantes après les 2 premières, persistant pendant toute la semaine, céphalée après la 5°, nausées, vomissements après la 3°. La température n'atteint jamais 38°.

22.10.15.

$$W = ++ J = ++++ HW = +$$
Poids (nu) 58 kg. 600.

Amélioration nette : 1° au point de vue moteur. M. D. reste assez longtemps sur un pied, les yeux fermés, marche sans hésitation, tourne au commandement, s'arrête sans difficulté, monte et descend les escaliers facilement, mais avec un peu de fatigue.

2° Au point de vue sensitif : disparition complète des douleurs des membres supérieurs et des douleurs en ceinture. Persistance du lumbago et des douleurs dans les membres inférieurs.

3° Disparition des étourdissements.

4° Guérison de l'hydarthrose du genou droit.

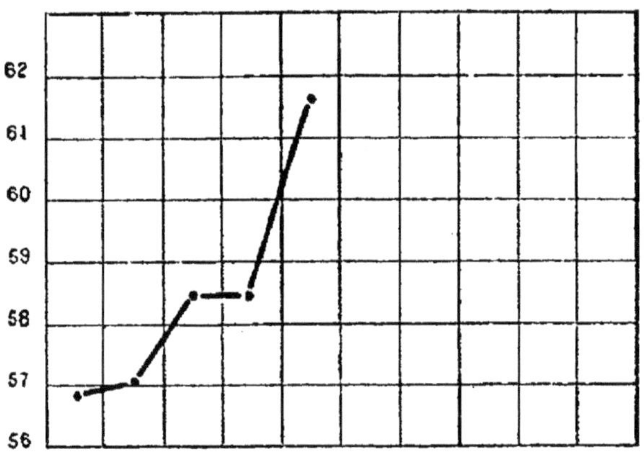

·Courbe de poids.

5° M. D. est toujours obligé de pousser pour uriner, mais les besoins vésicaux sont moins fréquents.

$$W = ++ HW = +$$

	24.10.15	0,60
	31	0,90
	7.11	1,05
3° série.	14	1,05 N. A.
	21	1,20
	28	1,20
	5.12	1,20

Céphalée après les 3 dernières injections. Quelques douleurs après la

4° seulement. Réactions thermiques (38°5, 38°) après la 3° et la 6°, frissons après la 3°, la 5°, la 6° et la 7°.

$$W = + \quad HW = + \quad J = + +$$

Poids nu = 58 kg. 550.

Alb. urinaire = 0.

	2.1.16	0,90	
	9	0,90	
4° série	16	1,05	N. A.
	23	1,05	
	24	1,05	
	6.2	1,20	

Quelques douleurs des membres après la 4°. Réactions thermiques. (38°2, 38°3) après les 4 dernières, frissons.

Le traitement est interrompu pendant six mois pour raisons d'affaires.

M. D. revient en juillet 1916 en bon état.

Il pèse nu 61 kg. 950, c'est-à-dire qu'il a gagné 5 kilogrammes en un an.

N'a eu aucune douleur depuis 7 mois, se plaint seulement de fatigue dans les genoux.

Pousse encore pour uriner et urine souvent, cependant amélioration nette à ce point de vue.

Impuissance persistante.

Obligé de pousser dans la défécation, mais moins qu'il y a un an.

$$W = 0 \quad HW = 0 \quad J = + +$$

	8.7.16	0,30	maximum thermique		38°9
	15	0,45	—	—	37°9
5° série.	22	0,60	—	—	38°8
	29	0,75	—	—	39°4
	5.8	0,75	—	—	?

Frissons après les injections.

Réaction douloureuse violente dans les membres, très vive après la 1re ce qui s'explique par la période de repos prolongée.

Obs. 72. — TABES, D'ORIGINE HÉRÉDOSYPHILITIQUE PROBABLE, *chez un fils de tabétique (début 1907). Troubles sensitifs, moteurs, etc. Amaigrissement. Fatigue. Incontinence d'urine et troubles pulmonaires datant de l'enfance (asthme, dyspnée d'effort générale avec tachycardie). Traitement par le néo-arsénobenzol (16 injections en 5 séries). Amélioration franche portant sur tous les symptômes. La séroréaction devient négative. Après une période de repos de 4 mois, réapparition des phénomènes douloureux. Séroréaction positive forte. Nouveau traitement (14 injections en 3 séries). Amélioration considérable, en particulier au point de vue des troubles moteurs. Dispari-*

tion des crises d'asthme, de la dyspnée d'effort. Atténuation de l'incontinence d'urine[1].

M. Lec., 31 ans (Dr FABIGNON, Clermont de l'Oise). — En 1904, bouton sur la verge, qu'un médecin se refuse à considérer comme syphilitique. Pas d'accidents à la suite.

Père mort en 1887 d'une pleurésie. *Était tabétique depuis une dizaine d'années.*

Il est à noter que, dès son enfance, M. L. a remarqué, en les cherchant avec ses camarades, ainsi qu'il l'avait vu faire chez son père, que ses réflexes rotuliens étaient abolis. De plus, au collège, malgré toute son attention, il ne pouvait, en sautant, rassembler les jambes pour se recevoir en touchant terre.

Ictère vers 8, 10 ans, diphtérie avec paralysie du voile en 1907. Scarlatine en 1910. Depuis l'enfance, asthme et incontinence d'urine.

L'asthme fut consécutif à une bronchite que le malade eut à 2 ans et se manifesta par des crises nocturnes avec angoisse, oppression, sans expectoration perlée ; elles survenaient 3 ou 4 fois par an et nécessitaient chaque fois le séjour à la chambre pendant 8 à 15 jours. Vers 18, 20 ans, la violence des crises diminue et entre elles s'établit une sensation d'oppression permanente : *le malade ne peut plus courir.* Les crises s'accompagnaient de tachycardie et de palpitations.

L'incontinence d'urine apparaissait au début à peu près toutes les nuits : la vessie se vidait entièrement et le malade ne se réveillait pas. Peu à peu, l'incontinence tend à diminuer : le malade passe plusieurs mois sans en avoir, mais à chaque crise d'asthme, l'incontinence reparaît. Pendant l'adolescence, les choses restent en l'état.

1907. Apparition de douleurs lancinantes dans les jambes, mises sur le compte d'un refroidissement.

Difficulté de la marche, M. L. butant facilement, eut un vertige avec chute après laquelle il resta 3 semaines au lit sans pouvoir faire un mouvement et ayant perdu la notion de position des membres.

1910. Les douleurs persistent sans modifications, on croit à des douleurs rhumatismales. L'incontinence d'urine augmente considérablement : elle devient presque quotidienne, très abondante et ne réveille pas toujours le malade. A cette époque, il commence à avoir assez souvent de l'incontinence diurne, quelque volonté qu'il déploie pour l'empêcher.

Les crises d'asthme persistent, le malade en a 1 ou 2 par hiver et elles durent de 4 à 8 jours. Mais l'oppression permanente disparaît.

1912. En janvier, le malade peut difficilement descendre un escalier sans s'appuyer à la rampe ; il présente en outre du dérobement des

---

1. Cette observation est à rapprocher, au point de vue des troubles pulmonaires de celles que j'ai publiées dans un travail récent : *Sur une forme ignorée de syphilis pulmonaire.* Paris médical, 1917.

jambes. Les douleurs fulgurantes se localisent à la région du sciatique, durant de 1/4 à 1/2 heure, revenant très fréquemment.

En février, troubles de la sensibilité cutanée : le malade qui porte souvent des jambières a, quand il les a quittées, la sensation qu'il les porte toujours. Mettant un jour une épingle à ses vêtements, il traversa complètement la peau et ne s'en aperçut que par hasard 2 heures plus tard.

De plus, fatigue générale physique et intellectuelle : le malade est brisé, courbaturé, n'a plus aucun goût au travail, perd la mémoire et s'attire ainsi quelques observations de ses chefs. Le Dr Goupil, de Bar-sur-Aube, demande une séroréaction que le malade ne fait pas faire.

En mai, céphalées très violentes, exagération de la fatigue, envies impérieuses de dormir (il s'endormit un jour à bicyclette), accentuation des troubles moteurs : le malade commence à lancer la jambe, hésite pour descendre un trottoir, ne descend un escalier qu'avec de très grandes précautions. Les troubles urinaires restent très accusés.

L'oppression reparaît d'une façon permanente.

De janvier à juin, le malade a maigri de 7 livres. Il n'est plus capable de faire son service, tant il éprouve de difficultés à marcher, il s'appuie le plus souvent sur une canne, ne peut se diriger sans lumière, a des contractures des muscles des membres inférieurs, et de la perte de la position des membres. Il abandonne son service pour 3 semaines.

Le Dr Goupil le traite par le benzoate de mercure (25 injections), avec de bons résultats : les troubles de la marche s'atténuent. Le Dr Fabignon continue ce traitement (15 injections) : dès qu'on le cesse, les symptômes tabétiques reparaissent plus intenses. L'hectargyre (10 injections) amène une nouvelle amélioration (le malade put faire à pied 7 kilomètres sans canne) mais passagère et le mercure (10 injections de benzoate) se montre à la fin incapable d'amener une amélioration persistante.

12 *décembre* 1912. — Marche saccadée avec balancement sans fauchage, ni talonnement. Pendant la marche, les membres inférieurs tremblent, le malade hésite à appuyer ses pieds sur le sol.

Troubles de la station moins marqués ; impossibilité de garder l'équilibre sur un pied. Les yeux fermés, M. L. oscille aussi bien les pieds écartés que les pieds réunis.

Hypotonie musculaire assez marquée. Pas de perte du sens musculaire.

Réflexes rotuliens abolis ; achilléens diminués, des membres supérieurs normaux.

Réflexes cutanés normaux, sauf le plantaire impossible à obtenir à cause de l'hypoesthésie.

Sensibilité profonde normale, sauf aux testicules où elle est abolie. Sensibilité superficielle atteinte aux membres inférieurs : retard, (une seconde environ) à la perception des sensations à la douleur, au tact, à la température. Hypoesthésie plantaire assez marquée.

Il n'y a pas de douleurs fulgurantes dans les membres depuis 15 jours : la semaine dernière, douleurs en hémi-ceinture à droite.

Pupilles égales, régulières. Réagissent à la lumière et à la distance. Muscles extrinsèques normaux. Vision bonne.

Le malade urine assez régulièrement, mais n'en sent que rarement le besoin. A quelquefois besoin de pousser : cela est rare, le plus souvent il y a incontinence, diurne et nocturne.

Constipation opiniâtre coupée par des débâcles diarrhéiques survenant sans coliques, accompagnées de ténesme rectal et de fausses-envies : le tout dure 2 à 3 jours.

Impuissance depuis 1 an, pas d'érection de janvier à septembre. Quelquefois éjaculation sans érection.

Tachycardie habituelle, sans arythmie. L'état des orifices cardiaques paraît normal à l'auscultation.

$$W = 0 \quad HW = + \ (6.12.12)$$

1re série.

12.12.12	0,30	
19.12.12	0,60	N. A.
26.12.12	0,90	
2. 1.13	0,90	

Pendant toute cette série, M. L. a accusé des phénomènes douloureux très accentués, le lendemain de chaque injection, diminuant progressivement les jours suivants et disparaissant presque complètement l'avant-veille ou la veille de l'injection suivante.

Les 8 premiers jours qui suivirent la dernière injection les douleurs furent très vives et il y eut accentuation des troubles de la stabilité et de la faiblesse des jambes avec sensation de dérobement brusque. Au bout de 15 jours, ces phénomènes avaient disparu et fait place à une amélioration très nette.

Quatre à cinq crises d'asthme pendant le mois de janvier.

$$W = + + + + \quad HW = - +$$

2e série.

3.2.13	0,60	
10.2.13	0,90	N A.
17.2.13	1,20	

M. L. a engraissé de 7 à 8 livres depuis le début du traitement : il a ainsi retrouvé son poids ancien. La marche est notablement améliorée : il descend un escalier sans se tenir à la rampe, marche sans hésitation dans l'obscurité, tourne plus facilement qu'autrefois, ne regarde plus les pieds pour descendre ou monter une marche.

Les douleurs ont à peu près disparu les 15 jours qui ont suivi la dernière série, puis elles sont revenues et le malade a eu, il y a 8 jours, une crise très violente qui a duré toute la nuit.

L'incontinence d'urine est moins fréquente la nuit : elle ne survient plus qu'une fois par semaine.

$$W = +++ \quad HW = +$$

3e série. . . . . $\left\{\begin{array}{ll} 26.3.13 & 0,90 \\ 3.4.13 & 1,20 \quad \text{N. A.} \\ 10.4.13 & 1,20 \end{array}\right.$

L'amélioration persiste.

$$W = +$$

4e série. . . . . $\left\{\begin{array}{ll} 7.5.13 & 0,90 \\ 15.5.13 & 1,20 \quad \text{N. A.} \\ 22.5.13 & 1,20 \end{array}\right.$

L'incontinence d'urine diminue de fréquence et d'intensité : il n'y a plus jamais d'incontinence diurne ; quand elle apparaît la nuit, le malade se réveille dès les premières gouttes qui s'échappent de l'urèthre et peut retenir ses urines pour les évacuer ensuite.

Les crises d'asthme sont beaucoup moins fréquentes. La sensation d'oppression permanente a disparu et les crises durent maintenant au maximum 10 minutes.

$$W = 0 \quad HW = 0$$

5e série. . . . . $\left\{\begin{array}{ll} 20.6.13 & 0,90 \\ 27.6.13 & 1,20 \quad \text{N. A.} \\ 3.7.13 & 0,90 \end{array}\right.$

La seconde injection de la série a été suivie d'un frisson, d'une température de 38°6, et d'un grand accès de douleurs fulgurantes.

5.11.13. M. L. revient après 4 mois de repos.

La marche est encore un peu hésitante, mais le malade ne lance plus le pied, il le dirige parfaitement, il ne butte plus sur les marches en montant l'escalier et descend sans rampe : les phénomènes sont surtout marqués à droite, la jambe gauche, en effet, reste un peu moins active que l'autre, mais, actuellement, le malade peut crisper le gros orteil, ce qui était autrefois totalement impossible. La cheville est encore « lâche », mais la jambe ne tombe plus spontanément en abduction dans la position assise, comme autrefois.

Dans la marche pied à pied, il existe une incoordination légère mais nette, le malade se sert de ses bras comme balanciers. Le demi-tour est correctement exécuté.

Dans la station, il n'y a d'oscillations que quand les yeux sont fermés : le malade peut dans cet état garder assez longtemps l'équilibre sur un pied : il dit lui-même qu'il n'aurait pu faire ce mouvement, il y a un an.

M. L. se dirige maintenant en ligne droite vers le but à atteindre sans dériver, comme il faisait avant le traitement.

Les douleurs fulgurantes semblent reprendre depuis un mois : M. L. en a eu 3 fois à la jambe gauche et pendant 2 ou 3 heures chaque fois : un cachet de pyramidon les calme toujours rapidement. Quelques douleurs musculaires sont revenues, mais très espacées, très irrégulières, très supportables, ne nécessitant pas l'emploi de pyramidon.

La sensation de corset serré, l'anesthésie plantaire, surtout marquée aux orteils, ont disparu : M. L. sent bien le sol sous ses pas.

L'insensibilité de l'urèthre persiste, celle de la vessie a diminué : le malade urine moins par raison. L'incontinence nocturne est très rare et minime : M. L. se réveille dès que quelques gouttes tendent à s'échapper. Assez fréquemment, il existe du ténesme vésical par crises de 3/4 d'heure à 1 heure, tous les 3 ou 4 jours, pendant lesquelles il y a des fausses-envies toutes les 10 minutes environ.

L'activité sexuelle avait reparu à la fin de la série. Depuis deux mois environ, elle décline à nouveau.

M. L. est toujours plutôt constipé. Les crises intestinales sont moins fréquentes et moins violentes.

Depuis 6 semaines, l'oppression permanente tend à reparaître, mais il n'y a pas eu de crises d'asthme. Depuis 5 ou 6 jours, la tachycardie reprend. A la suite de cachets ordonnés par le Dr Fabignon, l'oppression diminue, mais la tachycardie persiste, sans palpitations. Rien à l'auscultation. P. = 100. TA : $\dfrac{17}{10}$ (Pachon).

A la fin du traitement, la mémoire, touchée autrefois est redevenue bonne et M. L. se remet de lui-même à travailler par plaisir, quoiqu'il soit en congé.

M. L. a repris son poids d'avant la maladie.

$$W = + + + +\quad IIW = +$$

	11.11.13	0,60
	18.11.13	0,90
6e série	25.11.13	0,90	N. A.
	2.12.13	0,90
	9.12.13	1,05

La seconde injection a été mal supportée : crises de douleurs fulgurantes, diarrhée, quelques nausées sans vomissements, tremblement dans la mâchoire. T. 38°8. Les autres n'ont donné lieu à aucun incident.

$$W = + + + + (10)\quad IIW = +$$

	13.1.14	0,60
	20.1.14	0,90
7e série	27.1.14	1,05	N. A.
	3.2.14	1,20
	10.2.14	1,20

Mars 1914. — L'amélioration persiste : M. L. se lève plus volontiers les matin, à moins de répugnance pour la marche qu'il sent bien plus assurée. Les douleurs diminuent un peu, l'incontinence d'urine se fait plus rare et l'asthme ne reparaît pas.

$$W = {+}{+}{+} \quad HW = {+}$$

8e série . . . . .
$\begin{cases} 17.3.14 & 0,60 \\ 24.3.14 & 0,90 \\ 31.3.14 & 1,05 \\ 7.4.14 & 1.20 \end{cases}$ N. A.

Les injections sont bien supportées. A la seconde, élévation thermique à 38° avec un peu de diarrhée.

État au 26 mai 1914.

M. L. peut faire des promenades de 4 à 5 kilomètres en une heure, sans fatigue ; au cours de l'une d'elles, il remarque dans une des-

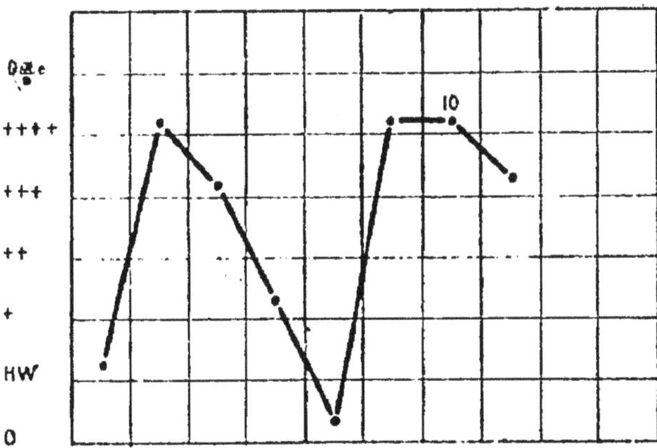

cente en terrain raboteux qu'il avance sans se rejeter en arrière et constate une élasticité qui avait disparu jusqu'alors. Il ne se sert plus de canne, ne l'emporte maintenant que par contenance. Cependant il a encore un peu d'hésitation en descendant l'escalier.

La marche n'est pas très sûre sur le parquet ciré et le malade talonne un peu, il festonne très légèrement quand il va vite. L'incoordination existe encore, peu manifeste dans la marche pied à pied.

La station est bonne, M. L. ne chancelle plus que quand les yeux sont fermés. Sur un pied, les yeux fermés, l'oscillation s'exagère sans s'accompagner de chute.

Les douleurs sont en diminution : en particulier les douleurs profondes, osseuses, localisées au tibia gauche ont disparu depuis 3 ou 4 mois.

Les douleurs musculaires, passagères et très supportables, ne durent plus que 1,4 d'heure ou 1/2 heure. Il ne se passe guère de semaine que M. L. n'en ressente. Quand elles tendent à se prolonger, un cachet de 0 gr. 30 de pyramidon les calme toujours, il fallait autrefois pour le même résultat une dose double.

La sensation de corset a absolument disparu et c'est une des améliorations qu'apprécie le plus le malade, de même que la disparition de l'anesthésie plantaire.

Les réflexes tendineux et cutanés sont dans le même état qu'au début.

Les symptômes vésicaux sont en régression : le malade sent l'envie d'uriner, mais se rend mal compte du passage de l'urine dans l'urèthre : par exemple la nuit, il n'est assuré que la miction se fait que par le bruit que fait l'urine en tombant. L'incontinence est très diminuée : M. L. se retient d'uriner la nuit comme le jour. Cependant de temps à autre quelques gouttes s'échappent encore sans qu'il les sente.

Le ténesme vésical et les fausses-envies, qui dataient de plusieurs années, ont totalement disparu.

L'activité sexuelle, qui avait diminué, reprend depuis la fin de février. La constipation n'existe plus et avec elle ont disparu les crises intestinales.

Pas de crise d'asthme : l'oppression respiratoire est nulle. Le pouls bat à 90, sans que le malade accuse de palpitations.

$$\text{Tension artérielle} = \frac{17}{11} \text{ (Pachon)}.$$

M. L. est gai, a plus d'entrain, sa mémoire est redevenue aussi bonne qu'autrefois, il peut maintenant calculer de tête sans hésitations. Le poids, sans vêtements est en légère diminution (53 kilogrammes le 6.5.14).

Obs. 73. — Syphilis non traitée. Tabes (début en 1908) *de forme grave, sensitive et motrice.* Traitement irrégulier par le néoarsénobenzol (28 injections en 9 séries). *Amélioration portant sur certains symptômes. Séroréaction hyperpositive et rebelle.*

M. Mer., 39 ans (Dr Houtang). — Chancre en 1893. N'a pas eu d'autres accidents secondaires que des plaques muqueuses, qui sont revenues irrégulièrement jusqu'à l'année dernière (grand fumeur).

Marié en 1898.

Trois filles bien portantes. Pas de fausses couches.

1908. *Douleurs fulgurantes,* débutant dans la jambe gauche à l'occasion d'un faux-pas, durent 3 ou 4 jours puis cessent.

1909. Un an après, après avoir porté un lourd fardeau (malle), nouvelle crise durant environ une semaine.

Les années suivantes, les douleurs ne sont plus déterminées par des efforts ou des fatigues, elles surviennent spontanément, et sont de plus en plus fréquentes et intenses. En outre, elles sont très diverses comme siège et atteignent toutes les régions, sauf la tête. Elles présentent des caractères divers : brûlures, pincements, coups de couteau, écrasement, etc., suivant les régions souvent très limitées qu'elles atteignent (petit orteil, face antérieure de la poitrine). Mais surtout elles sont fréquentes aux mollets, très douloureuses, empêchant le sommeil.

Fin de 1911. — *Troubles de la marche.* D'abord faiblesse générale, puis *dérobement des jambes* apparaissant surtout depuis 6 mois et ne durant « qu'une seconde ».

Marche t ès difficile, hésitante, peu sûre et mal dirigée la nuit. Encore bonne le jour, mais le malade n'ose porter le moindre fardeau qui exagère ses troubles et provoque plusieurs fois des chutes. L'ascension des escaliers devient difficile, le malade est obligé de se tenir à la rampe, il butte contre la marche, mais surtout la descente est pénible ; cramponné à la rampe il avance avec précautions son pied, tâte du talon le bord de la marche inférieure, et sûr désormais de mettre le pied « jusqu'au fond de la marche » il descend.

Ptosis de la paupière supér are g   uche, survenu à peu près à la même époque. L'entourage d   mala e lui en a fait la remarque, lui-même ne s'en était pas aperçu d'abord, sa vue étant restée bonne.

Puis des sensations subjectives sont senties : mouche qui marche sur le sourcil, grain de sable dans l'œil.

Des *pollutions nocturnes* débutent à ce moment, qui s'accompagnent bientôt de diminution des érections, enfin d'anaphrodisie.

La miction devient un peu difficile, le malade doit pousser pour pouvoir uriner, il urine très peu à la fois, mais très souvent (10 fois par jour), sans se relever la nuit.

La santé générale est atteinte : *perte de forces* « portant autrefois 100 kilogrammes, il ne porterait plus que 50 ». *Amaigrissement.*

Le malade est un *intempérant, alcoolique :* il boit un litre de vin par repas, sans préjudice des apéritifs nombreux de la journée. Dort mal : cauchemars.

1912. *Incontinence d'urine* surtout marquée la nuit, et à la fin des mictions qui restent difficiles.

Mal perforant plantaire, durillon d'abord, puis plaie sous l'articulation phalango-phalanginienne du gros orteil droit, peu douloureux.

Le traitement qu'a suivi M. M. est pour ainsi dire nul : en 1893, au moment où il contracte la syphilis, il prit des pilules de protoiodure (environ 15 jours de traitement).

Depuis il n'a pris ni iodure, ni mercure, il a seulement tâché de calmer l'intensité de ses douleurs par l'aspirine.

État au début du traitement (juillet 1912).

Réflexes rotuliens, achilléens, abolis. Réflexes abdominal et crémastérien faibles, mais conservé Réflexe du triceps brachial aboli.

Réflexe à la lumière très faible, non aboli complètement.

Réflexe accommodateur très paresseux.

État moteur.

Stabilité encore peu compromise : le malade s'arrête et tourne au commandement, et marche assez bien, mais talonne un peu et manque d'assurance, il oscille légèrement à droite et à gauche ; la marche, les yeux fermés, est encore possible, quoique mal assurée. La montée et surtout la descente des escaliers ne peut se faire sans le secours de la rampe.

Hypotonie musculaire : la flexion des cuisses sur le bassin, par exemple, est possible à un degré accentué, la paroi abdominale est relâchée.

Douleurs fulgurantes généralisées, surtout fréquentes et très fortes aux jambes. Ces douleurs viennent par périodes intermittentes, avec des intervalles silencieux de 3, 8 ou 15 jours. Les crises durent 10 à 15 heures et obligent le malade à prendre des cachets (aspirine).

Sensibilité objective normale, sauf dans la région du cubital, aux 2 bras où il y a de l'hypoesthésie manifeste, sauf aussi dans la région testiculaire : la compression des testicules est indolore.

ROMBERG très net: les talons joints et les yeux fermés, le malade tomberait au bout de quelques secondes. Il oscille les pieds écartés dès qu'il ferme les yeux.

Les pieds joints et les yeux ouverts, il a des troubles de l'équilibre dès qu'on lui met un écran devant les yeux.

Œil. — Inégalité pupillaire très accentuée.

La pupille droite réagit faiblement à la lumière.

La pupille gauche est insensible à la lumière.

Le réflexe accomodateur est toujours très paresseux.

Le ptosis de la paupière gauche est extrêmement léger.

Vessie paresseuse. Le malade pousse beaucoup en urinant, et vide mal sa vessie.

Intestin paresseux. Maigreur.

W == positif fort (Carrion).

$$
1^{\text{re}}\ série \dots \left\{ \begin{array}{ll} 10.7.12 & 0,45 \\ 17.7.12 & 0,60 \quad \text{N. A.} \\ 25.7.12 & 0,90 \end{array} \right.
$$

Bien supportées. Cependant après la 1re, bouffée de douleurs « en feu d'artifice » pendant quelques heures.

Rien après la 2e injection.

Le poids, habillé, est de 73 kg. 700 le 5.6.12.

Le malade revient le 16.12.12.

L'état général est meilleur, M. Mer. a augmenté de 3 kg. 700 en trois mois, il pèse le 15 octobre 77 kg. 700.

Les douleurs fulgurantes sont moins fréquentes et moins fortes qu'autrefois. Le malade n'en a pas eu depuis 15 jours. Avant le traitement, elles atteignaient toutes les régions du corps, elles sont maintenant presque exclusivement localisées dans les membres.

Le malade marche bien, avec assez d'assurance, mais talonne assez fortement. Il oscille en s'arrêtant brusquement et en se retournant un peu vite. Il nous dit qu'il marche bien toute la matinée, mais que dès qu'il commence à être fatigué, au début de l'après-midi, il marche de travers et titube.

Monte les escaliers sans se tenir à la rampe, mais est obligé d'avoir recours à elle pour les descendre.

Vessie. — Les troubles vésicaux ont diminué. Le malade n'a plus de pesanteur dans la région rétro-pubienne ; il ne pousse presque plus et certains jours urine même très facilement.

Il existe toujours un certain degré d'atonie intestinale.

Les érections sont toujours normales, mais il n'y a plus aucun désir sexuel. 2 fois par semaine, éjaculations involontaires la nuit, douloureuses.

Hypoesthésie du larynx.

$$W = +++++ (15)\ HW = +$$

2ᵉ série. . . . .
19.12.12	0,60	
27.12.12 .	0,90	N. A.
3. 1.13	1,20	

$$W = ++++ (10)\ HW = +$$

3ᵉ série. . . . .
8.3.13	0,90	
15.3.13	0,90	N. A.
21.3.13	1,20	

$$W = ++++ (10)\ HW = +$$

4ᵉ série. . . . .
2.4.13	0,901	
21.4.13	0,90	
28.4.13	1,20	N. A.
6.5.13	1,20	

$$W = ++++ (5)\ HW = +$$

5ᵉ série. . . . .
6.6.13	0,90	
13.6.13	1,20	
20.6.13	1,50	N. A.
28.6.13	1,50	

État au 20 juin 1913.

A. Troubles moteurs.

Membres inférieurs.

a) *Marche.* — Y. O. le malade marche convenablement : il y a cependant une légère projection du pied en dehors avec talonnement à peine appréciable.

Y. F. Ces signes s'exagèrent très peu ; il se dirige mal.

Les 2 pieds dans le prolongement l'un de l'autre : marche difficile. Le malade titube, dévie, tombe enfin ; légère incoordination.

Ne peut marcher à cloche-pied.

Le malade affirme que la marche est devenue meilleure depuis le traitement : il monte l'escalier sans rampe, il peut descendre aussi sans tenir la rampe, mais pas très longtemps, un ou deux étages au maximum.

b) *Station*. — Y. O. bonne, même avec les talons joints, cependant il a remarqué qu'en renversant la tête en arrière (mouvement de regarder un aéroplane), il tombe à la renverse, même si les pieds sont écartés.

Y. F. chancelle pendant un temps très long, mais sans tomber.

Sur un pied Y. O. chancelle un peu.

Sur un pied Y. F. : chute en quelques secondes.

Accroupissement assez bon.

Le dérobement des jambes existe encore, mais infiniment moins marqué depuis que le malade a été traité.

Membres supérieurs. Très légère incoordination : simple hésitation.

M. Mer. est gêné pour porter une valise un peu lourde, non pas seule-

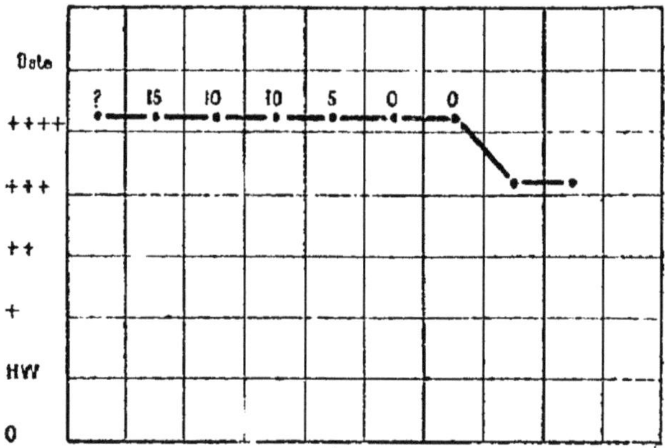

ment à cause de la faiblesse des jambes, mais parce qu'il est « moins fort des bras ».

Le sens et la tonicité musculaires sont normaux.

B. Troubles sensitifs.

a) Douleurs fulgurantes. — Le malade n'en a pas eu depuis 8 jours ; d'une manière générale, elles deviennent de plus en plus rares et faibles, elles sont localisées toujours aux membres inférieurs.

C. Troubles trophiques.

Mal perforant, à droite sous l'articulation phalango-phalanginienne du gros orteil, durillon volumineux, de 1 cm. 5 de diamètre environ, au centre duquel se trouve une croûte brunâtre, sous laquelle se creuse un puits profond, suppurant peu, saignottant parfois.

Les mouvements de l'orteil sont conservés sans douleurs.

D. Troubles viscéraux.

a) *Urinaires*. — Le malade dit mieux uriner : il doit cependant encore pousser.

De temps en temps, émission involontaire de quelques gouttes d'urine la nuit.

h) *Génitaux.* — L'érection reste normale.

L'éjaculation, un peu douloureuse, il y a 7 ou 8 mois, *est redevenue normale* depuis le traitement.

Diminution des désirs sexuels.

Sommeil. — En avril et mai, mauvais.

Réveils fréquents et cauchemars : professionnels, tristes, terrifiants, sans zoopsie.

Tremblement surtout marqué le matin.

Ces cauchemars ont cessé depuis quelques jours (le malade est plus tempérant depuis 6 mois).

Il se sent mieux, plus libre de ses mouvements, plus solide sur ses jambes.

Il a cependant un peu maigri de nouveau.

28.6.13.

Durant toute la semaine il n'y a pas eu de *douleur fulgurante.*

Sommeil excellent : suppression absolue des cauchemars et de l'insomnie.

M. M *t moins fatigué.*

Le ma.'; erforant le fait un peu souffrir et donne chaque jour une gouttelette rosée (blanche et collante autrefois).

Le malade part à la campagne pour 2 mois.

$$W = ++++ (0) \ \mathrm{HW} = + (13.10.13)$$

6ᵉ série. . . . . . $\begin{cases} 29.10.13 & 0,90 \\ 5.11.13 & 1,20 \ \text{N. A.} \\ 12.11.13 & 1,50 \end{cases}$

$$W = ++++ (0) = +$$

7ᵉ série. . . . . $\begin{cases} 10.12.13 & 0,90 \\ 17.12.13 & 1,20 \ \text{N. A.} \\ 24.12.13 & 1,50 \end{cases}$

$$W = +++ \ \mathrm{HW} = +$$

8ᵉ série. . . . . $\begin{cases} 21.1.14 & 0,90 \\ 28.1.14 & 1,20 \ \text{N. A.} \\ 4.2.14 & 1,50 \end{cases}$

La 3ᵉ injection fut suivie d'une crise de douleurs fulgurantes le 3ᵉ jour, coïncidant avec une grippe.

Il n'y a de modification nouvelle dans l'état de M. M. sauf l'amélioration du sommeil (il ne rêve plus), l'augmentation de poids de 4 kilogrammes, l'amélioration de la vue, l'atténuation des douleurs des membres inférieurs. Les autres symptômes sont stationnaires.

$$W = +++ \ \mathrm{HW} = +$$

9ᵉ série. . . . . . $\begin{cases} 28.2.14 & 0,90 \\ 7.3.14 & 1,20 \end{cases}$ N. A.

Obs. 74. — Syphilis traitée régulièrement. Tabes (début 1907). *Forme sensitive, motrice, troubles vésicaux. Atténuation des douleurs, de l'engourdissement général, des troubles vésicaux, de la séroréaction au cours du traitement (22 injections en 5 séries). Réactions douloureuses au cours des premières séries. Atténuation des troubles moteurs (rééducation). Après une période de 5 mois sans traitement, réapparition des troubles sensitifs.*

M. Pal., 38 ans (Dr Semprun, Buenos-Ayres). — Syphilis à 22 ans : chancre, roséole, plaques muqueuses, douleurs ostéocopes, pas de céphalée.

En 1907, surviennent des douleurs; d'abord lombaires elles s'étendent peu à peu aux membres inférieurs, en particulier sur le trajet du sciatique.

D'abord rares, survenant tous les 20 ou 30 jours, elles deviennent peu à peu plus fréquentes. Les membres supérieurs, le tronc sont atteints. Le caractère fulgurant devient très net.

Le malade se plaint dès 1907 d'une zone d'hypoesthésie avec engourdissement en ceinture, au niveau des fausses côtes.

En 1910, troubles de la miction, diminution de l'activité sexuelle.

A la fin de 1911 enfin, apparaissent des troubles moteurs, les membres inférieurs sont lourds, la fatigue est manifeste quand le malade monte et descend un escalier. Perte de l'équilibre les yeux fermés.

M. P. a suivi les traitements suivants :

Les 3 premières années de sa syphilis, cures alternantes de frictions mercurielles et d'iodure de potassium. Deux ans de repos, puis nouvelles cures (1903).

A partir de 1907, traitement suivi sous la direction du Dr Semprun (Buenos-Ayres), consistant en injections quotidiennes de biiodure de mercure (0,03 p. d.) par séries de 10, en tout 120 injections jusqu'en juin 1908. Reprise en 1909 des injections précédentes à 3 centigrammes et demi jusqu'à la fin de 1910 : *ce traitement est mal toléré et provoque de la fièvre et de l'amaigrissement.* A la fin de 1911, 4 injections intramusculaires de 606 (0,60 + 0,45 + 0,35 + 0,35) sont suivies d'amélioration passagère : 15 frictions mercurielles consécutives; aucun traitement jusqu'en juillet 1913.

Etat au début du traitement (16 juillet 1913).

La marche se fait avec tâtonnement et projection légère des jambes. M. P. ne festonne pas. L'incoordination devient manifeste quand il marche pied à pied : la titubation est alors très marquée, les pieds se heurtent et se dépassent. Le malade ne peut s'accroupir sans chanceler et tomber. L'ascension des escaliers est difficile, le pied heurte le fond de la marche, butte contre la marche supérieure. La descente est plus pénible encore : M. P. est obligé de prendre la rampe; il marche habituellement avec une canne, mais peut ne pas s'en servir.

Dans la station debout, le ROMBERG est net et s'exagère quand les yeux sont fermés. Il n'y a chute que quand le malade est sur un pied. Aucune incoordination des membres supérieurs. Pas de dérobement des jambes.

Abolition des réflexes rotuliens et achilléens. Les réflexes tricipitaux ceux de l'avant-bras et les réflexes cutanés se produisent normalement.

Subjectivement. — Engourdissement général, surtout marqué du côté gauche du corps, épargnant la face et la plante des pieds : le malade sent bien le sol sous ses pas.

Douleurs, les unes assez rares, fulgurantes, survenant à l'occasion des changements de temps et frappant indistinctement les membres supérieurs ou inférieurs, les autres, plus fréquentes, partant de la région lombaire pour descendre lentement vers les talons et survenant à peu près un jour par mois.

Objectivement. — M. P. sent aussi bien du côté gauche que du côté droit au tact, à la douleur et à la chaleur. Zone d'hypoesthésie large d'un travers de main à la hauteur des fausses-côtes et n'occupant que les faces antérieure et latérales du thorax.

La sensibilité des organes profonds est abolie au niveau du testicule, de la crête tibiale, de l'épigastre, des régions hépatique et cardiaque. Elle persiste au niveau du larynx, des cubitaux, etc.

Pupilles égales et irrégulières en mydriase. L'accommodation est paresseuse, le réflexe à la lumière aboli des deux côtés. Les muscles sont normaux, la vue bonne.

Pas d'autres troubles des organes des sens.

Dysurie très marquée : M. P. est obligé de pousser pendant toute la miction : il ne peut uriner debout que goutte à goutte et est obligé de s'accroupir pour avoir une miction complète.

Les désirs sexuels persistent, mais amoindris ; les érections sont incomplètes, l'éjaculation précipitée, les sensations conservées.

Pas de troubles digestifs.

Rien à signaler au point de vue fonctionnel, ni à l'auscultation au niveau du cœur et de l'aorte. Poids = 88. T.A $= \dfrac{17}{9}$ (PACHON).

Tr. Cérébraux. — Diminution de la mémoire. Tristesse.
Amaigrissement.

$$W = ++++ \quad HW = +$$

1ʳᵉ série	20.7.13	0,20	
	17.7.15	0,30	
	3.8.13	0,45	N. A.
	9.8.13	0,75	
	16.8.13	1,05	

Le traitement est bien supporté. Cependant à chaque injection il y a une légère reprise des douleurs fulgurantes. Le 8e *jour après la dernière injection, crise de douleurs fulgurantes intenses*, arrachant des cris, empêchant tout sommeil, durant 56 heures et qui n'ont pas été calmées par 5 gr. 50 d'aspirine en cachets et environ 6 centigrammes de morphine.

Les 2 dernières injections ont été suivies de diarrhée. La miction devient beaucoup plus facile.

$$W = ++ \quad HW = +$$

	17. 9.13	0,60
	24. 9.13	0,90
2° série	1.10.13	0,90 N. A.
	8.10.13	1,05
	16.10.13	1,05

Les douleurs ont diminué et la miction semble meilleure.

La 1re injection provoque une forte diarrhée qui ne reparaît, mais faible, qu'aux 3e et 4e injections. Ces 2 injections seules ont provoqué quelques douleurs fulgurantes.

$$W = ++ \quad HW = + \quad (12.11.13).$$

	17.11.13	0,90
3e série	24.11.13	1,05 N. A.
	1.12.13	1,05
	1.12.13	0,85

La seconde injection provoque une crise de douleurs fulgurantes dans les cuisses et un peu de diarrhée, qui s'atténue à mesure que le traitement se prolonge. Dans l'intervalle, les douleurs fulgurantes sont très diminuées.

A partir du 12 décembre 1913, M. P. fait de la rééducation motrice. *Ponction lombaire 5.1.14.* Pas d'hypertension.

Liquide clair. Albumine : positive faible.

Nonne : positive limite.

Noguchi positive : ++

Cellule de Nageotte : 0,02 lympho., 1 mono. Quelques globules rouges. Wassermann du liquide positif (0,4).

$$W = + \quad HW = +$$

	10.1.14	0,60
4° série	17.1.14	0,90 N. A.
	24.1.14	1,05
	2.2.14	1,20

Les douleurs fulgurantes sont toujours très atténuées ; seule la

3ᵉ injection a provoqué quelques élancements douloureux. Le poids (nu) est de 53 kg. 700.

$$W = 0 \quad RW = + \quad J = +\,+\,+$$

5ᵉ *série* . . . . $\begin{cases} 25.2.14 & 0,90 \\ 4.3.14 & 1,05 \\ 10.3.14 & 1,20 \\ 16.3.14 & 1,20 \end{cases}$ N. A.

Le poids est monté à 55 kg. 220 (nu); la dernière injection a provoqué quelques douleurs fulgurantes. L'état du malade, qui retourne à Buenos-Ayres, est le suivant :

Troubles moteurs.

La marche est améliorée : la projection des jambes est beaucoup moins marquée et le pied pose à plat sur le sol : de plus, M. P. fléchit en marchant et prend la position hanchée que la rééducation lui a appris à faire. La marche pied à pied est beaucoup plus correcte qu'au début, l'incoordination à peine sensible. L'accroupissement est moins amélioré : le chancellement est encore ample, mais le malade ne tombe pas. Les escaliers sont actuellement correctement franchis, le pied ne heurte plus la marche et si M. P. prend encore la rampe (il peut ne pas la prendre), c'est pour parer à une chute qui ne se produit jamais. Le ROMBERG est très diminué, le malade ne tombe plus maintenant.

La contraction musculaire se fait actuellement sans à-coups et l'hypotonie des adducteurs des cuisses, surtout à gauche, est complètement corrigée.

Troubles réflexes sans modifications.

L'engourdissement général n'existe plus qu'à la jambe gauche et est très diminué. Les douleurs fulgurantes sont presque disparues, elles ne se produisent qu'après certaines injections et n'ont pas d'importance. Dans l'intervalle des séries il n'en existe plus. Les douleurs lombaires à type de crampes persistent encore, de loin en loin, mais sont maintenant très supportables : le malade n'est point gêné par elles pour s'endormir *et ne prend plus d'analgésiques pour les calmer la plupart du temps.*

Objectivement, la zone d'hypoesthésie a des limites beaucoup plus étroites qu'au début et aussi beaucoup plus vagues; la sensibilité est reparue en grande partie à son niveau.

Pas de modifications des troubles de la sensibilité profonde.

Les troubles sensoriels persistent sans modifications.

Très grande amélioration des troubles urinaires : M. P. peut maintenant uriner debout, sans pousser, si ce n'est tout à fait à la fin de la miction pour qu'elle soit complète : il sent toujours le besoin d'uriner et l'urine traverser l'urèthre.

Pas de modifications des troubles *génitaux.*

Cérébralement, M. P. est beaucoup mieux, la mémoire est redevenue bonne, il est gai, reprend goût à ses affaires, et a pleine confiance dans le succès final.

12.8.14. — M. P. est revenu à Paris, il n'a pu faire de traitement à Buenos-Ayres, ayant eu de grosses préoccupations d'affaires.

Grande crise fulgurante dans les membres inférieurs en mai.

Petites crises douloureuses de temps à autre.

L'état psychique est moins bon, sensation de fatigue.

Engourdissement dans les membres inférieurs un peu plus marqué qu'en mars.

L'amélioration obtenue se maintient au point de vue moteur et vésical.

$$W = 0 \quad HW = +$$

Quatre injections à 0,20, 0,15, 0,75, 0,75 ; la troisième provoque une crise douloureuse violente.

M. P. retourne à Buenos-Ayres.

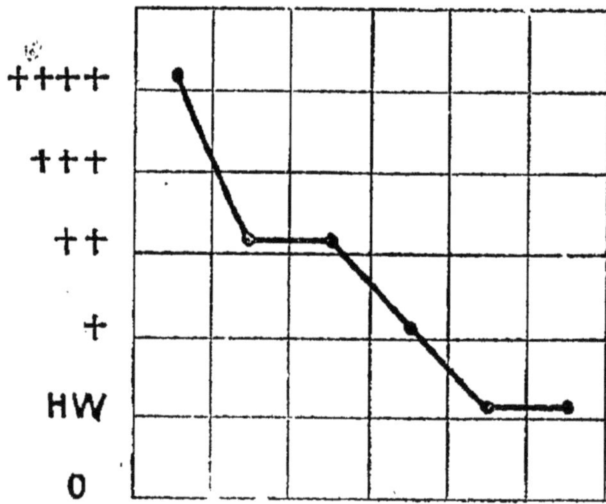

Obs. 75. — **Syphilis ignorée. Tabes ancien** (début 1897). *Traitement mercuriel. Forme sensitive, hyperesthésique et paresthésique. Douleurs des membres, douleurs du tronc, céphalées. Troubles auriculaires.* Traitement par le néo-arsénobenzol (28 injections en 6 séries). *Réactions méningées vives après les injections. Éruption intercurrente. Aggravation, à deux reprises, sous l'influence d'infections grippales. Amélioration considérable et prolongée. Disparition presque complète des vertiges. Réactivation sérologique en cours de traitement. Liquide céphalo rachidien à peu près normal après la 4e série.*

Mad. S., 37 ans (Dr Cibrie, Paris). Syphilis ignorée.

En 1897, douleurs vives dans les pieds, sensations de constriction, de torsion. Amaigrissement de 12 kilogrammes en 18 mois.

Les douleurs dans les pieds sont suivies de douleurs thoraciques (constriction) avec hyperesthésie cutanée.

Depuis cette époque la malade a toujours souffert.

En 1901, on remarque une inégalité pupillaire. Un ophtalmologiste consulté déclare qu'il s'agit de tabes.

Frictions mercurielles, injections de cacodylate de soude pendant 2 mois.

Les douleurs s'atténuent, dans leur intensité et leur fréquence.

Augmentation de poids de 3 kilogrammes et demi.

Les frictions sont continuées, irrégulièrement, pendant 3 ou 4 mois.

En 1904, injections mercurielles. Stomatite. Nouvelles injections (énésol) : 12 tous les 6 mois.

Aucun trouble moteur à cette époque. Mais difficultés légères dans la miction.

En 1907, un médecin ordonne des injections de nitrite de soude, des douches à 37°, et conseille un séjour à Lamalou. Le nitrite de soude calme les douleurs incomplètement. Mad. S. passe tout le mois de juillet à Lamalou elle est soignée par le Dr Maurice Faure (bains, eau en boisson et massages). Alors surviennent des céphalées, encore supportables, surtout dans la région frontale.

A la suite du séjour à Lamalou et malgré ces céphalées, la malade se trouve mieux; elle continua les injections d'énésol et de nitrite de soude.

En 1908, Même traitement. Apparition brusque, un jour en traversant la rue, de tintements d'oreille à gauche, continus depuis cette époque.

Mad. S. va à Lamalou au mois de juillet, le Dr Faure essaie de lui faire des injections mercurielles, la malade n'en reçoit que deux : *chacune provoque une telle crise de douleurs fulgurantes que le traitement est interrompu.*

1909. Grande amélioration pendant la première moitié de l'année, puis les douleurs dans les membres inférieurs réapparaissent très violentes, sous forme de crises durant 4 ou 5 jours, revenant tous les deux mois environ; dans l'intervalle de ces crises, la malade se plaignait de céphalées frontales et occipitales. Traitement : injections d'énésol, iodure de potassium. Le dernier médicament est très mal supporté : de très faibles doses produisent des phénomènes d'iodisme intenses, surtout cutanés, mais les céphalées sont rapidement et passagèrement calmées.

1910. Même état, mais les maux de tête augmentent.

1911. Quelques « crises gastriques » très légères ; les douleurs fulgurantes et les céphalées augmentent considérablement.

Mad. S. souffre en moyenne a cette époque 6 jours par semaine au niveau des jambes, des genoux, du talon, des doigts de pied, des organes génitaux, du périnée; il existe des douleurs en cuirasse dans la région sternale. La malade prend de 2 à 6 cachets (aspirine, Faivre, pyramidon) par jour suivant l'intensité de la crise. Chaque série d'injections d'énésol calme un peu les douleurs; l'hectine ne semble pas avoir eu d'action.

Au mois de mars 1912, douleurs très violentes dans les jambes, dans les pieds. On fait une série d'injections d'énésol et on prescrit de l'iodure.

En juin, période de douleurs, nouvelle série d'injections.

En août, céphalées très violentes dans la région occipitale, débutant le matin et diminuant le soir, ne permettant pas de mouvoir la tête. Ces maux de tête deviennent excessifs peu à peu en novembre au point que le Dr Cibrie, médecin de la malade, craint une méningite aiguë.

Etat au début du traitement (22 novembre 1912). Mad. S. marche bien, même les yeux fermés; elle se retourne au commandement sans osciller. Elle accuse cependant un peu de difficulté pour descendre les escaliers, surtout la nuit. Il n'y a pas de ROMBERG : la malade se tient parfaitement debout les yeux fermés et les pieds joints, l'équilibre est bon, même sur un pied les yeux fermés.

Il n'existe point de troubles marqués de la préhension, pas de troubles de l'écriture, ni du sens stéréognostique.

Par contre l'hypotonie musculaire est assez marquée : le talon arrive à toucher la fesse; le membre inférieur, dans la flexion de la cuisse sur le bassin, donne un angle de flexion d'environ 60°. Enfin la malade présente assez souvent de la flexion brusque du genou.

Les douleurs fulgurantes frappent les membres inférieurs, surtout les cuisses, mais apparaissent parfois dans les bras et dans les mains. Quand elles abandonnent un point, elles apparaissent sur un autre (ceinture, douleurs en cuirasse). Elle surviennent très irrégulièrement le matin, l'après-midi, le soir, la nuit et sont extrêmement aiguës, au point d'arracher des cris à la malade. Celle-ci souffre jour et nuit, avec des rémissions spontanées rares et incomplètes : certaine crise a duré 10 jours. Rien ne calme les douleurs : cachets Faivre, Lamaline, aspirine, pyramidon, applications chaudes ou froides. La malade n'a jamais pris de morphine.

Mad. S. se plaint en outre d'engourdissements et de fourmillements dans les membres et d'une sensation matinale très pénible de lassitude.

La sensibilité des organes profonds est normale : la pression est perçue au niveau du larynx, du foie, des ovaires. La sensibilité cutanée, par contre, est atteinte : il y a de l'hyperesthésie du tronc, du thorax et de l'abdomen, rendant très pénible le contact des vêtements, des draps, contribuant encore à augmenter l'insomnie.

En outre, Mad. S. souffre de céphalées. Ce sont des douleurs continues, sans élancements, « des clous enfoncés dans le crâne, mais pas à coups de marteau » et qui siègent surtout à la nuque et dans la région occipitale, et extrêmement rares au front, souvent localisées au sinciput. Parfois, les douleurs fulgurantes et les céphalées forment un système à bascule, les unes disparaissent quand apparaissent les autres, le plus souvent elles coexistent et le retour des époques mens-

truelles est redouté par la malade qui régulièrement souffre avant et
après ses règles de douleurs fulgurantes et de céphalées. Aux périodes
cataméniales, Mad. S. « n'est qu'un cri ». Elle a parfois, sans céphalée
véritable, des sensations particulières de mouvement ou de calme
qu'elle qualifie de : « avoir un orchestre dans la tête, sentir sa tête
vidée et sèche, sans cerveau ».

Depuis 4 ans enfin, Mad. S. *a des tintements d'oreilles*, survenus à
gauche et ayant apparu à droite depuis 2 ans, mais moins marqués de
ce côté. C'est un bruit continu de sifflet, de sirène, à son assez grave,
plus ou moins intense suivant les moments, et exagéré pendant les
céphalées, les crises de douleurs fulgurantes, les règles.

Les réflexes rotuliens existent, mais sont un peu diminués d'intensité
et un peu lents.

Les pupilles sont inégales, la gauche en mydriase, immobile à la
lumière et paresseuse à l'accommodation. La pupille droite réagit à la
lumière. Mad. S. accuse souvent des brouillards et des mouches devant
les yeux; le larmoiement est fréquent.

Mad. S. est maigre, pâle, fatiguée, l'appétit est resté assez bon, mais
elle souffre constamment, ne dort pour ainsi dire pas, et son caractère
s'en ressent : elle a souvent des accès de colère, est impatiente, susceptible. Dès qu'elle souffre, elle est insupportable, voit tout en noir, a
souvent songé au suicide. Elle a remarqué une fenêtre de son appartement donnant sur un jardin, de laquelle il aurait été facile de se
précipiter, elle y va souvent, avec la hantise de cette fenêtre et de
ce coin de jardin.

Quand au contraire, elle ne souffre pas, elle oublie avec une facilité
singulière les douleurs qu'elle vient de ressentir. C'est une instable,
qui passe rapidement du découragement absolu à l'espoir et au conten-
tement complets.

La mémoire est diminuée depuis 3 ans.

Mad. S. est mariée, n'a pas d'enfants, et n'a pas fait de fausses
couches.

Il n'y a pas de troubles viscéraux appréciables. Cependant, du côté
de l'appareil génital, Mad. S. est en état de frigidité absolue depuis
3 ans, et même éprouve au moment du coït des sensations douloureuses
de constriction vaginale. Poids 55 kg. (hab.)

$$W = 0 \quad HW = 0$$

	10.11.12	0,20
1re *série*.	17.11.12	0,40	Arsénobenzol.
	24.11.12	0,60
	3.12.12	0,60

Chacune de ces injections a provoqué des nausées et des vomissements. Les céphalées, légèrement atténuées après la 1re injection, ont

totalement disparu après la seconde. Le matin de la 3ᵉ injection, crise de douleurs fulgurantes avec légère céphalée.

A la suite de l'injection du 24 novembre état lipothymique et vomissements par hypoalcalinité du liquide. Les 6 jours suivants réaction gastrique assez violente, langue blanche, anorexie; vomissements les 4 premiers jours. A partir du 29 novembre, réveil des douleurs dans les membres inférieurs, surtout dans la zone du sciatique droit.

$$W = 0 \quad HW = 0$$

2ᵉ série . . . . . $\begin{cases} 13.1.13 & 0,30 \\ 20.1.13 & 0,60 \\ 27.1.13 & 0,60 \\ 3.2.13 & 0,75 \end{cases}$ N. A.

Au début de cette série, la malade accuse une amélioration franche de l'état général : le sommeil et l'appétit sont meilleurs qu'avant le traitement; disparition de la céphalée durant tout le mois de repos, reparue cependant il y a 2 jours; enfin les douleurs fulgurantes sont aussi fréquentes, mais moins intenses et beaucoup plus faciles à soulager par les cachets habituels.

A la 3ᵉ injection de la série, l'on note :

Sommeil très bon, appétit excellent. Quelques douleurs très légères dans les membres inférieurs, qui n'ont pas augmenté au moment des règles. Depuis un mois, Mad. S. a pris 3 cachets de pyramidon : elle prenait autrefois par mois 30 ou 40 cachets, plus les cachets Faivre.

La céphalée a disparu, avec quelques résidus insignifiants dans la nuque. La marche est parfaite : il n'y a plus de gêne dans l'escalier.

Disparition de l'hyperesthésie du tronc.

$$W = ++ \quad HW = +$$

3ᵉ série . . . . . $\begin{cases} 10.3.13 & 0,60 \\ 17.3.13 & 0,90 \\ 24.3.13 & 0,90 \end{cases}$ N. A.

Toutes les injections sont suivies de nausées et de vomissements, surtout intenses après la première.

Douze jours avant de reprendre cette série, Mad. S. fut prise de douleurs fulgurantes, uniquement nocturnes, frappant surtout la jambe, le pied, l'aine et le bras droits (la malade a pris jusqu'à ce jour (10.3.13) 9 cachets de pyramidon); des sifflements d'oreille ont apparu en même temps. Cependant le sommeil persiste et les douleurs ne sont pas comparables à ce qu'elles étaient autrefois.

Il est à noter d'autre part que la 2ᵉ série, quoiqu'elle ait compris 4 injections, a été faite à doses inférieures aux doses normales.

En somme, amélioration franche qui a duré 3 semaines, plus marquée, déclare la malade, que l'amélioration qui a suivi la 1ʳᵉ série.

A partir du 26 mars, pendant une huitaine, état grippal, coryza intense et angine légère, douleurs de tête et dans les jambes.

La malade traverse une mauvaise période, *au point qu'elle pense devoir renoncer au traitement* : la céphalée a reparu avec une intensité presqu'égale à celle qu'elle avait en novembre. Douleurs dans les bras, les mains, les membres inférieurs, chaque jour et intenses. Très mauvais état moral, découragement.

On décide de reprendre la cure à des ses faibles et de faire une série prolongée : à la suite de la 1re injection : douleurs un peu moins vives, et surtout 2 ou 3 jours de calme dans la semaine.

$$W = 0 \quad HW = 0$$

	14.4.13	0,45
4e série	21.4.13	0,45
	28.4.13	0,45
	7.5.13	0,45

N. A.

Ponction lombaire le 5 mai 1913.

Liquide clair et transparent.

Albumine, traces.

NONNE. opalescence.

Cellule de NAGEOTTE 1,4 globules blancs par millimètre cube.

Lames sèches : 2,4 lymphocytes par champ.

Réaction de WASSERMANN négative.

Le 21 juin, la malade revient.

Depuis 5 semaines, état excellent, sauf depuis 3 ou 4 jours où les douleurs se sont réveillées à l'occasion des règles, accompagnées comme toujours de bourdonnements et de tintements d'oreilles.

Le Dr Cibrie insiste sur le fait que les douleurs, moins pénibles qu'autrefois, sont calmées *beaucoup plus facilement* par un cachet analgésique.

Mad. S. a maigri, mais depuis le mois de juin 1912, de 10 à 15 livres.

Depuis le mois de décembre (début du traitement par le néoarsénobenzol), *l'amaigrissement s'est arrêté* : il n'y a aucune perte de poids.

Mad. S. revient le 29.10.13.

État général parfait : grand appétit, bon sommeil. Mad. S. a repris son poids d'il y a 2 ans.

Depuis la fin du traitement, l'amélioration est continue et progressive.

Seuls persistent : les bourdonnements d'oreilles (datant de 5 ou 6 ans) ni plus, ni moins intenses: les douleurs, qui sont extrêmement diminuées comme nombre et comme intensité (*Mad. S. ne prend que 3 ou 4 cachets par mois*), une sensation de raideur dans la nuque, s'accompagnant de céphalées.

Ces deux derniers symptômes, douleurs et raideur de la nuque, n'apparaissent que soit au moment des règles, soit quand elle a une émotion ou une contrariété.

On laisse la malade en repos jusqu'au mois de janvier, on reprendra alors pour tâcher de bien faire supporter les doses de 0,90, mal tolérées autrefois.

A la fin de janvier et pendant le mois de février, l'état de la malade s'est aggravé à la suite d'une nouvelle grippe. Les douleurs fulgurantes reprennent, intenses et fréquentes, la céphalée s'installe de nouveau presque quotidiennement et les bourdonnements d'oreille sont toujours violents.

La malade revient le 3 mars 1914.

$$W = 0 \ HW = 0$$

$$5^e \ s\acute{e}rie \ \ldots \ldots \begin{cases} 3.3.14 & 0,20 \\ 10.3.14 & 0,30 \\ 17.3.14 & 0,45 \ \text{N. A.} \\ 24.3.14 & 0,60 \\ 31.3.14 & 0,60 \end{cases}$$

Les nausées persistent toujours après les injections, mais Mad. S. n'a vomi qu'après les deux dernières injections. Après la 2e, exagération de la céphalée, et surdité droite avec tintements d'oreilles très intenses. La 3e injection provoque une crise de douleurs fulgurantes, mais, dans la semaine, Mad. S. passe 3 jours bons, et 3 très bons la semaine suivante.

La 4e injection provoque comme à l'ordinaire des nausées et des vomissements dans les 24 heures, mais durant toute la semaine, Mad. S. est dans un état nauséeux continuel, empêchant tout appétit et amenant une fatigue intense et un abattement aussi bien moral que physique. Le 11e jour, quelques douleurs abdominales sans localisations précises. Le 12e jour la malade s'aperçoit d'une éruption en larges placards débutant aux faces internes des cuisses et sur l'hypogastre ; du prurit existe à son niveau ; il existe une légère angine rouge. Le lendemain, l'éruption gagne tout l'abdomen, les flancs, le dos, les régions sous-mammaires et le prurit augmente considérablement. La malade non soulagée par les bains d'amidon, va voir le Dr Cibrie qui soulève l'hypothèse d'une scarlatine.

La malade vient le 15 à la clinique : elle porte une éruption en larges placards, séparés par des grandes bandes de peau saine, formées d'éléments tout petits, rouge vif, avec une étroite auréole inflammatoire rosée, donnant un aspect très analogue à celui d'une miliaire rouge. Cette éruption frappe les bras, les seins, surtout dans le pli sous-mammaire, les épaules, l'abdomen, la région lombaire, elle est peu marquée aux cuisses et aux aisselles, absente aux coudes et aux genoux. Aux points où elle est en voie de disparition il ne se fait aucune desquamation. Les lésions ne sont pas suintantes. Toutes les régions atteintes sont le siège d'un prurit intense, surtout marqué le soir. Il n'y a plus d'angine, mais la langue est très chargée et l'état nauséeux continuel ; aucune faute alimentaire capable de produire une telle manifestation cutanée ne peut être relevée.

Par ailleurs, les douleurs fulgurantes sont moindres, les céphalées persistantes sans diminution, ni aggravation, les tintements d'oreille très accusés.

Cet état disparait en six jours après une purgation et une application de pâte de zinc.

Mad. S. revient le 12.5.14.

La période de repos a été mauvaise ; la malade traverse une crise de découragement : elle dit avoir eu des douleurs fulgurantes tous les jours depuis le 31 mars et souffrir plus que l'année dernière à pareille époque. cependant, les cachets de pyramidon ne calmaient pas les douleurs, ou peu, tandis que maintenant leur action sédative est marquée et qu'elle peut dormir.

Les céphalées avec sensation de congestion de la tête, les bourdonnements d'oreille persistent toujours.

19 mai 1914.

Mad. S. n'accuse aucun trouble moteur et l'examen n'en décèle point chez elle ; elle a une parfaite sécurité dans la marche et la station.

Les douleurs fulgurantes, depuis la dernière série, ont été quotidiennes, frappant presqu'exclusivement les genoux, les cuisses, les pieds, elles sont rares aux membres supérieurs, plus rares encore au thorax où elles prennent le type « en cuirasse ». Cette semaine, pour la première fois depuis plus d'un an, Mad. S. a eu quelques douleurs en demi-ceinture, au niveau du sein gauche. Ces douleurs fulgurantes ne sont pas constantes : elles n'existent pour ainsi dire jamais le matin, ni au début de l'après-midi. Vers 5 ou 6 heures quelques prodrômes annoncent les phénomènes douloureux : ce sont des marbrures de la face avec sensation de congestion légère, des « inquiétudes » dans les doigts, puis brusquement et intenses d'emblée apparaissent les douleurs, composées d'élancements revenant toutes les 5 à 8 minutes, elles augmentent pour atteindre leur maximum vers minuit, elles se calment au matin. Ce sont des douleurs très vives, les unes arrachant à la malade de véritables cris, la majorité des gémissements seulement. La malade se calme un peu quand elle a pris la position allongée ; elle doit absorber des cachets de pyramidon, il suffit maintenant d'une dose faible (0 gr. 15) pour amener une sédation assez complète pour permettre le sommeil au bout d'une heure environ, *Mad. S. dort donc maintenant.*

Il est à remarquer que lorsque la malade est en crise, les douleurs sont encore plus fortes, et surtout résistent aux cachets, mais ces crises sont plus rares qu'autrefois : il n'y en a plus guère qu'une fois par semaine. Régulièrement, chaque période menstruelle s'accompagne d'exagération de tous les symptômes sensitifs : les 2 ou 3 jours qui précèdent la venue des règles. Mad. S. souffre beaucoup, un calme absolu ou relatif existe au début de l'apparition du sang, c'est surtout après les règles que se déclanche une crise douloureuse, qui dure en moyenne 6 jours.

Mad. S. accuse encore des fourmillements inconstants dans la pulpe des doigts, et des engourdissements momentanés, prenant du bras à l'épaule et qui ont reparu depuis le mois de janvier. Ils n'existent jamais aux membres inférieurs.

L'hyperesthésie du tronc a absolument disparu aux faces antérieures et latérales, mais elle existe encore, très atténuée, à la région dorsale.

Les céphalées restent très intenses, très fréquentes, mais moins que les douleurs fulgurantes avec lesquelles elles semblent alterner en dehors des périodes de crise. Elles sont très irrégulières dans leur retour et prennent brutalement la malade sans que rien les fasse prévoir. Cependant la lecture, la causerie prolongée, la broderie, la fatigue, enfin les règles les font apparaître. Leurs localisations sont inchangées : c'est toujours le sommet de la tête qui est couvert d'une lourde chape de plomb, amenant une sensation particulière de pesanteur aiguë, elles sont beaucoup plus sourdes, mais tout aussi pénibles à la région occipitale et à la nuque qui en forment la seconde localisation habituelle. C'est toujours une sensation de douleur continue sans exacerbations. Elles s'accompagnent de tout un syndrôme angoissant très pénible pour la malade : sensation de congestion de la face qui est en effet vultueuse, constriction du cou s'accompagnant d'anxiété respiratoire sans véritable dyspnée, de raucité de la voix, de dysphagie légère, sans toux et durant 5 à 6 minutes. Durant tout le temps où la malade souffre de la tête, elle ne peut rien faire : l'écriture est tremblée, illisible, la vue brouillée, les idées confuses, elle ne peut s'occuper de rien, n'aspire qu'au repos, à la solitude, le caractère est alors exécrable. Le pyramidon calme, mais ne supprime pas les céphalées, il est tout à fait exceptionnel que celles-ci se calment seules et quand elles le font, c'est aussi brusquement qu'elles ont commencé.

Les pupilles sont toujours inégales, la gauche plus grande que la droite ; tandis que celle-ci réagit bien à la lumière et à la distance, la gauche présente un signe d'ARGYLL absolu. La vue n'est mauvaise que quand Mad. S. a des céphalées ; quand elle lit longtemps ou se fatigue la vue, les céphalées reprennent.

Les bourdonnements d'oreille persistent aussi accusés qu'autrefois. Son grave, continu, plus intense et plus ancien à gauche qu'à droite et qui s'exaspère au moment des céphalées et des règles. A de certains moments, Mad. S. est presque sourde aux bruits extérieurs, tellement les tintements sont violents.

Les réflexes rotuliens, faibles à droite, sont abolis à gauche, les réflexes tricipitaux et ceux de l'avant-bras, les réflexes cutanés sont normaux.

Rien de spécial à signaler au point de vue viscéral.

Il n'y a aucune modification dans l'état génital ; les fonctions urinaires s'accomplissent normalement. Il faut signaler que les selles de la malade régulières et normales en temps ordinaire, deviennent liquides quand elle a une crise de douleurs ; cette diarrhée est un symptôme prémonitoire de la fin de la crise. Enfin parfois, Mad. S. accuse de fausses envies d'aller à la selle, un ténesme rectal léger auquel elle ne prête guère attention. L'appétit par contre est parfait, Mad. S. mange bien, même quand elle souffre. Son poids est resté stationnaire.

Au point de vue psychique, l'instabilité persiste d'autant plus que les douleurs des membres ou de la tête s'arrêtent presque toujours brusquement et que la malade se trouve passer d'un seul coup d'un état douloureux extrêmement pénible à une santé en apparence parfaite.

	12.5.14	0,30	
	18	0,30	
	26	0,45	
6ᵉ série.	2.6	0,60	N. A.
	9	0,90	
	16	0,90	
	23	0,90	
	30	0,90	

Céphalée après la première injection.

Douleurs des membres après l'injection du 9 juin et celle du 16 (0,90).

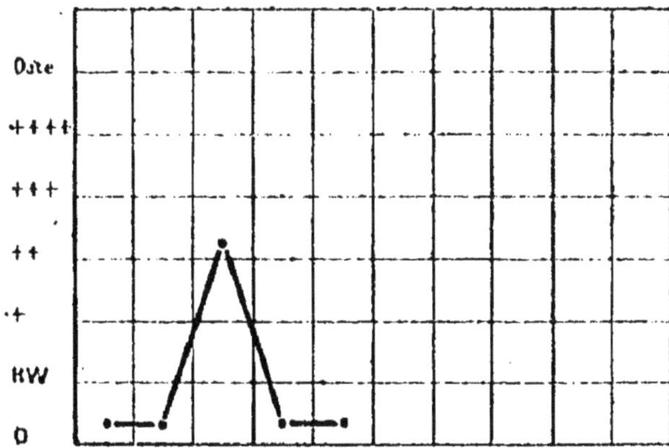

Nausées, vomissements après toutes les injections, sauf la seconde et la troisième.

D'une manière générale, l'état de la malade est bon, sauf la nuit par suite des injections.

Les maux de tête diminuent nettement.

La malade est revue en janvier 1916, *elle n'a pas eu de traitement depuis dix-huit mois ;* elle est enchantée du résultat obtenu.

Elle est restée parfois sans douleurs pendant trois ou quatre mois. Celles-ci ne surviennent guère qu'au moment des règles, elles sont légères et cèdent à un cachet de pyramidon à 0,25.

Mad. S. a pris 36 cachets à 0,25 en 1915 ; en 1913 elle en prenait au moins 1 par jour et parfois jusqu'à 6, atteignant même la dose de 0 gr. 50.

Les vertiges se sont atténués peu à peu au cours du traitement, et d'une manière considérable ; la malade n'en éprouve guère qu'au moment des règles. Persistance des tintements d'oreilles.

En décembre 1916, Mad. S. m'a écrit la lettre suivante :

« Ma santé, docteur, me donne toujours satisfaction. Si, depuis la dernière visite que je vous ai faite, deux poussées de douleurs, l'une provoquée par la grippe en mars dernier, l'autre, par un séjour au bord de la mer, n'étaient venues m'en faire ressouvenir, j'oublierais presque les souffrances que j'ai endurées et dont vous m'avez sortie. Je vous l'ai dit, docteur, qu'à présent seulement je commence à vivre comme tout le monde, je m'occupe beaucoup, je me promène *et mon poids a augmenté de 5 kilogs pendant mes derniers soins*, le sommeil que j'avais complètement perdu puisque mes douleurs ne me quittaient pas m'est bien revenu et je fais des nuits de dix heures, même plus, sans me réveiller. Je ne puis donc, que vous réitérer mes remerciements. »

IV

MALADES AYANT REÇU PLUS DE TRENTE INJECTIONS

A. — TRAITEMENT CONTINU

Obs. 76. — SYPHILIS IGNORÉE. TABES. *Forme sensitive. Troubles vésicaux.* Traitement par le néoarsénobenzol (33 injections en 5 séries). *Amélioration considérable des troubles sensitifs. Atténuation des troubles vésicaux.*

M. Ch., 39 ans (Dr DARDEL). — Syphilis ignorée. Douleurs dans les membres inférieurs en 1914. Traité par aspirine et autres calmants. Le médecin du malade soupçonne le tabes, fait faire un WASSERMANN dans une pharmacie et déclare sur le résultat négatif qu'il n'y a pas de syphilis.

Mobilisé pendant 15 mois. Survient un mal perforant plantaire qui guérit. Puis, après 5 mois, nouveau mal perforant au même endroit. A l'hôpital de Nancy on reconnaît un tabes (W. positif).

Douleurs très fréquentes et très pénibles, par crises à début brutal avec hyperesthésie cutanée, durant de 10 minutes à une demi-journée et même une journée, en général 2 heures au moins. Les douleurs sont parfois « à crier ». Elles siègent surtout dans les pieds et les jambes, plus rarement dans les cuisses. Aucune douleur dans le tronc ni les membres supérieurs.

Amaigrissement marqué.

Quelques troubles intestinaux avant la guerre même, tendance à la diarrhée, météorisme, digestions pénibles.

Il n'y a jamais eu de troubles visuels.

Pas de troubles moteurs, même dans les escaliers et au bord des trottoirs.

ROMBERG léger sur un pied, les yeux fermés.

Le malade se plaint de perte de mémoire.

15.2.16 W = +++ IIW = + J = +++

		0,15
	22	0,30
	29	0,45
1re série	7.3	0,60 N. A.
	14	0,75
	21	0,90
	29	0,90

Phénomènes réactionnels à peu près nuls ; un peu de diarrhée après la 3e et 7e injections.

$$19.4.16 \; W = ++$$

<table>
<tr><td rowspan="8">2e série . . . . .</td><td></td><td>0,30</td><td rowspan="8">N. A.</td></tr>
<tr><td>25.4.16</td><td>0,45</td></tr>
<tr><td>2.5</td><td>0,60</td></tr>
<tr><td>9</td><td>0,75</td></tr>
<tr><td>15</td><td>0,90</td></tr>
<tr><td>23</td><td>1,05</td></tr>
<tr><td>30</td><td>0,90</td></tr>
<tr><td>5.6</td><td>1,05</td></tr>
</table>

La 3e injection (0,60) provoque une crise de douleurs fulgurantes le jour même, quelques nausées et quelques vomissements.

Après la 6e injection, réaction thermique 38°9, quelques douleurs, grande fatigue.

Il n'y a pas eu de fièvre après les deux dernières injections.

$$26.6.16 \; W = + \; IIW = + \; J = +++$$

<table>
<tr><td rowspan="6">3e série . . . . .</td><td></td><td>0,60</td><td rowspan="6">N. A.</td></tr>
<tr><td>4.7</td><td>0,75</td></tr>
<tr><td>11</td><td>0,90</td></tr>
<tr><td>18</td><td>0,90</td></tr>
<tr><td>25</td><td>1,05</td></tr>
<tr><td>1.8</td><td>1,05</td></tr>
</table>

Nausées et même vomissements après les injections à partir de la 4e.

$$29.8.16 \; W = + \; IIW = + \; J = +++$$

<table>
<tr><td rowspan="8">4e série . . . . .</td><td></td><td>0,60</td><td rowspan="8">N. A.</td></tr>
<tr><td>5.9</td><td>0,75</td></tr>
<tr><td>12</td><td>0,90</td></tr>
<tr><td>19</td><td>0,90</td></tr>
<tr><td>26</td><td>0,90</td></tr>
<tr><td>3.10</td><td>0,90</td></tr>
<tr><td>10</td><td>1,05</td></tr>
<tr><td>17.10</td><td>1,05</td></tr>
</table>

Douleurs fulgurantes après les injections, à partir de la 4e.

<table>
<tr><td rowspan="4">5e série . . . . .</td><td>4.11.16</td><td>0,60</td><td rowspan="4">N. A.</td></tr>
<tr><td>11</td><td>0,75</td></tr>
<tr><td>18</td><td>0,90</td></tr>
<tr><td>25</td><td>0,75</td></tr>
</table>

La série n'a provoqué ni nausées ni vomissements contrairement aux précédentes.

27.11.16. M. Ch. dit que l'incontinence d'urine a cessé à peu près complétement pendant 2 ou 3 mois, en juillet, août, septembre. Elle a repris depuis. Mais la rétention est moindre, la vessie est moins paresseuse, le malade ne pousse plus ou à peine. L'incontinence survient la nuit.

Impuissance persistante.

L'atténuation des douleurs dans les périodes de repos est considérable ; elles sont plus rares, plus légères, elles sont devenues très rares

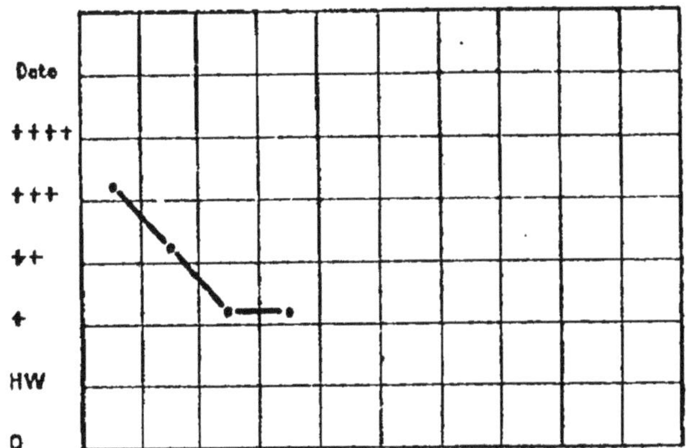

au niveau des pieds où elles étaient fréquentes, elles semblent « remonter » dit M. Ch. et atteindre plutôt les cuisses.

Il n'y a jamais de céphalée.

Les troubles intestinaux se sont nettement atténués, les selles sont normales, le météorisme a disparu, la gêne de la digestion est rare.

Mal perforant en voie d'amélioration graduelle.

Persistance d'un Romberg très léger.

Le malade a retrouvé la mémoire. Il ne maigrit plus.

Obs. 77. — *Syphilis ignorée. Tabes rebelle* (début 1906). *Evolution rapide à partir de 1911. Troubles sensitifs, moteurs, vésicaux, gastro-intestinaux, bulbaires (toux, troubles de la voix). Amaigrissement.* Amélioration franche après une première cure, par injections d'arsénobenzol. *Poussée nouvelle au cours de la guerre.* Traitement régulier et énergique (38 injections en 10 mois). *Réactions intestinales prolongées après la 4e série. Interruption du traitement. Amélioration franche après une période de repos prolongée. Disparition de l'hypertension céphalorachidienne sans autres modifications.*

M. Fab., 39 ans (Dr Planque, Arras). — Syphilis ignorée : il y a eu une « écorchure » au régiment, sans suite immédiate.

En 1905-1906, douleurs dans les mollets.

A la même époque, troubles digestifs, ballonnements, aigreurs après les repas, atonie intestinale, constipation.

En 1911, les douleurs s'étendent aux membres inférieurs et au tronc. Lassitude générale, amaigrissement, le malade qui pesait 85 kilogrammes en 1903, tombe à 69.

Le début des troubles moteurs, des troubles vésicaux, de l'impuissance remonte également à 1911.

Le malade a été considéré d'abord comme un neurasthénique, et a été traité par la strychnine, l'huile camphrée, l'hémoplase.

En 1912, le Dʳ Planque, d'Arras, reconnaît l'existence du tabes, et fait une quarantaine d'injections de néoarsénobenzol, sans dépasser en général la dose de 0 gr. 60.

Le traitement provoque des réactions douloureuses et des réactions fébriles, mais est bien supporté, sous cette réserve : M. F. engraisse de 2 kilogrammes ; les douleurs tabétiques s'atténuent, de même que les troubles gastriques et les troubles vésicaux.

De juillet 1914 à janvier 1915, les douleurs ont disparu ; elles reparaissent à cette date.

La vie du malade a été très éprouvée par la guerre ; il a dû se réfugier à Berck et a perdu sa situation.

8 *juillet* 1915. — Malade grand, maigre, paraissant très déprimé. Il se plaint de douleurs violentes, dans les jambes, les cuisses, le tronc : il les compare à des coups de poignard. Ces douleurs se succèdent, pendant 5 ou 6 heures, sous forme de crises, parfois une crise dure une journée entière.

Après les crises, périodes de calme complet, qui durent plusieurs jours.

Aux sensations aiguës s'ajoute une impression d'engourdissement des jambes, persistant même la nuit ; engourdissement des doigts de la main gauche qui sont parfois froids et blancs.

Sensation fréquente de constriction thoracique.

La marche est à peu près normale, cependant le malade est obligé de surveiller ses jambes dans les escaliers et au bord des trottoirs.

Légère difficulté de tourner au commandement.

Légère oscillation, pieds joints, les yeux fermés.

Grandes oscillations sur un pied, les yeux fermés.

Dérobement des jambes assez fréquent, surtout au moment des crises douloureuses.

L'écriture a été toujours mauvaise et irrégulière (M. F. dit avoir été un « nerveux » depuis sa naissance). Mais le graphisme est devenu plus mauvais depuis 1911 et ne s'est pas amélioré au cours du traitement qui a déjà été fait.

Besoins d'uriner fréquents, toujours suivis d'une émission de quelques gouttes. M. F. n'a jamais besoin de pousser pour uriner.

Impuissance totale, permanente.

Les fonctions gastriques sont normales, mais l'atonie intestinale persiste.

Aucun trouble cérébral, la mémoire est conservée, l'aptitude au travail parfaite.

La voix est cassée depuis 7 ou 8 ans ; d'autre part il existe une toux sèche persistante.

Signe de Westphal, signe d'Argyll. Hypermétropie ancienne.

$$20.6.15 \ W = 0 \ HW = +J = +++$$

	23.6.15	0,15
	20	0,20
	7.7	0,45
1re série.	16	0,75 N.A.
	23	0,90
	30	0,90
	6.8	0,90

Réactions thermiques (38°, 38°2) ; douleurs après les 3 premières injections, violentes après la 4°, à peu près nulles après les suivantes.

Diarrhée de temps à autre le soir des injections.

Nausées après la 4° et la 5°.

Après la 6°, la toux est très voilée pendant 4 jours.

$$W = 0 \ HW = +J = +++$$

	30.8.15	0,30
	8.9	0,45
	16	0,75
2° série.	22	0,90 N. A.
	29	1,05
	6.10	1,05
	15	1,05
	22	1,05

Les réactions douloureuses sont moins vives qu'au cours de la première série. Le malade note même qu'il a parfois moins de douleurs les jours qui suivent une injection que les jours précédant la suivante.

Nausées, vomissements après la 6° et la 7° injections.

Voix très voilée après la première injection.

16.11.15. Le malade paraît en voie d'amélioration : douleurs moindres, crises moins fortes et moins longues qu'avant le traitement, n'amenant plus d'insomnies. La marche devient meilleure et peut se faire pied à pied, ce qui était impossible : les troubles moteurs varient d'un jour à l'autre. Les besoins d'uriner sont moins fréquents, moins impérieux, M. F. ne mouille plus ses vêtements. Cependant depuis le 8.11.15 douleurs violentes, dans la nuque, et les régions sexuelles.

La voix est moins voilée.

$$W = 0 \; IIW = + \; J = \text{limite.}$$

$$3^e \; série. \ldots \ldots \begin{cases} 17.11.15 & 0,60 \\ 25 & 0,90 \\ 2.12 & 0,90 \\ 8 & 0,90 \\ 15 & 0,90 \\ 22 & 0,00 \end{cases} \quad \text{N. A.}$$

Réaction thermique (38°3) et frisson après la 3ᵉ injection avec nausées et vomissements.

Douleurs après la 1ʳᵉ. Toux fréquente pendant une semaine après la 5ᵉ. Nausées après la 6ᵉ.

Le 10 janvier, *ponction lombaire.*

Hypertension forte.

$L = 5,2$ par mm³.

Albumine $= 0,8$ p. 1000.

Globulines $= ++++$ (Nonne, Noguchi).

(La séroréaction n'a pas été recherchée, mais existe certainement et est sans doute forte).

14.1.16. Depuis trois semaines, il n'y a pas eu de douleurs fulgurantes. Mais le malade se plaint de secousses dans les membres inférieurs, durant parfois 2 ou 3 heures, et pouvant amener l'insomnie.

En outre, étourdissements de temps à autre ; la toux redevient fréquente depuis un mois.

L'appétit est meilleur, mais la flatulence intestinale et la constipation persistent.

État stationnaire, au point de vue moteur.

$$W = 0 \; IIW = +$$

$$4^e \; série. \ldots \ldots \begin{cases} 14 \; 1.16 & 0,45 \\ 19 & 0,60 \\ 26 & 0,90 \\ 2.2 & 0,90 \\ 9 & 0,90 \end{cases}$$

Céphalée, douleurs des membres, nausées, vomissements, après la 3ᵉ injection.

A partir de cette série, le malade se plaint d'étourdissements de plus en plus fréquents le matin, et surtout au réveil. (Ces troubles s'atténuent vers le mois d'avril).

Rachialgie, qui apparaît à la fin de février, avec sensation de torsion. Les extrémités sont souvent blanches et froides.

Nuits mauvaises, le malade ne s'endort qu'au matin, il souffre dans les membres, dans les côtés, surtout à gauche.

En avril, tremblements, mouvements incoordonnés; le malade laisse tomber ce qu'il a dans les mains et se laisse glisser par terre.

La rachialgie est de plus en plus pénible : raideur, parfois sensation violente de tenaillement. Les douleurs sont surtout interscapulaires et cervicales.

La voix est souvent voilée.

État nerveux très marqué, sensibilité extrême.

$$8.3.16 \ W = 0 \ HW = 0 \ J = 0.$$

Une série est faite en mars (0,60 + 0,90 + 0,90 + 1,05 + 1,05); elle est suivie de réactions gastriques et intestinales prolongées.

Diarrhée persistante, vomissements de temps à autre, le malade reste au lit 15 jours, cependant le 4 mai il n'a maigri que de 400 grammes.

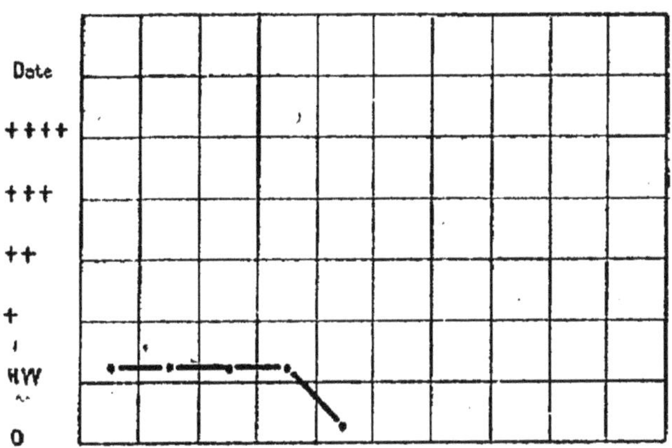

Nouvelle série en mai : 0,25 + 0,45 + 0,60 + 0,90 + 0,90 + 1,05 + 1,05. Réactions fébriles, nausées, douleurs.

Je revois le malade soigné en mon absence depuis le mois de janvier et conseille un repos de plusieurs mois.

5 *juillet* 1916. — *Ponction lombaire.*

Hypertension nulle.

L = 6 par mm³.

Alb. = 0,80 p. 100.

Glob. (Nonne) = + + + +

Seule l'hypertension a donc disparu.

30.11.16. M. F. revient *en excellent état*, il est presque gai, a un peu engraissé, l'appétit est excellent, il dort.

La rachialgie a persisté pendant le mois de juillet, puis a disparu.

Depuis le mois d'août, restent quelques douleurs intercostales et interscapulaires, sous forme de crises peu intenses et courtes survenant tous les 10 ou 15 jours, et au moment desquelles, dit le malade, il y aurait toujours du sang dans les garde-robes.

Les douleurs sont devenues rares, la dernière crise remonte à 3 semaines, elle a duré 24 heures, les douleurs n'ont pas été vives et se sont limitées aux jambes.

Il n'y a plus de toux depuis 3 mois.

La voix est encore un peu voilée.

La marche est normale, même dans les escaliers et au bord des trottoirs et la nuit, au dire du malade. La vérité est qu'il talonne encore très légèrement, mais tourne bien au commandement. M. F. déclare marcher beaucoup mieux qu'en juin 1915.

Il se tient sans oscillations les pieds joints, les yeux fermés. Il oscille sur un pied, les yeux fermés.

Les troubles vésicaux sont très atténués. M. F. ne pousse que très rarement et très peu pour uriner.

Les fonctions intestinales sont devenues absolument normales en août et septembre. Il y a eu une période de constipation en octobre, qui a disparu.

M. F. demande à recommencer son traitement, qui sera repris en janvier.

Obs. 78. — Syphilis (1896) traitée régulièrement. Tabes a début vésical (1906). *Troubles moteurs et sensitifs récents (1914). Amaigrissement considérable et rapide.* Traitement par le néoarsénobenzol (45 injections en 17 séries). *Amélioration graduelle portant sur les troubles moteurs, sensitifs et vésicaux. Engraissement. Réactions gastrointestinales au début et au cours du traitement. Zona par réaction de* Herxheimer.

M. St. P., 39 ans (Dr Berdal). — Chancre, suivi de roséole à l'âge de 20 ans. Pas de céphalées.

Traité par l'huile grise pendant 4 ans. Quatre ou cinq injections ont eu lieu tous les 3 mois, d'une façon régulière.

Dans la suite, le malade a reçu un nombre indéterminé d'injections de benzoate et d'hermophényl.

Rétention d'urine en 1906 ; il a fallu sonder le malade ; la vessie est restée paresseuse depuis cette époque.

Les troubles de la marche datent seulement du début de 1914, les douleurs fulgurantes du début de 1915.

A partir d'avril 1914 et pendant un an, le malade a été traité par l'hectine B et le bibromure de mercure. Ce traitement a atténué les troubles moteurs, mais n'a pas empêché l'apparition des troubles sensitifs ni l'amaigrissement qui a été rapide : M. St. P., qui pesait 87 kilogrammes au début de 1914, ne pèse que 68 kilogrammes en août 1915.

15 *août* 1915. — Le malade ne peut marcher sans canne, il avance les

jambes écartées, festonne et talonne. La tête est abaissée, il surveille les pieds du regard.

Station debout, pieds joints, impossible, même les yeux ouverts.

Signe de WESTPHAL.

Signe d'ARGYLL. Pupilles égales, étroites.

Les douleurs ont le caractère fulgurant ; elles sont d'ailleurs rares, peu intenses et cèdent à un cachet de pyramidon. Elles se limitent aux membres inférieurs.

Les troubles vésicaux sont marqués, le malade est obligé de se sonder quand il n'urine pas dans un bain ; même dans l'eau, il n'urine qu'avec des efforts.

Les urines ne contiennent pas d'albumine.

Poids (nu) 68 kg. 800.

16 *août.* — *Ponction lombaire.* Hypertension légère.

$$L = 20,6 \text{ par mm}^3.$$
$$Alb. = 0,40 \text{ p. } 100.$$
$$Glob. \text{ (NONNE, NOGUCHI) } = ++++.$$
$$W = ++++ \text{ (dil. 0, 3).}$$

$$21.8.15 \quad W = ++++ \quad HW = + \quad J = ++++$$

<table>
<tr><td rowspan="7">1re série . . . . .</td><td>23.8.15</td><td>0,10</td><td></td></tr>
</table>

1re série		
23.8.15	0,10	
30	0,15	
6.9	0,30	
13	0,30	N. A.
20	0,60	
27	0,90	
4.10	0,90	

Douleurs des membres inférieurs après la 1re, la 2e, la 3e et la 6e injections.

La 3e injection (0,30) détermine une réaction thermique (38°), une céphalée intense et une diminution d'équilibre qui se prolonge toute la semaine.

Au cours de la période de repos, le malade accuse une stabilité plus grande, il descend mieux les escaliers. Aucune douleur pendant cette période.

25.10.15 W = ++ Poids 67 kg. 100.

2e série		
	0,45	
1.11	0,75	
8	0,75	
17	0,90	N. A.
24	0,90	
1.12	0,90	
8	0,90	

Céphalée de temps à autre après les injections. Diarrhée après la seconde.

A partir de celle-ci également, toutes les injections sont suivies de nausées.

Pas de réactions douloureuses, sauf après la 1re injection.

9 *janvier* 1916. — Depuis la fin de la seconde série, le malade se plaint de troubles gastriques : état nauséeux, renvois aqueux après les repas, ballonnement sans douleurs. L'intestin fonctionne assez régulièrement.

Poids 65 kg. 300 le 5.1.16.

Cependant l'amélioration s'est accentuée au point de vue moteur, la marche est plus assurée, la peur du vide moindre. Le malade monte seul 4 étages, ce qu'il ne pouvait faire au début du traitement.

Il se plaint de douleurs assez fréquentes, presque quotidiennes, au niveau des genoux. Il n'y a eu de douleurs fulgurantes qu'une fois depuis la 2° série.

Les fonctions vésicales se sont améliorées depuis le début du traitement.

Le malade urine dans un bain le matin, accroupi à midi et le soir.

$$W = + \quad HW = + \quad J = + \quad \text{Poids 65 kg. 300}$$

3° série . . . . .
12.1.16	0,45
19	0,75
25	0,75
3.2	0,90
11	0,90
18	0,90

N. A.

Diarrhée après les 2°, 4° et 6° injections. Nausées de temps à autre.

10.3.16. Poids 64 kg. 800.

$$W = + \quad J = +$$

4° série . . . . .
	0,60
16	0,75
23	0,90
31	0,90
7.4	1,05
13	1,05
20	1,05

N. A.

Douleurs fulgurantes après la 2° et la 3° injection.

Céphalée, nausées, vomissements, diarrhée après les trois dernières.

5° série . . . . .
18.5.16	0,45
25	0,60
2.6	0,75
8	0,90
15	0,90
22	1,05

N. A.

Diarrhée après toutes les injections, nausées de temps en temps.
Le malade engraisse. Poids le 22.6.26, 65 kg. 900.

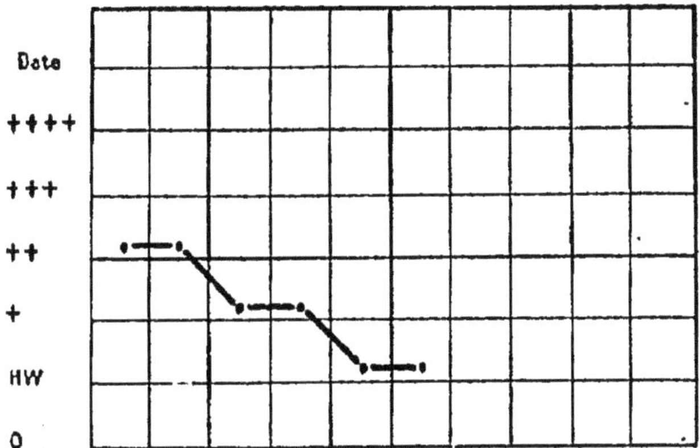

Le 25.6.16, zona fessier et crural droit qui se prolonge pendant 3 semaines.

$$20.7.16. \ W = 0 \ HW = + \ J = +$$

6ᵉ série . . . . .
	0,60	
27	0,75	
3.8	0,90	N. A.
11	0,90	
18	1,05	
5	1,052	Poids 68 kg. 750.

Réactions thermiques et frissons après les 2°, 3°, 4°, 5° injections
(38°1, 38°8, 38°2, 38°5). Douleurs, céphalée, nausées après la plupart.

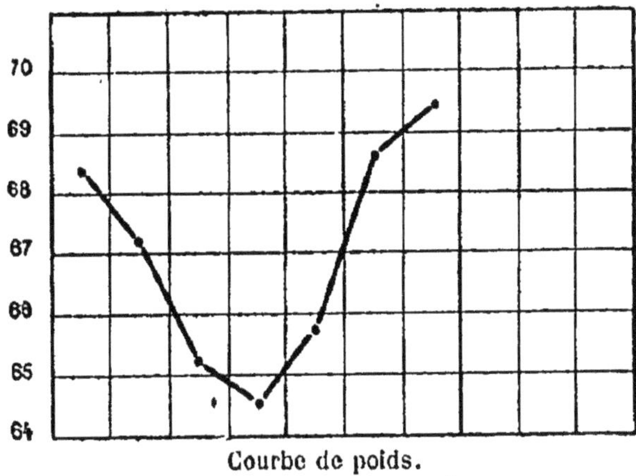

Courbe de poids.

27.7.16. Le malade ne maigrit plus, l'appétit reparait, l'intestin fonctionne bien, il n'y a ni ballonnement, ni constipation.

Il a marché pendant quelques jours sans canne dans son bureau, puis l'a reprise; il peut avancer sans s'appuyer, mais en gardant la canne à la main.

La démarche est meilleure, cependant M. St. P., projette toujours les pieds et talonne ; il tourne bien au commandement et s'arrête avec quelques oscillations.

La station debout, pieds joints, yeux ouverts, est possible avec quelques oscillations très légères; elle est impossible les pieds joints, les yeux fermés. Aucune douleur dans la période de repos.

$$21.9.16 \; W = 0 \; HW = + \; J = +$$

7° série . . . . .
$$\begin{cases} & 0,60 \\ 29 & 0,90 \\ 5.10 & 0,90 \quad \text{N. A.} \\ 12 & 0,90 \\ 19 & 1,05 \\ 25 & 1,05 \quad \text{Poids 69 kg. 300.} \end{cases}$$

Réactions thermiques après les 2 dernières injections (38°8, 38).
Douleurs des membres. Céphalée, nausées après la plupart.
Vomissements peu abondants après les 4 dernières.
15.11.16. L'amélioration se maintient ; M. St. P. peut marcher sans canne, quinze ou vingt minutes, mais il a besoin de la garder à la main.
Il n'y a jamais de douleurs. Le malade urine accroupi, sans pousser.
Le travail intellectuel est plus facile.
16.11.16. *Ponction lombaire.* Hypertension légère.

$$L = 16,2 \text{ par mm}^3.$$
$$\text{Alb.} = 0,40 \text{ p. } 100.$$
$$\text{Glob. (Nonne)} = ++++$$
$$W = ++++ \text{ (dil. 0,3).}$$

Ainsi l'état du liquide ne s'est pas modifié d'une manière sensible, malgré l'amélioration clinique.

Obs. 79. — Syphilis (1895). Tabes (début 1904). *Forme sensitive. État vertigineux permanent.* Traitement par le néoarsénobenzol (35 injections en 7 séries). *Disparition presque complète des douleurs et des vertiges. Liquide céphalo rachidien: la séroréaction reste positive à la fin de 1916.*

Mad. Sen., 46 ans (Dr Bonneau). — Chancre en 1895. A la suite, céphalées prolongées.
En 1908, iritis.
Depuis 1911, vertiges continuels, qui obligent la malade à s'appuyer au mur dans les changements de position.

$$W = 0 \; HW = 0 \; (1911)$$

Troubles de l'audition, surtout à droite (otite moyenne suppurée ancienne).

Douleurs, de type fulgurant.

Depuis 1903 ou 1904 crises de 4 ou 5 jours tous les 2 ou 3 mois (membres inférieurs).

Pas de troubles vésicaux.

14.10.15. Signe de WESTPHAL. Signe de ROMBERG, Mad. Sen., ne peut monter ou descendre les escaliers sans rampe.

Mydriase bilatérale. La réaction pupillaire est très faible à la lumière.

$$W = 0 \ HW = + \ J = +++$$

Ponction lombaire. Pas d'hypertension.

> Cellule de NAGEOTTE : 3,4 L par mm³.
> Albumine = 0,50 p. 1.000
> Globulines = +++
> Séroréaction positive.

Le traitement est fait en ville sur mes indications. Après une première série à 0,10, 0,15, 0,20, 0,30, 0,45, 0,60, 0,90 (N. A.), la malade subit 6 séries d'injections à 0,60 + 0,90 × 4.

Repos de 3 semaines en moyenne.

Revue le 27.9.16.

La plupart des injections ont provoqué des douleurs durant 2 ou 3 heures.

Il n'y a plus de crises fulgurantes, mais seulement de légers élancements passagers.

Mad. S. se tient, sans oscillation franche, pieds joints, yeux fermés.

Marche mieux dans les escaliers, peut se passer de rampe. Vertiges très faibles et rares ; parfois elle reste une journée sans en avoir.

Elle a perdu 3 kilogrammes, mais cet amaigrissement est survenu après une hémorrhagie extrêmement grave attribuée à la ménopause.

D'autre part, l'appétit est meilleur.

Mad. S. dort mal depuis 2, 3 mois.

Ponction lombaire.

> Pas d'hypertension.
> L = 3 par mm³.
> Alb. = 0,5
> NONNE = ++.
> W = ++++ (0,9)

La malade est mise au repos pour 3 mois, puis le traitement sera repris.

OBS. 80. — TABES VÉSICAL *(incontinence d'urine). Troubles moteurs et sensitifs peu marqués.* Traitement par le néoarsénobenzol (33 injections en

7 séries). *Atténuation de la séroréaction. Atténuation des troubles moteurs et sensitifs. Persistance des troubles v sicaux.*

M. Souil., 41 ans. — (Ce malade a été observé au cours de la guerre ; les notes que je possède sur lui sont malheureusement des plus incomplètes).

Il s'agit d'un homme de 35 ans environ, syphilitique depuis l'âge de 22 ans, atteint depuis peu d'années de douleurs fulgurantes peu intenses, de troubles de la marche légers avec signes de Romberg, de Westphal, et d'Argyll, et de troubles de la miction. Ces troubles se sont accentués, à la fin de 1914 : M. S. a été réformé pour incontinence complète d'urine ; l'incontinence des matières fécales n'est pas rare.

Il existe une anesthésie complète, à la piqûre, des régions innervées par les derniers nerfs sacrés : région fessière, aines, périnée, organes génitaux.

Le malade ne sent ni le besoin d'uriner, ni celui de déféquer.

$$\text{Le 17.1.15. W} = +\!+\!+\!+ \text{ HW} = +$$

De janvier à mars 1915, 6 injections à 0,15, 0,20, 0,30, 0,45, 0,60, 0,75, 0,90, bien supportées, sauf nausées après toutes.

En avril, 5 injections à 0,45, 0,60, 0,75, 0,90 0,90. Nausées après les injections.

$$\text{Le 21 mai. W} = +\!+\!+\!+ \text{ HW} = +$$

Mai, juin, 4 injections à 0,60, 0,75, 0,90, 0,90.

$$\text{Le 5 juillet. W} = +\!+ \text{ HW} = +$$

Cinq injections à 0,75, 0,90, 1,20, 1,20, 1,20. Nausées après toutes, céphalée après la 3ᵉ, diarrhée de temps à autre.

$$\text{23 août. W} = 0 \text{ HW} = +$$

Cinq injections à 0,90, 0,90, 1,05, 1,20, 1,20. Quelques douleurs fulgurantes après la seconde et les 2 dernières. Nausées.

Le 20.10.15. *Ponction lombaire.*

    Légère hypertension.

    L. = 2,2 par mm³.

    Alb. = 0,50 p. 100.

Globulines = ++ W = 0.

Octobre, novembre, 4 injections : 0,75, 0,90, 1,05, 1,05. Pas de douleurs après les injections, nausées après les 2 premières seulement.

En décembre, 3 injections, 0,75, 0,90, 0,90, bien supportées, sauf des nausées.

Le traitement est abandonné et je n'insiste pas pour le poursuivre, l'élimination arsenicale étant incomplète.

Les douleurs des membres ont à peu près disparu, le Romberg est atténué, *mais l'incontinence d'urine persiste sans modifications.*

B. — TRAITEMENT DISCONTINU

Obs. 81. — Syphilis ignorée. Grand tabes (début 1903). *Troubles sensitifs, vésicaux, laryngés, gastriques, intestinaux. Grande incoordination des membres inférieurs (début 1910). Hypotonie excessive. Traitement irrégulier par le néoarsénobenzol (71 injections de 1912 à 1916). Réactions gastro-intestinales. En 1913, amélioration considérable au point de vue moteur, la malade marche sans canne. Atténuation marquée de l'hypotonie. Diminution des troubles de sensibilité objective. Atténuation de tous les symptômes, sauf de la séroréaction.*

Mad. Bla., 39 ans. — Syphilis ignorée.

En mars 1903, douleurs fulgurantes dans les deux jambes, très violentes, évoluant par crises qui se répètent très fréquemment : la malade passe à ce moment des nuits sans dormir.

Elle poussait déjà pour uriner et aller à la selle et se plaignait en outre de crises de ténesme vésical et rectal et de crises laryngées constituées par des quintes de toux très violentes. Dès cette époque, Mad. B. avait remarqué qu'elle marchait moins bien dans l'obscurité, la nuit lorsque, sans lumière, elle se relevait pour uriner ; sa démarche était alors hésitante ; lorsqu'elle voulait s'asseoir sur le vase, elle perdait l'équilibre.

En 1904 et 1905 les symptômes s'atténuent : douleurs moindres, crises laryngées, vésicales et rectales beaucoup moins vives.

En 1906 les douleurs sont très violentes ; les crises plus fréquentes ; les douleurs sillonnent les membres inférieurs et, surtout intenses la nuit, s'atténuent un peu le jour avec la marche. La malade maigrit beaucoup, elle perd complètement ses forces, a des syncopes et commence à souffrir de l'estomac, surtout après les repas. Elle souffre également à cette époque de céphalées.

Les années suivantes, les douleurs fulgurantes diminuent d'intensité, mais les douleurs gastriques sont plus violentes, la malade a souvent des nausées, mais presque jamais de vomissements. *Elle a fréquemment des crises douloureuses intestinales.* Elle urine avec de très grandes difficultés, a des envies pressantes d'uriner, et ne peut le faire souvent qu'au prix d'efforts inouïs ; d'autres fois elle présente de l'incontinence d'urine, mouille son pantalon et ses draps. De plus, elle traverse des périodes de constipation puis de diarrhée, avec incontinence fécale : elle souille parfois ses draps. Les crises laryngées augmentent d'intensité, la malade a des accès d'oppression, tousse des journées entières, et la nuit ne peut rester allongée.

Vers la fin de 1910, elle commence à s'apercevoir que ses jambes sont plus faibles et se dérobent sous elle ; elle fait des faux-pas, butte en

27

marchant, a fréquemment des étourdissements. Depuis cette époque les phénomènes douloureux ont diminué ; les troubles moteurs se sont aggravés. En janvier 1911, nouvelles crises gastriques : sensation de boule très pesante sur l'estomac avec état nauséeux, mais sans vomissements ; l'alimentation est alors impossible. Ces crises se sont répétées tous les jours pendant 3 mois. En mai 1912, les troubles moteurs augmentent rapidement d'importance, et au mois de juin, Mad. Bl. consulte pour la première fois, elle reste 3 semaines à l'Hôtel-Dieu et reçoit 10 injections journalières dans la région fessière (biiodure : 5 injections à 0,02 d'abord et 5 à 0,01).

Au commencement de juillet, les troubles de la marche sont tels que la malade ne peut marcher qu'avec une canne.

Au mois d'août, elle s'adresse au Dr Babinski, à la Pitié, chez qui elle reste 3 semaines. On l'a traitée également par des injections (10 injections en 10 jours de biiodure à un centigramme.

Mad. B. en 1882 pesait 75 kilogrammes, en novembre 1912 51 kilogrammes seulement.

Etat au début du traitement (7 octobre 1912).

Il ne semble pas y avoir de perte de la notion de position des membres.

Le ROMBERG *est très net.* Les yeux ouverts, la malade ne peut se tenir debout que les jambes écartées, et perd l'équilibre dès qu'on lui met un écran devant les yeux ; elle tomberait alors si on ne la retenait. Impossibilité absolue de se tenir debout les yeux fermés (la malade est d'ailleurs totalement incapable de marcher dans l'obscurité si elle n'est pas soutenue).

Mad. B. a par instant la démarche ataxique et lance un peu les jambes ; le plus souvent elle marche les jambes écartées, la pointe des pieds tournée complètement en dedans, elle fauche ; la démarche est hésitante, difficile sans appui, les jambes tremblent ; la malade vacille et s'arrête souvent. Au commandement, elle s'arrête en oscillant et se retourne lentement, mais sans trop de difficultés.

La malade ne peut descendre l'escalier que de côté, tournant le dos à la cage de l'escalier : le vide lui donne du vertige et des nausées, elle s'appuie à la fois à la rampe et sur sa canne.

On ne relève aucune incoordination des membres supérieurs qui ne sont pas maladroits. La malade est couturière et n'est pas gênée dans son travail. Aucun trouble stéréognostique.

Hypotonie excessive ; les muscles sont mous et flasques, on peut donner aux membres les attitudes les plus bizarres : les membres inférieurs prennent la situation du fusil au port d'armes, le pied atteignant le côté de la joue ; on peut arriver à faire toucher la fesse au talon ; la cuisse étant complètement appliquée sur le plan du lit, on peut détacher le talon de ce plan ; la malade fait le grand écart sans aucune difficulté. Cette hypotonie musculaire existe également aux membres supérieurs, on peut donner des positions anormales au poignet, au coude, à l'épaule et au tronc, la tête se place très facilement entre les genoux.

Mad. B. a souvent du dérobement des jambes, de la flexion brusque du genou, de la torsion soudaine du pied.

Depuis 3 semaines, la malade n'a pas eu de douleurs fulgurantes ; il y a 15 jours elle eut une crise gastrique qui a duré 2 jours, la région stomacale était très douloureuse ; il y avait des nausées et en même temps une céphalée très intense. Elle a souvent des crises de courbature musculaire, et a éprouvé voici 7 ou 8 jours des douleurs en ceinture, qui se montrent depuis quelque temps à l'approche des règles. Elle a souvent des engourdissements et des fourmillements dans les membres inférieurs.

Objectivement, anesthésie à la douleur dans toute la région inférieure du corps jusqu'à la région thoracique en avant, anesthésie des jambes jusqu'aux genoux, de la partie supérieure des cuisses et de la région sacro-lombaire, en arrière.

Il n'y a pas de modifications de la sensibilité au chaud, au froid et au contact.

Sensibilité profonde abolie : le larynx et les différents viscères sont insensibles.

Réflexes rotuliens complètement abolis, achilléens à peu près normaux. Les réflexes du coude et du poignet sont normaux, ainsi que les réflexes cutanés.

Il n'y a pas de paralysie des muscles moteurs de l'œil : la vue de la malade baisse depuis 6 mois, elle a souvent des brouillards devant les yeux, des mouches volantes, pas de dyschromatopsie, pas de ptosis, pas de larmoiement, pas d'exophtalmie.

Les pupilles en myosis ne sont pas déformées ni inégales.

ARGYLL. *bilatéral.*

Il n'y a pas de troubles de l'appareil auditif, ni de troubles trophiques.

Troubles digestifs, constitués par des périodes d'anorexie complète, du ténesme intestinal avec quelques vomissements, constipation assez fréquente, d'autres fois la diarrhée est le phénomène prédominant.

Mad. B. aurait eu un ictère, il y a 6 mois, en même temps que des douleurs hépatiques ?

Elle accuse encore des troubles laryngés qui ont diminué considérablement depuis 6 mois.

Elle urine actuellement assez bien, mais pousse encore : quelquefois elle urine encore dans ses pantalons, en toussant.

Enfin elle dit perdre la mémoire depuis quelques mois.

Ponction lombaire (13.9.12).

Liquide clair et transparent.

Cellule de NAGEOTTE : 14 éléments par mm³.

Lames sèches ; 6 à 8 éléments par champ (70 lymphocytes, 20 mono. 10 poly.).

Réaction de WASSERMANN positive maxima (plus de 0,05).

$$W = +\!+\!+\!+ \quad HW = + \quad (8.10.12)$$

Quatre injections de « 606 », à l'hôpital Beaujon, à doses variant de 0,50 à 0,60 centigrammes (606), du mois de décembre 1912 à celui de janvier 1913. Deux autres ont été pratiquées en février, mais le liquide fusa hors de la veine et provoqua de l'œdème du bras et des douleurs.

Après chaque injection, crise de douleurs fulgurantes extrêmement violentes que calmait seule la morphine, frissons, élévation thermique et vomissements. La malade n'eut aucun autre traitement et ne sembla retirer de celui-ci aucun bénéfice.

Elle resta à Beaujon dans le service du professeur Robin du 23 novembre 1912 au 2 avril 1913.

Le 11 avril 1913, elle rentre à l'hôpital de la Charité. Elle reçoit d'abord 10 injections de biiodure de mercure à 0 gr. 01 (du 5 au 15 mai)

Puis elle est remise au traitement par le néoarsénobenzol.

$$2^o \text{ série} \dots \left\{ \begin{array}{ll} 28.5.13 & 0,40 \\ 5.6.13 & 0,40 \\ 22.6.13 & 0,50 \\ 6.7.13 & 0,70 \\ 10.7.13 & 0,60 \\ 22.7.13 & 0,90 \end{array} \right\} \text{ N. A.}$$

Chacune de ces injections a provoqué dans les jambes des picotements, des frémissements, mais pas de douleurs fulgurantes à proprement parler.

Amélioration rapide ; les douleurs fulgurantes diminuent, la marche devient plus sûre et les jambes ne flageolent plus sous le poids du corps. La malade cependant se sert encore de sa canne. C'est au 12 juillet que pour la première fois elle l'abandonne : elle eut la permission de sortir de l'hôpital pour une journée, n'emporta pas sa canne et circula toute la journée sans trop s'en plaindre.

A partir de ce moment, rentrée à l'hôpital elle ne s'en servit plus, descendant seule au jardin, prenant encore la rampe dans l'escalier, mais vaquant à ses occupations sans avoir besoin de point d'appui.

A partir du 26 octobre, elle reçut encore une série d'injections de biiodure de mercure intramusculaires : 6 à 0,02 et 6 à 0,01 centigramme, traitement qu'elle supporta assez mal (douleurs intestinales, diarrhée, stomatite).

$$3^e \text{ série} \dots \left\{ \begin{array}{ll} 21.11.12 & 0,30 \\ 9.12.12 & 0,30 \end{array} \right\} \text{ N. A.}$$

A ce moment, à la suite d'un refroidissement, céphalée intense avec torticolis, douleurs et paralysie (?) du bras gauche : les céphalées furent tellement violentes qu'à deux reprises on pratiqua une ponction lombaire (novembre et décembre).

$$4^e \; série \; . \; . \; . \; . \; \left\{ \begin{array}{ll} 16.1.14 & 0,30 \\ 26.1.14 & 0,30 \\ 10.2.14 & 0,45 \\ 20.2.14 & 0,45 \\ 27.2.14 & 0,30 \\ 15.3.14 & 0,45 \end{array} \right. \; N.\,A.$$

Depuis lors aucun traitement.

En mai, la malade sort de la Charité.

Etat au 22 mai 1914.

Mad. B. est très satisfaite de son état au point de vue moteur. Elle marche facilement *sans canne*, fait des courses, traverse facilement les rues. Elle ne pourrait courir que quelques mètres, mais peut marcher très vite. Elle se fatigue assez facilement, surtout quand elle reste debout sans bouger, mais peut marcher plus d'une heure de suite sans fatigue à moins qu'elle ne s'arrête. Elle descend les escaliers facilement, elle y court même, mais est toujours gênée pour les monter : elle se sent raide, lourde, gênée surtout dans la fesse et au genou.

La marche est à peu de chose près normale : Mad. B. ne projette pas la jambe, mais talonne un peu, la pointe du pied est un peu vacillante. L'incoordination n'apparaît, très légère, que dans la marche pied à pied. La malade marche très bien à reculons, n'oscille pas aux commandements de demi-tour ou de halte.

Le ROMBERG classique, les pieds joints, n'existe que quand les yeux sont fermés, la malade peut rester sur un pied, les yeux fermés pendant 4 à 5 secondes sans mettre le second pied à terre. Elle s'accroupit aisément sans osciller, mais a de la peine à se relever, elle est lourde et fatiguée.

Le dérobement des jambes est encore fréquent, à peu près quotidien, cependant il n'a jamais amené de chutes.

Aucune incoordination et aucune gêne dans les membres supérieurs.

Le sens musculaire, très atteint autrefois, est actuellement intact : la malade se rend parfaitement compte de la position des membres, même dans l'obscurité ; elle dose exactement l'effort à développer pour un déplacement donné.

L'hypotonie musculaire persiste, mais beaucoup moins accusée (la malade n'a pas fait de rééducation) : le talon, par exemple, ne peut plus toucher la fesse, le poignet n'atteint plus l'épaule, la malade ne peut plus faire le grand écart. A l'examen objectif, on ne trouve point de mouvements anormaux de latéralité dans les articulations.

Les réflexes rotuliens restent abolis. Les autres réflexes, tant cutanés que tendineux sont normaux.

Au point de vue sensitif, Mad. B, accuse encore des douleurs fulgurantes qui sont fréquentes : elles surviennent en effet toutes les semaines, mais ont maintenant une tout autre allure que celle qu'elles affectaient autrefois : ce sont quelques élancements peu douloureux qui traversent « en éclair » les jambes, sans atteindre jamais le tronc, ni les membres supérieurs, sans jamais non plus se grouper en crises ; elle ne durent « pas même une heure ». Jamais la malade ne prend de cachets pour les calmer.

Mad. B. se plaint encore de quelques fourmillements à la face dorsale des pieds qui sont surtout fréquents la nuit.

Enfin à la suite de toux, d'étonnements, de rire, d'efforts, ou même sans cause, elle accuse souvent des céphalées.

Objectivement, l'amélioration des troubles sensitifs est manifeste : la sensibilité cutanée, en effet, est normale partout, et l'on ne trouve plus d'anesthésie à la douleur que depuis le pied jusqu'au-dessous du genou gauche. La sensibilité profonde reste toujours très obscure.

Les pupilles sont égales et régulières. Toutes deux restent absolument immobiles à la lumière. Elles accommodent bien à la distance. A de certains moments Mad. B. se plaint de brouillards devant la vue, très rarement d'ailleurs. La malade est presbyte, depuis plus d'un an. Elle aurait eu à Beaujon des bourdonnements d'oreilles qui reparaissent parfois, bilatéralement, mais surtout marqués à gauche.

Il n'y a aucun trouble trophique.

Mad. B. présente une certaine paresse du sphincter vésical. Si d'une façon générale elle doit pousser pour uriner, elle perd aussi parfois quelques gouttes d'urine quand elle fait quelque effort (toux, rire, acte de se baisser, etc.). La vessie elle-même n'est pas très sensible, la malade se rend mal compte quand la miction est tout à fait terminée et parfois, quand elle se relève, un peu d'urine s'échappe encore.

L'appétit de la malade reste bon, mais l'estomac fonctionne encore d'une façon défectueuse : en moyenne tous les 15 jours et durant en moyenne 2 jours, Mad. B. éprouve une sensation de poids sur l'estomac, avec état nauséeux en général léger, aboutissant très rarement au vomissement. Ces épisodes ne sont nullement comparables aux crises qu'elle présentait autrefois et qui ont disparu il y a 7 ou 8 mois.

L'intestin laisse un peu à désirer : durant tout le temps qu'elle a passé à la Charité, Mad. B. avait souvent de la diarrhée accompagnée de douleurs intestinales. Cette diarrhée semble devenir plus rare maintenant. Le ténesme rectal n'a pas reparu depuis un mois.

La malade présente encore, rarement et d'une façon peu intense, des picotements assez vifs à la gorge, et qui ne sont pas comparables aux quintes de toux d'autrefois.

Cœur normal à l'auscultation, le pouls à 86, tension artérielle de $\frac{16}{10}$ (Pachon).

Rien d'anormal à l'examen des poumons.

23.5.14 W = ++++ HW = +

5° série.	11.5.14	0,30	Poids (nu 53 kg. 30)
	18	0,60	
	26	0,90	
	2.7	0,90	N. A.
	9	0,90	
	16	0,90	

Réactions thermiques après la 1re et la 4° injections (39°, 38°4).

Diarrhée après les injections à 0,90. Après la 2° injection (à 0,60) crise intestinale douloureuse de 2 jours.

Nausées après la 2e la 3° et la 4°, sans vomissements.

Douleurs fulgurantes vives après la 3° et la 4° injections.

6° série.	20.10.14	0,15	W = ++++ HW = +
	30	0,30	
	15	0,15	
	22	0,45	N. A.
	29	0,60	
	0.12	0,60	
	13	0,60	

Après la 3° injection, 38°6, frisson violent.
Douleurs des membres inférieurs après la 2°.
Douleurs après la 5°.
Diarrhée abondante, pendant 24 heures après la 6°.

7° série.	8.3.15	0,30	
	17	0,45	
	22	0,60	
	29	0,75	N. A.
	9.4	0,90	
	16	0,90	

Diarrhée persistante.
(Les autres phénomènes réactionnels n'ont pas été notés).

8° série.	16.6.15	0,30	
	28	0,45	N. A.
	5.7	0,75	
	12	0,90	

Diarrhée persistante.

$$W = +\!+\!+\!+ \quad HW = + \quad J = +\!+\!+\!+$$

9° série . . . . . .
- 11.8   0,45
- 20   0,60
- 31   0,90
- 10.9   0,90   N. A.
- 20   0,90
- 27   0,90
- 4.10   0,90

La 5° et la 6° injections provoquent des crises douloureuses.
Le poids, le 4 octobre, est tombé à 46 kg. 600 (nu).

10° série . . . . .
- 8.11.15   0,45
- 22   0,45
- 29   0,60
- 6.12   0,75   N. A.
- 13   0,90
- 20   0,90

La première injection détermine des troubles gastro-intestinaux prolongés. Les autres sont à peu près bien supportées.

$$W = +\!+\!+\!+ \quad HW = + \quad J = +\!+\!+\!+$$

11° série . . . . .
- 10.1.16   0,45
- 17   0,45
- 31   0,60
- 7.2   0,75   N. A.
- 15   0,90
- 21   0,90

Les réactions thermiques sont devenues habituelles. Après la 1ʳᵉ, le maximum thermique est de 38°5, de même après la 2° et la 3°, après la 4°, 38°; après la 5°, 38°9.
Douleurs des membres après celle-ci.

12° série . . . . .

		Maximum thermique 38°9
3.4.16	0,45	Maximum thermique 38°9
10	0,60	— — 39°
19	0,60	— — 37°4
26	0,75	— — 38°8
8.5	0,75	— — ?

13° série . . . . .
- 8.6   0,60
- 16   0,75

Réactions intestinales prolongées, la malade maigrit, est mise au repos.

$$W = +\!+\!+\!+ \quad HW = +\text{'}J = +\!+\!+\!+$$

14° série. . . . . $\left\{\begin{array}{lll} 5.9.16 & 0,45 & \text{Maximum thermique } 39° \\ 17 & 0,45 & \quad\quad— \quad\quad — \quad\quad 38° \\ 19 & 0,60 & \text{Frissons, un peu de céphalée } 38° \\ 26 & 0,75 & \\ 3.10 & 0,90 & \\ 10 & 0,90 & \end{array}\right.$

26.9.16. L'amélioration, au point de vue sensitif, est toujours considé-

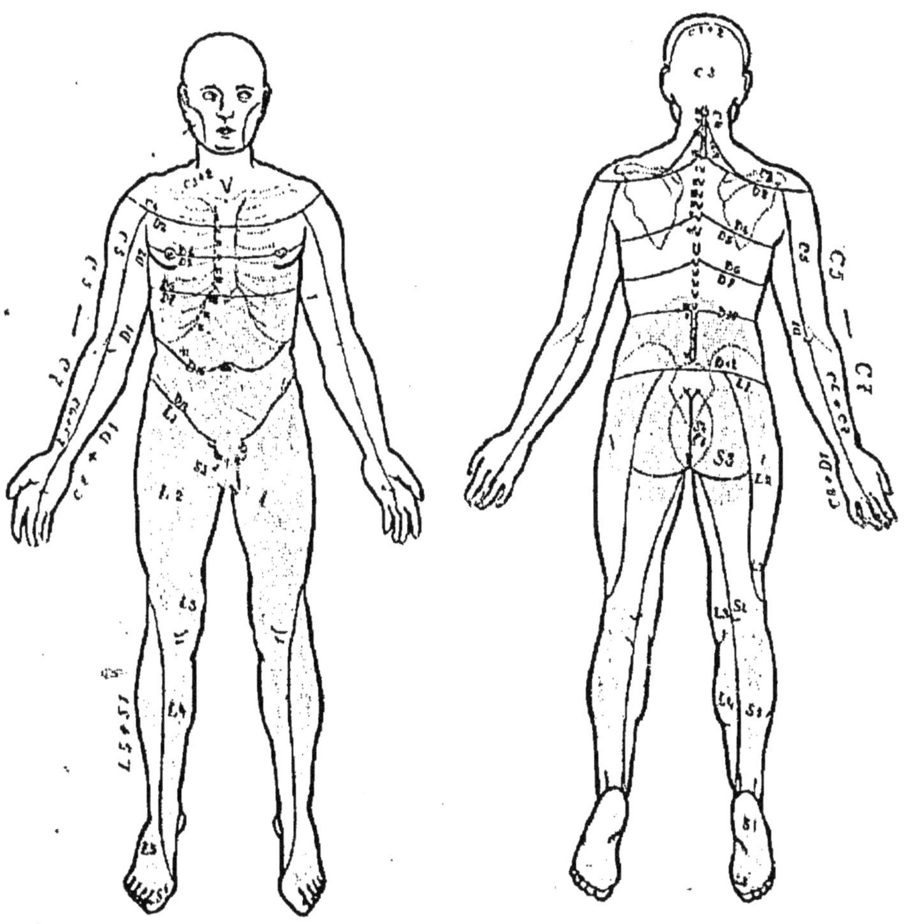

rable. La malade, a de temps en temps, de petits élancements dans les membres inférieurs et le thorax *mais rares*, et *très légers :* elle criait autrefois, et souffre à peine maintenant.

Douleurs assez fréquentes dans le talon gauche.

Engourdissements des mains assez fréquent.

Marche bonne, légère oscillation quand Mad. Bl. tourne au commandement, elle doit toujours tenir la rampe dans un escalier.

Il n'y a plus jamais de dérobement des jambes.

Peut se tenir sur un pied, mais avec oscillations, les yeux ouverts, non sur les deux pieds joints, les yeux fermés.

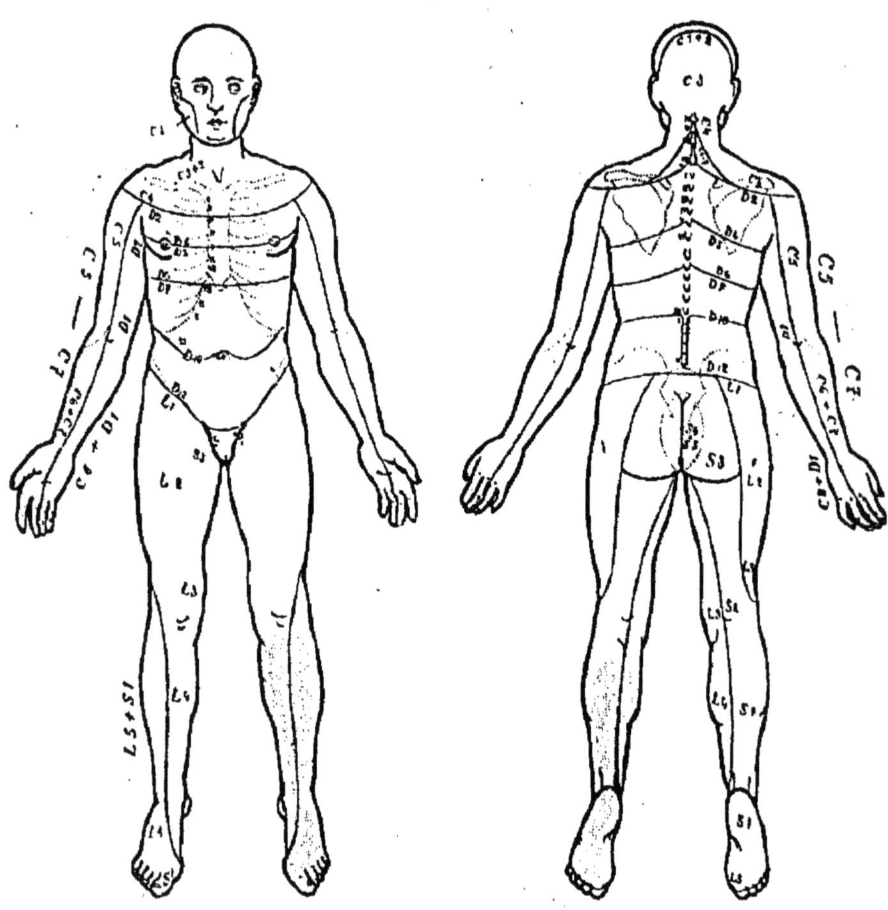

Depuis 3 mois, constipation persistante, il n'y a plus de diarrhée après les injections. Les digestions sont assez bonnes.

La malade dort assez bien.

Il y a encore des quintes de toux de temps à autre.

25.11.10. La diarrhée a reparu, ainsi que, de temps à autre, des douleurs abdominales qui sont parfois très intenses.

Pas de douleurs des membres.

Il existe encore de l'hypoesthésie de la jambe gauche, mais non une anesthésie complète.

8.12.16. La diarrhée est toujours fréquente; la malade souffre de coliques dans le ventre.

Il n'y a plus jamais de ténesme rectal.

Ne pousse plus pour uriner, perd quelquefois quelques gouttes quand elle a un besoin qu'elle ne peut satisfaire.

L'estomac fonctionne d'une manière normale, il n'y a jamais de douleurs gastriques.

Il existe encore de petit accès de toux, mais beaucoup moins marqués qu'autrefois. Les sensations d'oppression sont devenues rares et sont peu intenses.

Se plaint de céphalée habituelle.

Obs. 82. — Syphilis en 1903. Non traitée. *Début du* tabes *(douleurs) en 1906. Forme grave, cachectisante, avec amaigrissement extrême (17 kilogrammes). Troubles moteurs (marche et station debout impossibles et écriture impossible). Troubles sensitifs intenses. Ténesme rectal et vésical. Troubles laryngés, auriculaires.* Traitement par le néoarsénobenzol, régulier pui(s irrégulier (73 injections à doses supérieures aux doses normales). *Phénomènes réactionnels multiples (douleurs, nausées, vomissements, troubles intestinaux). Amélioration considérable et rapide des troubles moteurs. Atténuation considérable et graduelle des troubles sensitifs. Atténuation lente des troubles vésicaux et rectaux. Disparition des troubles laryngés et auriculaires. Arrêt de l'amaigrissement. Réapparition des règles. Disparition de la séroréaction sanguine (ascension de la courbe de cause inconnue en cours de traitement). Après 18 mois de traitement, liquide céphalo rachidien peu altéré. En 1917, après vingt mois sans traitement, l'amélioration persiste.*

Mad. Dir. 31 ans (Dr Létienne). — Mariée en 1903. Le mari a eu la syphilis en 1900[1].

La malade a été enceinte 5 fois, a fait 2 fausses couches de 3 mois, un enfant est mort né, à 8 mois, un autre né à terme est mort à 4 mois, une fillette, née à terme en 1910, paraît actuellement en bon état (W = 0||W = 0).

Aucun accident syphilitique n'a été remarqué chez la malade.

1906. Douleurs fulgurantes des jambes, s'exagérant peu à peu.

1908. Ténesme rectal.

1911. Début de l'incertitude dans la marche.

Au début de 1912, l'incoordination rend la marche difficile, elle s'exagère rapidement.

[1]. V. Lebedde. Un cas de tabes grave traité par le néosalvarsan. *Société de Dermatologie,* juin 1913.

La malade a reçu :

En octobre 1911, 4 injections de 606 (0,30 + 0.40 + 0,50 + 0,60) : amélioration des douleurs et de la stabilité à la suite.

Décembre 1911. — Douze injections de biiodure Hg. à 0,02.

Janvier 1912, 2 injections de calomel qui ont exagéré passagèrement les douleurs.

26 avril 1912. — Etat général mauvais : la malade est pâle, déprimée, sans appétit, en voie de cachexie. *Le poids est tombé à 39 kilogrammes habillé* (50 en 1900).

Les troubles moteurs sont des plus importants : la marche est très incoordonnée; la malade *ne peut marcher seule* et doit être soutenue aux bras, sinon elle s'effondre. Elle jette ses jambes en avant, fauche, talonne et son instabilité est très grande. Même quand les yeux sont ouverts, Mad. D. est incapable de rester sur place sans osciller et à moins que les pieds ne soient écartés, de 50 centimètres, elle tombe si on ne la soutient. La contraction musculaire est saccadée, désordonnée, les muscles des cuisses, du tronc, de l'abdomen, sont dans un état marqué d'hypotonie. L'incoordination atteint le tronc de même que les jambes, elle existe aussi aux mains : Mad. D. ne peut plus écrire; *elle signe à peine son nom.*

Les troubles sensitifs sont également des plus marqués.

Mad. D. souffre, jour et nuit, de douleurs fulgurantes : celles-ci se localisent de préférence aux jambes et particulièrement aux chevilles, mais elles se produisent aussi aux membres supérieurs, surtout aux mains. La malade se plaint aussi souvent de douleurs en ceinture et en hémi-ceinture, plus fréquentes à gauche, qui longent la crête iliaque et irradient jusqu'au pli de l'aine. Il existe également des douleurs en cuirasse, surtout violentes à gauche, et la malade a la sensation d'avoir « le côté gauche de la poitrine serré dans un étau ». Parfois apparaissent des douleurs lombaires.

Toutes ces douleurs sont extrêmement violentes, *à crier;* ce sont des coups de couteau, des éclairs parcourant les membres, survenant *tous les jours,* durant de 5 à 8 heures, reprenant la nuit, s'accompagnant d'hyperesthésie cutanée rendant insupportable le contact des draps de lit. *Voici plusieurs mois que Mad. D. ne dort pas.*

Parfois apparaissent : de l'hyperesthésie au niveau des pieds, une sensation d'onglée aux mains comme aux pieds, des picotements au larynx suivis d'anhélation passagère ou de sensation d'étouffement, sortes de *crises laryngées frustes.*

Ces accès douloureux très divers obligent la malade à prendre constamment des cachets analgésiques (l'aspirine calme assez bien la douleur) et la poussent à des idées de suicide.

Objectivement on note, pour la sensibilité superficielle, un léger retard des sensations à la piqûre. La sensibilité profonde est diminuée, mais non abolie (pression des globes oculaires, de la trachée, de l'épigastre, des tibias, etc.)

Les réflexes achilléens, rotuliens, tricipitaux sont abolis.

La vue reste bonne, mais la pupille gauche est dilatée et irrégulière. Le réflexe à la lumière est complètement aboli, l'accommodation se fait lentement. L'ouïe est affaiblie à gauche.

L'intestin est atone, Mad. D. souffre de coliques et surtout d'un *ténesme rectal* atrocement douloureux, surtout marqué dans l'intervalle des douleurs, et s'accompagnant de *ténesme vésical*. La miction est d'ailleurs troublée et la malade doit pousser et se tenir debout pour uriner. Elle est devenue frigide, *les règles sont supprimées depuis 3 mois.*

$$\text{Poids (habillée) 39 kg. 500 (6.5.12).}$$
$$W = +\!+\!+\!+ \text{ (dil?)} \quad HW = +$$

1ʳᵉ série. . . . . $\begin{cases} 29.4.12 & 0,30 \\ 2.5.12 & 0,50 \text{ à } 0,55 \\ 6.5.12 & 0,60 \\ 10.5.12 & 0,75 \end{cases}$ N. A.

Le 25 mai, le poids est de 42 kilogrammes (habillée), la malade marche mal, mais *elle marche à peu près seule, les douleurs des membres inférieurs ont diminué nettement.*

Au début de la 2ᵉ série (31.5.12) *les règles*, disparues depuis 3 mois, *sont revenues.*

La malade souffre moins, le ténesme est diminué depuis 16 jours, et l'instabilité est moindre.

$$W = +\!+\!+\!+ \quad HW = +$$

2ᵉ série. . . . . $\begin{cases} 31.5.12 & 0,45 \\ 5.6.12 & 0,60 \\ 10.6.12 & 0,75 \end{cases}$ N. A.

Au début de la 3ᵉ série (11.7.12) l'amélioration continue :

Au point de vue général, l'appétit est bon, la mine excellente, les forces augmentées et le sommeil meilleur.

Au point de vue moteur, l'incoordination a diminué dans des proportions *énormes* ; la malade marche sans osciller, ne talonne presque plus, tourne en oscillant encore légèrement. *Mad. D. peut écrire presque correctement.*

L'ouïe est redevenue normale et les pupilles ne sont plus tout à fait insensibles à la lumière.

L'appétit sexuel est revenu ; la malade pousse moins pour uriner ; le ténesme rectal est atténué et *n'existe plus que le matin.*

3ᵉ série. . . . . $\begin{cases} 11.7.12 & 0,45 \\ 16.7.12 & 0,75 \\ 22.7.12 & 0,75 \\ 26.7.12 & 0,90 \end{cases}$ N. A.   41 kg. 180 (habillée).

                                              41 kg. 600   —

Au moment des règles qui sont apparues cette semaine, quelques douleurs sont revenues durant 5 ou 6 jours.

Au 23 août 1912, la marche, très bonne certains jours, est médiocre à d'autres, les douleurs ne reviennent plus. Le ténesme rectal persiste, très pénible, intense surtout le matin au réveil, s'accompagnant de sueurs et provoquant une grande nervosité. L'appétit est bon. Pas d'augmentation de poids.

Mad. D. revient le 4 octobre pour la 4ᵉ série.

Le poids a augmenté : 43 kg. 500. La marche est bonne, la malade talonne un peu, mais n'oscille plus, tourne au commandement sans aucune gêne, marche sans incoordination apparente ; cependant la marche offre un peu d'insécurité sur un parquet ciré ou dans un endroit où la malade a de l'appréhension. Elle se tient debout sans la moindre oscillation : le ROMBERG a nettement diminué.

Pendant le mois dernier, aucune douleur, mais au moment des règles, qui sont à présent très régulières, quelques douleurs très atténuées sont revenues.

Le ténesme rectal a diminué depuis un mois et la vessie est moins difficile à vider, pas de modifications des pupilles. L'état général est bon, l'appétit excellent, le sommeil meilleur.

$$W = +\!+\!+\!+ \quad HW = + \quad \text{Poids 43 kg. 500.}$$

4ᵉ série . . . . . ⎰ 8.10.12   0,90
          ⎱ 14.10.12   0,00   N. A.
          ⎱ 19.10.12   0,00

La malade marche chaque jour, *parfois une heure ou deux*, sans fatigue, *prend le métro, traverse le boulevard seule*, peut monter un escalier sans s'appuyer à la rampe, à condition qu'il ne soit pas ciré, *porte un seau plein sans laisser tomber d'eau.*

Après l'injection du 14, la malade a eu des vomissements, des coliques, de la diarrhée, du ténesme rectal assez intense et de la gêne pour uriner, mais, contrairement à ce qui s'est passé après les injections précédentes, pas de douleurs dans les membres. Le mari écrit le 24 octobre :

« Sur votre conseil de rentrer en voiture (et pas en autobus) fidèlement observé, ma femme n'a pas ressenti les malaises de la piqûre précédente. Cette fois aucune colique, aucun vomissement, température variant de 37°2 à 37°5. Ses forces reprennent visiblement entre chaque série de piqûres. Pendant le traitement sa marche était indécise, mais actuellement elle trotte seule un peu partout. Elle a un appétit énorme et reprend des forces. Elle n'est certainement pas guérie, car elle a toujours vers l'aurore « des poussées » (rectales) bien amoindries cependant sur ce qu'elle ressentait précédemment ; c'était de 2 à 300 *fois* jour et nuit qu'elle se précipitait à la garde-robe sans compter les douleurs qui la terrassaient. Elle a beaucoup souffert, mais « son mal s'est enfui comme un rêve » et chose surprenante elle ne paraît en garder souvenir alors que moi j'en efface difficilement le passage ».

Le mois de repos a été plutôt moins bon que les autres : quelques douleurs, quelques phénomènes de ténesme rectal ; depuis 8 jours, pas de douleurs, ténesme insignifiant.

$$W = + \quad IIW = + (23.11.12).$$

$$5^e \ série \ . \ . \ . \ . \ . \ \begin{cases} 26.11.12 & 0,90 \\ 7.12.12 & 0,90 \quad N. \ A. \\ 14.12.12 & 0,90 \end{cases}$$

14 *décembre* 1912. — A la fin de cette série, l'état est le suivant :

La malade n'a eu aucune douleur fulgurante depuis 15 jours. Jusqu'à la dernière série d'injections, ces douleurs avaient été très fortement exagérées par le traitement : elles étaient très violentes après chaque injection, mais s'atténuaient au bout de 3 ou 4 jours, pour reparaître après l'injection suivante.

Mad. D. se plaint en revanche d'un ténesme vésical et surtout rectal encore intenses. Elle est obligée de pousser énormément pour uriner et ne peut le faire qu'à la condition de se tenir presque debout. En général elle n'urine que très peu à la fois, quelques gouttes à peine et après de violents efforts, mais d'autres fois (toujours après efforts considérables), elle émet une quantité d'urine abondante.

Pour aller à la selle, la malade a de fausses envies : elle va dix fois à la garde-robe dans la matinée, 8 fois sans résultat. Elle est en général constipée, mais a parfois de la diarrhée.

L'état général est bon, la malade mange d'excellent appétit, elle a parfois quelques nausées après son repas.

La plupart des troubles moteurs ont disparu, Mad. D. marche sans grande difficulté, surtout quand elle marche vite ; elle butte très rarement. Elle marche les jambes un peu écartées « pour éviter, nous dit-elle, que mes pieds ne se heurtent, je suis obligée de marcher comme un canard ».

Elle descend facilement un trottoir à la condition de faire attention de porter les yeux à terre. Elle descend bien un escalier en se tenant à la rampe, elle est surtout gênée quand elle reste quelques instants debout sans appui, a alors un peu de vertige « se sent attirée à terre ». Elle se penche en avant quand elle s'arrête brusquement, ce qu'elle appelle « saluer ».

Le 30 décembre, le mari de la malade écrit :

« Il ressort clairement dans son état une amélioration très appréciable, à *tel point que je l'ai fait danser dimanche chez des amis*, essai que j'avais fait inutilement il y a quelques mois ; de plus les douleurs aussi ont disparu ; ces deux choses bien acquises, il reste pour elle quelque chose qui ne disparaît pas et qui peut-être va vous surprendre, car cela augmente certainement, c'est son « ténesme rectal ». Toutes ses nuits sont de plus en plus mauvaises à partir de 1 heure du matin et d'heure en heure, elle est obligée de se lever et de se précipiter à la garde-robe, puis quand arrivent 6 heures jusqu'à 8 heures, cela devient pour elle intolérable jusqu'au moment où l'intestin a pu évacuer ».

Le 27 *janvier* 1913, Mad. D. revient à la clinique. L'amélioration persiste : depuis 6 semaines la malade n'avait plus eu aucune douleur dans les membres inférieurs. Quelques douleurs fulgurantes ont reparu depuis 15 jours, mais sont légères et très rares. Il y a 3 jours cependant la malade eut des douleurs fulgurantes assez vives et dut prendre plusieurs cachets analgésiques.

Mad. D. peut sauter à la corde ! Au point de vue intestinal, l'état s'est amélioré, mais il existe encore un ténesme rectal prononcé : la nuit, la malade est réveillée environ toutes les 2 heures par de fausses envies qui durent une dizaine de minutes ; le ténesme est surtout violent le matin, il débute vers 5 heures et demie, dure pendant 2 heures et ne cesse en général que lorsque la malade a évacué son intestin.

Il y a 2 jours, pendant le repas du soir, la malade a accusé subitement des fourmillements dans les 4 derniers doigts de la main gauche, surtout dans les 3°, 4° et 5°, cette région était le siège d'une frigidité particulière et d'une insensibilité assez marquée ; la malade était dans l'impossibilité de tenir un objet dans la main gauche. Actuellement ces troubles persistent encore, mais ils paraissent être atténués légèrement.

$$W = 0 \ HW = + \ (27.1.13)$$

6° *série* . . . . .   31.1.13   0,90   N. A.

Le ténesme rectal persiste toujours aussi accentué. Les douleurs fulgurantes, dans les deux jambes, s'étaient exagérées (elles étaient surtout localisées au niveau des genoux, des mollets et des cou-de-pieds) ; dès le lendemain de la dernière injection, ces douleurs n'étaient pas très aiguës, mais elles étaient surtout agaçantes par leur fréquence (environ toutes les 5 minutes). Le 6 février, la malade est prise subitement d'une douleur extrêmement violente dans le côté gauche du dos, il lui semblait, dit-elle « qu'on lui arrachait les chairs » ; les cachets restèrent sans effet et on dut avoir recours pour la soulager à une injection de morphine. Cette douleur s'atténuait ensuite pour disparaître dès le lendemain ainsi que les douleurs fulgurantes qui n'ont pas reparu depuis.

11.2.13   0,90
18.2.13   0,90   N. A.

$$W = 0 \ HW = + \ (27.3.13)$$

7° *série* 29.3.13   0,90

Après la dernière injection, la malade va à Ermont, près de Paris. A trois heures elle est prise de vomissements bilieux, comme elle en a presque toujours eu après les injections précédentes.

Vers 7 heures, elle a voulu prendre un peu de potage, mais elle l'a vomi aussitôt. Intolérance gastrique absolue toute la soirée ainsi que le lendemain ; en même temps douleurs intestinales, petites coliques qui se prolongent pendant toute la journée du dimanche. Douleur le long de l'œsophage. La malade n'a pu manger que lundi soir à 5 heures. Mardi l'état est à peu près normal, mais la malade se sent très courbaturée.

En somme : intolérance gastrique avec réaction douloureuse extrêmement violente, sans céphalée.

$$5.4.13 \qquad 0,90$$

La seconde injection de 0,90 a été beaucoup mieux supportée : quelques vomissements le jour de l'injection, comme d'habitude ; mais, pendant toute la semaine, douleurs dans les jambes, les bras, le dos, en corset. Ce matin, les douleurs paraissaient avoir complètement disparu : la malade se sent bien. Les réactions intestinales sont moins vives et moins fréquentes qu'il y a trois mois.

$$
\begin{array}{ll}
12.4.13 & 0,90 \\
19.4.13 & 0,90 \quad \text{N. A.} \\
26.4.13 & 1,05
\end{array}
$$

27 mai 1913. — Mad. D. revient à la clinique.

Depuis un mois, elle n'a eu aucune douleur dans les jambes, les cuisses, ni les pieds. Le 26 mai seulement, elle a eu une légère douleur dans le bras droit, elle a pris alors un cachet d'aspirine, c'est le premier depuis un mois, alors qu'autrefois elle prenait 3 cachets par jour.

Le ténesme rectal persiste : les douleurs intestinales commencent vers 5 heures du matin, amenant le réveil, et les besoins d'aller à la selle commencent : Mad. D. y va en dix fois et ne se calme que lorsque l'intestin est vide, les douleurs violentes et les contractions abdominales cessent alors. Le tout dure de 1 à 2 heures (autrefois, de 4 heures à 9 heures du matin). Cependant elle a une ou deux « poussées » dans la journée.

Au point de vue moteur, la malade a encore un peu de difficulté pour écrire quand elle doit s'appliquer, *cependant elle peut maintenant coudre et même broder.* Elle se tient facilement debout les yeux ouverts et les pieds joints — monte facilement et descend 4 étages sans fatigue — elle a moins la sensation de marcher sur du caoutchouc et ne sent plus ses doigts de pied gelés. Elle a dernièrement sauté à la corde avec sa fillette.

$$W = 0 \quad IIW = + \quad (27.5.13)$$

$$
8^e \text{ série} \ldots \ldots \left\{
\begin{array}{ll}
27.5.13 & 0,90 \\
3.6.13 & 1,05 \\
10.6.13 & 1,05 \\
17.6.13 & 1,05
\end{array}
\right\} \text{N. A.}
$$

État au début de la 9ᵉ série (26 juillet 1913).

Les *troubles moteurs* n'ont pas changé. Mad. D. monte les escaliers avec de la vaisselle dans les mains. L'obscurité exagère les quelques troubles restants : par exemple la malade est obligée de s'asseoir pour se débarbouiller.

Les *douleurs fulgurantes* surviennent très espacées, mais encore fortes ; dans le mois écoulé, la malade a pris 6 cachets d'aspirine seulement, mais l'aspirine calme moins vite les douleurs (1 heure au lieu de quelques minutes). Elles se localisent surtout dans les jambes, rarement dans les doigts.

Quelques fourmillements dans les mains. Mad. D. a moins facilement « l'onglée ».

Les *crises rectales* reviennent toujours le matin, *Mad. D. n'en a presque plus dans la journée.* Les fausses envies restent nombreuses, et la malade est toujours obligée de pousser ou de prendre des positions spéciales pour arriver à ses fins : telles que déféquer debout. Ces crises auraient plutôt diminué.

Il y a un certain degré de nervosisme dans ces crises : il suffit que la malade y pense pour être obligée d'aller à la selle, les crises cessent généralement à 7 heures du matin ; quand elle doit prendre le train à 6 heures, les crises cessent.

Le *ténesme vésical* persiste. La malade pousse beaucoup pour uriner sans aucune douleur.

Au point de vue de la *santé générale*, Mad. D. est un peu fatiguée (sa petite fille est très absorbante).

Poids : 41 kg. 830 (habillée).

9ᵉ *série*. 29.7.13   0,90

Cette injection a été suivie d'une réaction analogue à celle de la piqûre du 29 mars 1913 : crise de vomissements avec douleurs œsophagiennes et gastriques ne cédant qu'à la morphine, intolérance gastrique absolue pendant 3 jours. La crise terminée, Mad. D. se sent très bien portante, elle « dévore », n'a pas eu une douleur fulgurante de la semaine ; très légère diminution du ténesme rectal.

7.8.13   0,90

Insomnie absolue depuis la dernière piqûre. Douleurs, augmentation des troubles de la marche.

14.8.13   0,90

21.8.13   1,05

$W = ++$ $HW = +$ (23.9.13)

10ᵉ *série*. . . . . $\left\{\begin{array}{ll} 24.\ 9.13 & 0,90 \\ 1.10.13 & 1,05 \\ 11.10.13 & 1,05 \\ 18.10.13 & 1,05 \end{array}\right.$ N. A.

Chacune de ces injections s'est accompagnée de nausées et de vomissements; une fois il y a eu de la diarrhée, la céphalée est fréquente. La seconde injection surtout a fatigué la malade.

13 *octobre* 1913. — Les *troubles moteurs* n'ont point varié.

Mad. D. butte dans les marches en montant l'escalier quand il fait sombre. Elle reste gênée pour la descente : il lui semble que les marches soient trop près l'une de l'autre. Ces troubles s'accentuent quand elle se sent regardée. Elle marche bien à Paris où personne ne la connaît, bien à Ermont où tout le monde la connaît et ne fait pas attention à elle, mal à Chantilly où tout le monde l'observe avec curiosité. Elle ne « salue » pas en s'arrêtant. La marche est bonne, puisqu'à Ermont on lui laissa porter des piles de vaisselle et monter ainsi un perron de 8 marches sans pouvoir se guider avec la vue.

A l'examen, dans la marche normale, il reste une légère incoordination, la malade lance un peu la jambe, chancelle aux commandements de halte et de demi-tour.

La marche pied à pied est difficile, la malade chancelle, mais ne montre pas d'incoordination marquée. Les yeux fermés, la marche n'est point mauvaise, mais Mad. D. fait des erreurs de direction. La marche à reculons est très bonne.

La station, les yeux ouverts, montre un ROMBERG léger; les yeux fermés, un ROMBERG un peu plus accusé ; sur un pied, la titubation est nette. Mad. D. ne peut tenir la position que quelques secondes. Chute précoce, quand les yeux sont fermés.

L'accroupissement est bon.

Il existe, *aux membres supérieurs*, une légère incoordination, surtout marquée à gauche (les yeux fermés, elle dévie pour toucher le bout du nez avec l'index). Mad. D. a signalé le fait elle-même. Elle n'en a jamais été gênée d'ailleurs, sauf pour l'écriture qui est variable. A de certains jours, Mad. D. écrit comme autrefois, mais souvent elle a les doigts engourdis, raides, et elle modèle ses lettres comme un enfant.

Les *réflexes tendineux* : rotuliens, achilléens, tricipitaux sont toujours abolis. Ceux de l'avant-bras sont faibles.

Les *réflexes cutanés* : abdominal et plantaire sont normaux.

Les *douleurs fulgurantes* sont *très diminuées* comme fréquence et comme durée, elles ne persistent maintenant que quelques heures, parfois elles durent 1 ou 2 jours. Elles sont toujours localisées aux jambes. L'intensité semble avoir peu varié, elles ne nécessitent jamais une piqûre de morphine.

Les *crises rectales* ont diminué.

Mad. D. a toujours le matin, pendant à peu près le même temps, des « poussées » très pénibles qui la forcent à se présenter à la selle, le plus souvent sans résultat, mais parfois amènent l'évacuation de matières liquides toujours foncées.

Depuis quelques mois, un phénomène nouveau est apparu : ce sont des coliques intestinales avec borborygmes qui accompagnent les poussées et cessent avec les évacuations alvines. Mad. D. est toujours obligée de prendre des positions particulières pour pouvoir déféquer.

Comme elle a de faux besoins, elle ne va pas toutes les fois à la selle, ce qui a amené parfois des évacuations d'autant plus involontaires qu'elles succèdent aussi bien à des poussées de ténesme très légère qu'à des poussées très intenses.

Le système nerveux y prend toujours une grande part : quand son mari lui dit que ses plaintes ne sont pas fondées, qu'il est inutile qu'elle aille à la selle pour n'y rien faire, qu'il la gronde un peu, le ténesme cesse. Il semble que si la malade avait suffisamment de volonté, elle diminuerait aisément le nombre de ces épreintes.

Réactions douloureuses après les injections. Mad. D. a après chaque ou presque chaque injection des vomissements. les vomissements et les efforts provoquent une douleur s'étendant de l'estomac jusqu'au cou, suivant le tractus digestif, apparaissant souvent dans le dos, un peu bas entre les deux omoplates, et s'accompagnant d'intolérance gastrique à peu près absolue.

Enfin, la malade a, *de temps en temps,* une sensation de coton sous les pieds, de marcher sur du feutre, des frissons et des engourdissements des jambes, parfois des sensations de chaleur (elle peut maintenant prendre des bains, pourvu qu'ils soient tièdes), des démangeaisons sur le dos du pied gauche.

La *sensibilité cutanée* semble partout normale ; celle des organes profonds est atteinte : anesthésie cubitale, hypoesthésie du larynx.

Les pupilles sont irrégulières, sans mydriase ni myosis.

Le réflexe à la lumière est aboli à gauche, ébauché à droite.

Les muscles sont normaux : la vue est bonne.

Les *oreilles,* le *goût* et l'*odorat* sont normaux.

A part la diarrhée, les crises rectales et les crises gastriques consécutives aux piqûres, le tube digestif semble fonctionner normalement. L'appétit est très bon.

Le foie et la rate sont normaux.

Le rein droit est légèrement ptosé, non douloureux.

Il existe une incontinence légère, aussi bien le jour que la nuit.

Mad. D. présente un mélange de rétention et d'incontinence : elle a des crises de ténesme qu'elle ne peut parfois réprimer et qui s'accompagnent d'incontinence; à d'autres moments elle est obligée de pousser ou de prendre la position debout pour uriner. Il semble qu'elle ne sente pas normalement le besoin. Quand elle touche de l'eau avec ses mains, « l'idée lui en vient » et généralement la miction se fait alors normalement.

Les injections semblent s'accompagner, pendant 24, 48 heures de dysurie : la malade est obligée de pousser, elle n'émet une urine foncée, un peu brûlante, que goutte à goutte.

Il y a plûtôt diminution d'activité sexuelle, « je me passerais très bien de mari ». *Les règles sont régularisées*, elles ne sont presque jamais douloureuses ou très peu, durent 3 ou 4 jours et sont assez peu abondantes.

Les poumons semblent normaux, *les phénomènes laryngés ont complètement disparu depuis un an environ*. La voix est suivant les jours, enrouée ou claire, cet état date de l'enfance.

Au point de vue *cardio-vasculaire*, il existe quelques palpitations d'effort. Le cœur est de dimensions normales.

Le pouls est bien frappé, non bondissant à 80. $TA = \dfrac{TM}{tm} = \dfrac{15}{8}$.

La santé générale est bonne.

28 novembre 1913. — Ponction lombaire.

> Hypertension forte, liquide en jet, clair et transparent.
> Albumine négative.
> R. de Noxne négative.
> R. de Nogucni négative.
> Cellule de Nageotte : 4,2 lymphocytes par mm³.
> Wassermann du liquide négatif.

$$W = 0 \quad HW = 0 \quad J = ++ \quad \text{Poids (nue) 39 kg. 900.}$$

11° série.	3.12.13	0,60	
	10.12.13	0,90	N. A.
	17.12.13	1,05	

La 1ʳᵉ injection a provoqué une forte crise de douleurs fulgurantes. Le 3° jour après la 3ᵉ injection sont survenues des douleurs dans l'aine et les bras.

24 décembre 1913. — Les troubles moteurs n'ont point varié.

Les douleurs fulgurantes sont toujours très diminuées; un seul cachet les calme : dans la semaine, Mad. D. n'en a pas eu dans les jambes, mais quelques-unes, rares, dans l'aine et le bras gauche.

Les crises rectales sont en amélioration depuis un mois et demi, elles diminuent comme intensité, mais non comme fréquence et surviennent toujours de 10 à 15 fois dans la matinée, elles durent de 6 à 8 heures. Les borborygmes ont à peu près disparu.

Les dernières injections n'ont presque pas provoqué de vomissements et ne s'accompagnant presque pas de douleurs, n'ont pas nécessité de piqûre de morphine.

Mad. D. a encore la sensation de « doux » à la plante des pieds, mais elle sent parfaitement si elle est sur un parquet ou sur un tapis. Il y a moins de démangeaisons au pied gauche.

Pas de modifications oculaires, génitales, urinaires.

Seuls les réflexes de l'avant-bras, de faibles, sont devenus normaux.

Mad. D. a maintenant toujours faim et a bonne mine.

$$W = 0 \ HW = 0 \ J = 0 \ (15.1.14)$$

12ᵉ *série* . . . . . $\begin{cases} 21.1.14 & 0,60 \\ 28.1.14 & 0,90 \ \ N.\,A. \\ 4.2.14 & 1,05 \end{cases}$

9 *mai* 1914. — Les troubles moteurs sont en amélioration lente, mais continue ; Mad. D. se fatigue surtout beaucoup moins, est capable de faire 6 kilomètres, de monter 30 étages dans une journée sans lassitude ni essoufflement. Elle est beaucoup plus sûre d'elle-même, traverse facilement les rues au milieu des voitures : elle ne peut encore courir, mais accélère suffisamment l'allure pour éviter les obstacles. Enfin elle est heureuse de constater qu'elle peut maintenant porter des jupes étroites et des souliers à talons.

Objectivement, l'examen de la marche et de la station ne révèle aucun changement : il y a toujours une légère projection des jambes, un peu de chancellement au demi-tour, toujours une légère instabilité les pieds joints et chute sur un pied. Le dérobement des jambes a disparu.

Aux membres supérieurs quelque incoordination persiste et à l'examen, Mad. D. ne peut, les yeux fermés, toucher exactement le bout de son nez du bout de son index. Mais, dans la vie courante, elle n'est pas gênée. Elle s'habille seule, se sert à table sans aucune maladresse, elle coud et même elle brode. L'écriture est un peu variable et à de certains moments est composée de caractères tracés d'une façon enfantine.

Les douleurs fulgurantes sont encore assez fréquentes : elles surviennent environ toutes les semaines durant en moyenne de 2 à 8 heures, une seule crise a duré 2 jours, mais il suffit maintenant de 1 ou 2 cachets pour les calmer. Mad. D. a pris : en mars, 12 cachets d'aspirine, en avril 15. Le type fulgurant existe toujours mais l'élancement, qui survenait autrefois toutes les minutes ou toutes les 2 minutes, ne revient actuellement que toutes les 5 ou 6 minutes (vérifié).

Leur intensité, atroce autrefois, est fortement atténuée, encore vive toutefois : il est rare qu'une douleur provoque un cri de souffrance. Leur localisation est toujours la même : ce sont les jambes qui sont frappées. Durant les 3 semaines de repos, Mad. D. a eu seulement une fois une douleur dans le dos, interscapulaire et qui n'avait pas le type fulgurant.

Il y a diminution des crises rectales : Mad. D. a des « poussées » seulement pendant une heure et demie (de 5 heures à 6 heures et demie du matin) et durant ce temps, elle se présente 10 à 15 fois à la garde-robe pour ne faire qu'une selle fractionnée en 5 ou 6 fois. Dans la journée, elle n'en a que 2 ou 3 fois. Le facteur psychique est toujours très important : si elle est énervée, la malade a des poussées plus nombreuses : il suffit souvent qu'elle pense qu'il y a longtemps qu'elle n'en a pas eu pour les voir apparaître ; de même, dans le train, s'il y a des wagons-couloirs munis de W.-C. elle a du ténesme durant le trajet, et n'en a pas si les compartiments sont séparés, etc... Une seule fois, elle a eu des borborygmes.

L'hypoesthésie relative de la plante des pieds est toujours inconstante, les démangeaisons du pied gauche ont disparu. Pas de modifications objectives des sensibilités superficielle et profonde.

Les pupilles sont toujours irrégulières, la gauche plus grande que la droite ; leurs réflexes à la lumière sont identiques : aboli à gauche, ébauché à droite.

Les phénomènes vésicaux sont en amélioration ; la légère incontinence a totalement disparu et le ténesme vésical qui persiste est très atténué. Mad. D. pousse encore pendant la miction, mais il est rare qu'elle doive se mettre debout pour faciliter celle-ci.

Les règles sont en général régulières, cependant elles ont manqué au mois de février.

Pas de spasme laryngé depuis plus d'un an, pas de modifications de l'appareil cardio-vasculaire : la pression artérielle est toujours de $\frac{15}{8}$.

D'une façon générale, l'évolution de la maladie est stationnaire depuis 3 mois.

26 juin 1914. — Pas d'atrophie musculaire.

Hypotonie nette, mais peu accentuée, des muscles des cuisses et du bassin.

Les associations motrices sont encore troublées au niveau des membres inférieurs. Les mouvements élémentaires *dans la position couchée* (flexion et extension des jambes, adduction, abduction, etc.), qu'ils soient faits avec ou sans résistance, témoignent d'une incoordination encore marquée : les contractions sont très saccadées et déréglées, les mouvements sont exécutés avec brusquerie et mal adaptés au but. Le sens des attitudes est très bien revenu ; la sensibilité musculaire et articulaire profonde est actuellement intacte.

Dans la station debout, il y a encore de l'instabilité, assez marquée dans la position hanchée; cette instabilité donne de l'insécurité dans toutes les attitudes et tous les mouvements où il y a un temps d'arrêt un peu marqué dans la position, droite ou gauche ; marche lente et décomposée, montée et surtout descente d'escalier, descente en plan incliné, etc., toutes les positions d'équilibre sur une jambe.

	5.6.14	0,30	
13ᵉ *série*	12	0,60	N. A.
	19	0,93	
	26	1,03	

La première injection est suivie de douleurs dans les bras et les jambes. Après la 3° injection, douleurs lombaires ; quatre jours après, grande crise fulgurante, qui dure 2 jours.

Trois jours après la 4°, réaction intestinale vive, douloureuse avec ténesme rectal marqué.

Poids (nu) le 19.6.14 : 41 kg. 210.

Au début de la guerre, le traitement a été repris à doses faibles ; Mad. D. a reçu le 29.8.14 une injection à 0,45, et, sans doute en raison de phénomènes réactionnels, des injections à 0,15 et 0,30 le 8 et le 30 septembre.

Le 29.11.14, injection à 0,60, le 4 décembre à 0,90.

En février-mars 1915, 4 injections à 0,15, 0,30, 0,45, 0,60.

Juin 1915, 4 injections à 0,30, 0,45, 0,60, 0,90.

Juillet, août, 3 injections à 0,60, 0,90, 1,05.

Octobre : injections à 0,45, 0,60, 0,75, 0,90, 0,90 (2 novembre).

Du 2er au 29 décembre, 5 injections (0,60, 0,75, 0,90, 0,90, 0,90.

L'injection du 29.12.15 est la 73° reçue par Mad. D.

Le 29 octobre 1915, le mari écrit que l'amélioration continue à se manifester.

Le 15 décembre, Mad. D. pèse, nue, 40 kg. 600.

Les notes, relatives aux réactions qui ont suivi les injections faites à la fin de 1914 et en 1915 sont sommaires. D'une manière générale, ces réactions sont analogues à celles qui suivaient les injections en 1913 et 1914. Les douleurs consécutives, semblent devenues rares, les nausées, les vomissements, les réactions intestinales, semblent encore fréquentes.

14.11.16. Depuis le commencement de cette année, *aucun traitement n'a été fait.*

L'état général est bon, l'appétit tout à fait normal. Les digestions sont bonnes, le fonctionnement de l'intestin paraît normal, à part de petites coliques rares, le matin de temps à autre. Parfois il n'y a pas de ténesme rectal le matin ; le plus souvent il y a quelques poussées légères ; pendant une heure ou deux la malade éprouve le besoin d'aller à la selle. Quand l'intestin est vide, il n'y a plus de ténesme.

Le fonctionnement de la vessie est à peu près normal, jamais d'incontinence, mais la miction est un peu lente.

Les règles sont tout à fait régulières.

Les douleurs, dans les membres supérieurs, les membres inférieurs et les flancs sont rares ; parfois Mad. D. reste 5 ou 6 jours sans en avoir. Jamais les douleurs, qui ont toujours le caractère fulgurant ou lancinant, ne sont vives, elles se calment de suite par un cachet.

La marche paraît absolument normale, Mad. D. hésite seulement quand on la fait arrêter brusquement. Elle se tient avec des oscillations insignifiantes sur les pieds joints les yeux ouverts, elle peut même se tenir, avec des oscillations sur le pied droit, les yeux ouverts, 15 ou 20 secondes.

Il reste quelque peine pour descendre un escalier. Mad. D. descend sans rampe un escalier non ciré.

Elle ne court pas encore, mais peut marcher très vite.

L'écriture est aussi bonne qu'avant le tabes. Mad. D. a encore quelque peine à prendre de la monnaie sur une caisse.

Pupilles égales, en demi-myosis, ne réagissant pas à la lumière.

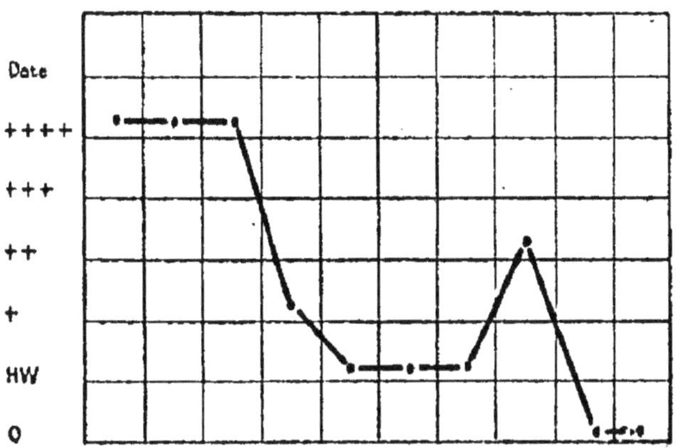

Cœur normal, sauf une accentuation du premier bruit à la région moyenne.

La malade a l'impression que son état est meilleur depuis 2 ou 3 mois qu'il ne l'était au début de l'année [1].

Obs. 83. — Syphilis ignorée. Tabes ancien (1897). *Traitement mercuriel irrégulier, à doses faibles ou quelconques (frictions). Forme sensitive. Troubles vésicaux. Troubles moteurs récents.* Traitement régulier, puis irrégulier par le néoarsénobenzol (42 injections) de septembre 1913 à juillet 1916. *Réactions douloureuses, s'atténuant peu à peu après les injections. Atténuation considérable des phénomènes douloureux et vésicaux. Atténuation des troubles de la marche. Disparition de bourdonnements d'oreilles.*

M. Mac., 54 ans. — Le malade n'a jamais présenté aucune trace de syphilis.

En 1897, diplopie passagère, à début brusque.

En 1901 apparaissent des douleurs fulgurantes, d'abord peu intenses, puis de plus en plus vives attribuées pendant longtemps au « rhumatisme ». Ces douleurs ont atteint leur plus grande intensité vers 1908, puis se sont atténuées dans une certaine mesure.

Nouveaux troubles oculaires en 1910. A ce moment, un médecin reconnaît l'existence du tabes.

1. Mad. D., revue en juillet 1917, paraît dans un état meilleur que l'année dernière même.

En mars 1912, survient brusquement une hyperesthésie excessive de la face dorsale du pied gauche, accompagnée d'un état parétique.

Le malade présente à deux ou trois reprises du dérobement des jambes.

En 1913, l'hyperesthésie diminue, tandis qu'apparaissent des troubles de la marche, surtout dans l'obscurité.

M. M. est marié, il a des enfants. Sa femme a fait deux fausses couches.

Il a été soumis aux frictions mercurielles en 1897 pendant 2 ou 3 mois, en 1901 pendant 3 semaines.

En 1912, traitement par des pilules de sublimé à 0 gr. 01 (un mois sur deux, une pilule par jour), en outre 2 pilules d'iodure de potassium par jour. Ce traitement est poursuivi pendant un an.

En 1913, *deux* injections d'huile grise. Iodure de potassium.

État au début du traitement (18 septembre 1913).

L'équilibre est instable, en particulier sur un terrain raboteux, le pied accroche pavés, trottoirs, marches d'escalier.

M. M. descend et monte également mal les étages.

Il projette les jambes et talonne. Il ne peut s'arrêter sans oscillations marquées. Les bousculades de la rue lui sont particulièrement pénibles.

Il ne peut avancer sans canne depuis.

Le dérobement des jambes est assez rare.

Dans la *marche au commandement*, on constate la projection brusque des jambes, des erreurs de direction, l'accrochage des talons ; le tout s'exagère notablement dans l'obscurité.

La *marche à reculons* est impossible.

Pied à pied, incoordination prononcée, le malade piétine, accroche les pieds, titube.

Dans la station, ROMBERG très net, chute immédiate, dès que les yeux sont fermés.

L'accroupissement est possible après maintes oscillations.

Il n'existe aucun signe d'incoordination aux membres supérieurs.

Légère atrophie des mollets.

Les douleurs sont généralement supportables. Le malade a une crise environ tous les trois mois ; chaque crise dure au maximum un jour. L'application d'eau chaude a un effet sédatif marqué.

Le caractère fulgurant est des plus nets. En dehors des crises, il existe assez souvent des douleurs fugaces.

Les membres inférieurs sont seuls atteints. Une seule fois seulement, il y a eu des douleurs en ceinture.

Il existe encore de l'hyperesthésie de la face dorsale du pied gauche.

De temps à autre, fourmillements dans les membres supérieurs.

La sensibilité cutanée paraît normale en général. Anesthésie au niveau des crêtes tibiales, du cubital gauche et des testicules. Anesthésie plantaire.

Suppression des réflexes rotuliens et achilléens, diminution du réflexe tricipital. Les réflexes du poignet sont conservés.

Réflexes plantaires et abdominaux normaux. Suppression du réflexe crémastérien à gauche seulement.

Pupilles inégales : D > G, régulières. Signe d'ARGYLL, des deux côtés.

Il existe quelques bourdonnements d'oreilles depuis 18 mois, surtout à gauche.

Odorat et goût normaux.

Vers 1004, à la suite d'un coup de pied de mulet, rupture traumatique de l'urèthre, avec rétrécissement consécutif; peu marqué du reste.

Il existe en outre une hypertrophie prostatique, modérée.

L'incontinence d'urine a précédé le rétrécissement (1902).

Actuellement M. M. est obligé d'uriner fréquemment, l'incontinence apparaît la nuit, à moins qu'il ne vide sa vessie toutes les deux ou trois heures.

Il existe de la paresse vésicale, M. M. fait des efforts pour vider la vessie.

Diminution de l'activité sexuelle depuis 1912 ; les désirs persistent, mais les érections sont difficiles, et les éjaculations précipitées.

Ancien buveur, fumeur (à New-York. M. M. fumait jusqu'à 40 cigares verts par jour).

Ni palpitations, ni angoisse, ni douleurs précordiales.

Cependant le cœur est gros, et il existe des claquements aortiques.

Pouls : 80 en moyenne.

$$IA = \frac{TM}{tm} = \frac{25}{10} .$$

Foie petit, rate normale.

Poids nu : 58 kg. 500.

Langue scrotale, légère leucoplasie commissurale.

$$W = + \quad HW = 0 \text{ (index hémolytique} = 0)\ J = ++++$$

20.0.13. *Ponction lombaire.*

Liquide clair *sans hypertension.*
R. de NONNE = ++
W = positif faible (1 cc.).
53,2 glob. blancs par mm³.

	22.9.13	0,20	
	29	0,30	
1ʳᵉ *série.*	6.10	0,60	N. A.
	13	0,90	
	20	0,90	

Douleurs fulgurantes après la 3ᵉ et la 4ᵉ injections.

Réactions thermiques après la 2ᵉ, la 3ᵉ et la 4ᵉ injections (38°6, 38°5, 38°1).

20.11.13. M. M. revient de Londres, il a eu un accident de voiture, suivi d'une fracture de côtes.

La marche est moins bonne, le malade moins sûr de lui. L'anesthésie plantaire s'est accentuée.

Les petites douleurs fugaces ont disparu ; d'autre part la miction se fait mieux. Poids nu $= 56$ kg. 200.

$$20.11.13. \; W = +\; HW = 0 \; J = ++++$$

$$2^{e} \; série \left\{ \begin{array}{lll} & 0,60 \\ 27 & 0,90 \\ 4.12 & 0,90 \\ 11 & 0,90 \end{array} \right. \text{N. A.}$$

Pas de réactions douloureuses après les injections, seule la première a amené de la fièvre (38°5).

31.12.13. La marche est meilleure : M. M. n'accroche plus les pavés dans la rue. Il projette encore les jambes et talonne, la marche pied à pied est à peu près impossible.

Romberg toujours très marqué.

Il n'y a eu aucune douleur depuis la dernière série. Les fourmillements des membres supérieurs, l'hypoesthésie du pied ont diminué.

Diminution des bourdonnements d'oreilles.

.L'incontinence d'urine est moins marquée ; M. M. pousse peu pour uriner.

La santé générale est bonne.

$$31.12.13 \; W = 0 \; HW = 0 \; (III = 0) \; J = ++++$$

$$3^{e} \; série \left\{ \begin{array}{lll} & 0,60 \\ 7.1.14 & 0,90 \\ 11 & 0,90 \end{array} \right. \text{N. A.}$$

Chaque injection provoque des douleurs fulgurantes dans les membres inférieurs, durant 2 ou 3 heures.

Réactions thermiques légères (37°8, 38°1, 38°).

Après la 3ᵉ injection, la réaction d'Abelin démontre une élimination senicale normale.

$$4.3.14 \; W = 0 \; HW = 0 \; J = ++$$

$$4^{e} \; série \left\{ \begin{array}{lll} & 0,60 \\ 11.3.14 & 0,90 \\ 18 & 0,90 \\ 25 & 1,03 \end{array} \right. \text{N. A.}$$

Douleurs fulgurantes après les injections, brèves (vingt minutes) et supportables.

Par contre, réactions thermiques assez intenses (38°8, 38°8, 38°3, 38°2).

A la fin de cette série, on constate les phénomènes suivants :

La station n'est à peu près point améliorée : le ROMBERG est toujours net, même les yeux ouverts. Le malade dit cependant se sentir plus de force et de solidité.

La marche est, par contre, très améliorée : la fatigue à peine marquée et le malade fait de longues promenades. Il monte l'escalier sans rampe, le descend de même, sans incident. S'il emporte toujours une canne avec lui, il ne s'en sert guèrecomme point d'appui ; le plus souvent il ne s'en sert point du tout.

Le dérobement des jambes est extrêmement rare.

Les troubles réflexes persistent sans modifications.

Dans l'intervalle des séries, M. M. n'a plus *aucune douleur*. Il ne souffre plus que durant quelques minutes après les injections ; de plus, dans les 24 premières heures, il a dans les jambes quelques élancements très rares, puis plus rien jusqu'à l'injection suivante : il remarque qu'étant donné le mauvais temps continu des dernières semaines, il aurait autrefois traversé une période de douleurs.

La sensation de coton du talon, le fourmillement des jambes ont totalement disparu. Seul, de temps en temps, apparaît fugacement une brûlure au pied gauche, presque inappréciable : « un soupçon » dit le malade.

Pas de modifications dans l'état de la sensibilité profonde.

Œil. — Les pupilles, en mydriase, sont devenues égales.

Les bourdonnements d'oreilles ont presque disparu.

L'incontinence d'urine, qui existait autrefois presque tous les jours, ne se reproduit plus qu'environ une fois par semaine ; corollairement la pollakiurie a diminué : M. M. peut rester 6 heures sans uriner. Aucune anesthésie vésicale.

  Ponction lombaire le 30.3.11.

    1,7 leucocytes par mm³.

    Glob. (R. de NONNE) = +

    RW = 0.

Après la 4ᵉ série, M. M. part en Algérie où est sa résidence habituelle.

De mai 1914 à octobre 1915, 10 injections en quatre séries (0,60 × 2 + 0,90 × 2 — 0,60 + 0,90 × 3 — 0,60 + 0,90 × 3 — 0,60 + 0,90 × 3). Réactions thermiques habituelles. Pas de réactions douloureuses.

M. M. est revu à Paris en octobre 1915. La santé générale est excellente. Les crises fulgurantes ont disparu.

La vessie fonctionne bien.

M. M. ne peut encore marcher sans canne ; il attribue le fait à une hydarthrose du genou gauche, survenue à la suite d'un violent traumatisme.

De novembre 1915 à juin 1916, 10 injections en 3 séries (0,60 + 0,75 + 0,90 × 2, 0,60 + 0,90 × 2 — 0,60 + 0,60 + 0,90).

Réactions thermiques, 38°, 38°2, 38°7 même. Pas de réactions douloureuses.

7.7.14. Ponction lombaire.

> *Hypertension marquée.*
>
> 2 glob. blancs par mm³.
>
> Albumine = 0,4.
>
> Globulines (R. de Noxxe) = +. La RW n'a pas été recherchée.

Santé générale excellente.

La vessie fonctionne bien.

Douleurs très rares.

Le malade retourne en Afrique.

28.6.17. Depuis un an, M. M. a reçu à Alger 3 injections (mars-juin 1917) à 0,45, 0,75, 0,90. La troisième a déterminé des frissons, un peu de fièvre. Pas de douleurs après les injections

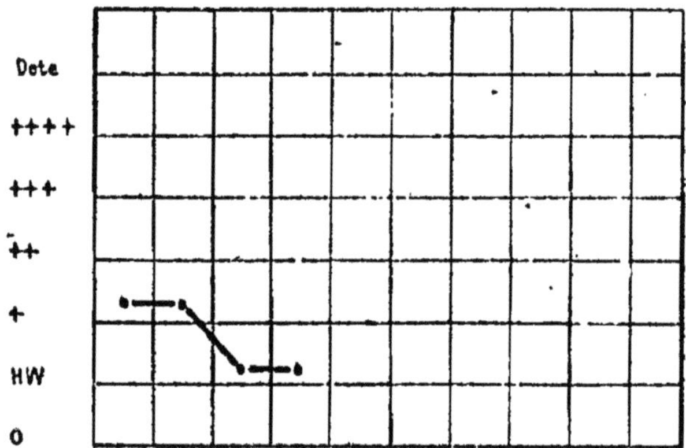

Les douleurs sont encore plus rares que l'année dernière.

Persistance du signe de Romberg, pieds joints, yeux fermés.

La marche est bonne. La vessie fonctionne bien.

Ponction lombaire le 2.7.17.

> Gouttes à peine rapides.
>
> Alb. = 0,30 p. 100.
>
> Globuline : limite.
>
> Cell. de Nageotte : 1,8, 1.

Obs. 84. — *Syphilis a peine traitée. Tabes. Début en 1902 par crises gastriques. 1905 : troubles visuels. 1910 : douleurs. En 1912, crises gastriques, phénomènes d'oppression. Céphalées, douleurs fulgurantes, troubles paresthésiques. Troubles moteurs. Incoordination des membres supérieurs. Amaigrissement. État neurasthénique. Traitement discontinu (42 injections en 10 séries) de 1912 à 1916. Amélioration remarquable, malgré l'irré-*

gularité du traitement. Disparition des troubles gastriques, de l'oppression, des céphalées, des douleurs, des troubles moteurs, de l'état neurasthénique, des troubles vésicaux, génitaux, engraissement, etc. Séroréaction oscillante.

M. Mil., 39 ans et demi (Dr Berrier, Houdan).

Chancre à l'âge de 23 ans. Roséole, plaques, pas d'autres accidents. Syphilis mal traitée : quelques pilules et un peu d'iodure.

En 1902, crises gastriques, avec vomissements bilieux : on parle d'hyperchlorydrie. Les accidents durent 10 à 12 jours et reparaissent tous les 3 ou 4 mois.

Aucun trouble gastrique dans l'intervalle.

Marié en 1904. En 1905, troubles de la vue (diplopie, photophobie, nuages devant les yeux), qui ont duré un mois et ont été traités par « un collyre ». Entre temps, les crises gastriques continuent, 3 ou 4 fois par an.

En 1910, apparaissent les premières douleurs dans les jambes, à type lancinant, qui durent 3 ou 4 jours, et reprennent tous les mois environ.

En février 1912, sensations de raideur dans les doigts de la main droite; en même temps nouveaux troubles de la vue : diplopie, un peu de photophobie, pas d'affaiblissement visuel proprement dit. Céphalées violentes, en outre.

Traitements suivis.

En février 1912 le malade reçoit à Nice 8 injections intraveineuses de 606 à 8 jours d'intervalle, à la dose de 0,30.

À Paris, en mai 1912. M. M. reçoit 5 piqûres à l'huile grise, et 2 injections intra-rachidiennes (en juin, et au début de juillet) de mercure colloïdal. Celles-ci ont, chaque fois, provoqué durant 8 jours des douleurs atroces dans les jambes, à type fulgurant; ces traitements auraient fait disparaître les céphalées.

Le malade a maigri de 13 livres depuis quelques années, manque d'appétit, digère mal, a de l'atonie intestinale, de l'oppression, des vertiges, *des maux de tête* (peu violents), de *la paresse intellectuelle*, de *l'apathie*.

État neurasthénique, avec vagues idées de suicide, dépression physique; pas d'affaiblissement de la mémoire ou de troubles de l'idéation.

Depuis février 1912, la marche devient difficile et pénible.

(Le Dr Berrier, qui a envoyé M. M. à la clinique s'est heurté pendant un certain temps à la volonté arrêtée du malade de ne pas se faire traiter par le 606).

30 *juillet* 1912. — M. M. ne peut se tenir sur une jambe les yeux fermés. Stabilité nettement compromise : le malade tourne bien au commandement, s'arrête, etc., mais oscille un peu; la marche est parfois un peu ébrieuse, incertaine, sans être incoordonnée à propre-

ment parler. Monte et descend un escalier sans peine, mais à la condition de se tenir à la rampe.

Contractions musculaires saccadées dans les jambes.

Hypotonie très accentuée (muscles des cuisses, muscles du bassin, muscles abdominaux).

Réflexes rotuliens abolis.
  — achilléens —
  — crémastérien —
  — abdominal —
  — tricipital —

Phénomènes d'oppression, survenant tous les jours, de 4 heures du matin jusqu'à l'après-midi : sensation de constriction au niveau de la région précordiale et de l'estomac, avec angoisse, suffocations, vertiges.

Cependant le cœur paraît normal.

Les crises gastriques reviennent tous les 3 ou 4 mois (durant parfois 10 jours) : affaiblissent beaucoup le malade, qui vomit beaucoup et ne peut s'alimenter. Dans l'intervalle, signes de dyspepsie (sensations de brûlure, état nauséeux fréquent).

Douleurs fulgurantes dans les jambes, tous les mois environ, qui durent 3 ou 4 jours (se calment difficilement avec les hypnotiques ou avec l'aspirine ou autres analgésiques).

Lourdeur de tête (avant les piqûres d'huile grise et de 606 il y avait des *céphalées violentes, tenaces* la nuit et surtout au réveil, avec insomnie); entre les piqûres de 606 (février 1912) et les piqûres intra-rachidiennes de mercure colloïdal (mai 1912), les céphalées avaient reparu, en avril : le 606 avait donné une accalmie de 2 mois.

Engourdissement dans la *main droite*, sensation de fourmillement surtout dans le petit doigt et l'annulaire, raideur : le malade qui joue du cornet à piston doit y renoncer; il est gêné pour exécuter des passages rapides, de même pour jouer du violon.

L'écriture est tremblée :

Douleurs en étau thoraciques du côté gauche.

Au niveau des chevilles, sensation de fourmillement.

Sensibilité aux trois modes, normale.

  — profonde, très atteinte : sensibilité articulaire diminuée (sens des attitudes conservé), sensibilités testiculaire, épigastrique, tibiale, achilléenne, *abolies*.

Œil. — Signe d'Argyll, incomplet à droite.

  Réflexe accommodateur, très paresseux.

  Inégalité pupillaire (pupille droite un peu déformée).

  Diplopie. Un peu de photophobie.

L'intestin est atone : M. M. ne va à la selle qu'avec un lavement.

Vessie très paresseuse, un peu d'insensibilité du col (besoin d'uriner mal perçu). Urines troubles.

Affaiblissement génésique.

$$1^{re}\ série\ \ldots\ldots \begin{cases} 31.7.12 & 0,30 \\ 5.8.12 & 0,00 \\ 10.8.12 & 0,00 \\ 17.8.12 & 0,00 \end{cases}\ \text{N. A.}$$

10 *août* 1912. — Depuis la 1re injection, la sensation d'oppression, dans la région précordiale, a augmenté. Au réveil, sensation d'angoisse respiratoire, de constriction thoracique en étau : cet état dure jusque dans l'après-midi. Le malade a remarqué que ces phénomènes peuvent précéder les crises gastriques.

Le traitement fait à Nice (600) avait exagéré aussi ces symptômes, après les 2 premières injections ; après la 3e injection tout s'était calmé.

17 *août* 1912. — L'état douloureux est diminué. La marche est un peu plus assurée.

Etat général. — Le malade aurait engraissé depuis juillet, l'appétit est devenu bon, il n'y a plus d'atonie intestinale, plus de brûlures à l'estomac, plus de nausées, d'oppression. Les sensations ont diminué ; 15 jours après la 4e injection (du 17 août), les troubles avaient complètement disparu. L'état neurasthénique s'est même atténué.

Disparition complète des maux de tête.

Il reste un peu de faiblesse dans les jambes ; mais la marche est plus stable, il n'y a presque plus d'oscillations.

Ecriture très améliorée, il n'y a plus d'engourdissement de la main droite.

Il existe encore quelques douleurs fugaces et discrètes, la nuit, dans les jambes, dans les pieds, aux doigts (raideur des doigts).

Le malade urine très bien, sans pousser. Retour partiel de la fonction génésique.

L'intestin va mieux (avant le traitement, le malade n'allait à la selle qu'avec un lavement).

La *vue* est encore faible, la photophobie n'a pas diminué.

Poids 57 kg. 200.

$$2^{e}\ série\ \ldots\ldots \begin{cases} 27.9.12 & 0,00 \\ 3.10.12 & 0,00 \\ 10.10.12 & 0,00 \\ 17.10.12 & 0,00 \end{cases}\ \text{N. A.}$$

Aucune réaction douloureuse après les injections. L'amélioration persiste et s'accentue.

23 novembre 1912.

Etat général bon. Le malade a un appétit excellent.

La force musculaire est revenue. Les douleurs fulgurantes ont considérablement diminué de fréquence et d'intensité : le malade n'a eu qu'une crise, légère d'ailleurs, qui a duré 2 jours. Plus de crises gastriques. Les troubles vésicaux ont *complètement* disparu.

Le matin au réveil, le malade se sent encore las, il a la sensation d'une courbature, douloureuse surtout au niveau des articulations ; les phénomènes de constriction thoracique sont peu violents, de même que les fourmillements dans les membres inférieurs, surtout dans les pieds : ils se dissipent une heure après le réveil.

Engourdissement permanent des 4e et 5e doigts surtout du côté droit qui le gênait à tel point dans l'exercice de sa profession de musicien, qu'il a dû l'abandonner ; M. M. est retourné à Houdan où il a pris la maison de commerce d'un de ses parents (épicerie, fruiterie).

La sensibilité profonde (testicule, épigastre, larynx) reste complètement abolie.

Marche encore un peu vacillante, le malade a parfois des vertiges, surtout quand il regarde derrière lui ou quand il fait brusquement un demi-tour. Il y a un *léger* ROMBERG, très net sur un pied.

La dureté de l'ouïe, qui a débuté il y a environ trois mois, persiste toujours.

La vue est toujours faible ; diplopie très accentuée quand le malade regarde un objet qui se trouve à sa droite.

L'inégalité pupillaire persiste. La pupille gauche est toujours déformée.

Les pupilles réagissent un peu à la lumière, mais lentement et de façon anormale ; elles s'accommodent très paresseusement à la distance.

Les réflexes des membres supérieurs paraissent normaux.

Appareil génital. — L'affaiblissement génésique a diminué, le malade a une érection environ tous les quinze jours, le coït s'accomplit dans de bonnes conditions et l'éjaculation se fait normalement.

$$W = + + \quad HW = +$$

3e série . . . . . . $\left\{ \begin{array}{ll} 23.11.12 & 0,00 \\ 30.11.12 & 0,00 \\ 7.12.12 & 0,00 \end{array} \right.$ N. A.

M. M. revient à la clinique le 4 janvier 1913.

Poids 63 kg. 100.

Les douleurs en étau existent toujours la nuit, elles réveillent le malade et quelquefois l'empêchent de dormir. Il se plaint en outre de fourmillements dans les pieds, de fourmillements et d'engourdissement fréquents dans les mains.

L'état de la vessie est excellent. La marche est bien meilleure. L'état général est bon.

$$W = 0 \quad HW = 0$$

4e série . . . . . . $\left\{ \begin{array}{ll} 4.1.13 & 0,00 \\ 11.1.13 & 0,00 \\ 18.1.13 & 0,00 \end{array} \right.$ N. A.

Le malade revient le 22 février 1913.

État général bon, appétit excellent. Le malade va régulièrement à la selle ; la vessie fonctionne très bien. Il n'y a plus de douleurs depuis 15 jours.

Le gros orteil droit est très volumineux, œdématié et douloureux, et s'accompagne d'un œdème du pied considérable le soir. Les fourmillements dans les mains et les pieds existent encore, mais ne se manifestent plus que par intermittences. L'engourdissement de la main droite (4° et 5° doigts) persistent. Le malade va se reposer, (repos absolu), pendant 15 jours à cause de son pied.

13.4.13. Les lésions du pied ont diminué graduellement, grâce au repos et aux pansements humides d'abord, puis à la pâte de zinc. Il s'est agi non de « troubles trophiques », mais d'une lymphangite avec état hypertrophique consécutif.

Il n'y a plus de douleurs dans les membres, ni de douleurs en corset.

Il n'y a plus de troubles gastriques *depuis le début. Tous les troubles vésicaux ont disparu.*

Le malade peut jouer du cornet à piston sans la moindre gêne, les mouvements des doigts et des lèvres étant redevenus faciles. Il y a encore un peu d'engourdissement dans les mains.

$$W = 0 \quad \text{II} \, W = 0$$

5° série. . . . . . $\left\{ \begin{array}{ll} 14.4.13 & 0,60 \\ 21.4.13 & 0,90 \quad \text{N. A.} \\ 28.4.13 & 0,00 \end{array} \right.$

Dans une lettre du 18 décembre 1913, M. M. dit : « J'ai toujours conservé les mêmes symptômes : engourdissement des 2 derniers doigts de la main droite qui me gêne pour écrire, mon œil droit que je suis souvent obligé de fermer pour fixer quelque chose et encore quelques raideurs au-dessus des côtes au réveil ».

La lettre est bien écrite : tout au plus quelques lettres sont-elles mal assurées.

16 *février* 1914. — Marche excellente, M. M. ne se fatigue pas facilement, il peut courir très aisément. Il n'y a plus de dérobement des jambes.

Station encore un peu troublée : oscillations nettes sur un pied.

La mobilité des doigts de la main droite est bien revenue : M. M. joue du piston sans gêne. Il va reprendre son ancien métier de musicien. L'écriture n'est plus tremblée.

Le gros orteil du pied droit est resté un peu hypertrophié.

Il ne reste actuellement aucun œdème de la jambe, ni du pied.

M. M. n'a eu aucune douleur pendant 6 mois, (avril à octobre). Depuis octobre des douleurs recommencent à apparaître dans les pieds, tous les 15 jours d'abord, puis elles augmentent de fréquence ; depuis un mois, il en apparaît toutes les semaines : ce sont maintenant des douleurs violentes, durant en moyenne 2 jours. Depuis une semaine, quelques douleurs plus lentes, moins violentes et n'ayant pas le type fulgurant dans la région lombaire et en ceinture.

A la main droite l'engourdissement persiste, mais ne gêne ni l'écriture, ni l'exercice du métier de musicien.

Les phénomènes d'oppression n'ont pas reparu.

La sensibilité cutanée est normale aux 3 modes. Celle des organes profonds n'est amoindrie qu'aux testicules.

La vue est bonne maintenant, mais pas meilleure qu'à la fin du traitement d'avril 1913.

Pupilles inégales, D > G, et irrégulières. Réflexe à la lumière aboli, à la distance paresseux.

Les fonctions vésicales se font maintenant normalement.

Troubles génitaux. — Nuls.

Digestifs. — Nuls. Bon appétit, digestions faciles, aucun écœurement, aucune douleur. Selles régulières. Foie normal, rate non percutable.

Cardiaques. — Rien fonctionnellement. Pouls 84.

M. M. sans être très gai, n'a plus sa tristesse d'autrefois, qui a été poussée jusqu'à l'idée de suicide.

M. M. ne sait s'il a engraissé, ni maigri; en juillet, il pesait 63 kg. 700.

$$W = +\!+\!+ \quad WII = +$$

6e série	16.3.14	0,15	
	23	0,30	
	30	0,60	N. A.
	6.4	0,00	
	15	1,20	

Les injections ne sont suivies d'aucun phénomène réactionnel.

A la fin de la série réveil des douleurs, pendant 15 jours, puis amélioration franche, l'appétit est bon, la gaieté reparaît.

1.7.14. Pas de douleurs jusqu'à la fin de juin. Crise gastrique il y a 8 jours, vomissements aqueux, clairs pendant 3 jours, avec état nauséeux, sans douleurs. Pendant 3 jours, le malade ne peut manger.

Le 4.7.14, un essai de ponction lombaire échoue : à deux reprises l'aiguille est obstruée par une matière blanchâtre (pachyméningite ?)

Poids 62.600.

7e série	4.7.14	0,30	$W = 0 \quad IIW = +$
	10	0,60	
	17	0,90	N. A.
	24	1,20	
	31	1,20	

8e série	5.2.15	0,30	
	10	0,45	N. A.
	17	0,60	

$$W = +++ \quad IIW = + \quad J = +++$$

9ᵉ série. . . . . $\begin{cases} 8.11.15 & 0,20 \\ 15 & 0,30 \\ 22 & 0,60 \\ 29 & 0,90 \\ 6.12 & 0,90 \\ 3 & 0,90 \end{cases}$ N. A.

M. M. va bien, mais est revenu parce qu'il a souffert de douleurs violentes dans la jambe gauche, à la fin d'octobre.

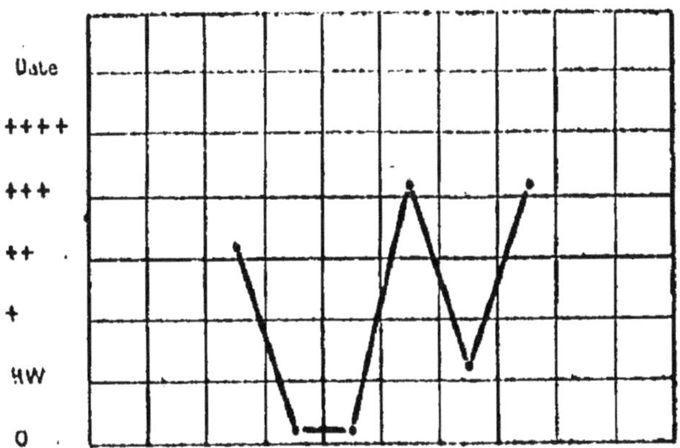

En janvier 1916, une 10ᵉ série est faite (0 gr. 45 + 0 gr. 60 + 0 gr. 75 + 0 gr. 90 + 1 gr. 20 + 1 gr. 20). La tolérance est toujours parfaite.

Obs. 85. — Syphilis (1893), non traitée. Tabes gastrique (*début* 1908). *Troubles moteurs, sensitifs, etc. Traitement discontinu par le néoarséno-benzol (31 injections). Réactions violentes au début seulement, malgré l'énergie du traitement. Disparition des crises gastriques et du ténesme rectal. Atténuation des troubles sensitifs et moteurs. Disparition de troubles auri-culaires. Diminution des troubles vésicaux. Engraissement.*

M. Pan., 43 ans (Dʳ Viard). — Syphilis en 1893, non traitée. Pas d'acci-dents jusqu'en 1908.

A cette époque, douleurs fulgurantes dans les membres, inférieurs et supérieurs, et même, à deux reprises, au niveau de la tête.

Ces douleurs deviennent insupportables. Ténesme rectal, à la même époque.

En octobre 1910, première crise gastrique qui dure 11 jours. Le malade entre à Lariboisière, où l'on porte le diagnostic de *tabes incipiens*.

Les douleurs fulgurantes persistent.

Juin 1911, nouvelle crise gastrique, aussi longue que la première.

Le Dr Viard prescrit un traitement spécifique.

En février 1912, troisième crise.

Amélioration à la suite d'un traitement par l'arsénobenzol.

En août et septembre, 3 ou 4 crises durant de 2 à 6 jours.

Les douleurs fulgurantes se sont atténuées.

Crises en novembre. A cette époque, douleurs en ceinture.

M. P. a été soumis aux traitements suivants :

Janvier, février 1912, 5 injections de calomel. Mars et avril, 10 injections d'hectine et 10 d'hectargyre.

En mai et juillet, 2 séries de 5 injections de 606 à dose inconnue, mais faible, de 0,20 à 0,30.

En novembre, 3 injections d'huile grise, qui sont si douloureuses que le malade ne peut les supporter.

25 *juin* 1913.

Marche d'apparence normale : le malade dit cependant que « la jambe gauche est plus lourde à traîner que la droite ». Dans la marche pied à pied, il y a une légère titubation.

Romberg très léger. L'oscillation n'est vraiment nette que les yeux fermés, sur un pied.

Très légère incoordination des membres supérieurs : le malade a remarqué qu'il ne pouvait plus exécuter sa signature comme autrefois. En particulier, il a une peine infinie à tracer le chiffre 3.

Abolition des réflexes rotuliens, achilléens, tricipitaux. Les réflexes de l'avant-bras et les réflexes cutanés sont normaux.

Subjectivement : engourdissement des deux derniers doigts de la main gauche, sans troubles moteurs. Hypoesthésie plantaire, sensation de marche sur du caoutchouc, surtout à gauche. Sensation inconstante de froid à la joue gauche. Céphalée rare, surtout après les repas, localisée aux mastoïdes. Douleurs fulgurantes très variables, à prédominance nocturne ou vespérale nette : elles existaient, par exemple, chaque jour de la semaine dernière, et cette semaine, le malade n'en a pas encore eu. Elles se localisent surtout aux membres inférieurs, atteignent parfois les membres supérieurs (les coudes seulement) ; ces douleurs sont maintenant très supportables et les crises sont moins fréquentes qu'autrefois. Enfin le malade accuse des douleurs en ceinture qui sont plus sourdes que les douleurs fulgurantes. Elles sont presque constantes, « j'y suis habitué », dit le malade, qui les compare à « quelque chose qui tient les chairs et les tord » sous les fausses côtes et dans la région épigastrique.

Objectivement : sensibilité cutanée, au tact, à la douleur normale. Sensibilité abolie à la crête tibiale et aux cubitaux, diminuée au niveau des testicules et du larynx, normale partout ailleurs.

Pupilles égales en myosis, un peu irrégulières. Argyll absolu. Accommodation bonne, muscles normaux. Acuité visuelle normale, mais souvent brouillards plus ou moins épais : le malade voit alors tout blanc.

Cette sensation dure de quelques minutes à quelques heures. Elle n'a pas réapparu depuis 15 jours ou 3 semaines.

Depuis 6 semaines, bourdonnements, bruissements comparables à une « fuite de vapeur » à l'oreille droite surtout. Ces phénomènes ont cessé depuis 8 jours.

Tous les jours, ou à peu près, une heure après le lever, par la respiration forte ou la pression épigastrique, surviennent des borborygmes bruyants s'accompagnant de nausées, puis d'une sensation de constriction gastrique, non véritablement douloureuse, qui persiste souvent toute la journée. « C'est intérieur », il semble au malade qu'il y ait là « quelque chose de raide » : les troubles disparaissent généralement quand il a déjeuné. Ces troubles ne paraissent pas avoir été modifiés par les différents traitements.

En période de crise, il y a de véritables douleurs. Elles apparaissent très brusquement, précédées par un état nauséeux, se localisent à l'épigastre, au thorax, à l'épaule gauche. Ce sont des douleurs extrêmement aiguës forçant le malade à se tenir courbé en deux. Elles s'accompagnent de nausées, augmentent d'intensité; enfin apparaît un vomissement bilieux plus ou moins abondant. La douleur se calme alors pour une dizaine de minutes, puis reprend jusqu'à un nouveau vomissement. Le malade vomit ainsi 25 à 30 fois dans la journée. Brusquement, sans cause apparente, tout cesse, douleurs et nausées. Durant toute la crise, intolérance gastrique absolue.

Pendant les crises gastriques apparaît du ténesme rectal avec fausses-envies. Il disparaît complètement dans l'intervalle des crises.

Troubles vésicaux. — M. P. est obligé de pousser pendant toute la miction : il sent mal se remplir sa vessie et couler l'urine dans l'urèthre : il urine par raison.

Anaphrodisie.

Tousse et crache le matin ; à l'auscultation, signes d'emphysème.

Pas de troubles fonctionnels de l'appareil cardio-vasculaire. Pouls régulier : 84. A l'auscultation, léger claquement aortique. Tension artérielle exagérée : $\frac{27}{15}$.

$$W = ++ \quad HW = +$$

	23.1.13		
	1.2.13	0,30	
Iʳᵉ série.	8.2.13	0,60	N. A.
	17.2.13	0,00	
	26.2.13	0,90	

Toutes ces injections se sont accompagnées d'une très légère céphalée, d'un peu de diarrhée et de nausées. *La seconde a été suivie d'une crise gastrique qui dura deux jours avec vomissements abondants. La troisième pro-*

voqua une nouvelle crise, plus violente, mais moins longue de moitié que la précédente. Pas de phénomènes gastriques à la 4° injection.

Après cette première série, le malade est en parfait état pendant 15 jours. Pendant la seconde partie de la période de repos, douleurs fulgurantes rares, mais, tous les matins, pendant plusieurs heures, douleurs stomacales sans vomissements.

$$W = ++ \; HW = +$$

2° série. . . . . .
$$\begin{cases} 29.3.13 & 0,60 \\ 5.4.13 & 0,90 \quad N.\,A. \\ 12.4.13 & 1,20 \end{cases}$$

Mêmes réactions qu'après les injections précédentes : céphalées légères, diarrhée, nausées, pas de vomissements.

Le 17.4.13 au matin, le malade éprouve à nouveau les douleurs gastriques, qui avaient disparu depuis une quinzaine de jours. Pour cette raison et la fatigue dont il se plaint, on ne fait pas la 2° injection à 1,20 qui avait été projetée.

M. P. engraisse légèrement.

$$W = 0 \; HW = +$$

3° série. . . . . .
$$\begin{cases} 3.5.13 & 0,90 \\ 9.5.13 & 0,00 \quad N.\,A. \\ 17.5.13 & 1,20 \end{cases}$$

Les réactions consécutives aux injections sont exactement les mêmes qu'à la série précédente. Seule, la première injection donne lieu à un frisson, de la fièvre (38°2), de la fatigue et une crise de douleurs fulgurantes.

$$W = 0 \; HW = 0$$

4° série. . . . . .
$$\begin{cases} 14.6.13 & 0,90 \\ 21.6.13 & 1,20 \quad N.\,A. \\ 27.6.13 & 1,20 \end{cases}$$

Les injections donnent lieu aux réactions habituelles : céphalée, diarrhée, nausées sans vomissements. Aucun phénomène surajouté.

26.7.13. *Ponction lombaire.*

Pas d'hypertension. Liquide clair.

Réaction de WASSERMANN positive (0,8).

Traces d'albumine. Très légère opalescence à la réaction de NONNE.
7,7 éléments au mm³ (7,5 lympho, 0,2 mono).

Le malade revient seulement au bout de 4 mois, le 7.11.13.

Durant cet intervalle, M. P. a reçu 25 injections de sérum de singe.

8.11.13. Aucune modification des troubles moteurs.

Comme troubles sensitifs, ont disparu : la sensation du froid à la joue gauche, les douleurs en ceinture, la céphalée. Ont diminué : l'engourdissement des 2 derniers doigts de la main gauche, la sensation de marcher sur du caoutchouc. Ont persisté : les douleurs fulgurantes, toujours vespérales, revenant avec la même fréquence et la même intensité. Au mois d'août, M. P. a eu une crise qui a duré 2 jours.

Aucune modification dans l'état des pupilles et de leurs réflexes. Les brouillards visuels ont disparu depuis juin. Le bruissement de l'oreille droite est apparu à nouveau pendant une semaine après la ponction lombaire. Depuis il n'existe plus.

M. P. n'a pas eu de crise gastrique importante, en dehors de celles qui ont été déterminées par les injections, depuis février 1913, mais les sensations matinales de nausée et de constriction persistent sans modifications. Pas de modification des troubles urinaires et génitaux. Tension artérielle : $\frac{20}{15}$. M. P. travaille plus vite et plus facilement ; il n'a ni engraissé, ni maigri et se sent bien portant.

$$W = 0 \text{ IIW} = + J = +++$$

5ᵉ série. . . . . $\begin{cases} 7.11.13 & 0,60 \\ 14.11.13 & 0,90 \\ 21.11.13 & 0,90 \\ 29.11.13 & 0,90 \end{cases}$ N. A.

D'une manière générale, après les injections, il y a diminution graduelle de la céphalée et de la diarrhée ; par contre le malade semble vomir plus fréquemment qu'au début du traitement.

$$W = 0 \text{ IIW} = + J = ++$$

Poids 63 kg. 500.

6ᵉ série. . . . . $\begin{cases} 27.12.13 & 0,60 \\ 3.1.14 & 0,90 \\ 10.1.14 & 0,90 \\ 16.1.14 & 0,90 \\ 23.1.14 & 1,20 \end{cases}$ N. A.

La 1ʳᵉ injection a été suivie, le 3ᵉ jour, d'une crise gastrique intense qui a duré jusqu'à la suivante. Mais la céphalée disparaît, les nausées et les vomissements deviennent, après les injections suivantes, inconstants, de même que la diarrée. Par contre, chaque piqûre amène un réveil des douleurs fulgurantes.

14.2.14. Au point de vue moteur : diminution du ROMBERG déjà léger ; le malade tient longuement sur un pied, les yeux fermés. Disparition de l'incoordination des mains ; amélioration de l'écriture.

Au point de vue sensitif : persiste encore la sensation d'engourdissement de la main gauche, aucune modification des douleurs fulgurantes, surtout vespérales et nocturnes, durant 2 heures en moyenne et toujours calmées par un seul cachet de pyramidon.

Aucune modification des réflexes, ni des troubles oculaires.

La sensation matinale de constriction gastrique et de nausées, persiste toujours, mais les crises ne reparaissent pas, réserve faite d'une qui est survenue le 30 décembre.

Les troubles vésicaux sont très modifiés : le malade éprouve maintenant le besoin d'uriner, il sent sa vessie se remplir — enfin il pousse moins : certaines mictions sont à ce point de vue absolument normales.

Pression artérielle : $\frac{27}{13}$.

Bon état général : le malade a engraissé de 2 kg. 400 (63 kg. 900).

$$W = 0 \ HW = 0 \ J = ++$$

6° série. . . . . $\begin{cases} 14.2.14 & 0,60 \\ 21.2.14 & 0,90 \\ 28.2.14 & 1,20 \\ 6.3.14 & 1,20 \end{cases}$ N. A.

Les injections sont assez bien supportées au point de vue gastrique (3 fois des nausées, 2 fois des vomissements), mais la 1re injection a provoqué des douleurs fulgurantes intenses qui diminuent par la suite.

M. P. revient le 28 mars 1914.

Dans ses 3 semaines de repos, il a eu des douleurs fulgurantes beaucoup moins intenses, moins fréquentes aussi : en moyenne, il en a tous les 2 jours, il a passé une semaine sans en avoir une seule. — De plus, elles ne prennent plus le type fulgurant : elles sont plus lentes « je les sens venir ». Elles prédominent du côté gauche.

Pas de crises gastriques, mais toujours une sensation presque nauséeuse du matin. Cette sensation cesse maintenant dès que le petit déjeuner est pris. Elle persistait autrefois jusqu'au repas de midi.

L'appétit est toujours bon, M. P. a engraissé : 64 kg. 360 (nu).

M. P. remarque que les réactions douloureuses après les injections semblent diminuer. Au lieu de durer 2 ou 3 heures, la dernière n'en a duré qu'une.

$$W = 0 \ HW = 0 \ J = 0$$

8° série. . . . . $\begin{cases} 28.3.14 & 0,60 \\ 4.4.14 & 0,90 \\ 10.4.14 & 1,20 \\ 18.4.14 & 1,20 \end{cases}$ N. A.

Mêmes réactions gastriques, c'est-à-dire peu marquées, et sans crise. Les réactions douloureuses diminuent très nettement d'intensité.

État au 16 mai 1914.

La période de repos a été bonne, surtout dans sa première moitié.

Les douleurs fulgurantes sont espacées (tous les 3 ou 4 jours), légères, et frappent presque toujours les jambes ; un seul cachet de pyramidon les calme. Depuis une dizaine de jours, elles reparaissent plus intenses ; 2 cachets de pyramidon restent actuellement sans effet sédatif sur elles. De plus elles sont presque quotidiennes et frappent avec une égale fréquence les jambes ou les bras (à gauche particulièrement) ; enfin elles durent longtemps, parfois toute la journée.

L'engourdissement de la main gauche n'est ni plus ni moins marqué ; cependant à de certains moments il a disparu complètement pour reparaître ensuite.

Durant toute la période de repos, M. P. a eu une ou deux fois quelques douleurs en ceinture, rarement une légère impression de froid à la joue gauche. L'hypoesthésie plantaire, la sensation de marcher sur du caoutchouc est, dit le malade, « insignifiante ».

Enfin et depuis environ le 25 avril, le malade a eu un symptôme qu'il

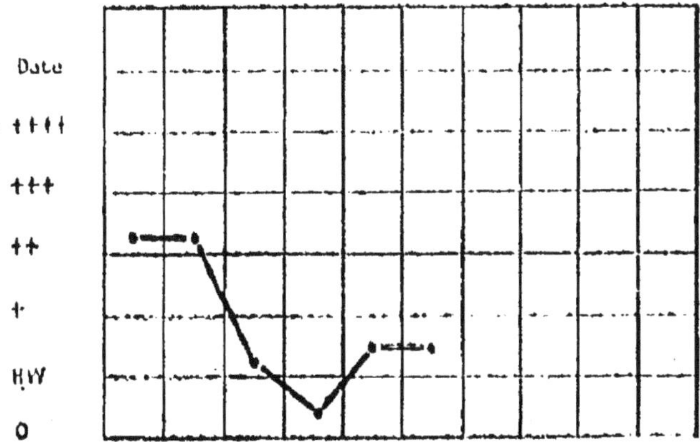

avait ressenti autrefois rarement et faiblement : des douleurs dans la région précordiale. C'est l'après-midi, vers 3 heures 1/2 que commencent les sensations douloureuses, tantôt pongitives, tantôt rhumatoïdes, tantôt « comme des points de côté ». Ce sont, en général, des douleurs continues, sans exacerbations, non réveillées par la pression, qui siègent en des points divers de la région précordiale et durent, en général, 2 à 3 heures. Parfois elles ont duré toute la journée. Elles surviennent à peu près 5 à 6 jours par semaine. Jamais elles n'ont poussé le malade à prendre des cachets analgésiques pour les calmer.

Les troubles moteurs sont à peu près stationnaires : le malade marche bien, et longtemps sans se fatiguer ; il franchit très aisément les escaliers, mais a cependant un peu d'insécurité de la marche dans l'obscurité. La station est bonne. Les pieds joints et les yeux ouverts, il n'y a pas de ROMBERG : celui-ci apparaît, presque imperceptible, quand les yeux sont fermés. Le malade tient longuement sur un pied les yeux ouverts, chancelant à peine. Il chancelle davantage et reste moins longtemps sur un pied, quand les yeux sont fermés.

M. P. n'accuse aucune gêne des mains, la signature et la formation des chiffres, en particulier des 3 se font normalement.

Il n'y a d'autres modifications des réflexes que le retour, peu marqué, du réflexe tricipital.

Les pupilles, égales, myotiques, sont toujours absolument immobiles à la lumière. Le malade accuse parfois des troubles passagers de la vue « comme si j'avais les larmes aux yeux » pendant quelques secondes. Il a eu 1 ou 2 fois depuis le dernier examen auquel il a été soumis, une sensation de brouillard au travers duquel il voit tout en blanc (cette sensation se produisait autrefois régulièrement tous les jours après le déjeuner).

Les sensations auditives anciennes (bruit de vapeur qui fuse) ont totalement disparu.

M. P. se plaint toujours de la sensation de constriction nauséeuse qui existe dès le réveil et se calme après le déjeuner ; jamais elle n'amène de vomissements. Cette sensation n'a pas changé, d'aucune manière. M. P. n'a pas eu de crise gastrique depuis le 30 décembre 1913. Le ténesme rectal, qui n'existe qu'au moment de ces crises, n'a pas reparu non plus.

Il n'y a pas de modifications dans l'état de la vessie : certaines mictions sont difficiles, et le malade doit pousser. Certaines autres sont en tous points normales.

Enfin M. P. accuse une diminution nette de l'activité génitale, les érections sont moins fréquentes et moins complètes, les éjaculations retardées, parfois absentes : le malade a 44 ans.

La pression artérielle est de $\frac{27}{17}$.

La santé générale est parfaite, le malade a bonne mine et se sent vaillant, il a légèrement engraissé (64 kg. 800).

M. P. est revu en janvier 1916, en bon état.

Obs. 86. — SYPHILIS (1909), MAL TRAITÉE. TABES INCIPIENS (début 1912). *Céphalées, troubles oculaires, suppression presque complète des réflexes rotuliens. Signe de* ROMBERG. *Troubles cardiaques, sans signes de lésions orificielles.* Traitement irrégulier (38 injections en 8 séries). *Réactions cardiaques après les injections. Disparition de la séroréaction sanguine, atténuation des troubles oculaires (mydriase), de la céphalée. Disparition du signe de* ROMBERG, *atténuation du signe de* WESTPHAL.

M. Rev., 36 ans (Dr ARAGON). — Syphilis en 1909. Chancre. Roséole légère. Pas d'accidents secondaires connus.

Traitement : injections de biiodure à 0 gr. 01 tous les deux jours pendant 18 mois environ.

Pas d'accidents, pas de traitement depuis cette époque.

En juillet 1912, début brutal des accidents nerveux, par une céphalée violente, localisée sur tout le pourtour de l'orbite gauche, durant toute la nuit, empêchant le sommeil.

Ni vomissements, ni fièvre.

A partir de cette époque, la céphalée reparaît fréquemment, elle présente toujours les mêmes caractères ; survenant le soir, elle se prolonge en général jusqu'à midi.

La douleur affecte toujours la même localisation, elle est continue, sans battements, tantôt sourde, tantôt aiguë.

A la fin de 1912, surviennent également des phénomènes d'hémihypoesthésie faciale gauche. La sensibilité au contact est vive, ainsi qu'à la piqûre : cependant la peau « semble morte ».

Au niveau du menton, du crâne, à gauche, il y a parfois des sensations de « bête qui marche sur la peau ».

De temps à autre, rarement, douleurs dans les bras, dans les reins sans caractères spéciaux.

Vers la fin de 1912, le malade eut la vue brouillée pendant une quinzaine de jours, il ne pouvait se rendre compte de la forme exacte des objets. Guérison spontanée et totale de ce symptôme.

État au début du traitement (2 août 1913).

M. R. présente des signes nets, mais peu nombreux de *tabes incipiens*.

La marche est normale, il n'y a pas de dérobement des jambes, mais on constate un ROMBERG léger dans la station debout.

Les réflexes rotuliens sont à peu près nuls, les autres réflexes tendineux sont normaux. Réflexes cutanés normaux.

Le malade n'accuse aucune douleur dans les membres inférieurs. La sensibilité cutanée est normale, mais les nerfs cubitaux sont à peine sensibles à la pression. L'hémihypoesthésie de la face persiste depuis un an.

Mydriase à gauche ; la pupille de ce côté est paresseuse à la lumière. État normal du côté droit.

Il n'existe aucun trouble auriculaire.

Le cœur paraît normal $\dfrac{\text{TM}}{\text{tm}} = \dfrac{19}{10}$.

L'état cérébral semble normal, la mémoire est bonne, le calcul, la parole, l'écriture sont normaux. Le médecin du malade a remarqué un peu de mégalomanie (?) Il existe du tremblement fibrillaire de la langue très net. Aucun tremblement des mains.

Poids 62 kg. 360.

Albumine urinaire $= 0$.

$$\text{W} = ++ \quad \text{HW} = +$$

	4.8.13	0,20
	11	0,30
1re série.	26	0,45
	1.9	0,60
	8	0,90
	14	0,90
	21	1,03
	29	1,03

N. A.

Les injections ne provoquent pas de réaction thermique dépassant 37°9.

Les quatre premières sont suivies de céphalée passagère, l'avant dernière de nausées. M. R. est fatigué à la suite des piqûres, il maigrit légèrement (62 kg. 360 le 4 août, 61 kg. 500 le 14 septembre).

La dernière injection à 1,05 est suivie de palpitations pénibles et de tachycardie (110 le 30 septembre au matin).

M. R. rapporte qu'en juillet 1912, il a présenté des palpitations violentes, présentant un caractère de continuité spécial avec sensation de sténocardie, angoisse, battements perçus dans le décubitus horizontal. Pas de douleur angineuse.

M. R. a attribué ces phénomènes à de graves émotions dont il a été victime.

Après une période de repos de 5 semaines, le traitement est repris le 8 novembre.

$$W = ++ \quad HW = 0$$

$$2^e \text{ série} \dots \dots \begin{cases} 8.11.13 & 0,60 \\ 15 & 0,90 \text{ N. A} \\ 22 & 1,05 \end{cases}$$

La première injection provoque seule une céphalée légère. Toutes sont suivies de nausées, très violentes après la 3e. Celle-ci est suivie de vomissements le lendemain, d'une extrême fatigue, d'un état d'anorexie qui se prolonge pendant 3 jours.

L'état du pouls a été observé de près au début de cette période d'injections.

Après la première, le 8 à midi T = 36°5 P = 68.

9 heures du soir T = 37°2 P = 80.

Le 9, 8 heures du matin P = 92.

11 h. 30 — P = 108.

2 heures du soir P = 120.

6 heures — P = 92.

Le 10, 8 heures du matin P = 88.

Le 11 — — P = 86.

Le 12 — — P = 88.

Le 15, injection (0,90)

Pouls à midi : P = 70 T = 36°4.

8 heures du soir P = 82 T = 37°2.

Le 16, 8 heures du matin P = 78.

— midi P = 116.

5 heures du soir P = 98.

Le 17, 8 heures du matin P = 75. ·

— minuit P = 85.

Les jours suivants le pouls oscille entre 72.76, le matin, 76,81 de 11 heures à minuit.

En somme, le traitement a provoqué des phénomènes de tachycardie passagère, prononcée le lendemain des injections. Ce traitement a donc été mené avec trop d'énergie, chez un malade qui avait présenté des troubles cardiaques avant d'être soumis aux injections de néoarsénobenzol.

La tachycardie s'est accompagnée d'un état irrégulier du pouls.

Le malade revient le 22 février 1914. A ce moment, la séroréaction est devenue négative. M. R. reçoit seulement deux injections, l'une à 0,45, l'autre à 0,60, qui déterminent quelques nausées, sans troubles du pouls.

$$W = 0 \quad BW = 0$$

4° série	31.5.14	0,30
	6.6	0,45
	13	0,60 N. A.
	20	0,90
	27	0,90

Nausées après la 4° injection seulement. Pas de réactions thermiques. Les injections fortes déterminent *un peu* de tachycardie et d'irrégularité du pouls, et des palpitations.

5° série	13.10.14	0,30
	30	0,45
	6.11	0,60
	13	0,75
	27	0,30

La quatrième injection provoque une céphalée intense, des nausées, des vomissements, de la fièvre (39°).

6° série	29.1.15	0,30
	5.2	0,45
	12	0,60
	19	0,75

7° série	31.5.15	0,30
	7.6	0,60
	14	0,75
	21	0,90
	30	0,90
	7.7	1,05

Les injections sont bien tolérées. Palpitations après la 4°, la 5° et la 6°, mais légères.

Les phénomènes réactionnels cardiaques qui suivent les injections sont de plus en plus faibles, mais existent toujours.

18.6.15. En comparant l'état actuel à l'état du malade avant traitement on note :

La diminution de fréquence et surtout d'intensité des céphalées, qui cèdent à un cachet de pyramidon à 0,20 (il en fallait autrefois 2, 3 ou 4),

La diminution de l'hypoesthésie faciale.

La diminution de la mydriase.

La vue est plus nette.

17 septembre 1916 W = 0 HW = 0

Ponction lombaire. Liquide clair. Gouttes rapides.

Albumine = 0,40 p. 1000.

Globulines = +++ (NONNE, NOGUCHI).

Glob. blancs par mm³ = 1.

La séroréaction n'a pas été recherchée.

Le 27.9.16, on note la disparition totale du signe de ROMBERG.

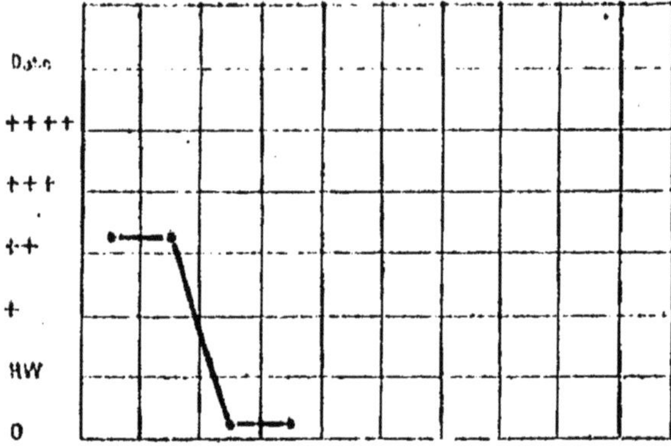

La marche pied à pied, les yeux ouverts et même fermés est correcte.

Le réflexe rotulien droit est plus vif qu'à l'état normal.

Le gauche est encore faible, mais net.

Les phénomènes réactionnels cardiaques qui suivent les injections sont de plus en plus faibles, mais existent toujours.

$$8^e \text{ série} \ldots \ldots \begin{cases} 8.5.16 & 0,30 \\ 15 & 0,45 \\ 22 & 0,60 \text{ N. A.} \\ 29 & 0,75 \\ 5.6 & 0,90 \end{cases}$$

Nausées après les deux dernières.

9.6.16. L'état est stationnaire depuis un an, dit le malade.

Les céphalées sont très rares.

La mydriase a disparu.

Réflexes rotuliens nettement perceptibles.

Les injections faites en mai ont déterminé de la tachycardie (jusqu'à 110) *non le jour de l'injection, mais le suivant*. Le surlendemain, cœur normal.

Le malade part en Espagne pour raisons d'affaires.

Obs. 87. — Syphilis (1905), a peine soignée. Tabes de forme sensitive et motrice. Traitement par le néoarsénobenzol (53 injections en 12 séries). *Diminution des troubles sensitifs et vésicaux. Séroréaction rebelle. Au cours du traitement, troubles moteurs exagérés pendant les séries, disparaissant dans l'intervalle.*

M. Rich., 32 ans. — Syphilis en 1905 : chancre, pas d'accidents secondaires.

Pilules pendant 4 ou 5 mois.

En mars 1913, accidents oculaires (vue trouble), soignés aux Quinze-Vingt. Il est déjà question de tabes à cette époque, mais il n'y pas de troubles moteurs.

Le malade fait des injections mercurielles à deux reprises, pendant un mois. Plus tard, il est soumis aux frictions et prend de l'arséniate de soude. Les troubles visuels disparaissent.

Des douleurs fulgurantes et des troubles de la marche apparaissent à la fin de 1913.

En 1914, M. Rich. se plaint d'engourdissements prolongés au niveau des genoux, avec sensation de raideur.

29.6.14. Douleurs de caractère nettement fulgurant, mais rares et peu intenses.

Romberg très net sur deux pieds, les yeux fermés. Pas d'oscillation les yeux ouverts sur deux pieds, mais oscillation sur un seul.

Le malade tourne bien au commandement. La marche est normale, même dans les escaliers.

La miction est parfois difficile, le malade doit pousser pour uriner. Les fonctions génitales sont normales.

Il n'y a pas de troubles gastriques ni intestinaux, cependant M. R. a perdu 6 kilogrammes depuis un an.

Les pupilles sont inégales : G > D; elles se contractent lentement et incomplètement à la lumière, surtout à droite.

Suppression des réflexes rotuliens et achilléens.

$$6.7.14 \; W = +++ \; HW = +$$

Ponction lombaire :

    L = 53 par mm³.
    Alb. = 0,0.
    Glob. = ++
    W = + (dil. 0,5).

Albumine urinaire = 0.

Trois injections (0,10 + 0,15 + 0,30) sont faites en juillet, le traitement est interrompu par la mobilisation.

10.5.15. M. Rich. a été réformé en raison des troubles moteurs : son état s'est aggravé.

Il se plaint de douleurs fulgurantes, survenant 2 ou 3 fois la semaine. Les crises durent de 2 à 4 heures ; leur intensité est modérée. Les douleurs sont limitées aux jambes et aux pieds ; dans les genoux, elles ont le caractère de douleurs en vrille, fréquentes et pénibles.

Marche incertaine, dans les escaliers, au bord des trottoirs et même en terrain plat.

Paresse vésicale.

Poids 47 kg. 250 (nu).

$$2^e \text{ série} \left\{ \begin{array}{ll} 10.5.15 & 0,10 \\ 17 & 0,15 \\ 20 & 0,30 \\ 20 & 0,60 \\ 9 & 0,90 \\ 23 & 0,90 \end{array} \right. \text{N. A.}$$

$$3^e \text{ série} \left\{ \begin{array}{ll} 23.7 & 0,30 \\ 31 & 0,60 \\ 7.8 & 0,75 \\ 16 & 0,90 \\ 23 & 0,90 \\ 30 & 0,90 \end{array} \right. \text{N. A.}$$

Traces d'albumine dans l'urine avant la 1re injection.

Quelques douleurs dans les jambes et nausées après les injections à 0,90.

$$W = +++ \quad WW = +J - ++++$$

$$4^e \text{ série} \left\{ \begin{array}{ll} 25.9.15 & 0,60 \\ 1.10 & 0,90 \\ 11 & 0,90 \\ 18 & 0,90 \end{array} \right. \text{N. A.}$$

Après la première injection à 0,90, légère réaction thermique (37°9) le lendemain matin 38° le soir 38°1.

Diarrhée, nausées, vomissements, après cette injection.

Mêmes symptômes, moins intenses, après les deux suivantes.

$$W = +++ \quad WW = +J = ++++$$

$$5^e \text{ série} \left\{ \begin{array}{ll} 14.11.15 & 0,60 \\ 21 & 0,90 \\ 29 & 0,90 \\ 5.12 & 0,90 \end{array} \right. \text{N. A.}$$

Légère réaction thermique (38°) après la première injection ; nausées vomissements, faiblesse dans les jambes pendant 3 jours.

Mêmes symptômes, moins intenses, après les injections suivantes.

$$6^e\ \text{série} \ldots \ldots \begin{cases} 9.1.10 & 0,60 \\ 16 & 0,90 \\ 22 & 0,90 \\ 29 & 0,90 \end{cases} \text{N. A.}$$

38° vomissements après la 1re injection.

Vomissements, sans nausées, moins marqués après les suivantes. Poids 46 kg. 600.

$$7^o\ \text{série} \ldots \ldots \begin{cases} 11.3.10 & 0,60 \\ 18 & 0,90 \\ 25 & 0,90 \\ 1.4 & 0,90 \end{cases} \text{N. A.}$$

Vomissements, sans nausées après la 1re, la 2e et la 4e. Pas de réactions thermiques. Diarrhée de temps à autre après les injections.

$$\text{W} = +++ \quad \text{RW} = +\text{J} = ++++$$

$$8^o\ \text{série} \ldots \ldots \begin{cases} 29.4 & 0,60 \\ 13.5 & 0,60 \\ 20 & 0,90 \\ 27 & 0,90 \\ 3.6 & 0,90 \end{cases} \text{N. A.}$$

Diarrhée après les injections, vomissements après la 1re, la 3e la 4e et la 5e. Réaction thermique (38°) après la 5e seulement.

Albumine urinaire = traces après la 2e injection.

$$9^o\ \text{série} \ldots \ldots \begin{cases} 1.7.10 & 0,60 \\ 8 & 0,90 \\ 15 & 0,90 \\ 22 & 0,90 \end{cases} \text{N. A.}$$

37°8 après la 1re injection, 38° après la 2e (frisson), 37°8 après la 3e, 37°5 après la 4e.

Douleurs des membres après la 2e.

16.7.10. *Les troubles moteurs sont exagérés*, la démarche est incertaine, le malade craint toujours de tomber.

Cependant tous les autres phénomènes tabétiques sont en voie d'amélioration. Les douleurs sont devenues très rares, et la vessie fonctionne beaucoup mieux qu'avant le traitement. L'état général est bon.

A ce moment, j'attribue l'incertitude plus grande de la marche chez ce malade, que je n'ai pas vu depuis six mois, à un mauvais état moral.

M. R. partage cette opinion, il déclare qu'il suffit qu'il soit occupé, qu'on ne le regarde plus pour que la marche soit moins mauvaise. Il est convaincu qu'il ira mieux après une période de vacances.

Quelques vomissements, sans nausées après toutes les injections.

$$W = +++ \quad HW = + \quad J = ++++$$

10° série. . . . . . $\left\{\begin{array}{ll} 26.8.16 & 0,60 \\ 29 & 0,90 \\ 9 & 0,90 \\ 16 & 0,90 \end{array}\right.$ N. A.

Douleurs après les deux premières injections, diarrhée, vomissements sans nausées après toutes.

11° série. . . . . . $\left\{\begin{array}{ll} 14.10.16 & 0,60 \\ 21 & 0,90 \\ 30 & 0,90 \\ 6.11 & 0,90 \\ 13 & 0,90 \end{array}\right.$ N. A.

Crise de douleurs fulgurantes après la 1re injection, diarrhée après les trois premières, vomissements sans nausées après toutes.

9.12.16. M. R., vu après une période de repos, se trouve bien. La marche est bonne, *même quand on le regarde*. Il se tient sans oscillation sur un pied les yeux ouverts.

Il n'a souffert depuis un mois qu'à deux reprises. Les douleurs n'ont plus le caractère fulgurant : ce sont des douleurs en vrille, survenant la nuit.

M. R. dit qu'il est devenu impuissant, depuis le début du traitement ; cette impuissance du reste a disparu depuis deux mois.

$$W = ++ \quad J = +++$$

12° série. . . . . . $\left\{\begin{array}{ll} 10.12.16 & 0,75 \\ 23 & 0,90 \\ 30 & 1,05 \\ 6.1 & 1,05 \end{array}\right.$ N. A.

Vomissements, sans nausées, après toutes les injections. La température n'atteint jamais 38°.

6.1.17. Les douleurs ont disparu, même dans les genoux, il n'y a plus que, de temps à autre, de petites secousses passagères durant quelques secondes.

M. R. pousse très peu pour uriner, beaucoup moins qu'autrefois.

La vue est bonne.

Mais la gêne de la marche est manifeste, quand il est dans la rue, sur un terrain humide ou glissant, quand il veut prendre un tramway, etc.

Il me paraît aujourd'hui certain que ces troubles apparaissent pendant les séries, et disparaissent pendant les périodes de repos. M. R. est formel à cet égard. Ces phénomènes n'existent que depuis la 6e ou la 7e séries.

Il affirme également que l'impuissance reparaît pendant les périodes de cure.

Le malade ayant reçu un traitement régulier, très prolongé (53 injections) est mis au repos pour six mois.

II

LE TRAITEMENT DU TABES EN 1916

Les documents que j'ai réunis permettent d'étudier l'action du traitement de la syphilis, sous ses formes anciennes, sur le développement du tabes, et même l'action du traitement antisyphilitique, tel qu'on le fait en général, sur l'évolution de celui-ci.

I

TRAITEMENT DE LA SYPHILIS JUSQU'AU DÉBUT DU TABES

Parmi les 87 malades que j'ai soignés 27, atteints de syphilis ignorée, n'ont subi aucun traitement mercuriel jusqu'au début de l'affection spinale. Je n'ai pas de renseignements sur le traitement fait par quelques-uns.

La plupart des autres ont été *mal soignés*, si l'on entend par *bien soignés* les malades seulement, chez lesquels le traitement a été poursuivi, pendant quatre ans, suivant les règles de Fournier.

Mes observations démontrent la négligence qui est encore apportée au traitement de la syphilis. Elles concernent des malades appartenant souvent à des classes aisées et même riches. Un professeur de lycée (61) a pris *un litre de sirop de Gibert.* Un négociant, M. Lef. (39) a été traité *pendant un mois.* Un propriétaire argentin, M. de G. (8) a fait *soixante frictions.* Un banquier de New-York (21) a fait, après le chancre, *des frictions pendant 3 mois,* etc.

L'enseignement, les efforts persévérants de Fournier et de ses élèves, des médecins qui ont accepté ses doctrines à l'étranger, les luttes qui ont été engagées contre l'opportunisme dans le traitement de la syphilis n'ont donc pas suffi à convaincre la plupart des médecins ; la nécessité de soumettre tous les malades à une discipline thérapeutique n'est encore acceptée que par le plus petit nombre.

On incrimine parfois la négligence des malades ; elle serait rare, si tous les médecins qu'ils rencontrent étaient persuadés de la gravité de la syphilis et de la nécessité de soigner l'infection elle-même et non les accidents.

Cet état de choses changera, si l'on admet que la syphiligraphie ne forme pas une science à part, qu'elle fait partie de la médecine géné.

rale, que tout médecin doit être syphiligraphe, puisque la syphilis est d'observation quotidienne et une des plus redoutables parmi les affections qu'il rencontre.

Quelques malades ont été bien traités au début de la syphilis : M. B. (47) a été soigné pendant 4 ans, sous la direction de M. Fournier lui-même. M. Goss. (63) a pris pendant 5 ans des pilules de sublimé. M. Mat. (51) a pris des pilules pendant 3 ans, de l'iodure pendant 5. M. Mor (20) a pris des pilules pendant 4 ou 5 ans. M. Pal. (74) a été soumis au traitement mixte pendant 3 ans, puis a fait un traitement nouveau pendant une période de 2 ans. M. Pen. (53) a pris des pilules pendant 4 ans. Mad. Cha. (33) a subi un traitement de 5 ans. M. Vall. (46) a pris des pilules de 1900 à 1904. M. St. P. (78) a été soumis à des injections d'huile grise pendant 4 ans, plus tard à des injections de benzoate et d'hermophényl. M. V. (57) a pris des pilules et de l'iodure pendant 3 ans. Mad. Rou. (45), 150-200 pilules par an pendant 5 ou 6 ans.

Il faut insister sur le développement du tabes chez des malades soumis au traitement classique, puisqu'il existe encore des partisans irréductibles du traitement mercuriel, sous ses formes anciennes ; on peut se demander si le traitement, hydrargyrique ou mixte, poursuivi pendant 4 ans, a réellement une action préventive sur le développement du tabes. A cette question on ne peut répondre, parce qu'on ne peut connaître le nombre de syphilitiques sur 100 soumis, entre 1885 et 1910 au traitement régulier. Mais on doit conclure que le traitement, fait suivant les règles de Fournier, est loin d'avoir une action préventive *suffisante*.

Fournier avait certainement rencontré des faits semblables à ceux que je rapporte moi-même, puisqu'il proposait, vers 1905, de faire subir à tous les syphilitiques, outre les 4 premières années du traitement deux nouvelles années, la 7e et la 8e, dans le but de prévenir l'apparition du tabes et de la paralysie générale.

Les insuccès du traitement classique, au point de vue de la prévention du tabes, se comprennent, depuis que nous connaissons des faits que Fournier ignorait lui-même ; malheureusement ces faits sont encore ignorés de nombreux médecins.

L'action préventive du mercure, *sous les formes habituelles*, est certaine, *mais n'est pas solide, elle ne s'exerce qu'à brève échéance*. Une preuve suffisante se trouve dans les exemples fournis par des femmes qui n'ont plus de fausses couches à partir du moment où elles se soignent, mais en ont de nouvelles quand elles ne se soignent plus.

L'expérience prouve que la durée des résultats thérapeutiques, et, par suite, l'action préventive est d'autant plus grande en fait de syphilis profonde, que l'action thérapeutique a été plus énergique.

L'action préventive du mercure serait sans doute plus durable et plus profonde si cet agent était employé aux doses nécessaires : celles qui sont appliquées au traitement de la syphilis externe ne suffisant ni à celui de la syphilis profonde, ni à celui de l'infection (LEREDDE).

Il existe une période où l'action préventive des agents antisyphilitiques — je parle des plus actifs, maniés à doses suffisantes — s'exerce d'une manière certaine. Cette période ne doit pas être cherchée dans les premières années, mais dans les premiers mois de la syphilis, au moment où un traitement, *bien fait*, peut empêcher la fixation du spirochète dans le système nerveux et prévenir des localisations qui pourront évoluer à une période ultérieure.

Dès le début de la syphilis, les formes les plus graves de la syphilis nerveuse peuvent être prévues, par exemple du fait d'une séroréaction positive du liquide céphalorachidien. Cette réaction cède à un traitement énergique par l'arsénobenzol.

J'ai observé un malade, atteint de syphilis secondaire, chez lequel les injections de néoarsénobenzol furent suivies de douleurs fulgurantes identiques à celles des tabétiques. Ces douleurs ne peuvent s'expliquer que par une radiculite précoce. Elles disparaissent sous l'action du traitement. A mon avis, ce malade était, *dès le 2ᵉ mois de la syphilis*, un tabétique en puissance, et il est probable que la disparition des réactions radiculaires a manifesté une guérison complète.

. Voici l'observation :

M. Dor., 28 ans.

27 *octobre* 1913. — Deux chancres du menton. Roséole récente.

$$W = +\!+\!+\!+ \text{ dil. } 0$$

La ponction lombaire, faite le 21.2.14, après injections à doses croissantes (N. A.) montra un liquide normal. Les dernières injections ne furent pas suivies de douleurs.

D'autres faits sur lesquels je n'insisterai pas, doivent faire penser que l'origine de toutes les localisations tardives de la syphilis, par exemple des localisations cardiaques et rénales, doit être cherchée dans les localisations initiales, qui passent en général inaperçues. Un traitement *actif*, fait au début, pourrait donc avoir une action réellement préventive, qu'on ne peut attendre d'un traitement fait plus tard, même quand il n'y a pas stérilisation totale.

II

TRAITEMENT DU TABES CONFIRMÉ

Les erreurs de diagnostic sont fréquentes au début, et peuvent retarder singulièrement l'application d'un traitement utile. Une est fréquente :

le tabétique est considéré, pendant plusieurs années, comme atteint de *rhumatisme*, parfois de *goutte !*

Que l'erreur soit permise dans des cas où les phénomènes douloureux se limitent aux régions articulaires, passe encore : mais, en vérité, c'est se payer de mots que de considérer comme « rhumatismales » ou « arthritiques » des douleurs qui surviennent dans la continuité des membres inférieurs, même quand elles n'ont pas un caractère critique. L'étude des réflexes, rotuliens et achilléens, des réactions pupillaires à la lumière, du sérum sanguin... devrait être faite dans tous les cas, si le médecin était suffisamment averti de toutes les formes et de toutes les complications de la syphilis, même ignorée.

Parfois, des troubles gastriques sont attribués à une dyspepsie, ou bien le tabes est annoncé par des phénomènes oculaires, dont l'ophtalmologiste peut reconnaître la nature syphilitique, sans annoncer au malade le développement possible d'une affection spinale.

.·.

A notre époque, la plupart des tabétiques sont traités par le mercure, l'iodure de potassium : depuis quelques années par les agents arsenicaux, arsénobenzol, néoarsénobenzol, hectine, etc. Mais bien rarement le traitement mercuriel est appliqué avec continuité, et les malades traités par l'arsénobenzol reçoivent *quelques injections*, en général.

Je n'ai pas vu de malades traités avec énergie par le mercure, c'est-à-dire aux doses de 0 gr. 02 de MERCURE (par exemple benzoate ou biiodure 0 gr. 04) par jour, ou à doses plus fortes, en dehors de ceux que j'ai soignés moi-même : M. Br. (47), M. Mal. (51), M. Len. (15), M. Pla. (55).

Je reviendrai (v. Séroréaction, p. 54) sur les effets du traitement mercuriel observés chez les malades traités avec régularité.

Une observation intéressante, quoique rudimentaire, est celle de M. Fr. (8). Elle concerne une femme traitée pendant 4 ans, sans interruption, en dehors des périodes de repos habituelles (un mois, 6 semaines), par l'huile grise aux doses habituelles (VII à VIII gouttes = 7 à 8 centigrammes de mercure par semaine). L'atténuation des douleurs fut considérable, mais il ne parut pas en être de même des troubles moteurs, et la malade ne pouvait quitter sa chambre, quand je la vis. Soumise à la rééducation, elle put reprendre une vie à peu près normale : je n'attribue dans ce cas aucun effet utile à des injections de néoarsénobenzol, faites en petit nombre.

Chez un autre malade, M. Her. (49) un traitement moins précis, mais prolongé pendant plusieurs années et peut-être même plus énergique qu'un traitement banal avait été fait. Résultat : atténuation du tabes ; en 1912, les troubles moteurs sont insignifiants, la santé générale excellente. On peut comparer les observations de M. Arb. (31) soigné régulièrement par l'huile grise de 1909 à 1912. (L'affection, améliorée, ne reprit une évolution progressive qu'au cours de la guerre) et de M. How. (obs. 10).

Voici, par contre, des observations de malades atteints de formes redoutables.

Mlle Bl. (81) présente en 1912 un tabes douloureux avec troubles moteurs intenses; elle ne marche qu'avec difficulté, en s'appuyant sur une canne, l'hypotonie musculaire est telle qu'elle peut faire le grand écart et qu'on peut mettre les membres inférieurs au port d'armes. Cette malade a reçu en tout et pour tout *10 injections de biiodure à 1 centigramme*.

M. Br. (32) : tabes grave, troubles moteurs importants, le début remonte à 1893 : ce malade a reçu des ponctions en 1894 pendant 4 mois, en 1909 des frictions pendant 1 mois et 12 injections d'huile grise, en 1911, cinq injections d'huile grise; en 1912, 5 injections de 606 à doses faibles.

Voici un banquier américain, M. New. (21), atteint également d'un grand tabès : un mois de frictions.

M. Mar. (16) atteint d'une forme mortelle a reçu depuis le début du tabes (1906), quatre injections de calomel, dix d'énésol, deux de 606.

M. Hél. (38). Le tabes remonte à 1899. En 1905, liqueur de Van Swieten; en 1906, six injections d'huile grise; en 1912, sirop de Gibert et iodure de potassium.

Donc, le traitement antisyphilitique n'est fait, en général, *que pour la forme*. Le médecin n'a pas trouvé dans les livres qu'il lit des règles, des indications techniques. Il applique le traitement antisyphilitique pour ne pas avoir à se reprocher d'avoir négligé une médication utile, mais sans foi dans le résultat. Il ne peut inspirer confiance aux malades dans un traitement auquel il ne croit pas lui-même.

Le malade se décourage dès qu'il n'y a pas de résultat : et le résultat, chez les tabétiques soumis au mercure sous les formes banales, ne sont ni constants, ni rapides. Il peut aussi abandonner le traitement du fait de résultats qui paraissent mauvais. L'exagération des douleurs, en particulier, est fréquente. Elle s'observe même au cours d'un traitement peu énergique et irrégulier, et les syphiligraphes et les neurologistes n'ont pas su l'interpréter d'une manière correcte, jusqu'au moment où l'étude des phénomènes liés à la réaction de Herxheimer a été poursuivie avec méthode.

Laissons de côté les cas où les douleurs s'exagèrent sous l'influence du traitement, et qui ne comprennent pas tous les cas de tabes *sans exception*. La notion, qu'il faut faire pénétrer dans l'esprit des malades, des médecins, c'est qu'on ne saurait atteindre un résultat favorable chez un tabétique dans l'immense majorité des cas, sans une grande patience. Un an de traitement mercuriel sous les formes communes, à doses moyennes, par exemple sous forme d'huile grise ou d'injeclions de calomel à 0,05, représente un traitement tout à fait insuffisant.

Je répète ici ce que j'ai dit déjà dans de nombreux travaux : une erreur est commise, *d'une manière universelle*, dans le traitement de la syphilis profonde. Les règles, appliquées par les syphiligraphes au traitement de celle-ci, sont celles qui sont appliquées au traitement de la syphilis externe. Or les lésions externes cèdent, avec rapidité, à l'action du mercure, à doses quelconques. Il existe quelques formes de syphilis viscérale ou nerveuse, dans lesquelles les lésions cèdent de même, parce qu'elles ont une structure « spécifique » et sont par suite perméables aux agents spirillicides. Mais, dans le domaine immense de la syphilis profonde, les lésions de structure spécifique sont *l'exception*.

On ne peut s'étonner de ne pas observer la guérison ou au moins l'atténuation des symptômes dans un cas de tabes, à la suite d'un traitement d'un mois ou deux, qui suffit à faire disparaître des gommes et même des lésions tuberculo-ulcéreuses de la peau.

Les moyens de traitement employés chez les tabétiques, en dehors des agents antisyphilitiques, sont variés ; comme les agents antisyphilitiques eux-mêmes ils obéissent à la mode, qui change elle-même suivant les années et les pays. La *physiothérapie*, sous ses formes les plus variées et les plus inférieures est appliquée aux tabétiques (v. obs. de M. Poe. (54). Depuis la découverte du sérum antidiphtérique et antitétanique, les malades et même quelques médecins croient volontiers à l'action curative des « sérums » et en attendant le remède de tous les maux ; en Amérique, on emploie le sérum de chèvre, et en France, la vogue du sérum de singe démontre s'il est nécessaire, que notre grande presse ne reste pas à l'arrière-garde dans le chemin du progrès.

Je n'insiste pas sur une méthode de KÜHNE, d'origine allemande, employée par un de mes malades (M. M. (56) « qui en a tiré », m'a-t-il dit, « de bons effets pendant un certain temps ».

III

FRÉQUENCE DE LA SYPHILIS IGNORÉE CHEZ LES TABÉTIQUES
DATE DU DÉBUT DU TABES

Sur les 87 malades que j'ai traités, 10 sont du sexe féminin, 77 du sexe masculin.

La syphilis est ignorée 5 fois chez la femme, *soit dans 50 p. 100 les cas.*

Elle est ignorée 22 fois chez l'homme, *c'est-à-dire dans 28 p. 100 des cas.*

Ces chiffres n'ont naturellement pas une valeur absolue. Je les retiens seulement pour rappeler au lecteur la fréquence de la syphilis ignorée et quelle erreur est commise chaque jour par le médecin qui conclut chez un malade, de réponses *négatives* sur les antécédents de syphilis à l'absence de celle-ci et à la nature non syphilitique d'une affection locale.

On admet en général que le tabes survient de préférence dé la 8ᵉ à la 10ᵉ année de la syphilis.

Le fait est exact, mais la formule est beaucoup trop étroite.

Chez un de mes malades, M. Moll. (51), les premiers signes de l'affection sont survenus 32 ans après le début de la syphilis.

Chez 2 autres, M. Moï. (65) et M. Moc. (20) 23 ans, chez M. Car. (61), 22 ans après le chancre. Chez ce dernier malade, une paralysie générale était associée au tabes.

D'autre part, chez trois de mes malades, Mad. Dir. (82), M. Rev. (84), M. Sch. (56), le tabes est apparu 3 ans après le début de la syphilis, chez 3 autres, M. Dam. (34), M. Hél. (38), M. Moc. (66), 4 ans après le chancre.

Il vaudrait mieux écrire que le tabes apparaît le plus souvent de la cinquième à la dixième année de l'infection, *mais qu'il peut être plus précoce, et beaucoup plus tardif,* et que des douleurs tabétiques (qui ne sont pas des douleurs rhumatismales) peuvent apparaître chez un syphilitique infecté depuis 20, 30, peut être depuis 40 ans.

IV

LA QUESTION DES INJECTIONS INTRARACHIDIENNES

Les observations réunies dans ce livre montrent les effets auxquels peut conduire le traitement du tabes par l'arsénobenzol en injections intraveineuses, lorsque ce traitement est appliqué avec la rigueur que j'ai appliquée moi-même à de nombreux malades.

La méthode des injections intrarachidiennes, en particulier des injections d'arsénobenzol, paraît devoir être condamnée.

Le but, poursuivi par les auteurs qui l'ont expérimentée, a été d'atteindre le spirochète d'une façon plus directe qu'on ne peut le faire en faisant pénétrer les agents spirillicides dans la circulation sanguine. Or il n'est pas du tout certain, *a priori*, qu'on puisse aborder plus facilement les parasites inclus dans les méninges et le système nerveux, par la voie intrarachidienne, de dehors en dedans, qu'en sens inverse.

Les auteurs qui ont fait des injections d'arsénobenzol dans la cavité sous-arachnoïdienne (WECHSELMANN, CASTELLI, RAVAUT, JEANSELME, VERNES et BLOCH), n'ont pu, du reste, dépasser des doses extrêmement faibles (0 gr. 006 à 0 gr. 008 de néoarsénobenzol), et ont fait simultanément des injections intraveineuses, ce qui ne permet, on le comprend facilement, aucune conclusion sur l'utilité de l'injection intrarachidienne.

Les observations qui ont été publiées ne portent pas sur des faits réunis en série ; les malades traités n'ont été suivis que pendant un temps court.

D'autres auteurs (SWIFT et ELLIS, MARINESCO et MINEA, TZANCK et MARCORELLES), ont essayé d'injecter du sérum arsénobenzolisé. On fait, par exemple, des injections de néoarsénobenzol intraveineuses ; on recueille, au bout de cinq minutes, 30 centimètres cubes de sang d'une manière aseptique, et dans les 24 heures, on injecte le sérum ainsi obtenu dans la cavité rachidienne (TZANCK et MARCORELLES[1]).

MARCORELLES incorpore même à la masse de l'injection 4 à 6 milligrammes de néoarsénobenzol.

On injecterait ainsi des « anticorps » spécifiques provenant du sérum du malade (?).

---

1. MARCORELLES. La thérapeutique intrarachidienne dans la syphilis nerveuse. *Annales de Dermatologie*, novembre 1916.

Ces méthodes, au dire de Marcorelles, ne paraissent exposer à aucun accident les malades atteints de méningite secondaire (6 cas seulement ont été traités par cet auteur).

Mais, dans la syphilis nerveuse tardive (tabes, P. G., hémiplégie), on observe des accidents, les uns immédiats, passagers, sans importance, les autres graves et durables (paraplégie flasque en particulier.) Ces accidents sont *d'une extrême fréquence* puisque Marcorelles a rencontré, sur sept malades, dont cinq seulement suivis pendant un temps assez long, 3 cas de paraplégie durable.

Des accidents graves ont été relevés également par d'autres auteurs ils paraissent moins fréquents, mais ne disparaissent pas, quand on réduit au minimum le volume de l'excipient.

V

ACTION DE L'ARSÉNOBENZOL
DANS LES AFFECTIONS SYPHILITIQUES DU SYSTÈME NERVEUX
EN DEHORS DU TABES

Cette question a été traitée dans mon récent ouvrage (*Domaine, traitement et prophylaxie de la syphilis*). J'ai observé, depuis la publication de ce livre, quelques faits nouveaux, relatifs à des malades déjà soignés, ou dont le traitement a été commencé de date récente.

Quelques médecins craignent, je ne sais trop pourquoi, d'employer l'arsénobenzol dans le traitement de la *Syphilis cérébrale vulgaire*. Cet agent représente cependant l'arme la plus puissante et la plus souple que nous ayons à notre disposition, et permet de traiter la syphilis cérébrale à fond, sans exposer le malade à des accidents d'origine thérapeutique, qui sont méconnus, mais doivent être fréquents chez ceux qui sont soumis au mercure, manié comme on le fait d'habitude.

La plupart des malades atteints de syphilis cérébrale sont traités, comme les autres syphilitiques, sans énergie et sans persévérance.

Voici un exemple :

M. Gué., 30 ans. Chancre en octobre 1911, quelques plaques muqueuses banales. Céphalées très légères.

De 1911 à 1914, ce malade reçoit chaque année trois séries d'injections d'huile grise. Au cours de la guerre, pilules de protoiodure.

Août 1916. Ictus, suivi d'une hémiplégie gauche, qui disparait peu à peu.

Février 1917. Le malade, du mois d'août au mois de novembre 1916 c'est-à-dire pendant quatre mois n'a reçu que 30 injections de biiodure de mercure (à 0gr,02 — soit 0gr,01 de mercure par jour). W =+++ (fin novembre).

En décembre-janvier, le Dr Mural, d'Alger, fait 8 injections de néoarsénobenzol (de 0gr,15 à 0gr,75).

Actuellement, *lourdeur de tête, légers vertiges, la parole est gênée, le malade ne peut travailler, fixer son attention.*

Exagération de tous les réflexes tendineux. Pas d'Argyll.

M. G... a reçu, de février à septembre 1917, 23 injections de néoarsénobenzol en quatre séries : 0.15 + 0,20 + 0,30 + 0,45 + 0,60 + 0,75 + 0,90 + 1,05 — 0,30 + 0,45 + 0,30 + 0,45 + 0,60 + 0,60 — 0,45 + 0,60 + 0,75

+ 0,90 — 0,45 ⊥ 0,60 + 0,75 + 0,90 + 1,05. La plupart des injections
ont provoqué des vertiges, et, au cours des premières séries, des sensations de fatigue prolongée. La seconde série a été faite à dosés relativement faibles, la seconde injection (0,45) ayant été suivie de secousses
et de tiraillements dans la joue droite.

Actuellement ce malade peut travailler et se déclare très satisfait du
résultat obtenu au point de vue cérébral. Les vertiges, après les injections et dans l'intervalle, sont insignifiants. Malgré l'énergie et la régularité du traitement, la séroréaction reste forte (W = +++ le 20. 8. 17).
On ne peut, vraiment, attribuer un caractère correct au traitement
auquel il a été soumis pendant les quatre mois qui ont suivi l'hémiplégie. Le résultat clinique a été bon, l hémiplégie ayant disparu, mais
ce traitement n'aurait pu mettre le malade à l'abri d'accidents nouveaux, auxquels il est peut être exposé encore à l'heure-actuelle.

Une ponction lombaire devra être faite pour déterminer les altérations du liquide céphalo-rachidien qui seront *peut-être* celles de la
paralysie générale.

L'observation de M. Alb. (tabes et paralysie générale associées) n'est
pas rapportée dans le livre auquel j'ai fait allusion plus haut. Elle est
importante, parce qu'elle représente un exemple net, certainement
rare, d'une évolution rapidement progressive d'une méningo-encéphalite chez un malade soumis depuis peu à l'arsénobenzol. Il est probable
que cette évolution peut être arrêtée par la continuation du traitement
sous une forme énergique (je rappelle que chez M. Alb. le traitement fut
à peu près suspendu après l'apparition des accidents aigus).

Les « aggravations » dans la paralysie générale, qui s'observent surtout au début du traitement par l'arsénobenzoi, et qu'on peut rencon-
trer chez des malades soumis au mercure ou à l'iodure de potassium,
sont, comme celles du tabes, de pure apparence, et dues à la réaction
de HERXHEIMER. Parfois, rarement, le traitement étant suspendu, celle-ci
peut être le point de départ d'une prolifération spirillaire et d'une
poussée méningitique.

Parmi les paralytiques généraux que j'ai traités avant la guerre, et
chez lesquels une amélioration manifeste avait été obtenue, un grand
nombre ont été perdus de vue. Deux sont morts, l'un dans des conditions que je n'ai pas connues : chez le second des accidents subaigus
sont survenus en dehors de toute action thérapeutique, en septembre 1916. Depuis le mois d'août 1914 ce malade avait été peu traité,
et avait mené une vie *presque normale*

Un malade, M. F., a reçu à l'heure. actuelle (juin 1917) 81 injections
(début du traitement, août 1914). La dose totale de néoarsénobenzol
est de 51 gr. 45.

Au point de vue mental, ce malade est en meilleur état qu'au début
du traitement. Une ponction lombaire, faite en 1916, a été suivie d'une

poussée méningitique avec ictus ; depuis cette époque, le traitement n'a pas été mené avec la même énergie qu'avant. De nouveaux ictus, avec aphasie et dysphasie passagères, sont survenues au début de 1917. Mais les facultés cérébrales, en dehors des deux ou trois jours qui suivent ces ictus, sont certainement meilleures qu'elles n'étaient au début du traitement, qui remonte à deux ans (forme à évolution rapide, ayant débuté dans la troisième année de la syphilis).

J'observe en ce moment un malade chez lequel l'action du traitement a été, comme il est de règle dans les formes de date récente, des plus favorables. Ce malade a gagné 6 kilogrammes en deux mois et demi, au cours de la 1re série d'injections.

Je ne puis que répéter ce que j'ai écrit dans mes travaux antérieurs. L'action du traitement antisyphilitique, appliqué suivant les règ'es que j'ai établies n'est pas moins évidente chez les paralytiques généraux que chez les tabétiques. Réserve faite pour des cas qu'on aurait rangés autrefois sous l'étiquette : *pseudo-paralysie générale*, on ne pourra promettre, aux parents des malades, même dans les cas soignés à la période initiale (au sens clinique du terme) une guérison *vraie*, mais, dans ces cas au moins, le retour à la vie professionnelle, et une amélioration telle, une telle transformation de la maladie, que tous les efforts thérapeutiques doivent être tentés.

Il faudrait, tant que nous n'aurons pas d'armes plus actives que l'arsénobenzol, soigner les paralytiques généraux à la phase *préclinique*, alors que les signes de laboratoire, en particulier la séro-réaction hyperpositive du L. C. R., révèlent seuls la maladie.

Paraplégie spasmodique. — La question du traitement de la paraplégie spasmodique prend de plus en plus d'intérêt, en raison de la fréquence de cette maladie et de l'état d'infirmité lamentable auquel elle condamne les malades. Chez les paraplégiques, comme chez les tabétiques, on a nié, *a priori*, l'efficacité du traitement antisyphilitique, non parce qu'on méconnaissait la nature syphilitique, mais parce que l'inutilité du traitement dans les scléroses syphilitiques, en général, était article de foi ; dans la paraplégie spasmodique comme dans le tabès, on a parlé des dangers du traitement... Même à l'heure actuelle, les paraplégiques *ne sont pas traités* ou sont *mal traités*. Les résultats que l'on obtiendrait chez ces malades, s'ils étaient *traités de bonne heure*, et *bien traités*, seraient peut-être admirables.

Les malades, peu nombreux, que j'ai traités jusqu'ici étaient tous atteints de *longue date*.

Voici une observation nouvelle :

Mad. Des... 49 ans. Syphilis ignorée. Mari bien portant (réserve faite d'une sciatique).

Une fausse couche. Deux enfants venus à terme paraissent en bonne santé.

En 1908, hémiplégie gauche complète (face et membres) à début brusque, sans ictus, qui disparaît au bout de quelques jours.

Deux mois après, sensation de fatigue, de lourdeur dans les membres inférieurs. Gêne de la marche. Douleurs profondes, peu violentes, mais persistantes ayant le caractère de crampes.

Les troubles de la marche ont atteint rapidement une assez grande intensité mais ne se sont pas aggravés de 1909 à 1917.

29.12.16. Marche difficile, *même avec une canne*. La malade avance à tout petits pas, les pieds presque collés au sol, surtout par la pointe, elle se dandine, les membres inférieurs paraissent soudés au tronc, qui tourne à chaque pas soit à droite, soit à gauche.

Exagération des réflexes rotuliens et achilléens. Trépidation épileptoïde.

Exagération des réflexes tendineux du membre supérieur gauche. La face est très légèrement déviée *à droite*.

Vessie paresseuse.

Pupilles dilatées, un peu irrégulières, inégales, G > D. Signe d'ARGYLL. Aucun trouble auriculaire ni cérébelleux. Jamais de céphalées.

Cœur normal. Albumine urinaire = 0 Santé générale bonne.

$$W = ++++ \quad HW = + \quad J = ++++$$

Ponction lombaire (3.1.17.) Hypertension (+++).

    L = 2,3 par millimètre cube.

    Albumine = 0,50 p. 1 000.

    Réaction de NONNE = ++

    W = 0

Du 12.1.17 au 23.2.17, sept injections (0,10 + 0,15 + 0,20 + 0,30 + 0,45 + 0,75 + 0,90).

Du 9.3.17 au 20.4, six injections (0,60 + 0,75 + 0,90 × 2 + 1,05 + 1,20).

15.5.17. W = ++

Du 17.5.17 au 14.6, cinq injections (0,75 + 0,90 × 2 + 1,05 + 1,20).

Le traitement est admirablement supporté, ce qui paraît la règle chez les malades atteints de paraplégie spasmodique. Il est repris à la fin d'avril 1917.

En mars, la malade marche déjà mieux, les jambes sont moins raides. Elle peut monter *seule* sur le lit d'opération et en descendre *seule,* ce qui était impossible au début.

En avril, il est manifeste que les pas sont plus longs, la raideur du tronc a diminué.

Juillet. Mad. Des. marche chez elle sans canne, et ne la prend plus que pour sortir. Elle monte un escalier en s'appuyant un peu à la rampe, alors qu'en janvier l'ascension était à peu près impossible. *La longueur des pas s'est accrue.* Mad. D. couvre en 14 pas une distance qui en exigeait au début plus de 20.

J'ai publié dans mon livre (*Domaine, traitement et prophylaxie de la syphilis*, l'observation d'un malade M. Per., atteint de paraplégie spasmodique en 1910. Après 37 injections, de 1913 à 1915, amélioration franche.

En avril 1917, ce malade a reçu 70 injections. Il est devenu représentant de commerce et fait dans Paris, *à pied*, de 12 à 15 kilomètres sans fatigue exagérée. En 1913, il ne pouvait faire 1 kilomètre sans une fatigue extrême.

La marche est à peine saccadée, le pied quitte le sol.

TABLE DES MATIÈRES

PREMIÈRE PARTIE

CHAPITRE PREMIER

TECHNIQUE DU TRAITEMENT ANTISYPHILITIQUE

CHAPITRE II

PHÉNOMÈNES CONSÉCUTIFS AUX INJECTIONS. INCIDENTS ET ACCIDENTS DE L'ARSÉNOBENZOL

CHAPITRE III

ACTION THÉRAPEUTIQUE

CHAPITRE IV

ACTION THÉRAPEUTIQUE (*suite*). LES RÉSULTATS CLINIQUES

CHAPITRE V

DIRECTION MORALE

DEUXIÈME PARTIE

ÉVREUX, IMPRIMERIE CH. HÉRISSEY

www.ingramcontent.com/pod-product-compliance
Ingram Content Group UK Ltd.
Pitfield, Milton Keynes, MK11 3LW, UK
UKHW022050120726
13694UKWH00001B/75